AF549780

Christina Linzbach

August Eberhard (1887–1960) - Entdecker der Ephedrin-Synthese

Pharmazeutischer Hochschullehrer, Regierungs- und Krankenhausapotheker, Pharmaziehistoriker

Quellen und Studien zur Geschichte der Pharmazie

Begründet von Rudolf Schmitz †
Herausgegeben von Christoph Friedrich
und Tanja Pommerening

Band 132

Christina Linzbach

August Eberhard (1887–1960) - Entdecker der Ephedrin-Synthese

Pharmazeutischer Hochschullehrer, Regierungs- und Krankenhausapotheker, Pharmaziehistoriker

Mit einem Geleitwort von Christoph Friedrich

In Kommission:
Wissenschaftliche Verlagsgesellschaft mbH Stuttgart
2024

Verantwortlicher Herausgeber: Prof. Dr. Christoph Friedrich

Bibliografische Informationen der Deutschen Nationalbibliothek:

Die Deutsche Nationalbibliothek verzeichnet diese Publikation in der Deutschen Nationalbibliografie; detaillierte bibliografische Daten sind im Internet über http://dnb.d-nb.de abrufbar.

ISBN 978-3-8047-4536-0

(Ursprünglich Naturwissenschaftliche Dissertation, Fachbereich Pharmazie Marburg 2023)

Satz: Christina Linzbach
Umschlag: Christina Linzbach (Entwurf) und Lars Linzbach (Gestaltung) unter Verwendung einer Fotografie August Eberhards um 1955 aus dem Privatarchiv Ernst-Eberhard Kopfs und eigener Abbildungen des Deckblatts der Dissertation August Eberhards, seines Geburtshauses in Marburg sowie eines Standgefäßes aus seinem Nachlass.

Druck: Druckerei Schröder Lindauer & Wolny GbR, 35083 Wetter (Hessen)

Geleitwort

Die pharmazeutische Biografik stellt ein wichtiges Arbeitsgebiet der Pharmaziehistoriographie dar, weshalb auch im Marburger Institut schon unter dessen Gründer Rudolf Schmitz (1918–1992) immer wieder biografische Studien als Dissertationen entstanden. Waren es zunächst vor allem besonders herausragende Vertreter der pharmazeutischen Wissenschaft wie Friedrich Wilhelm Sertürner (1783–1841) oder Johann Bartholomäus Trommsdorff (1770–1837), so wurden in den letzten Jahrzehnten auch Arbeiten über unbekanntere Apotheker angefertigt und ihr Leben und Werk wissenschaftlich untersucht. Neben Offizin- und Krankenhausapothekern, die sich wissenschaftlich betätigten, sind auch Hochschullehrer der „zweiten Reihe" untersucht worden. Solche Studien zeigen zum einen, dass die Entwicklung der Wissenschaft nicht nur von berühmten Gelehrten vorangebracht wurde, sondern dass es gerade auch die vielen weniger bekannten Hochschullehrer waren, die häufig an kleineren Universitäten wirkten und hier die Ausbildung der Studierenden mit großem Engagement durchführten und mit ihren wissenschaftlichen Ergebnissen das Profil ihres Faches durchaus mitbestimmten. Die Untersuchung ihres Wirkens leistet zum anderen einen Beitrag zur „Alltagsgeschichte" der deutschen Universitäten. Zu solchen Apothekern gehörte neben Alfred Partheil (1861–1909), der in Bonn und Königsberg lehrte, auch der von Frau Linzbach untersuchte August Eberhard (1887–1960). Beiden gemeinsam ist, dass sie Schüler des Marburger Pharmazeutischen Chemikers Ernst Schmidt (1845–1921) waren, der als „Vater" dieses Faches und Begründer einer Schule der Pharmazeutischen Chemie in Deutschland gilt.

Dass Eberhard, der in Darmstadt Pharmazeutische Chemie lehrte, aber erleben musste, dass dort das Studium der Pharmazie 1938 – wie an neun anderen Universitäten – eingestellt wurde, noch auf anderen Gebieten tätig war, als Apothekenreferent und -visitator, als Universitäts- bzw. Krankenhausapotheker und schließlich auch als Pharmaziehistoriker, macht die vorliegende Arbeit besonders interessant. Weil August Eberhard an der Darmstädter Technischen Hochschule stark durch den Unterricht, den er mit nur geringer personeller Unterstützung nahezu allein durchführte, ausgelastet war, blieb die Zahl seiner Publikationen auf dem Gebiet der Pharmazeutischen Chemie relativ gering. Dies veranlasste die Autorin dazu, sich ausführlich mit den Lebens- und Arbeitsbedingungen von Eberhard zu beschäftigen und somit ein detailliertes Bild des historischen Kontextes, in dem dieser lebte und wirkte, zu geben. Sie hat dazu Quellen aus zwölf staatlichen und zahlreichen privaten Archiven zusammengetragen.

So beschreibt sie zunächst anhand sorgfältig erschlossener Quellen Eberhards Herkunft, seine Schulzeit in Marburg und Weilburg sowie sein Studium an der Marburger Universität und bietet hier sehr interessante Einblicke in die Universitäts- und Stadtgeschichte im zweiten Jahrzehnt des 20. Jahrhunderts. Bemerkenswert ist, dass sein Marburger Apothekenprinzipal, bei dem er seine Lehr- und Gehilfenzeit absolvierte, ihm den Besuch pharmazeutischer Lehrveranstaltungen in Marburg gestattete. Großen Einfluss auf Eberhards Entwicklung hatte, wie schon erwähnt, Ernst Schmidt, dem in Marburg die Gründung einer wissenschaftlichen Schule gelang. Im Mittelpunkt seiner Untersuchungen stand die Alkaloidchemie, in die Frau Linzbach – gestützt auf zahlreiche historische Studien und Quellen – einführt und ihren Blick dann vor allem auf die Untersuchung des Ephedrins lenkt, dessen Synthese Eberhard gemeinsam mit seinem Lehrer Schmidt gelang. Es spricht für die Bedeutung dieser Entdeckung, dass die Firma Merck Ephedrin nach diesem Verfahren industriell herstellte. Allerdings zeigt die Studie auch die Grenzen historischer Analysen, denn es konnte nicht festgestellt werden, ob die Firma Eberhard und ein Entgelt für die Nutzung dieser Synthese zahlte. Allerdings ist zu vermuten, dass er ebenso wie sein Lehrer Schmidt weniger geschäftstüchtig als beispielsweise Adolf Butenandt (1903–1995) war, der umfangreiche Zahlungen für seine Patente von Merck erhielt.

Die Autorin gibt aber auch Einblicke in Eberhards privates Leben, seine familiären Verhältnisse, seine Heirat und seine Mitgliedschaft in der Studentenverbindung Wingolf, die seine weltanschaulichen Vorstellungen prägte.

1919 wechselte Eberhard an die Technische Hochschule Darmstadt, wo er den pharmazeutischen Unterricht übernahm und 1920 eine außerordentliche Professur erhielt. Ausführlich schildert die Autorin die Lebensverhältnisse in Darmstadt nach dem Ersten Weltkrieg und speziell an der Technischen Hochschule, an der 1884 eine Pharmazeutisch-chemische Abteilung entstanden war und bereits 1909 ein Extraordinariat für Pharmazeutische Chemie eingerichtet wurde. Neben Braunschweig und Stuttgart gehörte auch Darmstadt zu den Technischen Hochschulen, die ein Pharmaziestudium anboten. Allerdings waren die personellen und räumlichen Verhältnisse in Darmstadt sehr bescheiden, weshalb trotz aller Anstrengungen Eberhards, bereits frühzeitig einen umfangreicheren Unterricht gemäß der neuen Prüfungsordnung von 1934 anzubieten, das Studium der Pharmazie 1938 eingestellt wurde.

Ausführlich beschreibt die Autorin Lehrveranstaltungen, die Eberhard durchführte und vergleicht sein Angebot mit dem an anderen Universitäten, wie beispielsweise Marburg, wo es eine viel größere Anzahl von Lehrenden gab. Es wundert daher nicht, dass Eberhard kaum Zeit für eigene Forschungsarbeiten blieb, zumal er noch eine ganze Reihe weiterer Aufgaben zu übernehmen hatte. Erstmalig in einer Dissertation wird das Einkommen von Eberhard als

Professor näher analysiert, wobei dieser auch Zuschläge erhielt, insbesondere während der Inflation.

Die Autorin nimmt daneben die Studierenden in den Blick und bietet eine Übersicht über Pharmaziestudentinnen in Darmstadt sowie über den beruflichen Werdegang ausgewählter Studierender, gestützt auf persönliche Befragungen. Solche Untersuchungen sind an einer kleinen Ausbildungsstätte einfacher möglich, allerdings ist die Quellenlage in Darmstadt durch Kriegsverluste nicht sonderlich gut, jedoch nutzt die Autorin hier die Interviewmethode.

Intensiv analysiert Frau Linzbach die Bedingungen in Darmstadt in der Zeit des Nationalsozialismus. Wie viele Hochschullehrer in dieser Zeit machte auch Eberhard Zugeständnisse an die Machthaber und trat der NSDAP schließlich bei, wurde aber zu Recht nach 1945 als „Mitläufer“ eingestuft. Hinsichtlich der Schließung des Pharmaziestudiums in Darmstadt vergleicht die Autorin sehr konstruktiv die Verhältnisse mit denen an anderen auch von einer Schließung bedrohten Universitäten wie Greifswald, Halle, Jena und Braunschweig. Während die Hochschullehrer an der Technischen Hochschule Braunschweig beste Beziehungen zu nationalsozialistischen Funktionären, vor allem zum Reichsapothekerführer Albert Schmierer (1899–1974), hatten, sodass dort das Pharmazeutische Institut sogar noch ausgebaut wurde, zeigt das Beispiel Halle, dass auch eine erfolgreiche Forschung die Schließung des Instituts nicht verhindern konnte.

Ausführlich analysiert Frau Linzbach Eberhards Wirken in der Zeit von 1938 bis 1945, der neben seiner Hochschullehrertätigkeit zugleich das Amt des Referenten für das Apothekenwesen bei der Hessischen Landesregierung übernommen hatte. Die Vielfalt der Aufgaben verhinderte jedoch, dass sich Eberhard wissenschaftlich stärker profilieren konnte, was eine Voraussetzung für eine Berufung an eine andere Hochschule gewesen wäre.

Es ist ein besonderer Vorzug der Arbeit, dass die Autorin immer wieder auch den „Privatmann“ Eberhard hervortreten lässt und dabei neben seinem Familienleben auch dessen Betätigung in verschiedenen Vereinen erwähnt. In einem weiteren Hauptkapitel analysiert die Autorin Eberhards Arbeit als Regierungsapotheker zwischen 1931 und 1945, wobei sie die Möglichkeit nutzt, ausführlich die Geschichte der Apothekenvisitationen, aber auch entsprechende Gesetze für das Apothekenwesen vorzustellen. Trotz großer Kriegsverluste war es ihr möglich, den Ablauf einiger Apothekenvisitationen im Detail darzulegen, wobei sie hierzu wiederum mit methodischem Geschick persönliche Kontakte zu Apothekern knüpfte. Wie sie darlegt, hat Eberhard seine Apothekenvisitationen mit großer Sachkenntnis und Genauigkeit durchgeführt, war aber andererseits, wenn es die Zeitumstände erforderten, auch zu Zugeständnissen bereit und keinesfalls kleinlich. Nicht immer entsprach er damit den politischen Vorgaben und er erwies sich, wie Frau Linzbach betont, hier als Apotheker, der vor allem auf Arzneimittelsicherheit Wert legte. Die Kenntnisse, die er als Regierungsapotheker in dieser Zeit über hessische Apotheken gewann, regten ihn zu pharmaziehistorischen Untersuchungen, speziell zur Apothekengeschichte, an, wie Frau Linzbach nachweist.

August Eberhard, der 1945 aus politischen Gründen die Hochschule verlassen musste, fand ein neues Betätigungsfeld als Leiter der Klinikapotheke Gießen. Die Autorin, stets bestrebt, das Umfeld von Eberhard ausführlicher zu untersuchen, gibt zunächst einen Überblick über die Entstehung und Geschichte von Krankenhausapotheken, informiert über die Aufgaben von Krankenhausapothekern, ihre Qualifizierung, um dann ausführlicher auf die Geschichte der Universitätsapotheke Gießen einzugehen. Diese wurde im Dezember 1944 durch einen Bombenangriff zerstört und Eberhard übernahm die Aufgabe, in Gießen eine neue Krankenhausapotheke zur Versorgung der Kliniken aufzubauen. Ein erstes Provisorium war in einem Ladengeschäft in Lich entstanden und Frau Linzbach schildert die schwierigen Arbeitsbedingungen bis zur Verlegung nach Gießen. Passenderweise nimmt sie auch einen Vergleich mit der Geschichte anderer Klinikapotheken nach 1945 (Berlin, Heidelberg und Hamburg) vor. Obwohl Eberhard kurzzeitig auch als Krankenhausapotheker aufgrund seiner NSDAP-Mitgliedschaft entlassen wurde, konnte man auf ihn als erfahrenen Apotheker nicht verzichten und er wurde wieder eingestellt und schließlich sogar erneut ins Beamtenverhältnis berufen. Auch einen Lehrauftrag nahm Eberhard als begeisterter Lehrer wieder wahr. Die Suche nach einem Nachfolger gestaltete sich schwierig, weshalb sein Vertrag mehrfach verlängert wurde und er erst 1954 in den Ruhestand versetzt werden konnte. Diesbezüglich sind seine Ausführungen zu den Anforderungen an einen Klinikapotheker interessant und besitzen teilweise noch heute Gültigkeit. Auch in diesem Kapitel gewährt die Autorin Einblick in Eberhards finanzielle Entlohnung und in seine privaten Lebensverhältnisse.

Das letzte Kapitel schildert Eberhards Ruhestand, in dem er sich intensiv mit pharmaziehistorischen Forschungen beschäftigte, was der Autorin die Möglichkeit bietet, einen knappen, aber instruktiven Überblick über die Entwicklung des kleinen Faches Pharmaziegeschichte zu geben. Ausgehend von Eberhards Nachlass untersucht sie sein Wirken als Pharmaziehistoriker, die Themen, die er bearbeitet hat und warum er sich gerade diesen zuwandte. Hier bietet die Autorin einen sehr genauen Einblick in Eberhards pharmaziehistorische Forschungstätigkeit, wobei sogar die von ihm verwendete Literatur, die einzelnen Apotheken, deren Geschichte er untersuchte, mitgeteilt und sein Zettelkasten näher analysiert werden. Schließlich gibt die Autorin einen Einblick in die wesentlichen Ergebnisse seiner pharmaziehistorischen Arbeiten. Dabei wagt die Autorin auch einen Vergleich Eberhards mit prominenten Pharmaziehistorikern seiner Zeit. Ein wichtiger Schwerpunkt seiner pharmaziehistorischen Studien war die hessische Apothekengeschichte, aber auch die Tätigkeit Justus Liebigs (1803–1873) als Apothekenvisitator, die bis dahin kaum bekannt war. Daneben widmete Eberhard sich auch unermüdlich dem Wiederaufbau der historischen Museumsapotheke im Hessischen Landesmuseum Darmstadt, die leider heute nicht mehr zu besichtigen ist.

Die vorliegende Arbeit zeigt exemplarisch, dass trotz zum Teil dürftiger Quellenlage, insbesondere in Darmstadt und Gießen muss ein großer Teil der Archivalien als Kriegsverlust beklagt werden, eine gründliche Untersuchung zu Leben und Wirken eines Apothekers und Hochschullehrers der zweiten Reihe durchaus möglich ist. Es gelingt der Autorin dabei, den historischen Kontext, in dem Eberhard tätig war, ausführlicher als in vielen anderen Biografien darzulegen, so die Entwicklung der Städte, in denen er wirkte, der Universitäten, aber auch der Fächer und Tätigkeitsbereiche, denen er sich widmete. Damit bietet die vorliegende Arbeit über das rein Biografische hinaus auch für Wissenschaftshistoriker, Krankenhausapotheker, Pharmazeutische Chemiker, vor allem aber auch für Pharmaziehistoriker, die sich für die Geschichte der Hochschulpharmazie, des Apothekenwesens, der Arzneimittel und ihres eigenen Faches interessieren, vielfältige Anregungen. Die Studie zeigt auch die guten Kenntnisse der pharmaziehistorischen Literatur der Autorin, die es versteht, verlorengegangene Primärquellen durch umfangreiche Literaturangaben auszugleichen. Hervorhebung verdienen zudem die vielen, überwiegend unbekannten Bilder, die die Arbeit auf sehr schöne Weise illustrieren.

Marburg im November 2023 Christoph Friedrich

Danksagung

An dieser Stelle möchte ich mich ganz herzlich bei all denjenigen bedanken, die mich bei der Erstellung der vorliegenden Biografie unterstützt haben.

Meinem Doktorvater Herrn Prof. Dr. Christoph Friedrich verdanke ich das Überlassen dieses Themas. Er stand mir immer mit hilfreichen Ratschlägen zur Seite, sodass es mir möglich war, die stets sehr rasch korrigierten Kapitel zu überarbeiten und um wertvolle Details zu ergänzen. Für die zahlreichen Tipps, die anregenden Gespräche und die immer unproblematische Erreichbarkeit danke ich ihm von ganzem Herzen.

Für das Erstellen des Zweitgutachtens gebührt Herrn Prof. Dr. Michael Keusgen mein aufrichtiger Dank.

Des Weiteren danke ich meinen akademischen Lehrern, die während des Aufbaustudiums mein pharmaziehistorisches Interesse gefördert und meine diesbezüglichen Kenntnisse erweitert haben. Besonders zu nennen sind hier Herr Prof. Dr. Christoph Friedrich, Frau Prof. Dr. Sabine Anagnostou und Herr Prof. Dr. Rainer Polley. Letzterer stand mir zudem freundlichst zur Seite, wenn es galt, allzu schwierige handschriftliche Passagen zu transkribieren.

Im Zusammenhang mit dem Aufbaustudium möchte ich bewusst auch den Dozentinnen und Dozenten danken, die den Unterricht um weitere spannende Lehrveranstaltungen ergänzt haben. Dies waren unter anderen Herr Dr. Stefan Alexandru, Herr Dr. Peter Hartwig Graepel, Frau Dr. Heike Gypser, Frau Dr. Ursula Lang, Herr Dr. Thomas Langebner, Frau Dr. Ariane Retzar und Herr Dr. Frederik Vongehr. Ebenfalls dazu gehörte Frau Dr. Kerstin Grothusheitkamp, die uns in die „Geheimnisse“ der korrekten Zitierweise einweihte und an die ich mich bis zum Ende meiner Arbeit stets wenden durfte, wenn es diesbezüglich Klärungsbedarf gab.

Es war sehr bereichernd, neben den themenbezogenen Dokumenten und Informationen, in allen besuchten Archiven und Museen auf ausgesprochene Kompetenz, Freundlichkeit und Hilfsbereitschaft zu stoßen. Besonders hervorheben möchte ich hier Frau Dr. Annegret Holtmann-Mares, Leitung des Universitätsarchivs der TU Darmstadt, Frau Dr. Katharina Schaal, Leitung des Universitätsarchivs der Philipps-Universität Marburg, Herrn Dr. Peter Engels, Leitung des Stadtarchivs Darmstadt, Herrn Lutz Trautmann, Archivar im Universitätsarchiv Gießen und Frau Dr. Sabine Bernschneider-Reif, die der Abteilung Corporate History bei Merck in Darmstadt vorsteht. Ihnen sowie ihren Mitarbeiterinnen und Mitarbeitern bin ich zu großem Dank verpflichtet.

Daneben konnte ich mich über das große Entgegenkommen zahlreicher Kolleginnen und Kollegen freuen, die in den Tiefen der jeweiligen Apothekenarchive so manchen historischen Schatz zutage förderten. Ausdrücklich danke ich hier Frau Manuela Wehner Burg-Apotheke Windecken, Frau Martina Opfer ehemals Deutschhaus-Apotheke Marburg, Herrn Dr. Sascha Brass Philipps-Apotheke Marburg, Frau Monika Schmitt Sprudel-Apotheke Bad Nauheim, Herrn Jan Ott Apotheke am Marktplatz Ortenberg sowie Herrn Klaus Mollenkopf ehemals Stern-Apotheke Darmstadt.

Allen anderen, die mir bei meinen Recherchen in Marburg, Weilburg, Darmstadt, Ober-Ramstadt und Gießen zur Seite standen und hier nicht genannt sind, danke ich dennoch ganz ausdrücklich.

Durch Zufall ist es gelungen, den Enkel August Eberhards ausfindig zu machen. Ernst-Eberhard Kopf verdanke ich viele persönliche Details und Fotografien, die diese Arbeit lebendig machen. Ich kann mich sehr glücklich schätzen, in ihm eine sehr besondere, persönliche und aufgeschlossene Quelle zu August Eberhard gefunden zu haben. Ihm gebührt ein ganz herzlicher Dank.

Dass die vorliegende Arbeit viel Zeit und Aufmerksamkeit gekostet hat, versteht sich von selbst. Hier bin ich bei meinem Arbeitgeber Herrn Stephan Börner Linden-Apotheke Schöneck und bei meinen Kolleginnen, bei meinen Schwiegereltern und bei Freunden auf viel Verständnis gestoßen. Dafür möchte ich mich ausdrücklich bedanken.

Chemische Fragestellungen konnte ich mit meinem Schwager Oliver Krämer besprechen. Ihm danke ich sehr für wertvolle Tipps.

Zu guter Letzt empfinde ich großen Dank gegenüber meiner Familie. Meine Eltern und Großeltern haben schon in meiner Kindheit das Interesse für Kunst, Kultur und Geschichte geweckt und unterstützt. Auch bei diesem Projekt – Jahre später – standen mir meine Eltern Annelie und Willi Gerd Müller zusammen mit meinen Geschwistern Caroline und Christoph wohlwollend zur Seite, vielen lieben Dank.

Diese Biografie hätte allerdings niemals ein erfolgreiches Ende gefunden, wenn ich nicht die Unterstützung und das geduldige Verständnis meines Ehemanns Lars und unserer Töchter Marie und Eva erfahren hätte. Egal ob ich euphorisch, ratlos, in Gedanken oder auf „Spurensuche“ war, ich hatte immer volle Rückendeckung. Mit ihrer Hilfe konnten Formulierungen überdacht, Zusammenhänge diskutiert und technische Computerprobleme überwunden werden. Meiner Familie danke ich daher von ganzem Herzen.

Inhaltsverzeichnis

1 Einleitung

„Geschichte ist die Biographie der Menschheit.“[1]

Stellt man dieses Zitat Ludwig Börnes um, so erhält man sinngemäß: Die Biografie eines Menschen ist Geschichte. Dies gibt genau die Intention des Historikers wieder, Geschichte anhand von Biografien ausgewählter Menschen begreifbar zu machen, indem die individuellen Umstände des Einzelnen möglichst objektiv in den historischen Kontext eingebettet werden.[2]

Die pharmazeutische Biografik zählt zu den klassischen Arbeitsgebieten der Pharmaziegeschichte. Apothekerbiografien vermitteln anschaulich Zeitgeschehen und Entwicklungen innerhalb der Pharmazie. Sie geben Einblicke in die praktische Apothekerausbildung und den Arzneimittelschatz der jeweiligen Zeit. Außerdem erlauben sie Rückschlüsse auf das Verhältnis des Apothekers zu Arzt bzw. zu Patienten, Angestellten oder Schülern und spiegeln so unter anderem die Stellung des Apothekers in der Gesellschaft wider.[3]

Eines der ersten Werke, die ein ganzes Kapitel berühmten Apothekern widmen, ist die „Histoire des apothicaires“ von Adrien Philippe (1801–1858), die 1853 in Paris erschien. In der von Hermann Ludwig (1819–1873) verfassten deutschen Übersetzung behandelt das 15. Kapitel „Berühmte Pharmaceuten“, allerdings mehr in Form von Aufzählungen herausragender Apotheker, ohne wirklich ins Detail zu gehen.[4] Ausführliche Beschreibungen einzelner Apotheker folgen im weiteren Verlauf des Werkes, gegliedert nach Zeitabschnitten, geographischen Aspekten bzw. Arbeitsgebieten.[5]

Der Pharmaziehistoriker Georg Urdang (1882–1960) betonte in seinem 1924 vor der Versammlung deutscher Naturforscher und Ärzte in Innsbruck gehaltenen Vortrag die Bedeutung der Pharmazeutischen Biografik. Er wünschte sich hier eine „Sammlung kurzer und doch erschöpfender Lebensbeschreibungen aller der Männer und Frauen [...], die, dem Apothekerstande entstammend, in ihm oder auf anderen Gebieten Hervorragendes geleistet haben.“[6] Damit zählte die Pharmazeutische Biografik für Urdang neben dem Apothekenwesen, der Pharmazeutischen Technik und der Pharmazeutischen Kulturgeschichte zu den vier Hauptforschungsgebieten der Pharmaziegeschichte.

Gemäß seinen 1924 formulierten Ansätzen findet die Biografik auch in Urdangs gemeinsam mit Alfred Adlung (1875–1937) verfassten „Grundriss der Geschichte der deutschen Pharmazie“ Berücksichtigung. Dieses Standardwerk der deutschen

[1] L. Börne (1987), S. 8.
Ludwig Börne (1786–1837), deutscher Schriftsteller und Kritiker.
[2] Siehe hierzu A. Tippner / C. Laferl (2016), S. 9–13.
[3] Vgl. C. Friedrich (1995), S. 13–16.
[4] Vgl. A. Phillippe / H. Ludwig (1966), S. 344–347.
[5] Vgl. A. Phillippe / H. Ludwig (1966), S. 351–884.
[6] G. Urdang (1924), S. 1001.

Pharmaziegeschichte erschien 1935 in Berlin. Der fünfte Teil widmet sich der Lebensgeschichte bedeutender Pharmazeuten.[7]

Seitdem fand ein Umdenken statt, das Interesse an Leben und Werk berühmter Apotheker nahm innerhalb der pharmazeutischen Fachwelt zu. Anlässlich der 5. Hauptversammlung der Gesellschaft für Geschichte der Pharmazie 1936 in Stuttgart nannte der Pharmaziehistoriker Georg Edmund Dann (1898–1979) den „Grundriss der Geschichte der deutschen Pharmazie“ von Adlung / Urdang „richtungsweisend“[8]. Er bemängelte allerdings, dass es bisher nur wenige Einzelbiografien großer Apotheker gäbe. Außerdem vermisste er ein „zuverlässiges biographisches Nachschlagewerk [..., das] alle bemerkenswerten deutschen Apotheker in kurzer, aber umfassender Biographie aufführt.“[9] Zu diesem Thema entstand ein Jahr später das „Bio- und Bibliographikon“[10] von Fritz Ferchl (1892–1953) als biografisches Lexikon, in dem allerdings nicht nur Apotheker aufgeführt sind, sondern auch Personen aus dem Umfeld der Pharmazie. In der benachbarten Schweiz hatte sich schon 1932 Josef Anton Häfliger (1873–1954) mit Kurzbiografien von Apothekern beschäftigt und für Alexander Tschirchs (1856–1939) „Handbuch der Pharmakognosie“ ein „Pharmakohistorisches Biographikon“ verfasst.[11]

Bei den nun immer zahlreicher entstehenden Apothekerbiografien handelte es sich entweder um Kurzbiografien einzelner Vertreter der Apothekerzunft, zusammengefasst in einem Werk, oder um größere Einzelbiografien in Form von Monografien. Die Publikation von Otto Zekert (1893–1968) zu Deutschen Apothekern, die 1942 im Auftrag des damaligen Reichsapothekerführers Albert Schmierer (1899–1974) entstand, beschreibt in kürzeren Beiträgen herausragende Pharmazeuten, die als Forscher, als Hochschullehrer, aber auch als Künstler tätig waren, wie beispielsweise Carl Wilhelm Scheele (1742–1786), Martin Heinrich Klaproth (1743–1817), Theodor Fontane (1819–1898) und Carl Spitzweg (1808–1885).[12] Mit einer ausführlichen Biografie zu Klaproth wurde Georg Edmund Dann 1957 in Paris promoviert.[13]

Gemäß Danns Maxime, möglichst detaillierte Apothekerbiografien nur von Pharmazeuten erstellen zu lassen,[14] gaben Wolfgang-Hagen Hein (1920–2003) und Holm-Dietmar Schwarz (1928–2007) 1975 den ersten Band der „Deutschen Apotheker-Biografie“ heraus.[15] Sie berücksichtigt beispielsweise den Bildungsgang der Person und bemüht sich, die herausragenden Leistungen der einzelnen Apotheker in der Pharmazie oder auf anderen Gebieten im Zusammenhang zu betrachten. Bis heute sind zur „Deutschen Apotheker-Biographie“ ein zweiter Band und insgesamt drei Ergänzungsbände erschienen.[16]

---

[7] Siehe hierzu A. ADLUNG / G. URDANG (1935), S. 422–493.

[8] G. E. DANN (1936), S. 604.

[9] G. E. DANN (1936), S. 604.

[10] Siehe hierzu F. FERCHL (1937).

[11] Siehe hierzu J. A. HÄFLIGER (1932).

[12] Vgl. O. ZEKERT (1942).

[13] Siehe hierzu G. E. DANN (1958).

[14] Siehe hierzu T. RÖTZ (2012), S. 106.
Dann war der Ansicht, dass nur Pharmazeuten in der Lage seien, die Arbeit eines Kollegen über rein genealogische Fakten hinaus zu beurteilen und kritisch zu würdigen.

[15] Siehe hierzu DApoBio (1975), Bd. 1.

[16] Siehe hierzu DApoBio (1978), Bd. 2; DApoBio (1986), Erg.bd. 1; DApoBio (1997), Erg.bd. 2; sowie DApoBio (2021), Erg.bd. 3.

Auch am Marburger Institut für Geschichte der Pharmazie wurden Biografien in Form von Dissertationen verfasst. Viele betreffen die große Zeit der Pharmazie, d. h. die Wende vom 18. zum 19. Jahrhundert, so beispielsweise die Dissertationen von Wolfgang Götz zu Johann Bartholomäus Trommsdorff (1770–1837),[17] von Hartmut Zimmermann zu Simon Rudolph Brandes (1795–1842)[18] und von Ulrike Thomas zu Philipp Lorenz Geiger (1785–1836).[19] In den letzten Jahren entstanden nicht nur in Marburg vermehrt Biografien zu bedeutenden Apothekern des 19. und 20. Jahrhunderts, wie die Dissertation von Nils Klämbt zu Hans Paul Kaufmann[20] sowie Arbeiten zu Pharmaziehistorikern wie Hermann Schelenz (1848–1922)[21], Georg Urdang[22], Georg Edmund Dann[23] und Rudolf Schmitz (1918–1992)[24].

Gudrun Jost analysiert in ihrer Dissertation das Leben und Wirken des Hochschullehrers Alfred Partheil (1861–1909)[25], den sie eher als „Pharmazeutische[n] Chemiker der zweiten Reihe“ bezeichnet. Sein besonderes Verdienst war die erstmalige Berücksichtigung der Physikalischen Chemie in seinem 1901 erschienenen Lehrbuch. Dass er nicht zu den wegweisenden Vertretern unter den pharmazeutischen Hochschullehrern gehörte, ist wohl seinem frühen Tod geschuldet. Dennoch betont Gudrun Jost in ihrer Arbeit die Bedeutung solcher Persönlichkeiten in der Wissenschaft. Sie stehen stellvertretend für die große Anzahl von Pharmazeuten, die in Zusammenarbeit mit einigen bedeutenden Wissenschaftlern deren Forschungsansätze umsetzen und so „den Betrieb der ‚normalen‘ Wissenschaft in Forschung, Anwendung und Lehre aufrecht erhalten [!].“[26]

Die Dissertation von Annette Rhein zu den Professoren Albert Hilger (1839–1905) und Theodor Paul (1862–1928) enthält lediglich deren Kurzbiografien. Ihr Augenmerk liegt weniger auf den Lebensläufen als auf dem Einfluss dieser beiden pharmazeutischen Hochschullehrer auf die Lebensmittelchemie, die sich zu Beginn des 20. Jahrhunderts allmählich aus dem Gebiet der Angewandten Chemie zu einer eigenständigen Wissenschaft entwickelte, meist aber von Apothekern vertreten wurde.[27]

Karin Grebe untersucht ausführlich das Leben und die Leistungen des pharmazeutischen Standespolitikers Heinrich Salzmann (1859–1945),[28] der sich als Vorstandsvorsitzender des Deutschen Apotheker-Verbandes politisch sehr aktiv für die gesellschaftliche, wissenschaftliche und wirtschaftliche Position der Pharmazeuten eingesetzt hat.

Erwähnt sei auch die Arbeit von Stefanie Boman-Degen über den Krankenhaus- und Offizinapotheker Walther Zimmermann (1890–1945),[29] dessen Wirken während der Zeit des Nationalsozialismus kritisch bewertet wird. Desweiteren beschäftigt sich Maren

[17] Siehe hierzu W. GÖTZ (1977).
[18] Siehe hierzu H. ZIMMERMANN (1985).
[19] Siehe hierzu U. THOMAS (1985).
[20] Siehe hierzu N. KLÄMBT (2013).
[21] Siehe hierzu T. FUXIUS (2002).
[22] Siehe hierzu A. LUDWIG (2009).
[23] Siehe hierzu T. RÖTZ (2012).
[24] Siehe hierzu A. LÖHNERT (2021).
[25] Siehe hierzu G. JOST (2007).
[26] F. KRAFFT in G. JOST (2007). Geleitwort.
[27] Siehe hierzu A. RHEIN (1988).
[28] Siehe hierzu K. GREBE (2014).
[29] Siehe hierzu S. BOMAN-DEGEN (2015).

Zummersch in ihrer Dissertation mit der Biografie des Chemikers und Vorstandsmitglieds der IG-Farben Heinrich Hörlein (1882–1954)[30].

Bei all diesen Persönlichkeiten kann der Schwerpunkt ihrer pharmazeutischen Tätigkeit in eine bestimmte Richtung eingeordnet werden: Hochschullehrer, Forscher in der pharmazeutischen Industrie sowie Pharmaziehistoriker. Besonders politisches Engagement findet man z. B. bei Heinrich Salzmann und Walther Zimmermann. Eine Vereinigung mehrerer pharmazeutischer Gebiete in einer Person lässt sich lediglich bei Zimmermann nachweisen. Die vorliegende Arbeit will mit August Hugo Eberhard (1887–1960) einen weiteren auf mehreren Gebieten tätigen Apotheker und Hochschullehrer vorstellen.

Biografische Einträge zu Eberhard findet man bisher nur wenige. Hier sei auf den Beitrag in der „Deutschen Apotheker-Biographie"[31] – auf den sich auch Gunter Drum in seiner Dissertation zur Geschichte der Deutsche Pharmazeutischen Gesellschaft bezieht[32] – und auf den kurzen Lebenslauf im Verzeichnis der Hochschullehrer der Technischen Hochschule Darmstadt verwiesen.[33] In Rudolf Schmitz' (1918–1992) Monografie „Die Deutschen Pharmazeutisch-Chemischen Hochschulinstitute" aus dem Jahr 1969 wird im Kapitel über das Chemische Institut der TH Darmstadt Eberhards Vita und seine Ernennung zum planmäßigen Extraordinarius für Pharmazeutische Chemie nur kurz erwähnt.[34]

Keine dieser Arbeiten untersucht jedoch detailliert das Wirken August Eberhards. Auch die wenigen Beiträge und Widmungsartikel in Fachzeitschriften bieten nur erste Einblicke in Eberhards Leben.[35]

Eberhard war ein Schüler Ernst Schmidts (1845–1921), Hochschullehrer für Pharmazeutische Chemie, den man schon zu Lebzeiten als „Vater der Pharmazeutischen Chemie"[36] bezeichnete und der an der Universität Marburg die sogenannte „Schmidt-Schule" begründete.[37]

In Rudolf Schmitz' oben genanntem Werk werden im Abschnitt über das Institut für Pharmazeutische Chemie und Lebensmittelchemie der Universität Marburg die Schüler genannt, die Ernst Schmidt in der Laufbahn des Hochschullehrers folgten, unter ihnen beispielsweise Johannes Gadamer (1867–1928) und Alfred Partheil, aber auch August Eberhard. Es bleibt jedoch lediglich bei einer namentlichen Aufzählung.[38]

Johannes Gadamer war wohl der bedeutendste Schüler Schmidts und trat 1919 seine Nachfolge als Leiter des Pharmazeutischen Instituts in Marburg an. Obwohl er zahlreiche Forschungsarbeiten sowie insgesamt die Geschicke des Instituts im Sinne Schmidts weiterführte, wird häufig auch von einer „Gadamer-Schule" gesprochen.[39] Dies belegt seine wissenschaftliche Bedeutung. Der Stellenwert August Eberhards für die pharmazeutische Wissenschaft ist dagegen bisher kaum untersucht worden.

---

[30] Siehe hierzu M. ZUMMERSCH (2019).
[31] Vgl. DApoBio (1986), Erg.bd. 1, S. 98.
[32] Vgl. G. DRUM (1990), S. 124.
[33] Vgl. C. WOLF / M. VIEFHAUS (1977), S. 44.
[34] Vgl. R. SCHMITZ (1969), S. 91.
[35] Siehe hierzu N. N. (1931/b), S.1006; sowie N. N. (1960), S. 202.
[36] C. FRIEDRICH / G. MELZER (1988), S. 646.
[37] Vgl. C. FRIEDRICH (2021), S. 2392–2394; C. FRIEDRICH / G. MELZER (1988), S. 642–647.
[38] Vgl. R. SCHMITZ (1969), S. 255.
[39] Vgl. C. FRIEDRICH (2001), S. 2410–2418; sowie C. FRIEDRICH (2022/c), S. 316.

Eberhard beschäftigte sich schon während seines Studiums mit der Alkaloidchemie, einem Forschungsschwerpunkt der „Schmidt-Schule". Um 1917 gelang ihm gemeinsam mit seinem Lehrer Ernst Schmidt die Synthese des Ephedrins.[40] Helene Dumitriu untersucht in ihrer Dissertation „Die wissenschaftliche Entwicklung der Alkaloidchemie am Beispiel der Firma Merck in den Jahren 1886–1920."[41] Dabei führt sie auch Gründe für die fortschreitende Entwicklung der Alkaloidchemie auf. Das Interesse an synthetisch hergestellten Alkaloiden mit abgewandelten Eigenschaften nahm zu, als die Nachteile der natürlich gewonnenen Stoffe (Suchtgefahr, geringe therapeutische Breite) immer offensichtlicher wurden.[42] Zu Beginn des 20. Jahrhunderts war die Industrialisierung auch auf dem Gebiet der Arzneimittelherstellung auf dem Vormarsch. Diesen Prozess untersucht Dumitriu anhand der Alkaloidherstellung im Unternehmen E. Merck in Darmstadt. Sie konzentriert sich dabei auf 73 bedeutende Alkaloide, unter ihnen auch das Ephedrin.[43] Hierzu hat sie hauptsächlich die Merck'schen Jahresberichte ausgewertet, ohne aber weitere Publikationen zu Alkaloiden in der Zeit von 1886 bis 1920 ausführlich zu berücksichtigen.[44] August Eberhards Verdienste für die Ephedrin-Forschung bleiben daher unerwähnt.[45]

Michaela Kollmann-Hess dagegen beschreibt die wissenschaftliche Tätigkeit Eberhards in ihrer Arbeit „Die Erste Marburger Schule (1884–1928)". Sie erläutert seine Miss- bzw. Teilerfolge bei der Suche nach einer Synthese des Ephedrins. Hierbei bezieht sie sich nur auf die Forschungsarbeiten Eberhards, ohne näher auf seine Biografie einzugehen.[46]

Eberhard übernahm 1919 die Leitung der Pharmazeutisch-Chemischen Abteilung der TH Darmstadt. Es folgte seine Ernennung zum Professor. Melanie Hanel[47] behandelt in ihrer Dissertation die Geschichte der TH Darmstadt im Nationalsozialismus. Isabel Schmidt[48] knüpft zeitlich daran an und untersucht den Umgang mit der Vergangenheit sowie die Weiterentwicklung der TH Darmstadt in der Zeit von 1945 bis 1960. Beide erwähnen mehrfach August Eberhard und seine universitäre Laufbahn bzw. seine Entlassung aus dem Hochschuldienst. Eine Beziehung zu Eberhards Gesamtbiografie wird jedoch nicht hergestellt. Zusätzlich zu seiner Arbeit als Hochschullehrer übte August Eberhard eine Tätigkeit als Obermedizinalrat im Hessischen Staatsministerium aus (1931–1945). Während seiner Arbeit als Medizinalrat war Eberhard Referent für das Apothekenwesen. Die Analyse der damit verbundenen Aufgaben fehlt in den Arbeiten von Melanie Hanel und Isabel Schmidt.

Nach dem Zweiten Weltkrieg erweiterte sich das pharmazeutische Wirkungsfeld August Eberhards ein weiteres Mal. Von 1950 bis 1954 arbeitete er als Oberapotheker, das heißt als Leiter der Krankenhausapotheke der klinischen Anstalten Gießen. Holger Latsch

[40] Vgl. C. FRIEDRICH / G. MELZER (1988), S. 644.
[41] Siehe hierzu H. DUMITRIU (1993).
[42] Vgl. H. DUMITRIU (1993), S. 14.
[43] Vgl. H. DUMITRIU (1993), S. 15f.
[44] Vgl. H. DUMITRIU (1993), S. 18.
[45] Vgl. H. DUMITRIU (1993), S. 87f.
[46] Vgl. M. KOLLMANN-HESS (1988), S. 143f.
[47] Siehe hierzu M. HANEL (2014).
[48] Siehe hierzu I. SCHMIDT (2015).

vermittelt in seiner Arbeit zum Bundesverband Deutscher Krankenhausapotheker einen Überblick über die Geschichte der Krankenhauspharmazie.[49] Er untersucht die Entwicklung des Vereins der Krankenhausapotheker von der Arbeitsgemeinschaft zum Bundesverband. Latsch schildert die Tätigkeit eines Apothekers im Krankenhaus als häufig notwendige Wartezeit, bis dieser eine eigene öffentliche Apotheke übernehmen konnte.[50] Dies steht im Gegensatz zu der Entwicklung August Eberhards, der mit der Funktion als Krankenhausapotheker seine berufliche Laufbahn beendete. Biografisches zu Apothekern, die in Krankenhäusern beschäftigt waren, findet sich bei Latsch nur am Rande,[51] August Eberhard wird gar nicht erwähnt.

In seiner Freizeit, besonders aber nach seiner Pensionierung, galt Eberhards großes Interesse der Pharmaziegeschichte. In Zusammenhang mit der pharmaziehistorischen Forschung in Hessen wird er allerdings in den Arbeiten von Ute Rausch,[52] Christine Billig[53] und Ute Fischer-Mauch[54] nur kurz genannt.

August Eberhards Tätigkeiten als Forscher, Hochschulprofessor, Regierungsapotheker, Pharmazeut im Krankenhaus und Pharmaziehistoriker werden in der Literatur hier und da beiläufig erwähnt, ohne jedoch näher darauf einzugehen.

Die Untersuchung der Lebensgeschichte eines derart vielseitig engagierten Apothekers verspricht zweifelsfrei interessant zu sein, fehlt aber bisher. Dieses Desiderat soll die vorliegende Arbeit beheben.

[49] Siehe hierzu H. LATSCH (2009).
[50] Vgl. H. LATSCH (2009), S. 24.
[51] Vgl. H. LATSCH (2009), S. 37.
[52] Siehe hierzu U. RAUSCH (1978).
[53] Siehe hierzu C. BILLIG (1994).
[54] Siehe hierzu U. FISCHER-MAUCH (1995).

2 Zielstellung

Die folgende Biografie soll möglichst ausführlich Auskunft geben über Leben und Wirken August Eberhards (1887–1960). Schwerpunkte der Untersuchungen sind:

- Die Erarbeitung einer detaillierten Biografie von August Eberhard unter Berücksichtigung seines persönlichen Nachlasses, weiterer auffindbarer Archivalien sowie gedrucktem und ungedrucktem Quellenmaterials.
- Erstellung einer vollständigen Bibliografie seiner wissenschaftlichen Arbeiten.
- Analyse der Bedeutung Eberhards für die Ephedrin-Forschung anhand seiner Dissertation, seiner Habilitation und von Publikationen im „Archiv der Pharmazie".
- Untersuchung seiner Tätigkeit als Hochschullehrer und seiner Bedeutung für die Entwicklung der pharmazeutischen Ausbildung.
- Analyse seiner Aufgaben als Regierungsapotheker.
- Untersuchung der Entlassung Eberhards aus dem Hochschuldienst sowie die Betrachtung seines Entnazifizierungsverfahrens.
- Beleuchtung seiner Arbeit als Krankenhausapotheker am Klinikum Gießen.
- Bewertung seiner pharmaziehistorischen Arbeiten.
- Beitrag zur Biografik und zur Geschichte der Pharmazie des 20. Jahrhunderts in Hessen, vornehmlich in Marburg, Darmstadt und Gießen.

3 Material und Methodik

Zunächst fand ein kurzes Einarbeiten in die Methodik für die Erstellung von Biografien statt. Anschließend konnte mit dem Studium der entsprechenden pharmaziehistorischen Übersichtsliteratur begonnen werden, um einen Einblick in die Thematik zu erhalten. [1]

In der zweiten Etappe erfolgte eine Recherche der in der Einleitung genannten gedruckten Quellen sowie der pharmazierelevanten Fachzeitschriften, wie der Pharmazeutischen Zeitung oder der Deutschen Apotheker-Zeitung.

In einer dritten Etappe schloss sich eine Erschließung und Auswertung von Quellen in verschiedenen Archiven an. Dabei wurde entsprechend dem Lebensweg August Eberhards chronologisch vorgegangen.

Um Belege für August Eberhards Herkunft zu erlangen, erwies sich zum einen das Geburtsregister im Staatsarchiv Marburg als aufschlussreich, zum anderen fanden sich dort im Heirats- und Sterberegister sowie im Stadtarchiv Marburg Hinweise zu Eberhards Eltern und Geschwistern. Informationen zu der Familie Eberhards mütterlicherseits konnten im Archiv der Burg-Apotheke Windecken recherchiert werden.

Im Universitätsarchiv der Philipps-Universität Marburg erfolgte eine Analyse der Matrikel, der Vorlesungsverzeichnisse und der Promotionsakte.

Um den Weg der Ephedrin-Synthese zu erfassen, war eine genaue Betrachtung der Habilitationsschrift Eberhards erforderlich. Außerdem erfolgte der mehrfache Besuch im Merck-Archiv in Darmstadt, um mögliche Zusammenhänge zwischen Eberhards Arbeit und der späteren Ephetonin®-Produktion zu erkennen.

Der Nachlass August Eberhards befindet sich im Bestand des Hessischen Staatsarchivs Darmstadt. Er konnte dort eingehend untersucht und ausgewertet werden. Ebenfalls in Darmstadt – im Universitätsarchiv der Technischen Hochschule – gelang es unter anderem mit Hilfe der alten Personalakten, Näheres zu Eberhards Tätigkeit als Professor in Erfahrung zu bringen. Ferner fand eine Kontaktaufnahme zu zahlreichen Nachkommen ehemaliger Studierenden Eberhards statt. Die Untersuchung der Vorlesungsverzeichnisse und der erhalten gebliebenen Kassenbücher ermöglichten weitere Einblicke in die Abläufe an der Technischen Hochschule Darmstadt.

Im Hessischen Hauptstaatsarchiv Wiesbaden wird Eberhards Akte zum Spruchkammerverfahren in Gießen aufbewahrt. Diese, sowie entsprechende Aktenbelege im Bundesarchiv Berlin geben Zeugnis über Eberhards Einstellung und Verhalten während des Nationalsozialismus.

Den Lebensabschnitten Eberhards folgend war ein Besuch in Gießen im Archiv der Justus-Liebig-Universität aufschlussreich, um seine Zeit als Oberapotheker des dortigen Klinikums näher zu untersuchen.

---

[1] Zum Beispiel „Deutsche Apotheker-Biographie", „Hessische Biographie" und „Deutsche Biographie".

Die Informationen in Eberhards Nachlass zu seiner Tätigkeit als Pharmaziehistoriker konnten mit Hilfe des Hessischen Landesmuseums in Darmstadt ergänzt werden.

Es schloss sich in einer vierten Etappe die Erfassung und die Auswertung sämtlicher wissenschaftlicher Arbeiten und Veröffentlichungen Eberhards an. Die meisten Forschungsergebnisse aus seiner Zeit als Pharmazeutischer Chemiker erschienen in der Zeitschrift „Archiv der Pharmazie“. Pharmaziehistorische Texte, die Eberhard vermehrt in späteren Lebensjahren verfasste, ließen sich unter anderem in Festschriften und Regionalzeitungen finden.

Außerdem gelang es, Kontakt zu Nachkommen Eberhards aufzunehmen. Dank persönlicher Mitteilungen des Enkels, Ernst-Eberhard Kopf, konnten vor allem die privaten Verhältnisse Eberhards näher beleuchtet werden.

In einer fünften Etappe erfolgte eine Analyse der gesammelten Quellen sowie deren Auswertung gemäß der formulierten Zielstellung.

4 Herkunft, Schul- und Jugendzeit

4.1 Vorfahren und familiäre Verhältnisse

Am Sonntag, dem 2. Oktober 1887 wurde August Hugo Eberhard[1] als drittes Kind des Kaufmanns Heinrich Adolph Eberhard (1851–1907) und dessen Ehefrau Sophie Philippine Luise, geb. Hassencamp (1858–1930), in Marburg geboren.[2] Er war der erste Sohn der Familie, nachdem 1883 die älteste Schwester Sophie Martha Karoline und 1885 eine weitere Schwester, Hulda Amalie, geboren worden waren.[3] Es folgten die Brüder Georg Fritz (1889)[4] und Hugo Adolf (1902), der 1906 bereits im Kindesalter verstarb.[5]

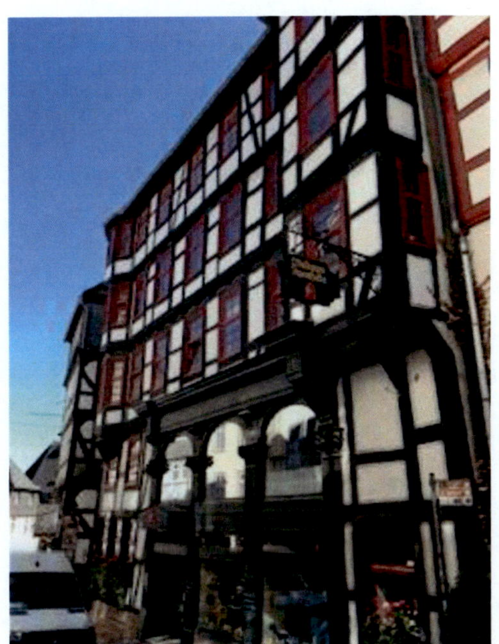

Abbildung 1: Eberhards Elternhaus Reitgasse 10, Marburg, Aufnahme 2019.[6]

[1] In der vorliegenden Arbeit wird der Nachname „Eberhard“ mit „d“ am Ende beibehalten, da diese Schreibweise auf den meisten Dokumenten so angegeben wird. Es gibt allerdings auch Unterlagen, in denen der Name am Ende mit „dt“ geschrieben wurde.

[2] Vgl. HStAM 915 Nr. 5568. Geburtsurkunde.

[3] Vgl. HStAM 915 Nr. 5562 und HStAM 915 Nr. 5565. Geburts-und Sterbeurkunde.

[4] Vgl. HStAM 915 Nr. 5570. Geburtsurkunde.

[5] Vgl. HStAM 915 Nr. 5695. Sterbeurkunde.

[6] Privatarchiv Christina Linzbach. Aufnahme vom 29.06.2019.

Eberhards Rufname war August. Dies belegt die Unterstreichung des Namens in offiziellen Akten.[7] Sein zweiter Vorname Hugo taucht auf vielen Dokumenten gar nicht auf, wie beispielsweise auf seinem gymnasialen Abgangszeugnis[8] oder später auf seiner Dissertation.[9]

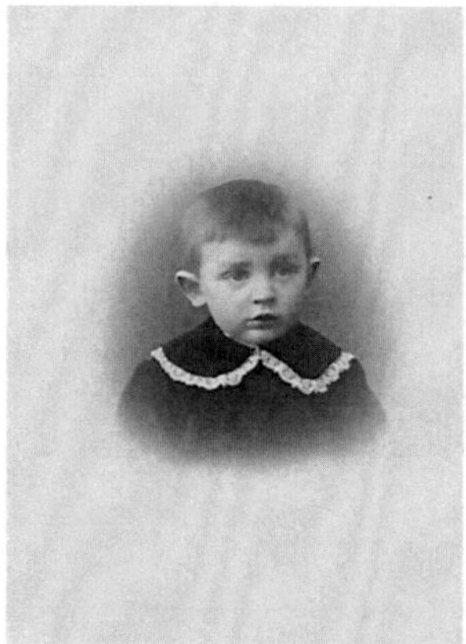

Abbildung 2: Eberhard als Kleinkind, um 1890.[10]

Der Vater, Heinrich Adolph Eberhard, entstammt einer Kaufmannsfamilie aus Marburg, genauer gesagt aus Weidenhausen, einem damaligen Straßendorf auf der anderen Lahnseite.[11] Er wurde 1851 als Sohn des Kaufmanns Heinrich Benjamin Eberhard (1808–1879) und dessen Frau Johanna Martha geb. Leonhardt (ca. 1820–1886) in Marburg geboren.[12]

Weidenhausen galt seit jeher als Handwerkerviertel. Durch die flussnahe und verkehrsgünstige Lage – es existierte seit dem 13. Jahrhundert eine Brücke über die Lahn – siedelten sich hier schon früh zahlreiche Gewerke, vor allem Wollweber[13], aber auch Tuchmacher und Gerber an. Zu letzteren gehörten die Vorfahren August Eberhards, die von Beruf Weißgerber waren.[14] Um 1760 begann der Ur-Urgroßvater Dietrich Eberhard,

[7] Vgl. HStAD H 3 Giessen Nr. 82739. Meldeblatt für die polizeiliche Registrierung 1946.
[8] Vgl. HStAM 153/9 Nr. 1016. Abgangs-Zeugnis, Königliches Gymnasium zu Marburg.
[9] Vgl. A. EBERHARD (1914).
[10] Privatarchiv Ernst-Eberhard Kopf.
[11] Siehe hierzu HLGL (2019).
[12] Vgl. HStAM 913 Nr. 7539. Heiratsurkunde.
[13] Siehe hierzu F. SCHWIND (1980), S. 185–196.
[14] Im Marburger Sippenbuch (MRSiB) wurde die Berufswahl der Ahnen sowie die Verwandtschaft von August Eberhard bis Johann Matthäus Eberhard (geb. um 1705) untersucht. Das

sich zusätzlich als Krämer seinen Lebensunterhalt zu verdienen. Ab diesem Zeitpunkt arbeiteten die Vorfahren Eberhards als Kaufleute in Marburg.[15]

Die Mutter, Sophie Philippine Luise Eberhard geb. Hassencamp, wurde 1858 als Tochter des Apothekers Georg Hugo Louis Hassencamp und dessen Ehefrau Maria Sophie geb. Röthe in Windecken geboren.[16] Ihr Vater hatte zwei Jahre zuvor die Apotheke in Windecken gekauft und die Konzession übertragen bekommen.[17] Nach dem Abriss der erst 1722 erbauten Lutherischen Pfarrkirche[18] verlegte Georg Louis Hassencamp 1852 seine Apotheke in das an gleicher Stelle neu erbaute Wohnhaus. Am 24. Dezember 1885 ging die Apotheke durch Übergabevertrag an seinen Sohn August Hassencamp, den Bruder Sophie Eberhards, über, der diese bis 1897 führte.[19]

Erwähnt sei, dass eine Tante August Eberhards, Caroline Hassencamp, als Apothekertochter 1881 ebenfalls den Sohn eines Apothekers heiratete. Ihr Ehemann war Conrad Johann Heinrich Christian Emil Alfred Scriba[20], der einer alten Apothekerfamilie entstammte. Er war verwandt mit den Brüdern Carl (1854–1929) und Julius Scriba (1866–1937), die mit ihm den gleichen Ur-Großvater hatten.[21] Der Apotheker Carl Scriba wirkte als Betriebschemiker bei der Firma E. Merck in Darmstadt, ab 1920 sogar als Mitglied des Direktoriums. Er hatte sich besonders mit seinen Forschungen auf dem Gebiet der Alkaloidchemie verdient gemacht. Sein Bruder Julius Scriba wurde ebenfalls Apotheker und betätigte sich politisch als Vorsitzender der Hessischen Apothekerkammer und des Apotheker-Vereins. Außerdem erhielt er einen Lehrauftrag für Pharmazeutische Gesetzeskunde an der Technischen Hochschule Darmstadt.[22]

August Eberhards Schwester Hulda Amalie heiratete 1914 Ludwig Heinrich Ernst (Henner) Haas (1884–1954), einen wissenschaftlichen Hilfslehrer aus Bad Arolsen.[23] Sie verstarb fünf Jahre später im Alter von 34 Jahren in der Frauenklinik Marburg.[24] Haas nahm daraufhin 1921 seine Schwägerin Sophie Martha Karoline (Lina), die älteste Schwester Eberhards, zur Frau.[25] August Eberhard pflegte bis ins hohe Alter regen

---

Marburger Sippenbuch ist ein Ortsfamilienbuch für die Stadt Marburg, das die Einwohner zwischen 1500 und 1850 berücksichtigt. Es wurde zwischen 1950 und 1966 maschinenschriftlich erstellt und besteht aus 23 Einzelbänden sowie einem Nachtragsband.

[15] Vgl. MRSiB Bd. 9, S. 114.

[16] Vgl. HStAM 913 Nr. 7539. Heiratsurkunde.

[17] Vgl. Privatarchiv Burg-Apotheke Windecken. Chronik der Apotheke Windecken (1957).

[18] Vgl. Privatarchiv Burg-Apotheke Windecken. 700 Jahre Stadt Windecken. Stadtbild (1988), S. 1.

[19] Vgl. Privatarchiv Burg-Apotheke Windecken. Chronik der Apotheke Windecken (1957).

[20] Vgl. HStAM 913 Nr. 7538. Heiratsurkunde.

[21] Siehe hierzu E. SCRIBA (1824), S. 51.

[22] Vgl. DApoBio (1986), Erg.bd. 1, S. 404f.

[23] Vgl. HStAM 915 Nr. 5629. Heiratsurkunde.

[24] Vgl. HStAM 915 Nr. 5565. Sterbeurkunde.

[25] Vgl. HStAM 922 Nr. 850. Heiratsurkunde.

Kontakt[26] zu seiner Schwester Lina und deren Mann Henner, bei denen seine Mutter Luise bis zu ihrem Tod 1930 lebte.[27]

Gleichfalls blieb die Verbindung zu seinem Bruder Georg Fritz erhalten,[28] der Ingenieur geworden war und 1914 in Friedberg die Lehrerin Wilhelmine Helene geb. Werner geheiratet hatte.[29]

[26] Vgl. Privatarchiv Ernst-Eberhard Kopf. Tagebucheintrag Doris Kopf, 10.12.1938.
[27] Vgl. HStAM 922 Nr. 916. Sterbeurkunde.
[28] Vgl. Privatarchiv Ernst-Eberhard Kopf. Tagebucheintrag Doris Kopf, 08.02.1960.
[29] Vgl. HStAM 924 Nr. 564. Heiratsurkunde.

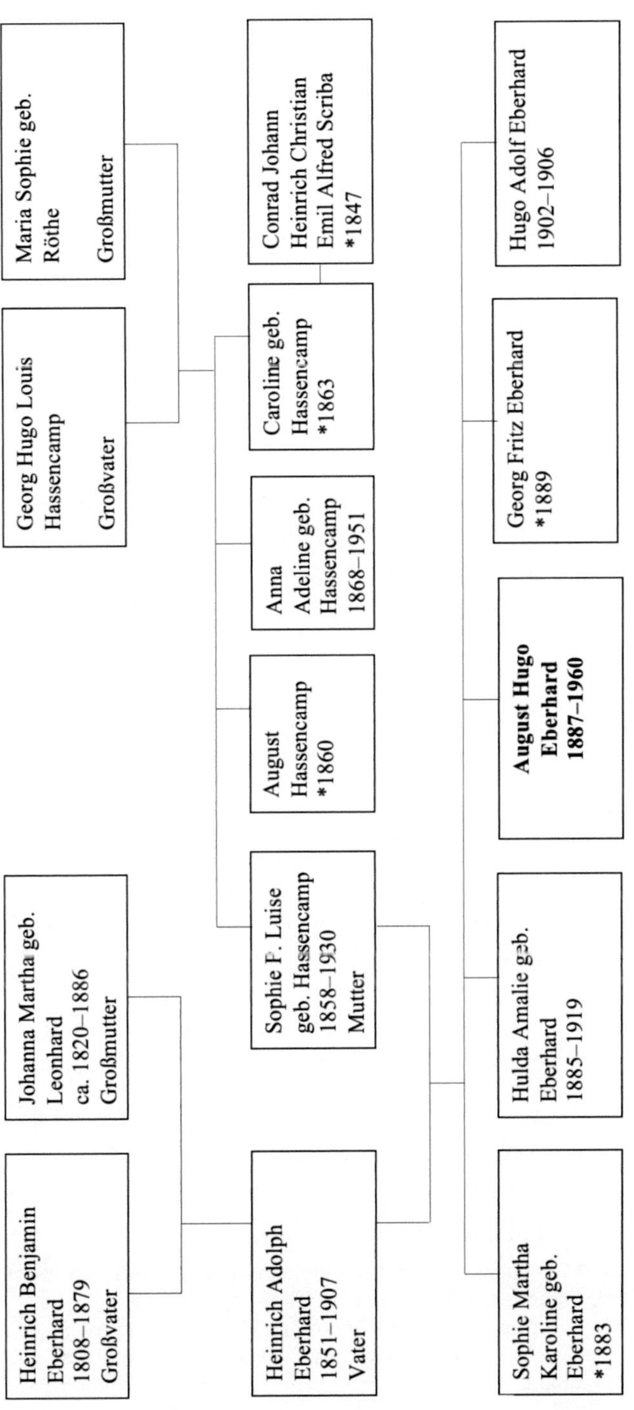

Abbildung 3: Stammbaum der Familie Eberhard

4.2 Die Kaufleute Eberhard

4.2.1 Wirtschaftlicher Aufschwung Marburgs ab 1866

Während die wirtschaftliche Entwicklung Marburgs im Mittelalter einen deutlichen Aufschwung erlebte – durch das Aufleben der Zünfte, einen regen Handel und schließlich 1527 mit der Gründung der Universität –, kam es ab 1600 zu einem Stillstand, wenn nicht sogar zu einem Rückgang des Handels.[30]

Dieser fand tatsächlich erst mit der Annexion 1866 durch Preußen ein Ende, die daher häufig als „zweites Gründungsdatum der Stadt“[31] bezeichnet wird. Der entscheidende Faktor war hierbei die Universität, deren Staatszuschüsse sich zwischen 1866 und 1914 versechsfachten. Die Stadt erlebte einen enormen Zustrom an Studierenden. In dieser Zeit verzehnfachte sich deren Anzahl fast. Neben den Studenten wurde Marburg auch immer attraktiver für reiche Pensionäre und Beamte im Ruhestand. Diese schätzten das intellektuelle Leben, das mit der Universität verbunden war, sowie die Lage Marburgs in reizvoller Landschaft. Es sprach sich herum, dass vermögende Beamten- und Lehrerwitwen durch Zimmervermietung an Studierende ihr Auskommen sichern konnten. Die gesamte Einwohnerzahl verdreifachte sich fast bis zum Jahr 1914. Marburg hatte sich „von einer wenig produzierenden und wenig konsumierenden Handwerkerstadt [...] zu einer weiterhin wenig produzierenden, aber viel konsumierenden Stadt“[32] entwickelt.[33]

4.2.2 Geschäftsgründung in der Reitgasse

August Eberhards Großvater Heinrich Benjamin erkannte die Zeichen der Zeit und beschloss, den allgemeinen wirtschaftlichen Aufschwung zu nutzen. Er verlegte 1875 den beruflichen Mittelpunkt von Weidenhausen auf die andere Lahnseite in die Kernstadt, Reitgasse 284 (ab 1884 Hausnummer 10).[34]

Dort richtete er einen Laden ein und beauftragte den Ausbau des Daches. Das Haus war und ist sehr stattlich anzusehen. Es handelt sich um einen fünfgeschossigen

---

[30] Siehe hierzu W. FORM (1985), S. 94.

[31] G. FÜLBERTH (1985), S. 104.

[32] G. FÜLBERTH (1985), S. 105.

[33] Siehe hierzu G. FÜLBERTH (1985), S. 104f.

[34] Siehe hierzu StadtA MR B 1 K, 1450. Adressbuch der Stadt Marburg 1881; sowie StadtA MR B 1 K, 1451. Adressbuch der Stadt Marburg 1884.
1884 kam es in Marburg zu einer Reform der Hausnummern. Waren bis dahin alle Häuser durchnummeriert worden (an die 1000 Häuser), erhielten sie 1884, wie heute üblich, „straßenspezifische“ Hausnummern.

Fachwerkbau aus dem 16. Jahrhundert[35] mit vielen Fenstern und zwei Erkern. Das Erdgeschoss und das erste Obergeschoss bildeten als sogenanntes Hallengeschoss das großzügige Ladengeschäft.[36] Der Umzug aus Weidenhausen ins Stadtzentrum belegte den sozialen Aufstieg der Familie Eberhard.[37]

Im April 1879 verstarb Heinrich Benjamin Eberhard.[38] Sein Sohn, Heinrich Adolph Eberhard, führte die Geschäfte weiter und veranlasste verschiedene bauliche Veränderungen, wie 1888 die Gestaltung der Fassade. Den Auftrag erhielt ein bekannter Marburger Architekt, Otto Eichelberg (1853–1916),[39] der auch in den Folgejahren im gesamten Stadtgebiet weitere Umbauten betreute und zahlreiche Neubauten entwarf.[40] Dem damaligen Modegeschmack entsprechend, erhielt das Gebäude eine dem Historismus entspringende Ladenfassade mit Pilastergliederung, diamantierten Sockeln und korinthisierenden Akanthuskapitellen.[41] Die Fassade sollte für den Betrieb „Eberhard und Sohn" zum Aushängeschild werden und ins Auge springen. Für ein Modegeschäft war es natürlich wichtig, mit der Zeit zu gehen. Dass man auf die neu angelegte Fassade besonders stolz war, beweist eine 1889 erschienene Anzeige, die den Eingang des Ladens in Szene setzte.[42]

---

35 Vgl. E. DEICHSEL u. a., Kunstgeschichtliches Seminar der Philipps-Universität Marburg (1981), S. 206.
Dendrochronologisch kann das Erbauungsjahr mit 1557 / 1577 angegeben werden.

36 Siehe hierzu E. DEICHSEL u. a., Kunstgeschichtliches Seminar der Philipps-Universität Marburg (1981), S. 205f.

37 Siehe hierzu G. FÜLBERTH (1985), S. 108.
Dass auch gegen Ende des 19. Jahrhunderts Weidenhausen immer noch eine bescheidenere soziale Gewichtung erfuhr, kann am Beispiel der Kanalisation deutlich gemacht werden. Zwischen 1895 und 1899 wurde ganz Marburg mit Schwemmkanalisation versehen. Dies hatte zur Folge, dass die vergleichsweise geringe Sterblichkeit in Marburg weiter sank. Ausgenommen von den Anschlüssen an die Kanalisation war Weidenhausen, angeblich, weil die Bewohner dort ohnehin „Außenklos hatten und ihre Abwässer für die Landwirtschaft brauchten".

38 Vgl. HStAM 915 Nr. 5659. Sterbeurkunde.

39 Siehe hierzu E. DEICHSEL u. a., Kunstgeschichtliches Seminar der Philipps-Universität Marburg (1981), S. 206.

40 Vgl. StadtA H, 3. NL. 518, Nr. 514. Otto Eichelberg, Aufstellung der Werke.

41 Siehe hierzu E. DEICHSEL u. a., Kunstgeschichtliches Seminar der Philipps-Universität Marburg (1981), S. 205.

42 Vgl. StadtA MR B 1 K, 1453. Adressbuch der Stadt Marburg 1889. Anzeigenteil, S. 6.

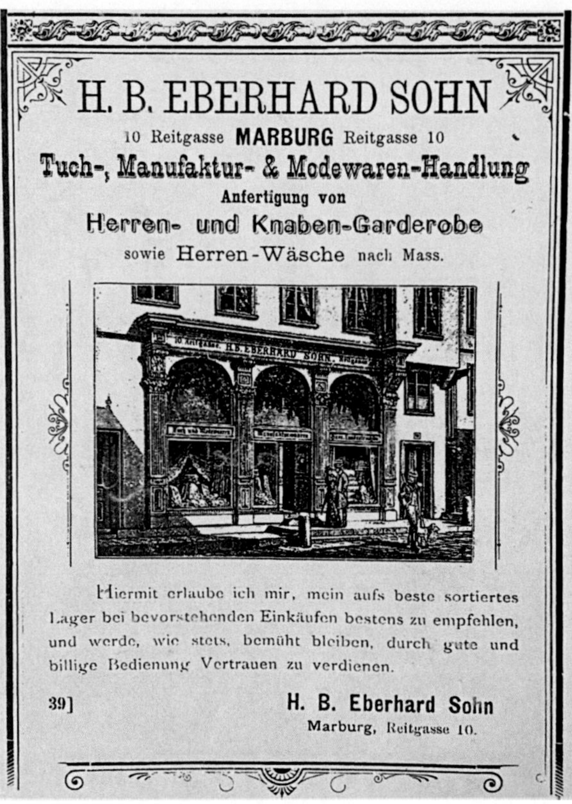
H. B. EBERHARD SOHN
10 Reitgasse MARBURG Reitgasse 10
Tuch-, Manufaktur- & Modewaren-Handlung
Anfertigung von
Herren- und Knaben-Garderobe
sowie Herren-Wäsche nach Mass.
Hiermit erlaube ich mir, mein aufs beste sortiertes Lager bei bevorstehenden Einkäufen bestens zu empfehlen, und werde, wie stets, bemüht bleiben, durch gute und billige Bedienung Vertrauen zu verdienen.
39]
H. B. Eberhard Sohn
Marburg, Reitgasse 10.

Abbildung 4: Anzeige für Eberhards Modewaren.[43]

Das Geschäft bot ein reichhaltiges Sortiment. Neben Kurz-, Putz- und Weißwaren konnte auch die Anfertigung von Herren- und Knaben-Garderobe oder hessischen Nationaltrachten in Auftrag gegeben werden. Außerdem verkaufte „H. B. Eberhard Sohn" Tuch-, Leinen- und Modewaren sowie Gardinen und Möbelstoffe.[44]

Es erschienen zahlreiche Werbeanzeigen, in denen stets sehr distinguiert auf die verschiedenen Leistungen hingewiesen wurde. Hier heißt es um 1890: „Hiermit erlaube ich mir, mein aufs beste sortiertes Lager bei bevorstehenden Einkäufen bestens zu empfehlen,

[43] Privatarchiv Philipps-Apotheke Marburg. Werbeanzeige in Festschrift, S. 6.

[44] Vgl. StadtA MR B 1 K, 1465. Adressbuch der Stadt Marburg 1905, S.135; sowie StadtA MR 1, 495, Industrie und Handel in Marburg.
Mit „Weißware" bezeichnete man früher Unterwäsche.

und werde, wie stets, bemüht bleiben, durch gute und billige Bedienung Vertrauen zu verdienen.“[45]

In den Adressbüchern der Stadt Marburg wird im Verzeichnis der Handel- und Gewerbetreibenden das Geschäft „H. B. Eberhard Sohn“ unter den entsprechenden Rubriken erwähnt: Kleider, Tapisserie-, Lingerie- und Merceriewaren (Putz-, Weiß- und Kurzwaren) sowie Tuch-, Leinen- und Modewaren.[46]

Während im unteren Bereich der Reitgasse 10 das berufliche Leben der Familie Eberhard stattfand, wurden die oberen Etagen teilweise zu privaten Wohnzwecken genutzt. Ein anderer Teil des großen Hauses war vermietet und ergänzte so das Einkommen.[47] Dies zeigt, dass das Geschäft die Familie zwar ernähren konnte, eine weitere Einnahmequelle aber willkommen war.

4.3 Schul- und Jugendzeit August Eberhards

4.3.1 Das Marburger Schulwesen

Das Marburger Schulwesen stand in engem Zusammenhang mit der wirtschaftlichen, geistigen und damit auch kulturellen Entwicklung der Stadt. Großen Einfluss auf das Schulsystem hatte die Reformation. Die Ordensschulen verschwanden, übrig blieb die Stadtschule als Lehranstalt für die Söhne der Bürger. Mit der Gründung der Universität 1527 entstand auch bald das Pädagogium. Diese weiterführende Schule schloss sich an den Besuch der Stadtschule an und hatte zur Aufgabe, die Schüler bestmöglich auf ein Studium an einer Universität vorzubereiten. Nach den Unruhen des Dreißigjährigen Krieges folgte eine lange Zeit der Stagnation im Marburger Schulwesen. Gründe waren neben der schlechten Bezahlung und unzureichenden Ausbildung der Lehrer vor allem ein mangelndes schulpolitisches Interesse der hessischen Landgrafen im 18. Jahrhundert.

Zu Beginn des 19. Jahrhunderts erfolgte ganz allmählich eine Reform des hessischen Schulwesens. So wurde auch in Marburg eine Schule vermisst, die im Gegensatz zum Pädagogium (seit 1833 Humanistisches Gymnasium) den Schwerpunkt nicht auf die Ausbildung künftiger Akademiker legte, sondern stattdessen angehende Handwerker, Kaufleute oder Fabrikanten ausbildete. 1838 konnte die Marburger Realschule gegründet

[45] Privatarchiv Philipps-Apotheke. Werbeanzeige in Festschrift, S. 6.

[46] Vgl. StadtA MR B 1 K, 1465. Adressbuch der Stadt Marburg 1905, S.133–136.

[47] Vgl. StadtA MR B 1 K, 1465. Adressbuch der Stadt Marburg 1905. Verzeichnis der Straßen und Häuser nebst deren Bewohner, S. 2 und S. 14.
August Eberhards Vater Heinrich Adolph wird unter der Adresse als erster Bewohner und damit als Hausbesitzer genannt. Außerdem sind die Namen der übrigen Bewohner (Mieter) aufgeführt.

werden und stellte eine Alternative zum Humanistischen Gymnasium dar. Das Marburger Schulwesen gliederte sich Ende des 19. Jahrhunderts hauptsächlich in drei Schulformen:

Das Humanistische Gymnasium (ab 1904 Gymnasium Philippinum), die Realschule (Realprogymnasium) sowie weitere Schulen, die eine elementare Bildung vermittelten.[48]

4.3.2 Schulzeit in Marburg 1893 bis 1905

August Eberhard wurde mit fünf Jahren zu Ostern 1893 eingeschult. Nach eigenen Angaben erhielt er den ersten Schulunterricht am „Progymnasium" in Marburg.[49] Damit war die Vorschule des Königlichen Gymnasiums zu Marburg gemeint, die ebenfalls unter der Leitung des damaligen Gymnasialdirektors Dr. Georg Buchenau (1826–1901) stand.[50] In dieser der heutigen Grundschule vergleichbaren Einrichtung sollten folgende Unterrichtsziele erreicht werden:

> „Geläufigkeit im Lesen [...], eine leserliche und reinliche Handschrift, Fertigkeit, Diktiertes ohne grobe orthographische Fehler nachzuschreiben, Sicherheit in den 4 Grundrechnungsarten in ganzen Zahlen, Bekanntschaft mit den Inschriften des alten und neuen Testaments."[51]

[48] Siehe hierzu B. UNCKEL (1980), S. 237–255.
[49] Vgl. A. EBERHARD (1914).
[50] Vgl. HStAM 166, 1440. Visitationsbericht.
[51] HStAM 166, 1440. Lehrplan.

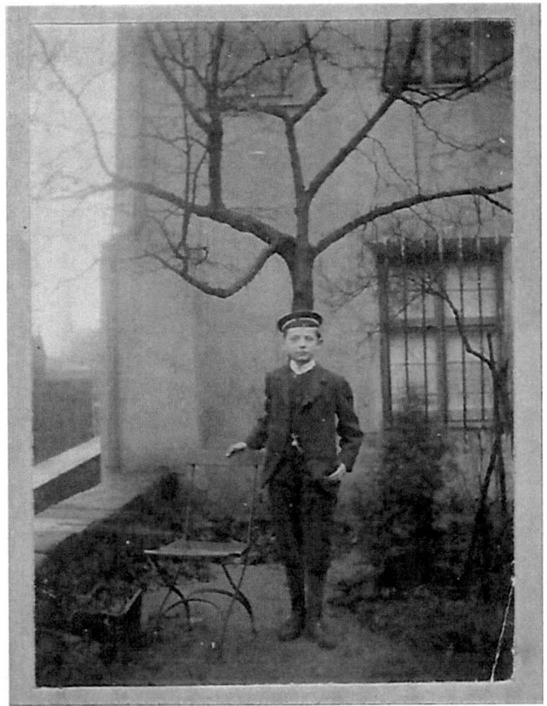

Abbildung 5: August Eberhard um 1893.[52]

Obwohl es Ende des 19. Jahrhunderts in Marburg mit der Realschule die „moderne“ Alternative zum Humanistischen Gymnasium gab – deren Bildungsangebot sich auch an Söhne der Handwerker und Kaufleute richtete –, beschlossen die Eltern August Eberhards, ihm eine klassische Schulbildung zukommen zu lassen. Damit teilten sie die Meinung der meisten Bürger des Landes, die sich eher für das Gymnasium als der „vornehmsten Anstalt des Ortes“[53] entschieden, weil es das Einschlagen sämtlicher Karrieren ermöglichte. Besonders Lateinkenntnisse vermittelten das Gefühl, zum Bildungsbürgertum zu gehören.[54]

Eberhard verließ 1896 die Vorschule, um zu Ostern am Königlichen Gymnasium zu Marburg in die Sexta aufgenommen zu werden.[55] Das Königliche Gymnasium, das durch

[52] Privatarchiv Ernst-Eberhard Kopf.

[53] H.-G. HERRLITZ (2005), S. 64.

[54] Siehe hierzu H.-G. HERRLITZ (2005), S. 63f.
Mit dem Angebot einer Realschule nahm Marburg eine gewisse Sonderstellung in Preußen ein. Von den Städten, in denen sich im Jahre 1888 höhere Schulen befanden, bestand nur bei 30% die Möglichkeit, zwischen humanistischer und realistischer Bildung zu wählen.

[55] Vgl. A. EBERHARD (1914).

Umbenennung 1833 aus dem altehrwürdigen Pädagogium entstanden war, hatte nahezu seit seiner Gründung im 16. Jahrhundert Räumlichkeiten im alten Dominikaner-Kloster bezogen.[56] Dieses war im 19. Jahrhundert längst baufällig geworden und nach langer Suche wurde an der Untergasse durch Abriss einiger Häuser Platz für einen Neubau geschaffen. 1868 erfolgte der Umzug ins neue Schulgebäude, einem neugotischen, repräsentativen Sandsteinbau, das für einige Jahre auch für August Eberhard ein Ort des Lernens und der Bildung wurde.[57]

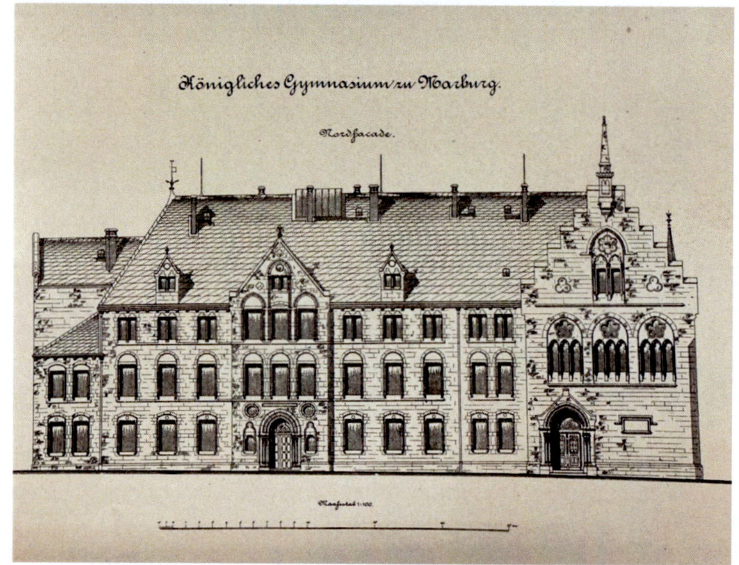

Abbildung 6: Königliches Gymnasium um 1870.[58]

Eberhards Schulweg war kurz, keine 400 m, und zu Fuß in fünf Minuten zu bewältigen. Dass die engen Gassen Marburgs dennoch genügend Ablenkung boten, beweist der

---

Die verschiedenen Klassenstufen des Gymnasiums wurden früher mit lateinischen Zahlwörtern bezeichnet. Die Sexta, Quinta und Quarta entsprachen der heutigen fünften bis siebten Klasse. Mit vierzehn Jahren kam man in die Untertertia (achte Klasse), um dann über Obertertia, Unter- und Obersekunda (neunte bis elfte Klasse) in die Prima versetzt zu werden. Diese gliederte sich in Unter- und Oberprima (zwölfte und dreizehnte Klasse) und bildete den Abschluss der Oberstufe vor der Reifeprüfung (Abitur).

[56] Vgl. G. OBERLIK (1977), S. 163.

[57] Vgl. J. SCHUCHARD (2002), S. 183–185.

[58] G. BUCHENAU (1897). Jahresbericht über das Kgl. Gymnasium zu Marburg. Baubeschreibung, erstellt vom Kgl. Regierungsbaumeister Theodor Neuhaus.

Bericht einer Zeitzeugin Eberhards, Ina Seidel (1885–1974), die in den Jahren 1896 bis 1897 in Marburg gelebt hat. Zweifellos besuchte sie als Mädchen nicht das Königliche Gymnasium, sondern die „Höhere Töchterschule", die sich aber ganz in der Nähe in der Universitätsstraße befand. Sie bemerkte:

> „Regulär führte mein Schulweg [...] zur Wettergasse, die mit den Auslagen ihrer Läden interessant genug war, und über deren rauhes Kopfsteinpflaster bäuerliche Gefährte [...] zum Markt rumpelten, kurzberockte Mägde [...] mit Traglasten auf den Köpfen [...] gleichmütig ihres Weges zogen, und im übrigen der Student [...] das Straßenbild bestimmte. Dann ging es die Reitgasse hinunter, vorbei an einer berühmten Konditorei, die mich damals stärker anzog als die daneben liegende Buchhandlung, [...] um schließlich [...] die Schule fast allzu schnell zu erreichen."[59]

Unterrichtsbeginn war im Sommer um 7 Uhr, im Winter dagegen erst um 8 Uhr. Nach einer Mittagspause begann der Nachmittagsunterricht um 14 Uhr und endete im Sommer um 18 Uhr, im Winter um 16.45 Uhr. Selbstverständlich fand auch am Samstag Unterricht statt. Nach einer gemeinsamen Schlussandacht unter der Leitung des Direktors wurden Schüler wie Lehrer ins Wochenende entlassen.[60]

In seinem ersten Jahr am Königlichen Gymnasium wurde August Eberhard in folgenden Fächern unterrichtet: Latein, Rechnen, Schreiben / Deutsch, Erdkunde / Naturbeschreibungen, Religion, Turnen und Singen. [61]

Unter seinen Lehrern waren einige, die den Schülern noch lange in Erinnerung blieben, so zum Beispiel der Religionslehrer Pfarrer Vogt, genannt Papa Vogt. Dieser war ein Verfechter des Prinzips „Zuckerbrot und Peitsche". Während er auf der einen Seite nicht mit Ohrfeigen sparte, war er doch zu festlichen Anlässen kein Spielverderber. Dort tat er „regelmäßig des Guten zu viel"[62] und musste häufig von Primanern nach Hause begleitet werden. Diesen versicherte er dann auch seine ewige Freundschaft.[63]

Unterrichtsschwerpunkte waren mit acht bzw. sieben Wochenstunden Latein und Deutsch. Erst in den höheren Klassen kamen weitere Fächer hinzu: Französisch ab der Quarta, Griechisch ab der Tertia und Englisch erst in der Obersekunda, allerdings nur als freiwilliger Wahlunterricht. Physik und Chemie wurden ebenfalls erst ab der Obertertia gelehrt. Grundsätzlich spielten die Naturwissenschaften eine eher untergeordnete Rolle, wie von einem humanistischen Gymnasium zu erwarten. Was in den unteren Klassen noch als Rechnen bezeichnet wurde, ging mit Eintritt in die Quarta in Mathematikstunden über. Geschichte tauchte erst in späteren Jahresberichten als Lehrgegenstand auf und

---

[59] I. SEIDEL (1960), S. 23f.
[60] Vgl. HStAM Slg 15, 182/6. Stundenplan.
[61] Vgl. HStAM Slg 15, 182/6. Stundenplan.
[62] C. EISENBERG (1977), S. 172f
[63] Vgl. C. EISENBERG (1977), S. 172f.

teilte sich die Stundenzahl mit Erdkunde. Ab der Quinta erhielt jeder Schüler zweimal in der Woche Zeichenunterricht.[64]

1898 bekam August Eberhard, mittlerweile in der Quarta, an der Schule Gesellschaft durch seinen jüngeren Bruder Georg Fritz, der in die Sexta des Gymnasiums eingeschult wurde. Beide Brüder wiederholten dieses Schuljahr. Gründe hierfür, wie beispielsweise eine Erkrankung, sind nicht bekannt.[65]

Eine willkommene Abwechslung zum Schulalltag bildeten die Feiertage, die überall in Preußen, so auch am Königlichen Gymnasium, begangen wurden: Dies war zum einen der Reichsgründungstag (18. Januar), der Geburtstag des Kaisers (27. Januar), der Tag von Sedan (2. September) und das Reformationsfest (31. Oktober).[66] Andachten zu bestimmten Anlässen, vor allem aber an jedem Ende der Schulwoche, waren selbstverständliche Pflichtveranstaltungen.[67]

1904 kam August Eberhard in die Unterprima. Mittlerweile war Friedrich Aly (1852–1913) Direktor des Gymnasiums und gleichzeitig auch Eberhards Klassenlehrer. Aly hatte im Herbst 1900 Georg Buchenau abgelöst und wurde als fairer, aber doch sehr von sich eingenommener Mann beschrieben.[68] Kurz nach Beginn des Schuljahres konnte die Klasse Anfang Juli einen Tagesausflug zur Saalburg und zum [Bad] Homburger Museum unternehmen sowie die Stadt Friedberg besuchen.[69]

Zu Ostern 1905 musste festgestellt werden, dass August Eberhard zwar mit „genügend Aufmerksamkeit und Fleiß, aber ohne Erfolg“[70] am Unterricht teilgenommen hatte. Er wurde nicht in die Oberprima versetzt,[71] weshalb die Eltern einen Schulwechsel auf das Gymnasium in Weilburg befürworteten, das als streng und diszipliniert galt.[72]

---

[64] Vgl. F. ALY (1905); sowie B. UNCKEL (1977), S. 77f.
[65] Vgl. G. BUCHENAU (1899); sowie G. BUCHENAU (1900).
[66] Vgl. B. UNCKEL (1977), S. 76.
[67] Vgl. HStAM Slg 15, 182/6. Stundenplan.
[68] Vgl. C. EISENBERG (1977), S. 175f.; sowie V. STEGEMANN (1953), S. 235f. Friedrich Aly engagierte sich auch auf dem Gebiet der Schulpolitik. Er beteiligte sich u. a. an der Neugestaltung des preußischen Gymnasialunterrichts und setzte sich für die wissenschaftliche Weiterbildung des Lehrerstandes ein.
[69] Vgl. F. ALY (1905).
[70] HStAM 153/9, 1016. Abgangszeugnis.
[71] Vgl. HStAM 153/9, 1016. Abgangszeugnis.
[72] Vgl. H. SCHWING (1974), S. 44.

4.3.3 Gymnasium und Reifeprüfung in Weilburg 1905 bis 1907

Zusammen mit einigen Mitschülern[73] zog August Eberhard 1905 nach Weilburg, um in die Oberstufe des dortigen Gymnasiums aufgenommen zu werden. Damit hatte er mit dem dortigen Direktor Siegmund Paulus (1839–1919) etwas gemeinsam: Auch dieser war von Marburg nach Weilburg gekommen, um 1892 die Leitung des Gymnasiums zu übernehmen. Paulus führte hier ein strenges Regiment. Montags wurden gegen Ende der Morgenandacht die Schüler verlesen, die sich in der vergangenen Woche etwas zu Schulden hatten kommen lassen. Seine Härte entsprang einem ausgeprägten Verantwortungsgefühl für die ihm anvertrauten Schüler. Der „Chef"[74], wie man Paulus insgeheim nannte, wurde sehr respektiert und verhalf dem Gymnasium Weilburg zu hohem Ansehen.[75]

Eberhard erhielt in der Oberprima von Direktor Paulus Lateinunterricht, mit Schwerpunkt auf dessen Lieblingsdichter Horaz. Weitere Lateinstunden sowie Unterricht in Griechisch (Homer) und Deutsch erteilte Carl Euler (1858–1924).[76] Er war für Eberhard ein „bekanntes Gesicht", da er kurz vor ihm 1904 auf eigenen Wunsch von Marburg nach Weilburg versetzt worden war. Die große Beliebtheit, die Euler schon bei seinen Marburger Schülern genossen hatte, wurde als Grund für den Schulwechsel Eberhards und seiner Mitschüler nach Weilburg genannt.[77] Sicher trugen die beiden charismatischen Lehrer Paulus und Euler dazu bei, dass Eberhard die Chance auf einen erfolgreichen Schulabschluss in Weilburg nutzte.

Wichtig war auch eine adäquate Unterbringung, die Eberhard, fern der Heimat, im „Paulinum" fand.[78] Das „Paulinum" war ein Schülerinternat, das 1900 durch den „Nassauischen Pfarrverein" gegründet worden war und im Durchschnitt von vierzehn Schülern bewohnt wurde. Anstoß hierzu hatte wohl vor allem Direktor Paulus gegeben. Das Heim bot für „mäßige Pension gesunde Wohn- und Schlafräume"[79] und stand unter der Leitung von Fräulein Moser, die streng über die „Sittlichkeit" des Hauses wachte. Außerdem wohnte immer ein Gymnasiallehrer im „Paulinum", um die „wissenschaftliche Entwicklung der Zöglinge"[80] zu kontrollieren. Davon überzeugte sich auch Direktor Paulus durch regelmäßige Besuche.[81]

1907 bestand Eberhard erfolgreich die Reifeprüfung.[82] Die schriftlichen Prüfungen fanden vom 18. bis 22. Februar 1907 statt.[83] In Deutsch war folgendes Thema Gegenstand der Prüfung: „Welche Stellung nimmt der Königsfrieden d. J. 387 in der Geschichte der

[73] Vgl. W. SCHULTZE (1960), S. 4.
[74] H. SCHWING (1974), S. 45.
[75] Siehe hierzu H. SCHWING (1974), S. 43–48.
[76] Vgl. S. PAULUS (1907), S. 4; sowie H. SCHWING (1974), S. 44.
[77] Vgl. W. SCHULTZE (1960), S. 4.
[78] Vgl. W. SCHULTZE (1960), S. 4.
[79] H. SCHWING (1974), S. 63.
[80] H. SCHWING (1974), S. 64.
[81] Vgl. H. SCHWING (1974), S. 63f.
[82] Vgl. HHStAW 429 / 7 Nr. 769. Reifeprüfung.
[83] Vgl. S. PAULUS (1907), S. 21.

griechischen Freiheits- und Einheitskämpfe ein?"[84]. In Mathematik galt es, vier Aufgaben zu lösen:

> „1. Eine ewige Rente von 2222 M soll durch Jahresraten von 3844 M abgelöst werden. Wieviel [!] Raten sind bei 4% erforderlich?
>
> 2. Von einer Kugel, deren Radius 56 cm lang ist, wird ein Segment abgeschnitten, dessen Kappe das Vierfache der Grundfläche ist. Wie groß ist das Volumen der Kugel?
>
> 3. Die Seite c, die Winkel und den Inhalt eines Dreiecks zu berechnen, von dem man a= 56 cm, b= 25 cm und ta = 17 cm kennt.
>
> 4. Von einem Dreieck kennt man die Ecken P1 (+61+3), P2 (+161-12) und P3 (-61-1). Es sind zu bestimmen die Gleichungen der Seiten und zweier Höhen, sowie die Koordinaten des Schnittpunktes der Höhen."[85]

Von der mündlichen Reifeprüfung, die auf den Vormittag des 13. März angesetzt war, wurde August Eberhard befreit.[86] Diese Ehre wurde in der Regel nur dem zuteil, der sich zuvor im schriftlichen Abschnitt durch besondere Leistung hervorgetan hatte. Eberhard erhielt auf seine Arbeiten in den Fächern Latein und Griechisch die Note „Genügend" und in Mathematik und Deutsch die Bewertung „Gut".[87] Die Entscheidung über die Befreiung von der mündlichen Prüfung wurde von den Verantwortlichen des Gymnasiums am 8. März 1907 getroffen.[88] Vier Tage zuvor war der Vater August Eberhards in Marburg verstorben.[89] Möglicherweise hatte auch dieses persönliche Schicksal die Entscheidung beeinflusst. Am 16. März 1907 verließ Eberhard als Abiturient das Königliche Gymnasium zu Weilburg. Sein erwählter Beruf wurde mit „Chemie" angegeben.[90]

[84] S. PAULUS (1907), S. 5.
[85] S. PAULUS (1907), S. 6.
[86] Vgl. S. PAULUS (1907), S. 21.
[87] Vgl. HHStAW 429 / 7 Nr. 769. Reifeprüfung.
[88] Vgl. HHStAW 429 / 7 Nr. 866. Befreiung von der mündlichen Prüfung.
[89] Vgl. HStAM 915 Nr. 5696. Sterbeurkunde.
[90] Vgl. S. PAULUS (1907), S. 21–23.

4.4 Diskussion

Biografische Einträge zu Eberhard finden sich in der Literatur nur wenige. Keine dieser Arbeiten beschreibt genauer seine Herkunft oder seine Jugendzeit. Mit dieser Arbeit ist es zum ersten Mal gelungen, detailliertere Einblicke in seine Familienverhältnisse und Schulzeit zu erhalten – vor dem Hintergrund der Kleinstadt Marburg um 1900.

August Eberhard wurde in eine Kaufmannsfamilie aus Marburg hineingeboren. Ein Bezug zur Pharmazie oder eine familieneigene Apotheke waren bisher nicht bekannt. Wir konnten erstmals nachweisen, dass Eberhards Mutter einer Apothekerfamilie entstammte. Die Apotheke in Windecken wurde zunächst durch den Großvater geführt, später übernahm dann der Onkel die Leitung. Eine Tante Eberhards heiratete in die bekannte Apothekerfamilie Scriba ein. Die Biografien von Carl Scriba und Julius Scriba weisen Parallelen zu der August Eberhards auf, wie die folgenden Kapitel noch zeigen werden. Carl Scriba beschäftigte sich ebenfalls mit der Alkaloidchemie, während Julius Scriba, genau wie Eberhard, an der Technischen Hochschule Darmstadt lehrte. Familiäre Bezüge zur Pharmazie waren also tatsächlich auf verschiedenen Ebenen vorhanden.

Wie wir erstmals feststellen konnten, musste Eberhard während seiner Schulzeit so manche Hürde nehmen. Er verließ seine Heimatstadt, um in Weilburg die Unter- und Oberprima zu absolvieren. Dass man aus Niederlagen lernen konnte, um letztendlich doch erfolgreich zu sein, bewies seine bestandene Reifeprüfung. Die Erinnerungen an seine Schulzeit ermöglichten es August Eberhard später, Verständnis für schulische Probleme anderer aufzubringen und Trost zu spenden.[91] Der Beginn seiner pharmazeutischen Laufbahn schloss sich nahtlos an das Abitur an.

[91] Persönliche Mitteilung Ernst-Eberhard Kopfs vom 27.02.2020.

5 Ausbildung und Studienzeit

Der Tod des Vaters am 4. März 1907 veränderte die Zukunftspläne August Eberhards. Hatte er noch im Januar desselben Jahres auf dem Antrag zur Zulassung zur Reifeprüfung angegeben, Chemie studieren zu wollen,[1] so entschied er sich nun, direkt im Anschluss an das Abitur, in der Trauben-Apotheke in Marburg eine pharmazeutische Lehre zu beginnen. Die neue wirtschaftliche Situation, in der sich die Familie nach dem Verlust des Vaters befand, spielte für Eberhards Berufswahl sicherlich eine Rolle. Die Mutter blieb verwitwet mit vier Kindern zurück, zwei unverheirateten Töchtern und zwei noch minderjährigen nicht berufstätigen Söhnen, unter ihnen auch August Eberhard.

Da ein Chemiestudium zu Beginn des 20. Jahrhunderts zum einen relativ lang dauerte (acht bis zehn Semester) und zum anderen an die 10 000 Mark kosten konnte,[2] bot die Apothekerlehre mit anschließendem vergleichsweise kurzem Pharmaziestudium für August Eberhard eine akzeptable Alternative. Das Studium selbst umfasste 1907 nur vier Semester. Zuvor hatte der angehende Student eine Apothekerlehre zu absolvieren, die für den Abiturienten Eberhard zwei Jahre betrug. Lehrlinge, die nur die Primareife[3] erreicht hatten, mussten drei Jahre in die Lehre gehen.[4] Nach Bestehen der anschließenden Pharmazeutischen Vorprüfung hatte man zudem die Möglichkeit, in den Semesterferien in der Apotheke als Gehilfe zu arbeiten und damit das Studium zu finanzieren. Ursprünglich war es damals üblich, dem Lehrherrn für die Zeit der Lehre ein Lehrgeld zu bezahlen. August Eberhard hatte sich allerdings zu einem günstigen Zeitpunkt für die pharmazeutische Ausbildung entschieden. Zu Beginn des 20. Jahrhunderts wurde häufig auf das Erheben des Lehrgelds verzichtet. Der Apothekerlehrling bekam stattdessen sogar oft freie Kost und Logis sowie ein kleines Taschengeld.[5] Die Apothekenbesitzer schienen daran interessiert gewesen zu sein, die Apothekerlehrlinge als „billige Hilfskräfte und als Assistenzersatz zu verwerten"[6].

---

[1] Vgl. HHStAW 429 / 7 Nr. 866. Antrag auf Zulassung zur Reifeprüfung.

[2] Siehe hierzu H.-W. SCHÜTT (1973), S. 287; sowie DEUTSCHE BUNDESBANK (2020). 1907 entsprach die Kaufkraft einer Mark dem Wert von 6,10 Euro im Jahr 2019.

[3] Primareife war der Schulabschluss an einer höheren Schule nach der Obersekunda (heute 12. Klasse), d. h. ein Jahr vor dem Abitur.

[4] Vgl. C. FRIEDRICH / W.-D. MÜLLER-JAHNCKE (2005), S. 636.

[5] Siehe hierzu A. ADLUNG / G. URDANG (1935), S. 156f.

[6] A. ADLUNG / G. URDANG (1935), S. 157.
Dieses Werben um Lehrlinge änderte sich erst nach Ende des Ersten Weltkrieges, als es für die Jugend wegen der allgemein angespannten wirtschaftlichen Lage immer schwieriger wurde, eine Lehrstelle zu finden. Das Erheben eines Lehrgeldes wurde dann wieder üblich.

5.1 Lehrzeit in der Trauben-Apotheke 1907 bis 1909

Obwohl August Eberhard statt eines Chemiestudiums eine pharmazeutische Ausbildung begann, blieb er dennoch im weitesten Sinne seinem naturwissenschaftlichen Interesse treu. Zum 1. April 1907 trat er die Lehrstelle in der Trauben-Apotheke unter der Leitung von Apotheker Albert Sartorius (1852–1932) an.[7] Die Lage der Apotheke erwies sich für Eberhard als Glücksfall. Sie befand sich in der Reitgasse 15 und damit genau gegenüber seines Elternhauses. Vermutlich war es ihm ein Bedürfnis, in der schweren Zeit nach dem Tod seines Vaters in der Nähe seiner Familie zu bleiben und so kamen ihm die bestehenden nachbarschaftlichen Verbindungen gelegen.

Die Trauben-Apotheke zählte zu den traditionsreichen Institutionen in Marburg.[8] Sie war 1719 von Hermann Herbst gegründet worden, dem 25 Jahre zuvor das Prädikat eines Hofapothekers[9] verliehen worden war. Immer wieder erlebte die Trauben-Apotheke einen Wechsel der Besitzer. War eine Übergabe innerhalb einer Familie nicht möglich, ging die Apotheke an den Provisor[10] über. In der Regel gehörten die „Trauben-Apotheker" zu den angesehenen Bürgern Marburgs, unter ihnen einige, die neben ihrer Apothekertätigkeit zusätzlich hohe Ämter bekleideten.[11]

Ab 1791 befand sich die Apotheke für über 100 Jahre in den Händen der Familie Hess. Otto Hess, der die Trauben-Apotheke 1866 von seinem Vater übernommen hatte, dürfte die Nachbarfamilie Eberhard gekannt haben. Zu Beginn des 20. Jahrhunderts verkaufte er die Apotheke an den Lauterbacher Apotheker Albert Sartorius, den späteren Lehrherren August Eberhards.

---

[7] Vgl. A. EBERHARD (1914).

[8] Vgl. StadtA MR 3C, 7799. Zeitungsausschnitt.

[9] Siehe hierzu B. RUMPF-LEHMANN (2007).
Die Geschichte der Marburger Apotheken ist eng an zwei besondere Umstände geknüpft. Zum einen war die Stadt zeitweise die Residenz des Landgrafen gewesen (1458–1500 und 1567–1604). Dies führte zum Amt des Hofapothekers, der seinen Dienst bis 1604 auf dem Schloss versah. Danach wurde diese Funktion von einem der Stadtapotheker übernommen, 1695 von Herrmann Herbst.
Außerdem war die Gründung der Universität 1527 ausschlaggebend für die Entstehung einer Universitätsapotheke, die bis 1638 ebenfalls im Gebäude an der Reitgasse 15 (spätere Trauben-Apotheke) zu finden war.

[10] Vgl. H. P. KOCH (1994), S. 4063.
Ein Provisor (lat. providere = vorsehen / Vorsorge treffen) vertrat als angestellter Apotheker den Apothekeninhaber.

[11] Siehe hierzu M. T. LOCHBÜHLER (1987).
Hermann Herbst war Mitglied im Stadtrat und mehrere Male Bürgermeister. Sein Sohn Johann Jeremias Herbst erhielt 1739 die Leitung der Apotheke. Da er aber hauptamtlich die Stelle des Landphysikus bekleidete, übernahm ein Provisor die Aufgaben in der Apotheke. 1771 ging die Apotheke nach dem Tod der letzten Angehörigen der Familie Herbst an den Provisor Karl Neuffer über, der wiederum 20 Jahre später von seinem Provisor, Friedrich Ludwig Hess, beerbt wurde.

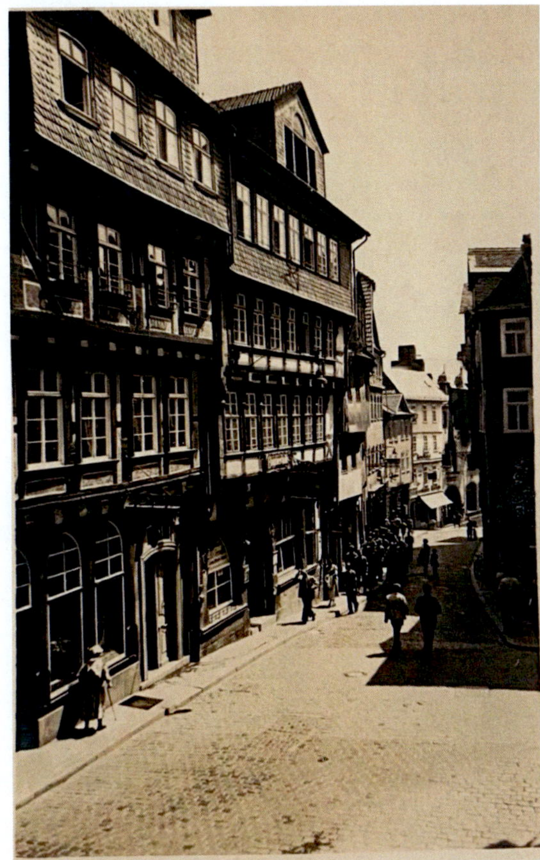

Abbildung 7: Reitgasse mit der Trauben-Apotheke (links) um 1950.[12]

Sartorius, der beim Erwerb der Apotheke bereits 50 Jahre alt gewesen war,[13] veranlasste einige Umbauarbeiten. 1902 beantragte er die Genehmigung für die Verlegung der Ladeneingangstür. Offenbar hatte er die Offizin so umgestaltet, dass ein neuer Zugang zur Apotheke nötig geworden war. Im Anschluss daran ließ er sich Zeit, um den durch die Bauarbeiten in Mitleidenschaft gezogenen Bürgersteig wieder instand zu setzen. Dadurch zog er sich den Ärger der Baubehörde zu, die im desolaten Zustand des Gehwegs eine Unfallgefahr sah.[14]

---

[12] NG Elwert Fotokarte, um 1950. Mit freundlicher Genehmigung des Verlags Elwert, Marburg.

[13] Vgl. HHStAW 921 Nr. 562. Heiratsurkunde.

[14] Vgl. StadtA MR 3C, 7799. Korrespondenz zwischen Albert Sartorius und verschiedenen Behörden der Stadt Marburg in der ersten Jahreshälfte 1902.

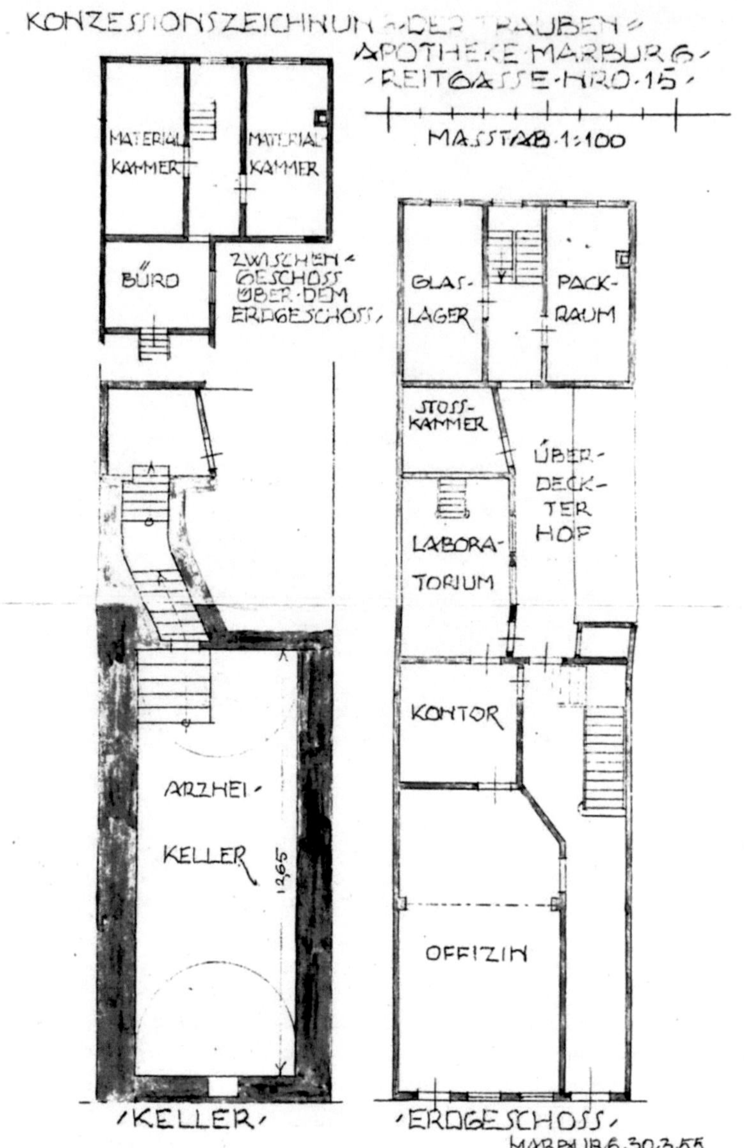

Abbildung 8: Die Räumlichkeiten der Trauben-Apotheke (1955) mit getrennt liegender Stoßkammer.[15]

[15] Privatarchiv Martina Opfer;
Siehe hierzu R. WYLEGALLA (2011), S. 76.

Demnach bekam 1907 August Eberhard mit Albert Sartorius einen Lehrherrn, der über reichlich Lebenserfahrung verfügte, Modernisierungen offen gegenüberstand und sich entspannt zeigte, wenn es um behördliche Anordnungen ging.

Neben dem Erlernen aller pharmazeutischen Arbeiten von der Pike auf diente die Lehrzeit dazu, einen Überblick über die verschiedenen Naturwissenschaften zu gewinnen und Einblicke in die wichtigsten Naturgesetze zu erhalten. Sachverhalte, die die Pharmazie bzw. die Arbeit in der Apotheke direkt betrafen, sollten näher erörtert werden.[16] Eberhard musste als Lehrling ein Tagebuch führen, in dem er die im Laboratorium der Apotheke unter Aufsicht vorgenommenen pharmazeutischen Tätigkeiten dokumentierte, sowie die Theorie der in Betracht kommenden chemischen Vorgänge festhielt.[17] Notwendig war auch das Anlegen eines Herbariums. Der Lehrherr hatte sich verantwortungsvoll um seinen Lehrling zu kümmern, sollte ihn mit seinem Wissen unterstützen und die notwendigen technischen Vorrausetzungen schaffen, seine pharmazeutische Ausbildung auf eine solide Basis zu stellen. Hierzu gehörte auch die Unterweisung in der Rezeptur und die Nutzung des Labors.

Sicher war auch für August Eberhard das Studium von Lehrbüchern unerlässlich, um die praktisch gewonnenen Erkenntnisse theoretisch zu vertiefen und sich auf die Pharmazeutische Vorprüfung vorzubereiten. Ein Standardwerk war damals das Lehrbuch des Apothekers Oscar Schlickum (1838–1889), in dem systematisch alle für die Pharmazeutische Vorprüfung wichtigen Gebiete behandelt wurden.[18]

In der Pharmazeutischen Vorprüfung musste der Lehrling zeigen, ob er das nötige Wissen auf den geforderten Gebieten erlangt hatte und ob er in der Lage war, seine Gedanken klar und richtig wiederzugeben. Sie gliederte sich in drei Abschnitte:

1. In der schriftlichen Prüfung mussten Aufgaben zur Pharmazeutischen Chemie, zur Botanik oder Pharmakognosie und zur Physik bearbeitet werden.
2. In der praktischen Prüfung hatte der Lehrling sein Geschick bei der Anfertigung galenischer Zubereitungen, im Lesen ärztlicher Verordnungen und deren Preisberechnung sowie in der Untersuchung chemischer Präparate unter Beweis zu stellen.

Ab 1902 war in preußischen Apotheken eine separate Stoßkammer gesetzlich vorgeschrieben, um die übrigen Räumlichkeiten vor Pulverstaub zu schützen. Hier wurden die Arzneidrogen grob (0,75 mm), mittelfein (0,3 mm) oder fein (0,15 mm) gepulvert. Dies übernahm häufig der Stößer, der dafür keine ausgewiesenen pharmazeutischen Kenntnisse benötigte.

[16] Vgl. O. Schlickum (1884), S. III.

[17] Vgl. H. Rankenburg (1996), S. 227; sowie N. N. (1904), S. 433–435.

[18] Siehe hierzu DApoBio (1978), Bd. 2, S. 583f.
Oscar Schlickum war der Sohn eines Apothekers aus Winningen an der Mosel. Er übernahm 1866 die Leitung der väterlichen Apotheke und widmete sich der Ausbildung von Apothekerlehrlingen. Hierzu verfasste er 1877 das Werk „Die wissenschaftliche Ausbildung des Apothekerlehrlings und seine Vorbereitung zum Gehilfenexamen“, das immer wieder aktualisiert und an den neusten Stand der Kenntnisse angepasst wurde. Die 15. Auflage erschien 1932.

3. In der mündlichen Prüfung wurde festgestellt, ob der Lehrling die Arzneimittel kannte und sie von anderen Mitteln unterscheiden konnte und ob ihm die Grundlehren der Botanik, der Pharmazeutischen Chemie und der Physik bekannt waren. Außerdem wurde der Kenntnisstand zu gesetzlichen Bestimmungen überprüft.[19]

Nach zwei Jahren Lehrzeit konnte August Eberhard am 30. März 1909 erfolgreich die Pharmazeutische Vorprüfung mit der Note „gut" in Kassel ablegen.[20]

5.2 Gehilfenzeit 1909 bis 1910

Gemäß der erst fünf Jahre zuvor erlassenen neuen Prüfungsordnung von 1904 für Apotheker hatte der angehende Pharmaziestudent im Anschluss an die Pharmazeutische Vorprüfung und vor Beginn des Pharmaziestudiums eine Gehilfenzeit von mindestens einjähriger Dauer zu absolvieren.[21]

Die Zeit als Gehilfe begann für August Eberhard am 1. April 1909 ebenfalls in der Trauben-Apotheke. Es war durchaus üblich, aber nicht selbstverständlich, dass der „Vorexaminierte" seine Gehilfenzeit auch in der Lehr-Apotheke absolvierte. Daher ist davon auszugehen, dass Eberhard ein gutes Verhältnis zu seinem Lehrherrn pflegte. Albert Sartorius (1852–1932) schien mit dessen Arbeit zufrieden gewesen zu sein und auch Eberhard fühlte sich dort als Angestellter offensichtlich wohl.

Eine der ersten Dienstordnungen für Gehilfen hatte schon 1801 Johann Bartholomäus Trommsdorff (1770–1837) in seinem „Journal der Pharmacie" veröffentlicht.[22] Hier wurden unter anderem die Eigenschaften genannt, die sich ein Apotheker-Prinzipal von seinem Gehilfen wünschte, um einen ordnungsgemäßen Ablauf des Apothekenbetriebes zu gewährleisten. Dazu gehörten Ehrlichkeit, sittliche Reife und Vertrauenswürdigkeit sowie eine gewisse Begeisterung für die Tätigkeiten in einer Apotheke. Obwohl schon zu Beginn des 19. Jahrhundert formuliert, verloren diese erwünschten Eigenschaften auch 100 Jahre später nicht ihre Gültigkeit. Daneben wird Sartorius einen höflichen Umgang mit Kunden, eine rasche Arbeitsweise sowie Gewissenhaftigkeit im Anfertigen von Rezepturen von Eberhard erwartet und aller Wahrscheinlichkeit nach auch gefunden haben, denn Sartorius entschloss sich wohlwollend, dem Streben seines Gehilfen nach Wissen

[19] Vgl. N. N. (1904), S. 433–435; sowie H. RANKENBURG (1996), S. 227.

[20] Vgl. A. EBERHARD (1914); sowie UniA DA 103 Nr. 144 / 9. Personalakte August Eberhards. Im Hessischen Hauptstaatsarchiv Wiesbaden gibt es unter der Signatur 405 Hinweise auf eine Sachakte zum Thema „Pharmazeutische Vorprüfung 1907–1920", die aber mit dem Vermerk „Kriegsverlust" nicht mehr einsehbar ist. Es kann angenommen werden, dass sich Eberhards Prüfungsunterlagen in dieser Akte befunden hatten.

[21] Vgl. N. N. (1904), S. 434; sowie H. RANKENBURG (1996), S. 229.

[22] Siehe hierzu N. KLENKE (2009), S. 317–320; sowie J. B. TROMMSDORFF (1801), S. 3–16.

und Bildung entgegenzukommen: Er ermöglichte Eberhard, bereits während der einjährigen Gehilfenzeit Vorlesungen zur Botanik und Chemie an der Universität zu hören.[23] Hierfür schrieb dieser sich für ein Studium der Naturwissenschaften ein[24] und verfolgte die Ausführungen Arthur Meyers (1850–1922) zur „Allgemeinen Botanik" sowie Ernst Schmidts (1845–1921) zur „Anorganischen bzw. Organischen Chemie mit besonderer Berücksichtigung der Pharmazie und Medizin"[25]. Die Vorlesungen fanden jeden Morgen von acht bis zehn Uhr statt. Dies stellte eine große Gefälligkeit des Apothekers Sartorius dar, da er damit jeden Tag in den frühen Morgenstunden auf seinen Gehilfen verzichten musste. Üblicherweise betrugen die Öffnungszeiten der Apotheken zu Anfang des 20. Jahrhunderts im Durchschnitt dreizehn Stunden täglich mit Beginn um 8.30 Uhr.[26]

Der 1904 in Leipzig gegründete „Verband konditionierender Apotheker für das Deutsche Reich" (ab 1910 „Verband Deutscher Apotheker"), der die Interessen der angestellten Apotheker vertrat, konnte in Tarifverträgen unter anderem die Arbeitszeiten mit einzulegenden Pausen regeln.[27] Selbst wenn August Eberhard noch kein Apotheker war, so wird Sartorius dennoch die Zeichen der Zeit erkannt haben und sein Entgegenkommen auch mit den inzwischen üblichen Pausen und den Freizeiten zur Erlangung wissenschaftlicher Kenntnisse begründet haben.

Eberhard konnte seine Gehilfenzeit in der Trauben-Apotheke am 18. April 1910 erfolgreich beenden.[28]

---

[23] Vgl. A. EBERHARD (1914).

[24] Vgl. UniA MR 305m 1 Nr. 50.Verzeichnis der Studierenden 1909.

[25] Vgl. UniA MR 312 / 6 Nr. 4. Vorlesungsverzeichnis 1909 / 1910.

[26] Siehe hierzu N. KLENKE (2009), S. 22.

[27] Siehe hierzu A. ADLUNG / G. URDANG (1935), S. 157f.; sowie C. FRIEDRICH / W.-D. MÜLLER-JAHNCKE (2005), S. 792.

[28] Vgl. A. EBERHARD (1914).

5.3 Studium der Pharmazie in Marburg

5.3.1 Zur Geschichte des Pharmazeutisch-Chemischen Instituts

Es lag nahe, dass August Eberhard als gebürtiger Marburger und auch aus finanziellen Gründen in seiner Heimatstadt die Universität besuchte. Gleichzeitig dürfte er es auch als Privileg verstanden haben, Pharmazie an der Marburger Universität studieren zu können. Nicht nur, dass die Philipps-Universität zu Marburg auf eine lange Tradition bis zu ihrer Gründung 1527 zurückblickte, auch die Pharmazeutische Chemie besaß an diesem Studienort schon früh ein besonderes Gewicht.

1609 wurde vom Landgrafen Moritz von Hessen-Kassel (1572–1632) in Marburg der weltweit erste Lehrstuhl für Chemiatrie[29] eingerichtet. Man berief Johannes Hartmann (1568–1631)[30] zum ersten Professor für das Fach Chemiatrie, das sich später in Chemie und Pharmazie aufgliederte, aber damals vornehmlich auf die Herstellung von Arzneimitteln ausgerichtet war.[31] In den Räumen des ehemaligen Barfüßerklosters betrieb Hartmann zu Lehrzwecken ein Laboratorium. Hier vermittelte er Studenten Kenntnisse in der Herstellung chemiatrischer Arzneimittel.

1621 trat Hartmann die Stelle des Leibarztes des Landgrafen in Kassel an. Mit seinem Weggang verschwand die Chemiatrie zwar nie ganz aus Marburg, verlor aber zusehends an Bedeutung.

Erst Ende des 18. Jahrhunderts konnte auf Bestreben des Apothekers und ordentlichen Professors für Chemie Conrad Moench (1744–1805) ein neues, wenn auch sehr kleines, feuerfestes Laboratorium am Ende der Ketzerbach errichtet werden.

Unter der Leitung von Ferdinand Wurzer (1765–1844), der 1804 das erste Ordinariat für Pharmazie und Chemie an der Universität Marburg angetreten hatte, zog das Chemische Laboratorium in größere Räumlichkeiten in das Deutschordenshaus neben der Elisabethkirche um (1825).[32]

Mit der Zeit wurde immer deutlicher, dass die angemessene Ausbildung eines Pharmazeuten nicht ausschließlich durch einen Chemiker erfolgen konnte.[33] 1844 bemerkte der Botaniker und Apotheker Georg Wilhelm Franz Wenderoth (1774–1861): „Pharmazie wird im engeren Sinne pharmazeutische Chemie bezeichnet; im weiteren aber der

[29] Chemiatrie, auch Iatrochemie, bezeichnet die Chemie, die sich dem Dienst der Medizin verschrieben hatte und mit deren Hilfe Arzneimittel hergestellt wurden.

[30] Vgl. W.-D. MÜLLER-JAHNCKE / C. FRIEDRICH (2009), S. 4946.
Johannes Hartmann wurde 1568 in Amberg geboren. Obwohl er zunächst Buchbinder geworden war, studierte er aufgrund seiner Begabung u. a. in Jena und Wittenberg Mathematik. Er wechselte als „mathematicus“ an den Hof des Landgrafen in Kassel, der ihn 1592 als Professor für Mathematik an die Universität Marburg empfahl. Dort studierte er ab 1601 Medizin und wurde 1607 promoviert. Kurze Zeit später legte Hartmann dem Landgrafen den Plan für ein „Collegium Chymicum“ vor.

[31] Vgl. C. FRIEDRICH / G. KLEBE (2001), S. 46.

[32] Siehe hierzu C. REICHARDT / D. SCHULZ / M. MARSCH (2020), S. 8f.

[33] Siehe hierzu C. MEINEL (1978), S. 45.

Inbegriff aller zur Erlernung und Ausübung der Apothekerkunst erforderlichen Studien und Disziplinen."[34]

Besonders Robert Wilhelm Bunsen (1811–1899), der seit 1839 Direktor des Chemischen Instituts war, setzte sich anlässlich seines Weggangs mit Nachdruck für die Abtrennung der Pharmazeutischen Chemie von der Chemie ein. Auf seine Empfehlung erfolgte 1851 die Gründung des ersten selbständigen Instituts für Pharmazeutische Chemie Deutschlands an der Universität Marburg.[35]

Erster Direktor wurde Constantin Zwenger (1814–1884), ein Schüler Bunsens. 1873 konnte ein Neubau am Marbacher Weg bezogen werden, in dem August Eberhard ab 1910 seinen Studien nachging. Im Anschluss an Zwenger übernahm 1884 Ernst Albert Schmidt (1845–1921) die Leitung des Instituts,[36] der später Eberhards Doktorvater wurde.

5.3.2 Studienzeit an der Philipps-Universität Marburg

Zunächst hatte sich August Eberhard – wie schon erwähnt – 1909 für ein Studium der Naturwissenschaften immatrikuliert, um chemische und botanische Vorlesungen hören zu können. Hierzu kam sein Entschluss so kurzfristig, dass er die Anmeldefrist zur Immatrikulation, die am 5. Mai 1909 endete, verpasste. Mit ausdrücklicher Genehmigung durch den Universitäts-Kurator[37] Adolf Schmidtmann (1851–1911) konnte er sich aber verspätet am 22. Mai 1909 einschreiben.[38]

---

[34] R. SCHMITZ (1969), S. 248.

[35] Vgl. C. FRIEDRICH / G. KLEBE (2001), S. 46; sowie C. REICHARDT / D. SCHULZ / M. MARSCH (2020), S. 10.

[36] Siehe hierzu C. FRIEDRICH / G. MELZER (1988), S. 642–647; sowie R. SCHMITZ (1969), S. 244–260.

[37] Siehe hierzu DUDEN (2019), S. 1098.
Der Kurator einer Universität repräsentiert das Wissenschafts- oder auch Bildungsministerium. Er ist zuständig für die Personal- und Vermögensverwaltung der Universität.

[38] Vgl. UniA MR 305m 1 Nr. 50. Verzeichnis der Studierenden 1909.

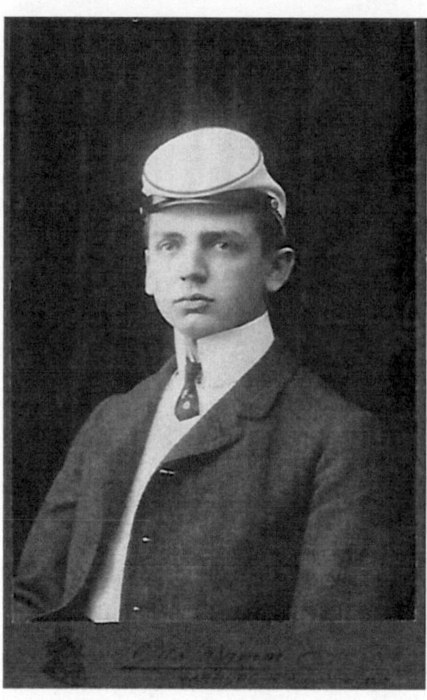

Abbildung 9: Eberhard als Student. Die typisch studentische Kopfbedeckung „Stürmer“ war besonders bei Verbindungsstudenten beliebt.[39] Um 1910.[40]

Die Immatrikulationsgebühr betrug 15,30 Mark.[41] Neben dem Reifezeugnis musste Eberhard zusätzlich ein polizeiliches Führungszeugnis vorlegen, da seit seinem Abgang von der Schule mehr als drei Monate vergangen waren. Außerdem konnte er sowohl das Zeugnis über die Pharmazeutische Vorprüfung als auch das Zeugnis über die Lehrzeit vorweisen.

Mit dem Ende der Gehilfenzeit wechselte Eberhard das Studienfach und begann zum Sommersemester 1910, Pharmazie zu studieren.[42] Um 1910 gliederte sich das Pharmazie-Studium in vier Semester. Die meisten Vorlesungen und Praktika fanden fortlaufend statt, nur botanische Veranstaltungen konzentrierten sich naturgemäß auf das Sommersemester.

Die Vorlesungen begannen morgens um 8 Uhr (im Sommersemester mitunter eine Stunde früher) und konnten bis 20 Uhr dauern. Auch am Samstagvormittag fand

[39] Vgl. R. PASCHKE (1999), S. 271.

[40] Privatarchiv Ernst-Eberhard Kopf.

[41] Siehe hierzu DEUTSCHE BUNDESBANK (2020).
1909 entsprach die Kaufkraft einer Mark dem Wert von 5,90 Euro im Jahr 2019.

[42] Vgl. UniA MR 312 / 6 Nr. 4. Vorlesungsverzeichnis 1909 / 1910.

Unterricht statt, während der Nachmittag und manchmal auch der Sonntag im Sommer botanischen Exkursionen vorbehalten waren.

Die folgende Tabelle gibt Aufschluss über die akademischen Lehrer August Eberhards, welche Vorlesungen sie gehalten und welche Praktika sie während seiner Studienzeit angeboten haben:[43]

Tabelle 1: August Eberhards Hochschullehrer[44]

	Fach	Vorlesung	Praktikum
Andrée, Karl[45]	Geologie	Geologie von Deutschland, Nutzbare Lagerstätten, Sedimentbildung, Vulkanismus	Geologisches Kartenpraktikum, Gesteinskunde
Diels, Ludwig[46]	Botanik	Blütenpflanzen, Pflanzenbestimmung, Morphologie und Geografie der Pflanzen, Kulturpflanzen der deutschen Kolonien	Übungen zur Pflanzenbestimmung, Botanische Exkursionen
Keller, Oskar[47]	Lebensmittelchemie	Arzneimittelprüfung, Untersuchung chemischer Präparate (auch Nahrungs- und Genussmittel), Analyse von Trinkwasser und Harn	Übungen im Sterilisieren
Meyer, Arthur[48]	Botanik	Allgemeine Botanik, Pharmakognosie, Ernährungsphysiologie, Pilze, Bakterien	Mikroskopisch pharmakognostisches Praktikum, Botanisches Praktikum, Demonstrationen im Botanischen Garten

[43] Vgl. UniA MR 312 / 6 Nr. 5. Vorlesungsverzeichnis 1910–1914.

[44] Siehe hierzu UniA MR 312 / 6 Nr. 5. Vorlesungsverzeichnis 1910–1914.

[45] Siehe hierzu PHILIPPS-UNIVERSITÄT MARBURG (2020), Marburger Professorenkatalog online. Andrée, Karl Erich (1880–1959): Geologe und Paläontologe, Studium der Chemie in Hannover, Studium der Mineralogie, Geologie, Paläontologie und Zoologie in Göttingen, Privatdozent an der Universität Marburg 1910–1915.

[46] Siehe hierzu PHILIPPS-UNIVERSITÄT MARBURG (2020), Marburger Professorenkatalog online. Diels, Ludwig (1874–1945): Botaniker, Studium der Botanik in Berlin, außerordentlicher Professor für Botanik an der Universität Marburg 1908–1914.

[47] Siehe hierzu PHILIPPS-UNIVERSITÄT MARBURG (2020), Marburger Professorenkatalog online. Keller, Christoph Oskar (1877–1959): Pharmazeut, Lebensmittelchemiker, Studium der Pharmazie und Chemie in Halle und Marburg, Privatdozent an der Universität Marburg 1908–1918.

[48] Siehe hierzu DApoBio (1978), Bd. 2, S. 432–434.
Meyer, Arthur (1850–1922): Pharmazeut, Botaniker, Pharmazeutische Staatsprüfung in Straßburg, ordentlicher Professor für Botanik an der Universität Marburg 1891–1921.

Richarz, Franz[49]	Physik	Experimentalphysik	Physikalisches Praktikum
Schmidt, Ernst[50]	Pharmazeutische Chemie	Anorganische und Organische Chemie, Ausmittelung von Giften	Praktische Chemische Übungen (zusammen mit Oskar Keller)
Take, Emil[51]	Physik	Physikalisches Repetitorium	Vorbereitung zum Physikalischen Praktikum, Physikalische Technologie
Thiel, Alfred[52]	Physikalische Chemie	Physikalische Chemie, Theoretische chemische Übungen	Photochemisches und photographisches Praktikum, Physikochemische und chemische Untersuchungen

Als Beispiel sei ein Stundenplan aufgeführt, wie ihn August Eberhard im Sommersemester 1911 gehabt haben dürfte. Welche Vorlesungen er tatsächlich wann besucht hatte, kann allerdings nicht mehr nachvollzogen werden.

Tabelle 2: Möglicher Stundenplan August Eberhards im Sommersemester 1911[53]

	Montag	Dienstag	Mittwoch	Donnerstag	Freitag	Samstag
7–8		Untersuchung Trinkwasser		Prüfung von Arzneimitteln	Untersuchung Trinkwasser	

[49] Siehe hierzu PHILIPPS-UNIVERSITÄT MARBURG (2020), Marburger Professorenkatalog online. Richarz, Franz Joseph Matthias (1860–1920): Physiker, ordentlicher Professor für Physik an der Universität Marburg 1901–1920, Dekan der Philosophischen Fakultät Marburg 1905.

[50] Siehe hierzu DApoBio (1978), Bd. 2, S. 586–588; sowie C. FRIEDRICH / G. MELZER (1988), S. 642–647.
Schmidt, Ernst Albert (1845–1921): Pharmazeut, Chemiker, Studium der Pharmazie in Halle, ordentlicher Professor für Pharmazeutische Chemie an der Universität Marburg 1884–1919.

[51] Siehe hierzu HStAM 908 Nr. 1930. Sterbeurkunde; sowie UniA MR 305m 3 Nr. 57. Personalverzeichnis.
Take, Emil Gustav (1879–1925): Physiker und Privatdozent an der Universität Marburg ab 1911.

[52] Siehe hierzu PHILIPPS-UNIVERSITÄT MARBURG (2020), Marburger Professorenkatalog online. Thiel, Alfred (1879–1942): Chemiker, Studium der Chemie in Breslau, München, Clausthal, außerordentlicher Professor für Physikalische Chemie an der Universität Marburg 1915–1919, ordentlicher Professor 1919–1941.

[53] Siehe hierzu UniA MR 312 / 6 Nr. 5. Vorlesungsverzeichnis 1911.

8–9	Botanik	Botanik	Botanik	Botanik	Botanik	Geologisches Kartenpraktikum
9–10	Anorganische Chemie	Anorganische Chemie	Anorganische Chemie	Anorganische Chemie	Anorganische Chemie	Anorganische Chemie
10–11						Physikalisches Praktikum
11–12						Physikalisches Praktikum
12–13	Experimentalphysik	Experimentalphysik	Experimentalphysik	Experimentalphysik	Experimentalphysik	Physikalisches Praktikum
13–14	Pause					
	Montag	Dienstag	Mittwoch	Donnerstag	Freitag	Samstag
14–15						
15–16		Mikroskopisch-pharmakognostisches Praktikum	Demonstrationen im botanischen Garten	Mikroskopisch-pharmakognostisches Praktikum		
16–17	Pflanzengeografie	Mikroskopisch-pharmakognostisches Praktikum	Pflanzenbestimmung	Mikroskopisch-pharmakognostisches Praktikum		
17–18	Blütenpflanzen	Mikroskopisch-pharmakognostisches Praktikum		Mikroskopisch-pharmakognostisches Praktikum		

18–19	Physikalisches Kolloquium				
19–20	Physikalisches Kolloquium				

Neben den Vorlesungen hatte August Eberhard die Möglichkeit, täglich an praktischen Übungen in Pharmazeutischer Chemie teilzunehmen, die Ernst Schmidt gemeinsam mit seinem ehemaligen Schüler Oskar Keller (1877–1959) im Laboratorium des Pharmazeutisch-Chemischen Instituts in der Wilhelm-Roser-Straße 13[54] anbot.[55]

Anfang Mai 1912 bestand August Eberhard zusammen mit sieben weiteren Kandidaten die Pharmazeutische Staatsprüfung[56] – nach eigenen Angaben mit der Note „Sehr gut".[57] Für die von ihm zur Ausführung der qualitativen, quantitativen und forensischen Analysen benötigten Chemikalien und Utensilien musste Eberhard eine Rechnung von 6,35 Mark begleichen. Er hatte unter anderem 50 Gramm Arsenalaun, 150 Gramm Kaliumhydroxyd in Stangen sowie fünf Korkstopfen verbraucht.[58]

[54] Die Wilhelm-Roser-Straße ist eine Seitenstraße des Marbacher Wegs, der heutigen Adresse des Pharmazeutisch-Chemischen Instituts, das sich an gleicher Stelle wie das alte Institut befindet und nur eine Änderung der Postanschrift erhalten hat.

[55] Vgl. UniA MR 312 / 6 Nr. 5. Vorlesungsverzeichnis Sommersemester 1911, S. 46 und Stundenübersicht.

[56] Vgl. A. EBERHARD (1914); sowie UniA MR 305r 17 Nr. 1.

[57] Vgl. UniA DA 103 Nr. 144 / 10. Personalakte August Eberhards, Lebenslauf.

[58] Vgl. UniA MR 305r 17 Nr. 5. Pharmazeutische Staatsprüfung: Rechnungsbeläge [!] 1911/12.

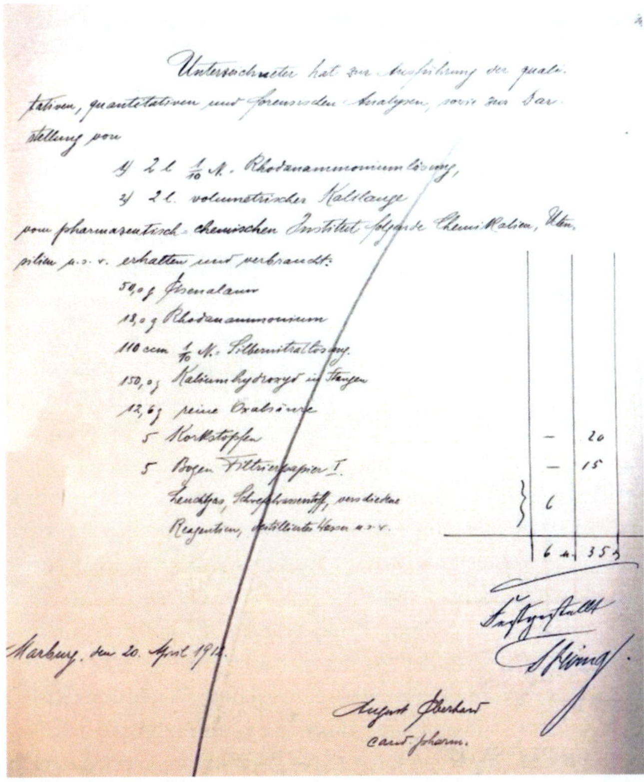

Unterzeichneter hat zur Ausführung der qualitativen, quantitativen und forensischen Analysen, sowie zur Darstellung von

1) 2 l $\frac{1}{10}$ N. Rhodanammoniumlösung,

2) 2 l. volumetrischer Kalilauge

vom pharmazeutisch-chemischen Institut folgende Chemikalien, Utensilien u.s.w. erhalten und verbraucht:

50,0 g Eisenalaun

18,0 g Rhodanammonium

110 ccm $\frac{1}{10}$ N. Silbernitratlösung

150,0 g Kaliumhydroxyd in Stangen

12,6 g reine Oxalsäure

5 Korkstöpfen — 20

5 Bogen Filtrierpapier I. — 15

Leuchtgas, Schwefelwasserstoff, verdünnte Reagentien, destilliertes Wasser u.s.w. } 6

6 M 35 ₰

Marburg, den 20. April 1912.

August Eberhard
cand. pharm.

Abbildung 10: Rechnung über die verbrauchten Materialien während der Pharmazeutischen Staatsprüfung.[59]

Ein halbes Jahr später konnte er erfolgreich am 19. November 1912 die Chemische Verbandsprüfung[60] ablegen.[61] Mit dem Absolvieren des Verbandsexamens wurde deutlich, dass Eberhard seinem ursprünglichen Berufswunsch, Chemiker zu werden, im Rahmen seiner Möglichkeiten treu blieb.

[59] UniA MR 305r 17 Nr. 5.

[60] Siehe hierzu C. MEINEL (1978), S. 173.
Das Chemische Verbandsexamen wurde 1898 eingeführt. Mit dieser Prüfung sollte unter den Chemikern ein einheitlicher Wissensstand gewährleistet werden, da die Ausbildung an den unterschiedlichen Universitäten stark vom Interesse und der Arbeitsrichtung der jeweiligen Hochschullehrer abhing. Das Examen bestand aus einer Prüfung in qualitativer, quantitativer und Maßanalyse sowie einer mündlichen Prüfung in Anorganischer, Organischer und Analytischer Chemie. Mit der Verbandsprüfung war zwar kein Studienabschluss verbunden, aber sie galt als Zwischenprüfung und war Voraussetzung für die Promotion.

[61] Vgl. A. EBERHARD (1914); sowie UniA DA 103 Nr. 144 / 9. Personalakte August Eberhards.

5.3.3 Assistent am Pharmazeutisch-Chemischen Institut

Bereits im April 1912 wurde Eberhard zum Vorlesungsassistenten ernannt.[62] Ein Hauptgrund hierfür dürfte besonders in der Person Ernst Schmidts gelegen haben. Dieser hatte zu Beginn des Jahres den Antrag gestellt, von seinen amtlichen Verpflichtungen entbunden zu werden. Schmidt war zu diesem Zeitpunkt bereits 66 Jahre alt und spielte vermutlich mit dem Gedanken, in den wohlverdienten Ruhestand zu gehen. Diesen Antrag zog Schmidt allerdings im März zurück. Er erklärte sich bereit, weiterhin im Lehramt zu verbleiben und die Gesamtleitung des Pharmazeutisch-Chemischen Instituts auch künftig zu übernehmen. Als Entgegenkommen wurde ihm die Verpflichtung erlassen, Vorlesungen abzuhalten.[63] Zur Freude der Universitätsleitung versprach er jedoch, auch weiterhin durch „kleine ergänzende Vorlesungen zur Vollständigkeit des Unterrichts beizutragen".[64] Die angestrebte Entlastung Ernst Schmidts dürfte Anteil daran gehabt haben, dass August Eberhard von April 1912 bis April 1914 die Aufgaben des Vorlesungsassistenten übernahm. Im Anschluss wurde er zum Unterrichtsassistenten ernannt. Schon im Wintersemester 1913 / 14 beauftragte ihn Ernst Schmidt erstmalig, ein chemisches Repetitorium abzuhalten. Ein Semester später, im Sommer 1914 war Eberhard verantwortlich für die Vorlesung über qualitative Analyse.[65]

Die Assistenzstelle war für Eberhard ein Glücksfall und durchaus nicht selbstverständlich. Eigentlich hätte gemäß der Prüfungsordnung für Apotheker von 1904 im Anschluss an das Pharmaziestudium erneut eine zweijährige Gehilfenzeit in der Apotheke absolviert werden müssen.[66] Dies hatte allerdings schon bald nach Erlassen der neuen Prüfungsordnung zu regen Diskussionen geführt. Die pharmazeutischen Hochschullehrer befürchteten durch die sich ans Studium anschließende Gehilfenzeit einen Mangel an geeigneten Assistenten, da deren wissenschaftliche Weiterbildung dadurch erschwert, wenn nicht sogar gänzlich abgebrochen würde. Ihr Antrag auf Abänderung des §35 der Prüfungsordnung wurde 1908 abgewiesen.[67] Die in den folgenden Jahren regelmäßig stattfindenden Diskussionen über die Gehilfenzeit im Anschluss an das Studium führten 1912 schließlich zu folgendem Vorschlag des Reichsgesundheitsrates zur Auslegung des Gesetzestextes des §35, Absatz 1 der Prüfungsordnung:

[62] Vgl. UniA MR 305m 3 Nr. 57, S. 12; sowie UniA MR 305m 3 Nr. 58, S. 12.
Im Personalverzeichnis des Sommersemesters 1912 wird August Eberhard als Vierter Assistent im Pharmazeutisch-Chemischen Institut genannt, ein Semester später stieg er zum Dritten Assistenten auf.

[63] Vgl. UniA MR 305a Nr. 8339. Mitteilung des Königlichen Kurators der Universität Marburg an den Akademischen Senat vom 16.03.1912.

[64] UniA MR 305a Nr. 8339. Mitteilung des Königlichen Kurators der Universität Marburg an den Akademischen Senat vom 16.03.1912.

[65] Vgl. UniA DA 103 Nr. 144 / 9. Personalakte August Eberhards.
Eberhard formulierte seinen Lebenslauf, den er dem Habilitationsgesuch beifügte.

[66] Vgl. N. N. (1904), S. 433–435; sowie H. Rankenburg (1996), S. 235.

[67] Siehe hierzu H. Rankenburg (1996), S. 36–42.

„Kandidaten, welche nach abgelegter pharmazeutischer Prüfung zur Vertiefung ihrer wissenschaftlichen pharmazeutischen Ausbildung [...] als Praktikant oder Assistent in einem pharmazeutischen, pharmazeutisch-chemischen [...] Hochschulinstitute regelmäßig und mit gutem Erfolge tätig gewesen sind und den Nachweis hierüber durch eine Bescheinigung der zuständigen Hochschullehrer erbringen, kann die auf die Tätigkeit als Praktikant oder Assistent tatsächlich aufgewendete Zeit auf die in §35, Absatz 1 der Prüfungsordnung vorgeschriebene Betätigung als Gehilfe in Apotheken in Anrechnung gebracht werden."[68]

Anstatt also erneut in der Apotheke einer Gehilfentätigkeit nachzugehen, konnte Eberhard dank der neuen Auslegung der Prüfungsordnung an der Universität bleiben und seine wissenschaftlichen Forschungen als Assistent unter der Leitung von Ernst Schmidt weiterverfolgen.

5.4 Diskussion

In der bisher erschienenen Literatur blieb August Eberhards Ausbildungs- und Studienzeit weitgehend unberücksichtigt. Wir konnten erstmals nachweisen, dass er ursprünglich vorhatte, Chemiker zu werden. Der frühe Tod des Vaters zerschlug wohl vor allem aus wirtschaftlichen Gründen seine Träume von einem Chemiestudium. In diesem Zusammenhang gelang es uns, Eberhards Fähigkeit aufzuzeigen, Situationen realistisch einzuschätzen und ganz pragmatisch Lösungen zu finden. Mit dem Beginn seiner pharmazeutischen Ausbildung passte er sich zuversichtlich den neuen Umständen an, ohne jedoch seine chemisch-naturwissenschaftlichen Interessen zu verleugnen.

Wie wir feststellen konnten, gab er sein Anliegen, Chemiker zu werden, nur scheinbar auf. Im Laufe der Lehrzeit und des Studiums gelang es ihm, den Schwerpunkt immer stärker auf die Pharmazeutische Chemie zu legen, sodass er sich letztendlich zu einem Pharmazeutischen Chemiker entwickelte und damit seinem ursprünglichen Berufswunsch sehr nah kam.

Den Einfluss, den das Zeitgeschehen auf die pharmazeutische Ausbildung hatte, konnte bei Betrachtung der Lehr- und Studienzeit Eberhards herausgearbeitet und bestätigt werden. 1907 waren die Bedingungen auf dem Arbeitsmarkt aussichtsreich, um eine Lehrstelle in einer Apotheke zu erhalten. Ob hierbei die nachbarschaftliche Beziehung zwischen Familie Eberhard und dem Besitzer der Trauben-Apotheke eine Rolle gespielt hatte, kann zwar nicht mehr nachgewiesen werden, ist aber durchaus wahrscheinlich.

---

[68] BArch R 86 / 4952, S. 396f. Akte des Reichsgesundheitsamtes 1912.

Des Weiteren war es uns möglich, die wohlwollende Beziehung zwischen Eberhard und seinem Lehrherrn zu skizzieren. Während sich in der Literatur häufig Beispiele für strenge, fast angsteinflößende Apotheker finden lassen,[69] war Eberhards Lehrherr Albert Sartorius (1852–1932) bemüht, seinen Schützling zu fördern und erlaubte ihm sogar während der Arbeitszeit großzügig den Besuch von Vorlesungen an der Universität. Unsere Untersuchungen zu Eberhards Studienzeit ergänzen die schon bekannten Erkenntnisse zu Lehrpersonal und Studieninhalten[70] und ermöglichen damit ein detailreiches Bild des Pharmaziestudiums Anfang des 20. Jahrhunderts in Marburg.

Wir konnten bestätigen, dass vor allem die 1912 veränderte Auslegung des §35 der Prüfungsordnung für Apotheker von großem Vorteil für die Assistenten an den pharmazeutischen Hochschulinstituten war. Sie ermöglichte auch Eberhard, anstelle einer Gehilfenzeit in der Apotheke, im Anschluss an das Pharmaziestudium an der Universität zu bleiben. Unsere Forschungsergebnisse belegen dabei erstmals den zeitlichen Zusammenhang zwischen Ernst Schmidts Wunsch, beruflich kürzer zu treten und dem Beginn der Assistenzzeit Eberhards am Pharmazeutisch-Chemischen Institut.

Es gelang uns, das Bild eines jungen August Eberhards zu zeichnen, dem es geglückt war, trotz schwieriger Anfangsbedingungen, seinen eigentlichen Berufswunsch annähernd zu verwirklichen. Dabei bewies er Zielstrebigkeit, Ehrgeiz, Wissensdurst und Können. Gleichzeitig konnte er die ein oder andere Wendung in seinem Umfeld zu seinen Gunsten nutzen und so zu einem erfolgreichen Abschluss der pharmazeutischen Ausbildung gelangen.

---

[69] Vgl. C. FRIEDRICH (2018), S. 15f.; sowie H. SUDERMANN (1922), S. 131.

[70] Siehe hierzu C. FRIEDRICH / W.-D. MÜLLER-JAHNCKE (2002).

6 August Eberhard als junger Forscher in Marburg 1912 bis 1919

6.1 Bau des Pharmazeutisch-Chemischen Instituts 1870 bis 1901

Obwohl 1851 das erste selbständige Institut für Pharmazeutische Chemie Deutschlands in Marburg gegründet worden war,[1] befand es sich zunächst weiterhin im Gebäude des Chemischen Instituts. Es musste noch einige Zeit vergehen, bis der Bau eines eigenen Instituts bewilligt wurde. Erst nach dem Anschluss Kurhessens an Preußen zeigte die neue preußische Regierung Verständnis für den erhöhten Platzbedarf – wegen der stetig wachsenden Zahl an Studenten – und bewilligte 1870 die Errichtung eines zweistöckigen Neubaus im Norden der Stadt.[2] Architekt dieses Gebäudes war Carl Schäfer (1844–1908), der seit 1871 als Universitätsbaumeister in Marburg tätig war.[3] Im Herbst 1873 konnten die neuen Räumlichkeiten bezogen werden. Selbstverständlich waren bei der Innenausstattung des Instituts neuste wissenschaftliche Bedürfnisse berücksichtigt worden, sodass das Institut mit 35 Arbeitsplätzen zu den modernsten Marburgs gehörte.[4]

Unter Ernst Schmidt erfuhr das Pharmazeutisch-Chemische Institut zweimal eine Erweiterung. 1888 wurde ein Hörsaalbau errichtet, 1901 ein großzügiger zweistöckiger Anbau mit Arbeitssälen bzw. Laboratorium und besonderen Funktionsräumen wie Titrierzimmer, Schwefelwasserstoffzimmer, Doktorandenzimmer, Waagezimmer und ein Raum zur Gasanalyse.[5] In diesen Räumlichkeiten verbrachte August Eberhard einen Großteil seiner Zeit von 1909 bis 1919, zunächst als Student, dann als Assistent und Forscher.

---

[1] Vgl. DEKANAT DES FACHBEREICHS CHEMIE DER PHILIPPS-UNIVERSITÄT (2015), S. 7f.

[2] Siehe hierzu [?] KUNTZE (1927), S. 385.

[3] Siehe hierzu K. CAESAR (1935), S. 597–604.
Carl Schäfer zählte zu den wichtigsten Vertretern der späten Neugotik und vertrat die Ansicht, dass mit dem Aufleben der mittelalterlichen Handwerkskunst, angepasst an moderne Ansprüche, wahre Qualität und Funktionalität geschaffen werden konnte. Nach seinen Entwürfen wurde auch das neue Universitätsgebäude am Lahntor errichtet.

[4] Siehe hierzu R. SCHMITZ (1969), S. 251.

[5] Vgl. HStAM, Karten, P II 18036. Grundriss Pharmazeutisch-Chemisches Institut; sowie R. SCHMITZ (1969), S. 254.

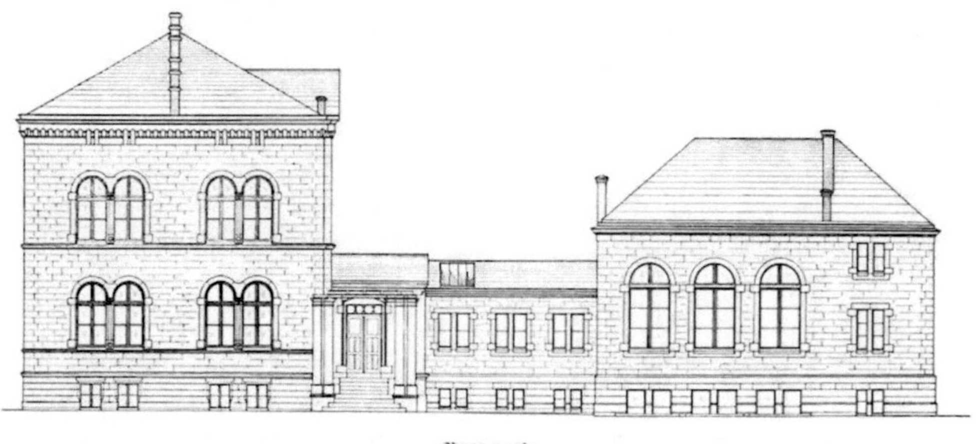

Abbildung 11: Ansicht des Pharmazeutisch-Chemischen Instituts von 1902, Ausschnitt.[6]

[6] HStAM, Karten, P II 18036.

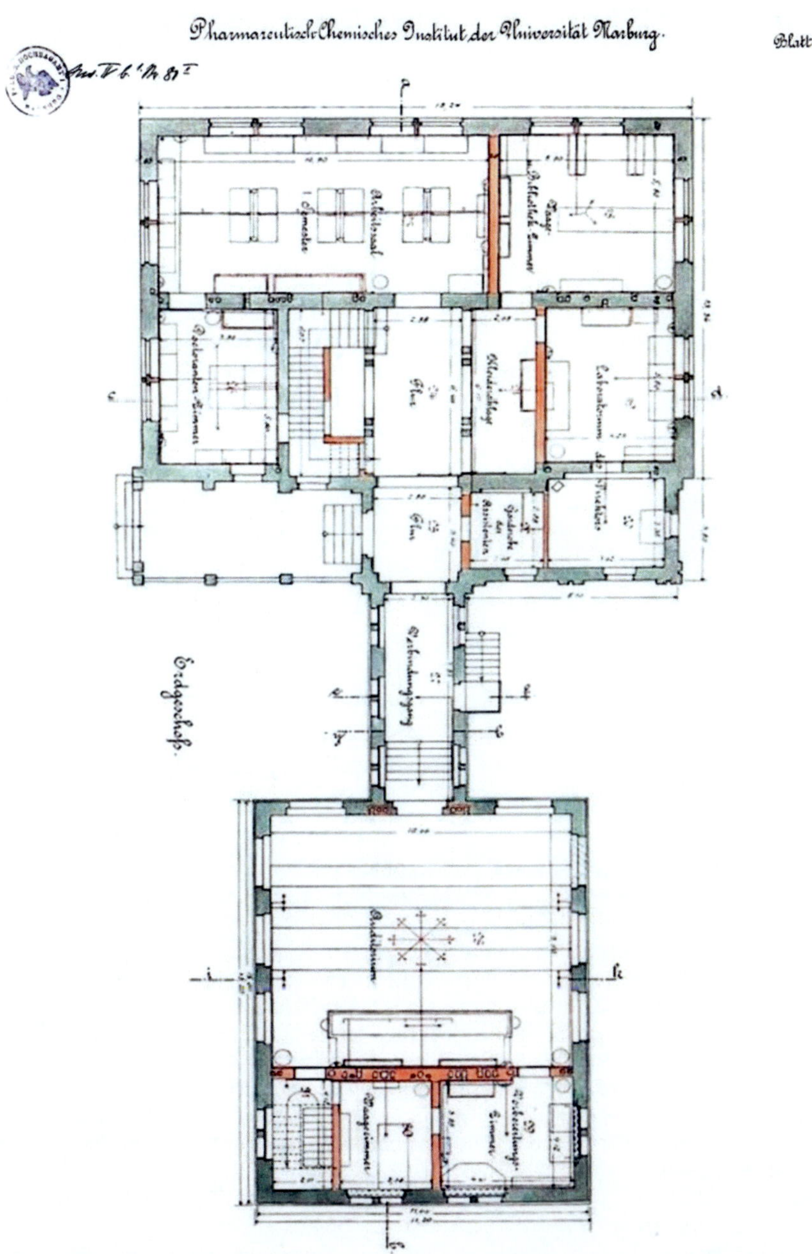

Abbildung 12: Grundriss Erdgeschoss des Pharmazeutisch-Chemischen Instituts von 1902, Ausschnitt.[7]

[7] HStAM, Karten, P II 18036.

6.2 August Eberhard als Schüler Ernst Schmidts

> „Mit Recht und unbestritten hat [...] Ernst Schmidt unter den pharmazeutischen Lehrern seinerzeit die erste Stelle eingenommen, und betrauert die deutsche Pharmazie an seiner Bahre in Dankbarkeit und Stolz den Heimgang ihres größten Sohnes."[8]

Wer wie August Eberhard in der Pharmazeutischen Chemie unter Ernst Albert Schmidt (1845–1921) arbeiten und von ihm lernen durfte, konnte sich glücklich schätzen.

Ernst Schmidt gehörte zu den bedeutendsten pharmazeutischen Hochschullehrern des 19. und frühen 20. Jahrhunderts.[9] Ab 1884 übernahm er das Ordinariat für Pharmazeutische Chemie an der Universität Marburg. Hier lehrte er neben Pharmazeutischer Chemie auch Chemische Toxikologie und Nahrungsmittelchemie und es gelang ihm die Begründung einer wissenschaftlichen Schule.[10] Schmidt war zeitlebens bemüht, der wissenschaftlichen Welt zu beweisen, dass die Pharmazeutische Chemie ein anzuerkennendes eigenständiges Fachgebiet sei, das zwar „der Apotheke entwachsen [wäre, aber] doch unmittelbar zu ihr gehört."[11]

Da Eberhard schon während seiner Gehilfenzeit die Erlaubnis seines Lehrherrn erhalten hatte, Lehrveranstaltungen an der Universität zu besuchen, konnte er vergleichsweise früh Ernst Schmidt kennenlernen und Einblicke in dessen Forschungsgebiete bekommen. Schmidt hielt „stets fesselnde, nie stockende, gelegentlich durch treffende Scherzworte gewürzte Vorträge."[12]

Der Einfluss Schmidts auf August Eberhard fand auf zwei Ebenen statt. Da wäre zum einen die Persönlichkeit Ernst Schmidts, deren Wirkung sich wohl kaum einer seiner

---

[8] J. GADAMER (1922), S. 8.

[9] Vgl. C. FRIEDRICH (2007), S. 183f.; sowie C. FRIEDRICH (2022/c), S. 307.
Ernst Albert Schmidt wurde 1845 als Sohn eines Stärke-Fabrikanten in Halle an der Saale geboren. Nach seiner Apothekerlehre bestand er 1864 seine Gehilfenprüfung und war als Apotheker in Mainz, Fribourg, Genf und Erfurt tätig. 1869 begann er in Halle mit dem Pharmaziestudium, das er 1870 mit der Pharmazeutischen Staatsprüfung erfolgreich abschloss. Nach seiner Promotion 1872 in Leipzig folgte 1874 die Habilitation in Halle. 1884 ging Schmidt nach Marburg, um dort den Lehrstuhl für Pharmazeutische Chemie zu übernehmen. Gemeinsam mit Heinrich Beckurts (1855–1929) gab er ab 1890 die wissenschaftliche Zeitschrift „Archiv der Pharmazie" heraus, in der ein Großteil seiner Publikationen erschien. Außerdem verfasste er das „Lehrbuch der pharmazeutischen Chemie", das vielen Pharmaziestudierenden als Leitfaden diente, und arbeitete maßgeblich an der dritten bis fünften Ausgabe des Deutschen Arzneibuchs mit.

[10] Siehe hierzu C. FRIEDRICH (2001), S. 2410–2418; C. FRIEDRICH (2022/c), S. 310–313; C. FRIEDRICH / G. MELZER (1988); sowie R. SCHMITZ (1969).
Ernst Schmidt bildete zahlreiche Schüler aus, die in der Folge selbst als Hochschullehrer sein Forschungsprogramm weiterführten und die Pharmazie des 20. Jahrhunderts entscheidend mitgestalteten und prägten, unter ihnen Johannes Gadamer in Breslau bzw. Marburg, Alfred Partheil in Bonn bzw. Königsberg, Hermann Emde in Königsberg und August Eberhard in Darmstadt.

[11] F. v. BRUCHHAUSEN / W. SCHNEIDER (1955), S. 347.

[12] O. KELLER (1920), S. 505.

Schüler zu entziehen vermochte. Dank seiner Geradheit und Zuverlässigkeit konnten sich seine Schüler stets auf sein ehrliches, gerechtes Urteil verlassen. Nicht selten entwickelte sich im Laufe der Zeit ein gegenseitiges Vertrauensverhältnis, das sogar häufig die Studienzeit überdauerte.[13] So war es nicht verwunderlich, dass im Sommer 1909 – anlässlich des 25-jährigen Dienstjubiläums Ernst Schmidts – in Marburg rauschende Feierlichkeiten abgehalten wurden, die drei Tage andauerten. Viele ehemalige Schüler hatten mitunter weite Wege auf sich genommen, um mit dem Jubilar, seiner Familie und vielen Universitätsangehörigen zu feiern. Unter Letzteren befand sich auch August Eberhard, der trotz seiner erst gerade erfolgten Immatrikulation für Naturwissenschaften, bereits als Student der Pharmazie bezeichnet wurde und bis zum gemeinsamen Abschlussfrühstück Teil der Festgesellschaft war.[14]

Ernst Schmidt wird von Johannes Gadamer (1867–1928), seinem wohl bekanntesten Schüler und Nachfolger am Marburger Institut wie folgt beschrieben:

> „Ernst Schmidt hat sich stets mit besonderem Stolze als Apotheker gefühlt. Der Apotheke verdankt er [...] die Erziehung zu sauberem und gewissenhaftem Arbeiten, aber auch zur Sparsamkeit. [...] Eine andere Tugend [...] ist seine peinliche Zuverlässigkeit. [...] Ihr hat er es zu verdanken, daß seine Arbeiten von aller Welt [...] anerkannt sind."[15]

Die Bescheidenheit Schmidts wurde gleichermaßen gelobt wie kritisiert. In den Publikationen seiner wissenschaftlichen Arbeiten beschränkte er sich in der Regel auf Tatsachenberichte, ohne jedoch die letzten Schlüsse zu ziehen.[16] Dies führte häufig dazu, dass ihm der finale Erfolg nicht vergönnt war. Dennoch trat er oft als „Generator [...] grundlegender Ideen"[17] auf, bei denen es ihm leichtfiel, sich zurückzunehmen, um bestimmte Forschungsthemen selbstlos seinen Schülern zu überlassen oder sie gemeinsam mit ihnen zu bearbeiten.[18] Von dieser Einstellung profitierte auch August Eberhard.

Neben diesen Charakterzügen waren es natürlich Wissen und Sachverstand, die Ernst Schmidt für August Eberhard zu einem idealen Lehrer und Doktorvater werden ließen. Ganz im Sinne Schmidts wurden Eberhard in den Vorlesungen und im praktischen

---

[13] Siehe hierzu O. KELLER (1920), S. 505f.

[14] Siehe hierzu N.N. (1909), S. 559f.
Der Beitrag zu Ernst Schmidts Dienstjubiläum in der Apotheker-Zeitung vom 04.08.1909 erwähnt namentlich August Eberhard als Student der Naturwissenschaften und der Pharmazie, obwohl seine Immatrikulation für Pharmazie erst 1910 stattfand.

[15] J. GADAMER (1922), S. 3.

[16] Vgl. H. BÖHME (1951), S. 282; sowie F. V. BRUCHHAUSEN / W. SCHNEIDER (1955), S. 340–352.
Zu Beginn seiner wissenschaftlichen Laufbahn verfasste Ernst Schmidt den Bericht „Über einen neuen, dem Anthracen isomeren Kohlenwasserstoff", den er kurze Zeit später wieder revidieren musste. Die Enttäuschung über diesen Fehler beeinflusste maßgeblich die Art seiner künftigen Veröffentlichungen.

[17] C. FRIEDRICH / G. MELZER (1988), S. 643.

[18] Vgl. J. GADAMER (1922), S. 5f. und S. 8.

Unterricht solide Grundkenntnisse vermittelt, auf denen er seine zukünftigen wissenschaftlichen Tätigkeiten aufbauen konnte.[19] Er lernte bei Schmidt eine äußerst akribische und systematische Herangehensweise. Zunächst wurde zu einer Fragestellung intensiv die Literatur studiert, um dann durch eigene Untersuchungen neue Erkenntnisse zu gewinnen und Unsicherheiten zu beseitigen. Diese waren im Übrigen häufig in der Nomenklatur anzutreffen, da einige Forscher gleiche Stoffe mit unterschiedlichen Phantasienamen benannten. Schmidt zog es vor, mit zahlreichen Versuchen chemische Formeln und Bezeichnungen eindeutig abzusichern (Reinigung, Herstellung von Derivaten, Einwirkung verschiedener Reagenzien wie z. B. Reduktions- oder Oxidationsmittel).[20]

Im Anschluss an sein Studium wandte sich Eberhard in vermehrtem Ausmaß dem Hauptaufgabenfeld Schmidts zu. Noch in Halle hatte sich dieser bereits um 1880 der Untersuchung der Inhaltsstoffe pharmazeutisch wichtiger Drogen gewidmet, besonders denen alkaloidhaltiger Pflanzen. Diese gewannen für Schmidt in seiner Marburger Zeit ab 1884 immer mehr an Bedeutung.[21] Um den genauen Aufbau dieser Pflanzenstoffe zu analysieren, wurde von Schmidt und seinen Schülern wertvolle Forschungsarbeit geleistet. Das Untersuchungsgebiet war sehr umfangreich, umfasste jedoch im wesentlichen folgende Pflanzenfamilien: Solanaceen, Berberidaceen, Papaveraceen und Gnetaceen.[22]

6.3 Alkaloidchemie

6.3.1 Entstehung der Pflanzenchemie

Schon seit frühester Zeit kannten die Menschen sowohl Pflanzen mit heilsamer Wirkung als auch solche, die giftig waren. Sie wurden zur Behandlung von Krankheiten oder zu berauschenden Zwecken genutzt oder fanden zum Beispiel Einsatz als Pfeilgifte bei der Jagd.[23] Man verwendete die ganze Pflanze oder nur Teile davon, und zwar in jeder erdenklichen Form: frisch, getrocknet, zerschnitten, gepulvert, als Saft, Extrakt oder als andere Zubereitung. Bis ins 2. Jahrhundert wurden die Pflanzen äußerlich wie innerlich als Einfachmittel (Simplicia) angewandt, um dann seit Galen (130–200) vermehrt Pflanzenkombinationen (Composita) herzustellen.[24] Dabei war den Menschen nicht bewusst, welche Inhaltsstoffe der Pflanzen für die jeweilige Wirkung verantwortlich waren.

[19] Vgl. O. KELLER (1920), S. 506.
[20] Vgl. F. V. BRUCHHAUSEN / W. SCHNEIDER (1955), S. 344f.
[21] Vgl. C. FRIEDRICH (2007), S. 183f.
[22] Vgl. F. V. BRUCHHAUSEN / W. SCHNEIDER (1955), S. 347.
[23] Siehe hierzu E. WINTERSTEIN / G. TRIER (1910), S. 4.
[24] Vgl. R. SCHMITZ (1998), S. 403.

Bis zur frühen Neuzeit prägte die aristotelische Naturphilosophie die Auffassung von Krankheit und Heilung. Das tatsächlich Wahrnehmbare bildete die Grundlage in der wissenschaftlichen Medizin für Diagnose und Therapie.[25] Erst mit Paracelsus (1493–1541)[26] begann ganz allmählich ein Umdenken. Er proklamierte die Dreielementenlehre „Tria principia“, die für ihn anstelle von greifbaren Elementen eher geistige Prinzipien darstellten, unter ihnen das „nicht-stoffliche“ Arcanum, das jedem Arzneimittel innewohnte und dessen Wirkung ausmachte. Durch Destillation war es Paracelsus möglich, aus einem festen Stoff einen flüchtigen Stoff zu ziehen. Dieser stellte das sogenannte Arcanum oder „quinta essentia“ dar.[27] Paracelsus‘ dualistische Auffassung von der Wirkungsweise eines Arzneimittels – sowohl geistiges Prinzip als auch materielle Substanz – war maßgeblich an der Entstehung und Weiterentwicklung der Pflanzenanalyse beteiligt.[28]

Im 17. Jahrhundert entwickelte Robert Boyle (1627–1691) die Korpuskulartheorie, die besagte, dass kein Element eine Mischung darstellt, sondern aus vollkommenen einfachen Bestandteilen zusammengesetzt ist, die sich zu einer Substanz zusammenfügen lassen, aber genauso auch wieder zerlegt werden können.[29] Unter dem Einfluss dieser Theorie setzte besonders in Frankreich im letzten Drittel des 17. Jahrhunderts eine planmäßige Pflanzenforschung ein. Verschiedene Techniken dienten dazu, die Pflanzen chemisch in ihre Bestandteile zu zergliedern. Dies geschah durch Auspressen einzelner Pflanzenteile, durch Extrahieren mit einem Lösungsmittel oder vor allem durch trockenes Destillieren.[30] Letztere Methode, die pyrochemische Destillationsanalyse, geriet alsbald in die Kritik und stellte sich als unbrauchbar heraus. Wilhelm Homberg (1652–1715), herzoglicher Leibarzt und Lehrer für Chemie, bemerkte 1701, dass dabei verschiedene Pflanzen die gleichen Produkte lieferten und die Experimente irreversibel waren. Die Wissenschaftler Simon Boulduc (1672–1729) und Claude Toussaint Marot de la Garaye (1675–1755) schlugen daher Extraktionswege mit verschiedenen Lösungsmitteln vor, um bessere Ergebnisse zu erhalten.[31] Die pharmakologische Wirkung der gewonnenen

---

[25] Vgl. R. SCHMITZ (1998), S. 103.

[26] Siehe hierzu C. FRIEDRICH / W.-D. MÜLLER-JAHNCKE (2005), S. 267–343.
Theophrastus Bombast von Hohenheim, genannt Paracelsus, wurde 1493 / 94 als Sohn Wilhelm von Hohenheims (1457–1534) geboren. Nach einem Studium der Medizin wirkte er als Arzt und Gelehrter. Er galt als Außenseiter. So lehnte er beispielsweise die Humoralpathologie und die Polypharmazie ab und hielt seine Vorlesungen nicht in lateinischer Sprache, sondern auf Deutsch. Neben der Lehre von der „Tria principia“ war er ein Verfechter der Signaturenlehre und entwickelte zahlreiche anorganische Arzneimittel. Seine Forschungen und chemiatrischen Zubereitungen von Arzneimitteln fanden zu seinen Lebzeiten wenig Anerkennung. Erst seine posthum veröffentlichten Abhandlungen beeinflussten nachhaltig die medizinische Fachwelt, sodass es ab 1600 zu einem Aufschwung der Chemiatrie kam.

[27] Siehe hierzu C. FRIEDRICH / W.-D. MÜLLER-JAHNCKE (2005), S. 282f.

[28] Siehe hierzu W. KÜNKELE (1971), S. 246.

[29] Vgl. C. FRIEDRICH / W.-D. MÜLLER-JAHNCKE (2005), S. 354.

[30] Vgl. W.-D. MÜLLER-JAHNCKE / C. FRIEDRICH / U. MEYER (2005), S. 65.

[31] Vgl. A. BORCHARDT (1974), S. 1f.; sowie W.-D. MÜLLER-JAHNCKE / C. FRIEDRICH / U. MEYER (2005), S. 66.
Boulduc extrahierte eine Droge zuerst mit Alkohol, anschließend mit Wasser. Die gewonnenen Auszüge versuchte er quantitativ zu bestimmen.

Produkte wurde in Tierversuchen überprüft.[32] Obgleich die Forschungsergebnisse durchaus vielversprechend waren, führte eine widersprüchliche Nomenklatur in der Bezeichnung der Reaktionsprodukte zu Verwirrung und Missverständnissen in der französischen Fachwelt. Im Laufe der Diskussionen ging der Fokus auf die pflanzenanalytische Thematik verloren und es konnten hierzu in Frankreich zu diesem Zeitpunkt keine Fortschritte mehr erzielt werden.[33]

Die Arbeiten der französischen Forscher regten aber Chemiker in Deutschland zu eigenen Untersuchungen an, unter ihnen den Berliner Hofapotheker Caspar Neumann (1683–1737). Seine Extraktionsanalysen, die sich an denen Boulducs orientierten, konnten allerdings immer noch nicht klären, ob die erhaltenen Produkte Reinstoffe oder Stoffgemische waren. Erst Andreas Marggraf (1709–1782), einem Schüler Neumanns, glückte 1747 mit der Darstellung des Zuckers erstmalig die Isolierung eines Reinstoffs aus einer Pflanze.[34] Der Apotheker Carl Wilhelm Scheele (1742–1786)[35] entwickelte die bekannten Extraktionsmethoden weiter und gelangte zu einer Reindarstellung verschiedener Pflanzensäuren – Zitronen-, Apfel- und Oxalsäure – durch Kristallisation.[36] Mit seinen Arbeiten wurde die moderne Pflanzenchemie begründet.[37] Der Pharmaziehistoriker Otto Zekert (1893–1968) schrieb 1942 über Carl Wilhelm Scheele:

> „Scheele war aber auch einer jener bahnbrechenden Chemiker, die jenes Gebiet wissenschaftlicher Forschung begründen halfen, das wir heute als ‚Pharmakognosie' bezeichnen. Zu einer Zeit, die sich in bloßer Drogenbeschreibung erschöpfte, hat er mit Erfolg versucht, die chemisch wirksamen Prinzipien einzelner Drogen abzusondern."[38]

Gegen Ende des 18. Jahrhunderts fasste Sigismund Friedrich Hermbstaedt (1760–1833) in seiner Publikation „Kurze Anleitung zur chemischen Zergliederung der Vegetabilien" die bis dahin bekannten Methoden der Pflanzenanalyse zusammen. Er vertrat die Meinung, dass nicht die Gesamtdroge verantwortlich für die Wirksamkeit sei. Es galt, das

---

[32] Vgl. W.-D. MÜLLER-JAHNCKE / C. FRIEDRICH / U. MEYER (2005), S. 66.

[33] Siehe hierzu A. BORCHARDT (1974), S. 2.
Garaye bezeichnete die gewonnenen Extrakte als „wesentliche Salze", einem Begriff, der bisher nur für anorganische Verbindungen verwendet worden war.

[34] Vgl. W.-D. MÜLLER-JAHNCKE / C. FRIEDRICH / U. MEYER (2005), S. 67.

[35] Siehe hierzu H. CASSEBAUM (1982); C. FRIEDRICH / W.-D. MÜLLER-JAHNCKE (2005), S. 454–456.
Carl Wilhelm Scheele wurde 1742 als Sohn eines Brauereibesitzers in Stralsund geboren. Nach seiner Lehr- und Gehilfenzeit übernahm er 1776 im schwedischen Köping die Apotheke. Neben seinen beruflichen Pflichten widmete er seine gesamte Freizeit chemischen Forschungen. Eine seiner größten Leistungen war 1771 / 1772 die Entdeckung des Sauerstoffs. Außerdem gelang ihm die Identifizierung zahlreicher organischer Säuren und des Glycerins sowie die Untersuchung einer Vielzahl an Mineralien.

[36] Vgl. A. BORCHARDT (1974), S. 3; sowie W.-D. MÜLLER-JAHNCKE / C. FRIEDRICH / U. MEYER (2005), S. 67.

[37] Vgl. W. KÜNKELE (1971), S. 253.

[38] O. ZEKERT (1942), S. 40.

„heilbringende Prinzip" der Pflanze zu erforschen.[39] Zahlreiche Wissenschaftler teilten diese Ansicht und die noch vergleichsweise junge systematische Pflanzenanalyse erlebte einen Aufschwung.[40]

6.3.2 Isolierung erster Alkaloide

Dem Apothekergehilfen Friedrich Wilhelm Sertürner (1783–1841)[41] fiel während seiner Arbeit in der Paderborner Hof-Apotheke auf, dass die Wirkung von Opiumpräparaten trotz sorgfältigster Herstellung unterschiedlich war. In Kenntnis der Untersuchungen Scheeles und der pflanzenanalytischen Abhandlungen Hermbstaedts, vermutete er im Opium ein „schlafmachendes Prinzip", das in Reinform genauer zu dosieren wäre als die Opiumzubereitung. 1804 / 05 konnte er den Wirkstoff des „principium somniferum" aus dem Opium isolieren und entdeckte damit das Morphin,[42] das alkaliähnliche Eigenschaften aufwies. Sertürners Veröffentlichung seiner Versuchsergebnisse fand zunächst wenig Beachtung in der Fachwelt,[43] obwohl seine Ausführungen bereits das Potential erkennen ließen, eine Wende in der Arzneimitteltherapie herbeizuführen. Es war ihm gelungen, einen Wirkstoff aus einer Arzneidroge zu isolieren und dessen Basizität nachzuweisen.[44] Erst nach weiteren Forschungen und einer erneuten Veröffentlichung seiner Ergebnisse 1817, erhielt Sertürner im In- und Ausland die Aufmerksamkeit, die seine Forschungen und Erkenntnisse verdienten. Joseph-Louis Gay-Lussac (1778–1850) schrieb in seiner Zeitschrift „Annales de chimie et de physique", dass mit Sertürners Entdeckung des Morphins ein neues Wirkstoffgebiet erschlossen worden sei, dessen Substanzen vornehmlich

---

39 Vgl. C. FRIEDRICH / W.-D. MÜLLER-JAHNCKE (2005), S. 456.

40 Siehe hierzu E. WINTERSTEIN / G. TRIER (1910), S. 4.

41 Siehe hierzu C. FRIEDRICH / W.-D. MÜLLER-JAHNCKE (2005), S. 458–461; sowie M. KESSELMEIER (2008).
Friedrich Wilhelm Sertürner kam 1783 in Neuhaus bei Paderborn als Sohn eines Landvermessers und Ingenieurs zur Welt. Mit 16 Jahren begann Sertürner eine Apothekerlehre in der Hof-Apotheke in Paderborn und widmete sich gegen Ende seiner Gehilfenzeit 1803 der Untersuchung des Opiums. Seine Forschungsergebnisse veröffentlichte er 1805 in der Zeitschrift „Journal der Pharmazie", die von Johann Bartholomäus Trommsdorff (1770–1837) herausgegeben wurde. Dieser empfahl Sertürner weitere Studien zur Verifizierung. Erst die Arbeit „Ueber das Morphinum, eine neue salzfähige Grundlage, und die Mekonsäure, als Hauptbestandtheile des Opiums", die 1817 veröffentlicht wurde, fand große Beachtung in der Fachwelt. Sertürners Analysenmethoden erhielten für die Arzneimittelentwicklung Modellcharakter. Die daraufhin einsetzende intensive Alkaloidforschung führte zum Auffinden zahlreicher Alkaloide, unter ihnen Narcotin (1817), Chinin (1820), Nicotin (1828) und Atropin (1831).

42 Vgl. C. FRIEDRICH / W.-D. MÜLLER-JAHNCKE (2005), S. 458f.
Sertürner wählte für die neu entdeckte Substanz – das „schlafmachende Prinzip" – den Namen „Morphin" nach Morpheus, dem griechischen Gott des Schlafes und der Träume.

43 Vgl. W.-D. MÜLLER-JAHNCKE / C. FRIEDRICH / U. MEYER (2005), S. 68.

44 Vgl. C. FRIEDRICH / W.-D. MÜLLER-JAHNCKE (2005), S. 458f.

alkalische Eigenschaften aufwiesen.[45] 1819 benannte der Apotheker Carl Friedrich Wilhelm Meissner (1792–1853) diese basischen Inhaltsstoffe Alkaloide.[46] Die Alkaloidchemie war geboren.[47] Immer mehr Wissenschaftler, überwiegend Apotheker, entdeckten seitdem besonders in Frankreich und Deutschland weitere Alkaloide.[48]

6.3.3 Zur Entwicklung der Alkaloidchemie im 19. Jahrhundert

Es war ein weiter Weg,[49] bis sich den Wissenschaftlern Ende des 19. Jahrhunderts in der Alkaloidchemie ein breites Spektrum an Analyse- und Synthesemethoden darbot,[50] auf das auch August Eberhard im Zuge seiner Forschungen zurückgreifen konnte.

Mit der Weiterentwicklung der Chemie verbesserten sich ebenfalls die analytischen Techniken.[51] Neben qualitativen Untersuchungsmethoden – zum Beispiel die Elementaranalyse –, konnten in gleichem Maße die quantitativen Bestimmungsmethoden wie Gravimetrie oder titrimetrische Verfahren weiter ausgebaut werden. Antoine Laurent Lavoisier (1743–1794) hatte bereits gegen Ende des 18. Jahrhunderts einen Apparat zur Verbrennungsanalyse erfunden, der allerdings nur mäßig zufriedenstellend die Untersuchung organischer Stoffe ermöglichte. Auch eine Verbesserung der Methode durch weitere Chemiker war wenig erfolgreich.[52] Erst 1831 wurde von Justus Liebig (1803–1873) [53] der

[45] Vgl. C. FRIEDRICH / W.-D. MÜLLER-JAHNCKE (2005), S. 459.

[46] Siehe hierzu E. BREITMAIER (2008), S. 1; sowie C. FRIEDRICH / W.-D. MÜLLER-JAHNCKE (2005), S. 461.
Alkaloide (von arabisch al qualja = Pflanzenasche). Als Alkaloide werden Naturstoffe vorwiegend pflanzlicher Herkunft bezeichnet, die ein meist heterocyclisch gebundenes Stickstoff-Atom enthalten, oft alkalisch reagieren und schon in sehr geringen Dosen auf den menschlichen Organismus wirken (anregend, beruhigend, schmerzstillend, gefäßverengend, gefäßerweiternd, halluzinogen).

[47] Vgl. O. ZEKERT (1942), S. 48.

[48] Siehe hierzu C. FRIEDRICH (2010/a), S. 271–273; sowie C. FRIEDRICH / W.-D. MÜLLER-JAHNCKE (2005), S. 451–462.

[49] Vgl. W. SCHULEMANN (1927), S. 332.

[50] Vgl. H. DUMITRIU (1993), S. 14f.

[51] Vgl. A. HELMSTÄDTER / J. HERMANN / E. WOLF (2001), S. 63.

[52] Vgl. C. FRIEDRICH / W.-D. MÜLLER-JAHNCKE (2005), S. 441.

[53] Siehe hierzu C. FRIEDRICH (2023/a); C. PRIESNER (1985), S. 497–501.
Justus Liebig wurde 1803 in Darmstadt geboren. Nach einer kurzen Zeit als Apothekerlehrling begann Liebig 1819 in Bonn mit dem Studium der Chemie. Er hatte schon in jungen Jahren mit einigen wissenschaftlichen Studien auf sich aufmerksam gemacht. 1824 wurde Liebig Professor für Chemie an die Universität Gießen. Sein Ruf als herausragender Lehrer und Forscher lockte viele Studenten nach Gießen, um in seinem neu eingerichteten Labor Chemie zu studieren, unter ihnen der Vorgänger Ernst Schmidts in Marburg, Constantin Zwenger (1814–1884) und August Kekulé (1829–1896). Ab 1852 lehrte Justus Liebig in

„Fünf-Kugel-Apparat" entworfen, der eine zuverlässige Elementaranalyse von Kohlenstoff, Wasserstoff und Sauerstoff in organischen Verbindungen erlaubte.[54] Liebig bemerkte in seiner „Anleitung zur Analyse organischer Körper":

> „Das Mittel, welches angewendet wird, um zu einer genauen Kenntnis der Zusammensetzung einer organischen Verbindung zu gelangen, besteht also in der Verwandlung eines bekannten Gewichts derselben in Kohlensäure und Wasser, und die Vollkommenheit der Analyse hängt insofern lediglich von dem Apparate ab, als er erlauben muss, diese Producte ohne Verlust sammeln und ihr Gewicht bestimmen zu können. Bei Körpern, welche Stickstoff enthalten, wird dieser Bestandtheil im Zustande der Reinheit abgeschieden, und der Sauerstoff wird stets auf indirectem Wege ausgemittelt."[55]

Die Elementaranalyse ermöglichte das Aufstellen der Summenformel eines Stoffes, also die Information, in welchen Mengenverhältnissen welche chemischen Elemente vorhanden waren.[56] Sie konnte allerdings noch keine Aussage über die Struktur der zu untersuchenden Substanz treffen.

Über den räumlichen Aufbau organischer Verbindungen gab es unterschiedliche Theorien. Nachdem einige Zeit zunächst die Radikal-, dann die Typentheorie vorherrschend waren,[57] erreichte August Kekulé (1829–1896)[58] mit seiner Vorstellung, dass alle Elemente eine bestimmte Atomigkeit besäßen, 1857 einen Durchbruch auf dem Gebiet der organischen Strukturchemie. Seiner Ansicht nach waren Halogene und Wasserstoff als einwertig, Sauerstoff als zweiwertig und Kohlenstoff als vierwertig anzusehen. Ein Kohlenstoffatom konnte demnach mit vier chemischen Einheiten Verbindungen eingehen. Seine Theorie bot eine Erklärung für die Fähigkeit des Kohlenstoffs, Ketten und Ringe

---

München. Liebigs Bedeutung für die Chemie des 19. Jahrhunderts lag neben der Ausbildung zahlreicher ausgezeichneter Chemiker in der Entwicklung der Elementaranalyse, der Radikaltheorie und der Agrikulturchemie.

[54] Siehe hierzu C. FRIEDRICH / W.-D. MÜLLER-JAHNCKE (2005), S. 441f.; W. PÖTSCH (1988/a), S. 272; sowie C. PRIESNER (1985), S. 499.
Der „Fünf-Kugel-Apparat" war ein kleines dreieckiges Glasrohr mit fünf Ausbuchtungen. Das Gerät wurde zum einen mit Kalilauge gefüllt, um das durch Verbrennung gebildete Kohlendioxid zu absorbieren, zum anderen sollte ein mit Calciumchlorid bestücktes Rohr anfallendes Wasser aufnehmen. Die Mengen konnten anschließend durch Wiegen präzise bestimmt werden und ließen somit Rückschlüsse auf die Zusammensetzung der zu untersuchenden Substanz zu.

[55] J. LIEBIG (1837), S. 2.

[56] Vgl. G. RONGE (1977), S. 415.

[57] Vgl. C. FRIEDRICH / W.-D. MÜLLER-JAHNCKE (2005), S. 444.

[58] Siehe hierzu G. RONGE (1977), S. 414–424.
August Kekulé erblickte 1829 in Darmstadt das Licht der Welt. Nach einem anfänglichen Studium der Architektur begann Kekulé 1849, Chemie bei Justus Liebig in Gießen zu studieren. Mit seinen späteren Forschungen auf dem Gebiet der Strukturchemie und der Aufstellung der Strukturformel für Benzol leistete er einen bedeutenden Beitrag für die Wissenschaft und zählt damit zu den erfolgreichsten Chemikern des 19. Jahrhunderts.

zu bilden.[59] Kekulés Abhandlung „Über die Constitution und die Metamorphosen der chemischen Verbindungen und über die chemische Natur des Kohlenstoffs“ wurde 1858 im Journal „Annalen der Chemie und Pharmacie“, deren Mitherausgeber sein ehemaliger Lehrer Justus Liebig war,[60] veröffentlicht und brachte Kekulé Anerkennung in chemischen Fachkreisen.[61] Der Chemiker Emil Erlenmeyer (1825–1909), der mit Kekulé befreundet war, führte dessen Kohlenstoff-Bindungstheorie weiter und postulierte die Lehre der Mehrfachbindungen bei ungesättigten Kohlenwasserstoffen. Dies gab wiederum Kekulé den Anstoß zur Entwicklung der Benzolformel.[62] Er entwarf das Modell einer Kohlenstoff-Sechserkette, in der sich Einfach- und Doppelbindungen abwechselten und die durch Bindung des ersten an das sechste Kohlenstoffatom einen Ring bildete.[63] Die regelmäßige Sechseckformel des Benzols wurde erstmalig 1865 verwendet.[64]

In der zweiten Hälfte des 19. Jahrhunderts analysierten viele Wissenschaftler eine große Anzahl an organischen Verbindungen. Sie konnten chemisch-charakteristische Strukturen feststellen, die eine Einteilung der Substanzen in bestimmte Gruppen ermöglichte, z. B. in Amine, Alkohole, Ketone, Aldehyde.[65]

6.3.4 Isolierung und Konstitutionserforschung von Alkaloiden

Der therapeutische Einsatz vieler Pflanzeninhaltsstoffe, so auch der Alkaloide, wurde immer bedeutsamer und die Untersuchung organischer Stoffe nahm in der Chemie des 19. Jahrhunderts auch dank der Fortschritte in der Elementaranalyse und der Strukturchemie einen stetig größer werdenden Stellenwert ein.[66]

Die Pflanzenanalyse fand in mehreren Schritten statt. Zu Beginn erfolgte die Isolierung des therapeutisch wirksamen Alkaloids aus der Pflanze. Dabei stellte die Empfindlichkeit der Naturstoffe und die damit verbundene Gefahr, dass bei der Isolierung Artefakte entstehen und somit der ursprüngliche Naturstoff mit seinen Eigenschaften nicht mehr vorhanden war, das Hauptproblem dar. Es gebot sich daher, unter möglichst schonenden Bedingungen zu arbeiten. Man fand heraus, dass die Alkaloide in den verschiedenen Teilen der Pflanze vermutlich an Säuren gebunden vorlagen. Aufgrund dessen empfahl sich folgende Möglichkeit zur Isolierung: Nach Sättigung der organischen Säure

---

[59] Vgl. C. FRIEDRICH / W.-D. MÜLLER-JAHNCKE (2005), S. 444.
[60] Vgl. A. HELMSTÄDTER / J. HERMANN / E. WOLF (2001), S. 63.
[61] Vgl. G. RONGE (1977), S. 418f.
[62] Vgl. W. PÖTSCH (1988/b, c), S. 139 und S. 232.
[63] Vgl. G. RONGE (1977), S. 420.
[64] Vgl. R. ANSCHÜTZ (1929), S. 309.
[65] Vgl. C. FRIEDRICH / W.-D. MÜLLER-JAHNCKE (2005), S. 445.
[66] Vgl. A. HELMSTÄDTER / J. HERMANN / E. WOLF (2001), S. 64.

durch Alkali erfolgte die Extraktion des freien Alkaloids mit einem geeigneten Lösungsmittel.[67]

Zum qualitativen Nachweis, ob tatsächlich das erwünschte Alkaloid gewonnen werden konnte, dienten verschiedene Möglichkeiten. Die Substanzen wurden in ihre Salze überführt (z.B. Doppelsalze mit den Edelmetallen Gold, Silber und Platin) und dann deren Kristallform und Löslichkeit untersucht. Des Weiteren nutzte man die Bestimmung anderer physikalischer Eigenschaften (Schmelzpunkt, optische Drehung, Geruch) zur eindeutigen Identifikation des Stoffes. Die quantitative Analyse erfolgte häufig durch Titration.[68]

An die Isolierung des Alkaloids schloss sich die Feststellung der Konstitution mit Ermittlung der Summen- und Strukturformel an.[69] Letzteres war aus zwei Gründen besonders wichtig. Zum einen ermöglichte das Wissen um die Struktur die genaue Identifikation eines Arzneistoffes und diente damit der Qualitätssicherung. Weil die Wirkung der therapeutisch verwendeten Drogen und Extrakte erfahrungsgemäß schwanken konnte – diese Erkenntnis hatte Sertürner mit Opium gewonnen – war das Ziel, die tatsächlich wirksame Substanz zu isolieren, zu identifizieren und genau zu dosieren. Zum anderen konnten über die bekannte Summen- und Strukturformel Untersuchungen hinsichtlich der Synthese erfolgen,[70] da die natürliche Ausbeute der pharmazeutisch genutzten Verbindungen mitunter sehr gering war und der Bedarf an bestimmten Wirkstoffen stieg. Die Synthese eines Alkaloids bot neben der Bestätigung der natürlichen Struktur ebenfalls die Möglichkeit der chemischen Modifikation, um beispielsweise eine stärkere Wirksamkeit zu erzielen oder Nebenwirkungen der natürlich vorkommenden Substanzen zu minimieren, wie eine geringe therapeutische Breite oder Suchtgefahr.[71] Es bestand also gleichermaßen ein wissenschaftliches wie auch wirtschaftliches Interesse, die Struktur und damit die chemische Formel eines Alkaloids zu ermitteln.

Um die Konstitution von Alkaloiden aufzuklären, bediente man sich hauptsächlich bestimmter Abbaureaktionen.[72] Nach Identifizierung der Spaltprodukte wurde die

---

[67] Vgl. E. Breitmaier (2008), S. 3; sowie E. Winterstein / G. Trier (1910), S. 21.
Die üblichen Lösungsmittel für Alkaloide waren Alkohol, Chloroform, Aceton, Äther und Benzol.

[68] Siehe hierzu E. Winterstein / G. Trier (1910), S. 8–19.

[69] Vgl. C. Friedrich / W.-D. Müller-Jahncke (2005), S. 474.

[70] Vgl. W. Schulemann (1927), S. 332.

[71] Vgl. C. Friedrich / W.-D. Müller-Jahncke (2005), S. 474.

[72] Siehe hierzu W. Müller (1988/a,b), S. 134 und S. 207f.
Übliche Abbaureaktionen waren beispielsweise der Hofmann- oder Emde-Abbau.
August Wilhelm von Hofmann (1818–1892) studierte Chemie bei Justus Liebig in Gießen. Zur Konstitutionsaufklärung entwickelte er 1881 den Hofmannschen Säureamidabbau (erschöpfende Methylierung von Säureamiden zu Aminen).
Hermann Emde (1880–1935) absolvierte ein Studium der Pharmazie und Chemie in Braunschweig und Marburg und entdeckte 1909 den nach ihm benannten Emde-Abbau, eine Reaktion von quartären Ammoniumsalzen mit Wasserstoff zu tertiären Aminen.

Rekonstruktion (Synthese) des Ausgangsalkaloids versucht. Mit diesem Schritt sollte die ermittelte Formel verifiziert werden.[73]

In einem Lehrbuch der Alkaloidchemie aus dem Jahr 1910 heißt es hierzu:

> „Die Konstitution eines Alkaloids kann nicht früher als vollkommen sichergestellt betrachtet werden, ehe es nicht gelungen ist, die Verbindung künstlich darzustellen und mit dem natürlichen Produkt zu identifizieren."[74]

Das Hauptziel der alkaloidchemischen Forschung war eine Bereicherung des Arzneimittelschatzes. Die Möglichkeit, durch Untersuchung ihrer Konstitution neue Arzneistoffe zu entwerfen, verlieh den Alkaloiden Modellcharakter in der Arzneimittelentwicklung.[75]

6.3.5 Untersuchungen zu Ephedrin

6.3.5.1 Die Ephedrin-Stammpflanze und ihre Verwendung

Ephedrin[76] ist ein vor allem in den Meerträubelgewächsen (Ephedraceae)[77] natürlich vorkommendes Alkaloid.[78] Ephedra-Arten wachsen als schachtelhalmartige Bäume und Sträucher hauptsächlich in Ostasien, Nordafrika und im Mittelmeerraum,[79] vorzugsweise in Küstennähe. Einige wenige küstenferne Standorte befinden sich im Wallis, in Südtirol und bei Trient.[80] Vierjährige Pflanzen enthalten am meisten Ephedrin, besonders wenn die Ernte der grünen Zweige während der Blüte vor dem Winterfrost erfolgt. Weitere Inhaltsstoffe sind Gerbstoffe, Saponine, Brenzcatechin, ein Glykoflavon und Terpineol. Ephedrakraut riecht aromatisch und hat einen adstringierenden herben Geschmack.[81] Die

---

[73] Siehe hierzu E. BREITMAIER (2008), S. 7; sowie J. SCHMIDT (1904), S. 1–7.

[74] E. WINTERSTEIN / G. TRIER (1910), S. 38.

[75] Vgl. W. SCHULEMANN (1927), S. 332 und S. 335.

[76] Siehe hierzu H. KÖHLER (2008), S. 306–312.
Ephedrin zählt heute zu den Stoffen der Kategorie 1 des Grundstoffüberwachungsgesetzes (GÜG), d. h. es gilt als direkter Vorläuferstoff missbräuchlich verwendeter Betäubungsmittel. Der Handel ist nur zwischen befugten Teilnehmern erlaubt und eine Endverbleibserklärung ist einzuholen.

[77] Vgl. R. WAHRIG-BURFEIND (2007), S. 272f.
Der aus dem Griechischen stammende wissenschaftliche Name „Ephedra" bedeutet „sitzend auf". Er könnte sich auf den bevorzugten Standort der Pflanzen auf Felsen beziehen.

[78] Vgl. J. FALBE / M. REGITZ (1997), S. 1181.
Ephedrin kommt außer in Ephedra-Arten auch im Eisenhut (Aconitum), in der Beereneibe (Taxus baccata) und im Kathstrauch (Catha edulis) vor.

[79] Vgl. H. RÖMPP (1966), Sp. 1826.

[80] Vgl. N. N. (2001), S. 84.

[81] Siehe hierzu P. H. LIST / L. HÖRHAMMER (1973), S. 783.

Arzneidroge Herba Ephedrae wurde 1941 in das Ergänzungsbuch 6 des Deutschen Arzneibuchs aufgenommen.[82]

Ephedrin wirkt als indirektes Sympathomimetikum blutdrucksteigernd und anregend, führt zur Bronchodilatation und auch zur Pupillenerweiterung.[83]

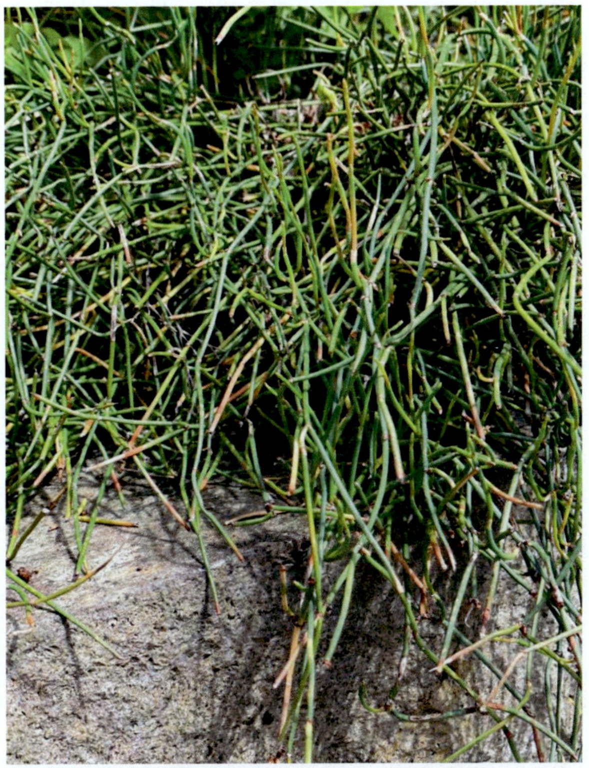

Abbildung 13. Meerträubel, Botanischer Garten Frankfurt am Main.[84]

Der therapeutische Nutzen von Ephedrakraut ist schon seit vielen tausend Jahren bekannt. Hinweise auf eine sehr frühe Verwendung fand man 1960 bei der Entdeckung einer

---

[82] Vgl. W. SCHNEIDER (1974), S. 54.

[83] Vgl. E. BREITMAIER (2008), S. 165; sowie E. MUTSCHLER (1996), S. 283f.
Indirekte Sympathomimetika setzen Noradrenalin aus den sympathischen Nervenendigungen frei und hemmen gleichzeitig die Wiederaufnahme von Noradrenalin aus dem synaptischen Spalt. Dadurch wird der Sympathikustonus erhöht. Neben der peripheren besitzt Ephedrin auch eine zentralerregende Wirkung, da es die Blut-Hirn-Schranke gut überwinden kann. Es besteht daher die Gefahr der Entwicklung einer Abhängigkeit.

[84] Privatarchiv Christina Linzbach. Aufnahme vom 18.05.2023.

Neandertal-Grabstätte in der Shanidar-Höhle im Irak. Hier konnten Blütenpollen identifiziert werden, die sich im Grab eines vor 60 000 Jahren verstorbenen Mannes befanden – darunter Schafgarbe, Kornblume, Kreuzkraut, Eibisch und eben Ephedrakraut. Der Fund von Blütensamen in Shanidar wurde kontrovers diskutiert. Die Mehrheit der Wissenschaftler vertrat die Meinung, dass die Pflanzen – größtenteils Heilpflanzen – mit Absicht in das Grab gelegt worden waren, vielleicht um die Stellung des Verstorbenen zu würdigen, bei dem es sich um einen Heilkundigen gehandelt haben könnte.[85] Kritiker waren der Ansicht, nicht Menschen, sondern kleine Nagetiere hätten die Pollen in die Höhle gebracht.[86] Dieser Theorie widersprachen allerdings einige Fakten. Als Naturvölker mussten prähistorische Menschen in und mit ihrer Umwelt leben. Veränderungen beeinflussten die Beschaffung von Lebensmitteln und eine stetige Anpassung war notwendig.[87] Das Wissen um den nutritiven oder medizinischen Nutzen von Pflanzen erhielten die Neandertaler durch Beobachtung und soziales Lernen, eine Vorgehensweise, wie sie beispielsweise auch im Tierreich festgestellt werden kann. Die Beschaffenheit der Pflanzenreste, die in Shanidar auf Zähnen oder Werkzeugen gefunden wurden, bewies, dass Pflanzenzubereitungen durchaus verwendet und sogar gekocht wurden. Vieles spricht daher für die bewusste Nutzung von Heilpflanzen schon in prähistorischer Zeit.[88]

Besonders in China werden Zubereitungen aus Ephedrakraut, bekannt unter dem Namen „Ma-Huang",[89] schon seit vielen tausend Jahren bis heute[90] als wirksames Mittel gegen Lungenleiden wie zum Beispiel Asthma bronchiale oder fiebrige Erkältung eingesetzt, aber auch gegen Kopfschmerzen und als Diuretikum.[91] Hinweise zu Ma-Huang finden sich in frühester chinesisch-pharmazeutischer Literatur, dem „Shen-nung pen-tsao ching", das sich der Beschreibung von Einzelsubstanzen widmet und aus dem 1. bzw. 2. Jahrhundert stammt.[92] Im Laufe der Zeit kopierte man dieses Drogenbuch immer wieder und erweiterte es um neue Sachverhalte. Mit der Neuverfassung durch den chinesischen Arzt Li Shihzhen (1518–1593)[93] erlangte das Arzneibuch einen größeren

[85] Siehe hierzu R. S. SOLECKI (1975), S. 880f.

[86] Siehe hierzu J. D. SOMMER (1999), S. 127–129.
Sommer vertrat die Meinung, dass die Persische Rennratte (Meriones persicus, Ordnung Rodentia), die in der Region um Shanidar vorkommt, Pflanzenreste und damit Pollen in die Höhle hineinverschleppt hätte.

[87] Vgl. G. P. SHIPLEY / K. KINDSCHER (2016), S. 1; sowie R. S. SOLECKI (1975), S. 881.

[88] Siehe hierzu G. P. SHIPLEY / K. KINDSCHER (2016), S. 1–12.

[89] Siehe hierzu H. EMDE (1930), S. 85.
„Ma" bedeutet adstringierend und „Huang" gelb. Der Wert der Droge wurde mitunter so hoch bemessen, dass damit Steuern entrichtet werden konnten.

[90] Persönliche Mitteilung Haruko Kunigunde Okanos vom 17.04.2021.

[91] Vgl. H. RÖMPP (1966), Spalte 1827; sowie W. SCHNEIDER (1974), S. 54.

[92] Vgl. E. GILG / P. N. SCHÜRHOFF (1930), S. 233; sowie R. SCHMITZ (1998), S. 58.

[93] Siehe hierzu P. UNSCHULD (2005), S. 849.
Li Shihzhen entstammte einer Arztfamilie. Er machte es sich zur Lebensaufgabe, das Wissen der chinesischen Pharmazie möglichst vollständig in seinem Werk „Pen-tsao kang-mu" zusammenzufassen. Es werden dort Einzelbeschreibungen von 1893 Substanzen in 52 Kapiteln aufgeführt. Neben pharmazeutischen Angaben findet man ebenfalls kulturelle bzw. praktische Anmerkungen, die teilweise auch heute noch Gültigkeit besitzen.

Bekanntheitsgrad. Unter dem Namen „Pen-tsao kang-mu" wurde das Werk 1596 posthum gedruckt und veröffentlicht.[94] Es enthielt unter den über 1800 Drogenbeschreibungen auch detaillierte Erklärungen zu Präparationsmethoden und Anwendungen von Ma-Huang.[95]

Obwohl der Einsatz von Ephedrakraut gerade im ostasiatischen Raum weit verbreitet war, finden sich auch Hinweise für eine Verwendung der Heilpflanze im Mittelmeergebiet oder in Indien.[96]

6.3.5.2 Isolierung des Ephedrins und seine therapeutische Anwendung

Die Alkaloidchemie hatte im 19. Jahrhundert nicht nur in der westlichen Welt einen Aufschwung erlebt. Auch im ostasiatischen Raum waren immer mehr Wissenschaftler daran interessiert, die traditionell seit vielen Jahrhunderten medizinisch genutzten Pflanzen und ihre Inhaltsstoffe zu erforschen. 1885 gelang es Mototada Yamashina (G. Yamanashi),[97] einem Mitarbeiter an der Osaka Experimental Station in Japan, einen Wirkstoff aus der Ma-Huang-Droge zu isolieren, der allerdings noch stark verunreinigt war. Yamashina verstarb kurz darauf[98] und Nagayoshi Nagai (1844–1929)[99] setzte dessen

[94] Vgl. R. SCHMITZ (1998), S. 65.

[95] Vgl. E. GILG / P. N. SCHÜRHOFF (1930), S. 233.

[96] Vgl. E. HICKEL (2008), S. 23; E. MILLER (1902), S. 481; sowie W. SCHNEIDER (1974), S. 54. Der sagenumwobene Trank „Soma", der im indischen Kulturkreis unter anderem Unsterblichkeit versprach, soll auch Ephedrazubereitungen enthalten haben. Im Altertum wurde das Ephedrakraut auf Empfehlung von Dioskurides als Heilmittel angewandt.

[97] Vgl. K. K. CHEN / C. H. KAO (1926), S. 625; S. FUNAYAMA / G. A. CORDELL (2015), S. 264–267; sowie M. ISHIDA (2018), S. 120.
Der Name G. Yamanashi wird bei Chen/ Kao angegeben, während Funayama / Cordell bzw. Ishida den Wissenschaftler mit Mototada Yamashina benennen. Die beiden letzten Quellen beziehen sich auf N. NAGAI (1892) und dürften somit den richtigen Namen zitieren.

[98] Vgl. K. K. CHEN / C. H. KAO (1926), S. 625; S. FUNAYAMA / G. A. CORDELL (2015), S. 265; sowie M. ISHIDA (2018), S. 120.

[99] Siehe hierzu W. PÖTSCH (1988/d), S. 316.
Nagayoshi Nagai wurde 1844 als Sohn eines Arztes, der einer alten Samurai-Familie entstammte, in Tokushima geboren. Sein in Japan begonnenes Medizinstudium setzte er 1871 in Berlin fort. Beeinflusst durch die Vorlesungen August Wilhelm von Hofmanns (1818–1892), begann er sich vermehrt für die Chemie zu interessieren. 1881 wurde er mit einer Arbeit über Eugenol promoviert. 1883 kehrte Nagai nach Japan zurück und übernahm 1893 die Professur für Chemie und Pharmazie an der Universität Tokyo. Sein Aufgabengebiet umfasste die Erforschung der Inhaltsstoffe asiatischer Pflanzen.

Untersuchungen mit Hilfe seines Assistenten Yuzo Hori fort.[100] Nagai schrieb hierzu 1892 im Journal der Pharmazeutischen Gesellschaft Japans:[101]

> „Es war vor sieben Jahren, im Frühling des 18. Jahres Meiji[102], dass ich angefangen habe, die Bestandteile des chinesischen Arzneimittels Mao zu analysieren. […] Herr Mototada Yamashina […] hat mir eines Tages wie folgt gesagt: […] [er] habe aus dem ätherischen Transsudat eine kristalline Substanz gewonnen. […] Dann hat er mir eine Flasche Extrakt gezeigt. Das war ein schwarzbrauner Extrakt, in dem sich ein paar nadelförmige Kristalle befanden. Da sie allzu wenig waren, dass man sie wissenschaftlich erforschen könnte, habe ich ihm empfohlen, Versuchsstoffe aus 5 Kin Mao [1 Kin= 600 Gramm] zu erwerben. Er konnte daraus eine Art Alkaloid erhalten, dann ist er […] gestorben. […] Damit seine Bemühungen fortgesetzt und mit guten Ergebnissen abgeschlossen werden könnten, was seine Seele freuen würde, habe ich Herrn Yuzo Hori, seinen damaligen Nachfolger, seine Forschung fortsetzen lassen.“[103]

1887, im Geburtsjahr August Eberhards, glückte Nagai erstmals die Isolierung eines reinen Alkaloids aus Ma-Huang bzw. Ephedra vulgaris, dem er den Namen „Ephedrin“ gab. Wenig später, 1888, konnte auch in Deutschland in der Firma E. Merck, Darmstadt das gleiche Alkaloid aus Ephedra vulgaris, var. helvetica, isoliert werden.[104] In zahlreichen Versuchen wies Nagai die mydriatische Wirkung der neuen Substanz nach,[105] die in wissenschaftlichen Veröffentlichungen in der westlichen Welt deutlich hervorgehoben wurde. So beschrieb der japanische Medizinstudent und spätere Hochschulprofessor Kinnosuke Miura (1864–1950)[106] in einem Bericht in der Zeitschrift „Berliner Klinische

---

[100] Vgl. S. Funayama / G. A. Cordell (2015), S. 265; sowie M. Ishida (2018), S. 120.

[101] Siehe hierzu N. Nagai (1892).
Es handelt sich hierbei um einen Bericht Nagayoshis Nagais, den er 1892 im Pharmaceutical Science Journal (Yakugaku Zasshi) veröffentlicht hat und der in japanischer Sprache des 19. Jahrhunderts verfasst wurde (Herausgeber ist The Pharmaceutical Society of Japan).
Die Autorin dankt T. Okochi für die Übersetzung ins Deutsche, Persönliche Mitteilung vom 12.09.2021.

[102] Siehe hierzu O. Ladstätter / S. Linhart (1990), S. 381–391.
Die Regentschaft des Kaisers Mutsuhito (1852–1912) wird als die Meiji-Zeit bezeichnet, die von 1868 bis 1912 dauerte. Der Kaiser orientierte sich an der westlichen Welt und förderte insbesondere die Bildung, indem er beispielsweise die Schulpflicht einführte. Ihm gelang es, in Japan eine stabile wirtschaftliche Basis zu schaffen.

[103] N. Nagai (1892).

[104] Vgl. E. Merck (1928), S. 9f.
Außerdem war es gelungen, aus anderen Arten der Gattung Ephedra ein weiteres Alkaloid zu isolieren, das den Namen „Pseudo-Ephedrin“ erhielt;
E. Miller (1902), S. 481; sowie N. N. (1887), S. 700.

[105] Vgl. N. N. (1887), S. 700.

[106] Vgl. M. Iwata (2000), S. 725.
Kinnosuke Miura wurde als Sohn eines Augenarztes 1864 im Norden Japans geboren. Mit 20 Jahren nahm er das Medizinstudium in Tokyo auf, das zu dieser Zeit in deutscher Sprache

Wochenschrift“ detailliert die pupillenerweiternde Wirkung der Ephedrin-Lösung beim Menschen. Außerdem betonte er die Vorzüge, die Ephedrin gegenüber dem allgemein gebräuchlichen Mydriatikum Homatropin aufweise: „Es zeichnet sich [...] durch seine leichte Darstellbarkeit [...] aus, namentlich aber durch seine Billigkeit.“[107]

Miuras Untersuchungen standen unter der Leitung von Julius Scriba (1848–1905), einem deutschen Arzt, der als Mitbegründer der modernen Medizin in Japan gilt, und entfernt mit der Familie August Eberhards mütterlicherseits verwandt war.[108]

Wegen des Fokus‘ auf die Wirkung des Ephedrins als Mydriatikum, setzte man Ephedrin in Europa lange Zeit ausschließlich in der Augenheilkunde ein.[109] Das Wissen um die bronchienerweiternden und blutdrucksteigernden Eigenschaften geriet dabei in Vergessenheit.

Erst japanische Forscher besannen sich 1917 auf die ursprünglichen Indikationsgebiete der Zubereitung Ma-Huang und erkannten die weitreichenden sympathomimetischen Effekte des Ephedrins. Wiederum nahm in Europa und Amerika keiner von den neuen Erkenntnissen Notiz. In Japan war man stattdessen von der bronchodilatierenden Wirkung überzeugt, so dass wenig später in Mukden ein ephedrinhaltiges Antiasthmatikum mit dem Handelsnamen Asthmatol® auf den Markt kam.[110]

Erst sechs Jahre später, 1923, gelang es dem chinesischen Pharmakologen Ko Kuei Chen (1898–1988) in Madison / USA gemeinsam mit Kollegen durch ausgedehnte Forschungen die Ähnlichkeit zu Adrenalin und damit den vielseitigen pharmakologischen Wert des Ephedrins im Westen publik zu machen.[111] Nun war auch hier die Grundlage für eine breitere Anwendung des Ephedrins gelegt.

1925 brachte die Firma E. Merck Darmstadt mit „Ephedrin Merck®“[112] ein aus Ephedra vulgaris var. helvetica gewonnenes Ephedrin-Präparat auf den Markt. Ein Jahr darauf gelang Merck mit Ephetonin® die Markteinführung eines synthetisch hergestellten Ephedrins. Wenige Jahre später folgten die Firmen Hoechst[113] und Rhône-Poulenc mit eigenen ephedrinhaltigen Arzneimitteln. Ephedrin verfügte im Vergleich zu Adrenalin

---

unterrichtet wurde. Als Leibarzt des Kronprinzen begleitete er diesen 1889 nach Europa. Dort konnte er seine medizinischen Studien in Deutschland und in Frankreich weiterführen. Nach seiner Rückkehr nach Japan wurde er Professor für Medizin an der Universität Tokyo.

107 K. MIURA (1887), S. 707.

108 Siehe hierzu Kapitel 4. 1; HESSISCHE BIOGRAPHIE (2021): Scriba, Julius Karl; sowie E. SCRIBA (1824), S. 51–53. Der Großvater Julius Scribas war der Urgroßvater von August Eberhards angeheiratetem Onkel Conrad Johann Heinrich Christian Emil Alfred Scriba gewesen.

109 Vgl. H. EMDE (1930), S. 84 und S. 93f.

110 Vgl. K. K. CHEN / C. F. SCHMIDT (1930), S. 6.
Mukden war die Hauptstadt der Mandschurei in Nordostchina und ist heute bekannt unter dem Namen Shenyang.

111 Vgl. H. EMDE (1930), S. 84.

112 Vgl. E. MERCK (1928), S. 12; sowie W. WOBBE (1926), S. 767.

113 Vgl. C. FRIEDRICH (2010/b), S. 3940.
Dem Apotheker Friedrich Stolz (1860–1936), der als Chemiker bei den Farbwerken Hoechst arbeitete, gelang 1928 ebenfalls die Synthese des Ephedrins. Kurz darauf erschien das Ephedrin-Präparat Racedrin® im Handel.

über erhebliche Vorteile: Es besaß eine höhere Stabilität gegenüber einer Oxidation und konnte sterilisiert werden, außerdem war es weniger giftig. Als Anwendungsformen boten sich Lösungen, Pulver, Tabletten, Salben und Suppositorien an. Die Indikationen waren ebenso vielseitig: Hypotonie, Asthma bronchiale, Urtikaria, Quincke-Ödem, chronische Bronchitis, Dysmenorrhoe, Ekzem, Schockzustände bei Gelbfieber, Nervenschmerzen bei Lepra, Ausfallserscheinungen bei Morphinentziehung, Entgiftung von Scopolamin und natürlich die Anwendung in der Augenheilkunde als Mydriatikum.[114]

6.3.6 Ephedrin-Forschung unter Ernst Schmidt

Bereits kurz nach der Entdeckung des Ephedrins untersuchten Chemiker und Pharmazeuten diese neue Substanz, um ihre chemische Zusammensetzung zu erforschen. Wer hier als erster die Summenformel aufstellen konnte, ist nicht mehr zweifelsfrei zu ermitteln.

Emerson Miller, Doktorand von Ernst Schmidt (1845–1921), bemerkte in einer Mitteilung von 1902, dass Nagayoshi Nagai (1844–1929) selbst, im Anschluss an seine Ephedrin-Entdeckung, die Summenformel ermittelt hätte. Eine genaue Zeitangabe führte Miller indessen nicht an, hielt allerdings fest, dass es auch E. Merck 1888 / 89 gelungen war, die Summenformel herauszufinden.[115] Ebenfalls 1889, also fast zeitgleich, hatte im Gegensatz dazu Albert Ladenburg (1842–1911)[116] festgestellt, dass außer der physiologischen Wirkung und des Schmelzpunktes von Ephedrin-Chlorhydrat noch nichts über das Ephedrin bekannt sei. Er konnte nach eigener Aussage erstmals die Zusammensetzung des Pseudo-Ephedrins klären.[117] Hierzu verwendete er eine Probe der Substanz, die die Firma E. Merck auch aus der Gattung „Ephedra“ gewonnen hatte. Sowohl Nagai als auch E. Merck und Ladenburg kamen zum selben Ergebnis: Die Summenformel der beiden in der Pflanze vorkommenden natürlichen Alkaloide Ephedrin und Pseudoephedrin lautete: $C_{10}H_{15}NO$.

Ab 1903 untersuchte Ernst Schmidt gemeinsam mit Schülern das Ephedrin, das unter den Alkaloiden eine gewisse Sonderstellung einnimmt, da es kein heterocyclisch gebundenes Stickstoff-Atom enthält (Protoalkaloid).[118] Stark in die Ephedrin-Forschung

[114] Vgl. H. EMDE (1930), S. 93f.

[115] Vgl. E. MILLER (1902), S. 481.

[116] Siehe hierzu W. MÜLLER (1988/c), S. 255f.
Albert Ladenburg studierte in Heidelberg und Berlin Chemie, Mathematik und Physik. Nach seiner Habilitation wurde er als Professor für Chemie an die Universität Kiel berufen. Er leistete einen großen Beitrag zur Theorie und Aufklärung der Struktur organischer Verbindungen. Ab 1879 wandte er sich in erhöhtem Maße der Alkaloidforschung zu. 1886 gelang Ladenburg erstmalig die Totalsynthese eines Alkaloids, des Coniins.

[117] Vgl. A. LADENBURG / C. OELSCHLÄGEL (1889), S. 1823.

[118] Vgl. C. FRIEDRICH / G. MELZER (1988), S. 644.

einbezogen waren unter anderen die „Schmidt-Schüler“ Johannes Gadamer (1867–1928), Hermann Emde (1880–1935) und August Eberhard.

Es war wichtig, neben der bekannten Summenformel auch die Anordnung der Atome zu ermitteln. Schon theoretische Überlegungen zu einer Synthese von Ephedrin bzw. Pseudoephedrin machten die Kenntnis der Konstitution notwendig. Diese Konstitutionsermittlung gestaltete sich trotz des überschaubaren Aufbaus des Ephedrins nicht ganz einfach, da sich hier Möglichkeiten der Konstitutions- oder Stereoisomerie ergaben. Ernst Schmidt gelang es 1909 / 10 gemeinsam mit seinem Schüler Hermann Emde, durch Abbaureaktionen die gemeinsame Konstitutionsformel für Ephedrin und Pseudoephedrin zu ermitteln, die sich diastereomer zueinander verhalten:

$C_6H_5CH\ (OH)\ CH\ (NHCH_3)\ CH_3$.[119]

Neben der Konstitution konnten auch die Spaltprodukte identifiziert werden, die sich beim Abbau des Ephedrins mit verschiedenen Reagenzien ergaben. 1909 war von Ernst Schmidt und Schülern festgestellt worden, dass Ephedrin und Pseudoephedrin als Spaltprodukte Propiophenon und Methylamin lieferten.[120]

Mit Kenntnis der Konstitution und der Spaltprodukte war für August Eberhard die Voraussetzung geschaffen, unter der Anleitung von Ernst Schmidt Untersuchungen in Hinblick auf eine mögliche Synthese des Ephedrins vorzunehmen.

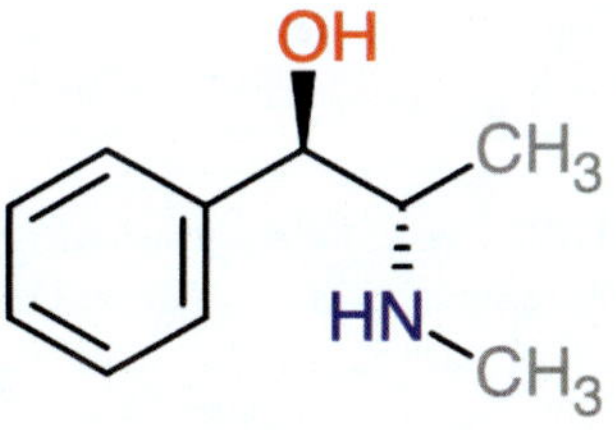

OH CH3 HN CH3

Ephedrin

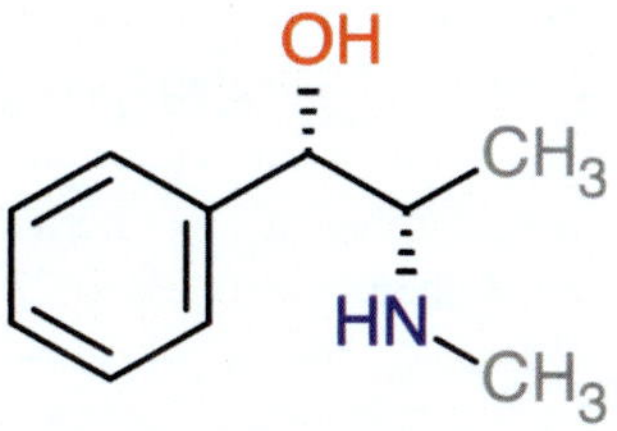

OH CH3 HN CH3

Pseudoephedrin

Abbildung 14: Strukturformeln von Ephedrin und Pseudoephedrin.[121]

[119] Vgl. H. EMDE (1930), S. 86f.
[120] Vgl. F. W. CALLIESS (1912), S. 141.
[121] Privatarchiv Christina Linzbach.

6.4 Die Dissertation August Eberhards

6.4.1 Über Ephedrin und verwandte Verbindungen

Neben seinen Verpflichtungen als Vorlesungsassistent verbrachte August Eberhard viel Zeit im Labor des Pharmazeutisch-Chemischen Instituts, um in zahlreichen Versuchen eine Synthese des Ephedrins zu ermöglichen. Er knüpfte mit seinen Forschungen an die Erkenntnisse an, die Ernst Schmidt (1845–1921) und seine Schüler in den Jahren zuvor erarbeitet hatten. Dabei konnte er sich der uneingeschränkten Unterstützung seines Doktorvaters sicher sein, der mit Rat und Tat den gesamten Labortag[122] über zur Verfügung stand und seinerseits den Fleiß und die Geduld seines Schülers Eberhard sehr schätzte. Beweis für dessen gewissenhaften Forschungseinsatz war auch, dass Schmidt im Februar 1914 die Arbeit Eberhards über Ephedrin zur Annahme als Inauguraldissertation mit dem Prädikat „sehr gut“ empfahl,[123] eine Note, die damals noch sehr selten vergeben wurde.

6.4.1.1 Zusammenfassung

In seiner Doktorarbeit beschrieb Eberhard zunächst die Bildung verschiedener methylierter Salze mit Methylephedrin (Methylephedrin-Methyljodid, -Methylchlorid, -Methylhydroxyd). Es folgten Spaltungsversuche dieser Salze durch Destillation und Reduktion mit Natriumamalgam. Ziel dieser Vorarbeiten war neben der Identifizierung weiterer Spaltungsprodukte, die Möglichkeit, mehr Analysenmaterial zu gewinnen.[124]

Im Anschluss daran unternahm Eberhard verschiedene Versuche zu einem synthetischen Aufbau von Ephedrin, ausgehend von den Spaltungsprodukten Methylamin und Propiophenon.[125]

Für Eberhard ergaben sich für die Synthese von Ephedrin zwei mögliche Wege:

Weg 1: Brompropiophenon wurde als Ausgangsstoff verwendet und mit Methylamin zur Reaktion gebracht. Dies geschah zunächst bei gewöhnlicher Temperatur in alkoholischer Lösung, was missglückte, da es zu Mehrfach-Methylierungen kam. Eberhard wiederholte die Versuche, diesmal unter Kühlung bei 0 Grad Celsius in benzolischer Lösung. Es gelang, Methylamidopropiophenon herzustellen, allerdings in sehr geringer Ausbeute,

[122] Vgl. F. v. BRUCHHAUSEN / W. SCHNEIDER (1955), S. 348.
[123] Vgl. UniA MR 307 Nr. 252. Promotionsakte.
[124] Siehe hierzu A. EBERHARD (1914), S. 6–54.
[125] Siehe hierzu F. W. CALLIESS (1912), S. 141–154; sowie E. SCHMIDT (1909), S. 141–149.

da die Eiskühlung die Reaktion zu stark hemmte. Eine erneute Versuchsreihe in benzolischer Lösung bei Raumtemperatur führte schließlich zu einer höheren Ausbeute.

Die Umwandlung der CO-Gruppe des Phenons in eine OH-Gruppe erfolgte durch Reduktion mit Natriumamalgam. Es entstand eine synthetische Verbindung, die zwar erhebliche Abweichungen von den Eigenschaften des Ephedrins zeigte (Schmelzpunkt, Geruch), allerdings annähernde Übereinstimmung mit den Eigenschaften des Pseudoephedrins aufwies. Als Fazit ergab sich für Eberhard, dass die erhaltene Verbindung mit Ephedrin und Pseudoephedrin isomer war.[126]

Weg 2: Gleichzeitig mit obigen Versuchen wurde die synthetische Darstellung des Ephedrins nach einem zweiten Weg versucht. Diesmal war Amidopropiophenon der Ausgangsstoff. Hier konnte entweder

a. ein H-Atom im Amidopropiophenon durch eine CH_3-Gruppe ersetzt werden, um das so methylierte Amidoketon durch Natriumamalgam zum Carbinol zu reduzieren

oder

b. das Amidopropiophenon zunächst ins Carbinol überführt werden, um eine Methylierung anzuschließen.

Trotz Verwendung verschiedenster Methylierungsmittel, wie Diazomethan, Dimethylsulfat, Jodmethyl, war es über Weg 2a jedoch nicht gelungen, ein mono-methyliertes Produkt zu erhalten. Es fanden stattdessen Mehrfach-Methylierungen statt. Weg 2b schien dagegen vielversprechender, weil die mehrfach-methylierten Amidoketone nicht mehr zu Carbinol reduzierbar waren.

Die Reduktion des Amidopropiophenons zum Carbinol mit Natriumamalgam gelang, ergab allerdings eine sehr geringe Ausbeute, da gleichzeitig verlaufende Nebenreaktionen zur Zerlegung des Ausgangsmaterials führten. Dennoch versuchte Eberhard mit diesem Carbinol eine Methylierung mit Jodmethyl. Die gewonnenen tertiären und quartären Salze waren nicht mit den aus Ephedrin und Pseudoephedrin gewonnenen Methylierungsprodukten identisch. Sie unterschieden sich sowohl im Aussehen, das Eberhard sehr genau beschrieb,[127] als auch in ihren Schmelzpunkten.[128]

Zum Propiophenon analog verlaufende Untersuchungen mit anderen Ketonen als Ausgangssubstanzen führten ebenfalls nicht zu einer Synthese des Ephedrins.

[126] Vgl. A. EBERHARD (1914), S. 55–78.

[127] Vgl. A. EBERHARD (1914), S. 91.
Eberhard spricht zum Beispiel von drusenförmigen Nadeln und durchsichtigen derben Kristallen.

[128] Vgl. A. EBERHARD (1914), S. 78–91.

6.4.1.2 Ergebnisse

Obwohl 1914 die Versuche August Eberhards, Ephedrin synthetisch herzustellen, nicht von Erfolg gekrönt waren, leistete er dennoch einen wichtigen Beitrag zur Ephedrin-Forschung. Er wies auf die Probleme der Mehrfach-Methylierung hin, beschrieb den Einfluss unterschiedlicher Versuchsbedingungen (Lösungsmittel, Temperatur) und grenzte den Kreis der möglichen Ausgangssubstanzen für eine Synthese ein. Dabei bezog er sich auch auf die Erkenntnisse anderer Forscher und bewies sehr viel Umsicht und Geduld. Schon die Herstellung bestimmter Reagenzien erforderte größte Sorgfalt, etwa die Darstellung von Brompropiophenon, das zu Schleimhautreizungen führen kann und daher entsprechenden Arbeitsschutz erforderte.[129] Bevor Versuchsergebnisse interpretiert werden konnten, verging mitunter eine mehrmonatige Wartezeit,[130] um festzustellen, ob sich das Produkt nicht doch noch veränderte.

Die Mühen Eberhards wurden 1914 insofern gewürdigt, als seine Arbeit als sehr gute Disputation angenommen wurde.[131] Eine Veröffentlichung seiner Ergebnisse erfolgte 1915 in gekürzter Form im „Archiv der Pharmazie".[132]

6.4.2 Disputatio und Hauptprüfung für Nahrungsmittelchemiker

Die mündliche Prüfung August Eberhards zur Doktorarbeit fand am Dienstag, dem 3. März 1914 von 16–18.30 Uhr in Marburg statt. Als Hauptfach hatte er Chemie, als Nebenfächer Physik und Botanik gewählt.[133]

In Botanik musste er Fragen zur physiologischen Ernährung und zu Algen, Pilzen, Florideen und Aerophyten beantworten. Arthur Meyer (1850–1922) bewertete Eberhards Wissen mit „Gut".[134]

Nach weiteren 45 Minuten erhielt er von Franz Richarz (1860–1920) – Professor der Physik – ebenfalls die Note „Gut" für sein physikalisches Wissen. Es wurden Aufgaben zu Wellenbewegungen, Schall, Licht und Interferenz erörtert.[135]

---

[129] Vgl. A. EBERHARD (1914), S. 56.
[130] Vgl. A. EBERHARD (1914), S. 90.
[131] Vgl. UniA MR 307 Nr. 252. Promotionsakte.
[132] Siehe hierzu A. EBERHARD (1915), S. 62–91.
[133] Vgl. UniA DA 103 Nr. 144 / 9. Personalakte August Eberhards; sowie UniA MR 307 Nr. 252. Promotionsakte.
Obwohl die Prüfung nachweislich am 03.03.1914 abgehalten wurde, gab Eberhard als Datum für das bestandene Rigorosum den 04.03.1914 an.
[134] Vgl. UniA MR 307 Nr. 252. Promotionsakte.
[135] Vgl. UniA MR 307 Nr. 252. Promotionsakte.

Den Abschluss bildete die Prüfung in Chemie. Innerhalb einer Stunde beantwortete Eberhard unter anderem Fragen zur Atomgewichtsbestimmung, zu Schwefel und Edelgasen sowie zu Grignard'schen Synthesen.[136] Ernst Schmidt erteilte ihm die Note „Gut“, so dass sich „Gut“ als Gesamtzensur der mündlichen Prüfung ergab.[137]

Im Herbst desselben Jahres konnte August Eberhard am 20. November erfolgreich die Hauptprüfung für Nahrungsmittelchemiker ablegen.[138]

6.5 Weitere Forschungsarbeiten und Ephedrin-Synthese

Das Wissen, das August Eberhard mit seiner Arbeit bis dahin gewonnen hatte, bildete nun die Grundlage für weitere Untersuchungen auf dem Gebiet der Pharmazeutischen Chemie.[139] Auf gewohnt gewissenhafte Weise und in enger Zusammenarbeit mit Ernst Schmidt (1845–1921)[140] forschte Eberhard zielstrebig weiter und konnte die Ergebnisse seiner Arbeit im Journal „Archiv der Pharmazie“ veröffentlichen.

In einer praxisorientierten Arbeit zur Bestimmung des metallischen Eisens im Ferrum reductum, verglich Eberhard verschiedene Methoden, auch solche, die schon in diversen Pharmakopöen Anwendung fanden. Er scheute sich dabei nicht, deutliche Kritik an den Forschungsergebnissen anderer Wissenschaftler zu üben.[141] Warum er die ein oder andere Herangehensweise für nicht zweckmäßig hielt, belegte er mit klaren Beispielen:

> „Abgesehen von dem Umstand, daß das Winkler'sche Verfahren der Eisenbestimmung [...] sehr viel Zeit beansprucht, ferner Leuchtgas nicht überall zur Verfügung steht, [...] lassen obige Ergebnisse die Winkler'sche Methode [...] wohl kaum als geeignet erscheinen.“[142]

---

[136] Siehe hierzu W. PÖTSCH (1988/e), S. 178f.
François Auguste Victor Grignard (1871–1935) war ein französischer Chemiker, der die sogenannte Grignard-Synthese entwickelte, bei der sich über das Einwirken von Methyljodid und Magnesium auf ungesättigte Verbindungen neue Wege zu sekundären und tertiären Alkoholen erschlossen.

[137] Vgl. UniA MR 307 Nr. 252. Promotionsakte.

[138] Vgl. UniA DA 103 Nr. 144 / 9. Personalakte August Eberhards.

[139] Siehe hierzu A. EBERHARD (1917/a,c).
Hierzu gehörten Untersuchungen über das Zink-Platinchlorid und die Bestimmung des metallischen Eisens im Ferrum reductum.

[140] Vgl. A. EBERHARD (1917/c), S. 373.

[141] Vgl. A. EBERHARD (1917/c), S. 358.

[142] A. EBERHARD (1917/c), S. 361.

Im Anschluss bot er konkrete Vorschläge, um die Eisenbestimmung künftig zu verbessern. Allerdings unterlief ihm bei seinen Berechnungen ein Fehler, auf den er von einem Kollegen hingewiesen wurde. Hier war es für Eberhard selbstverständlich, in einer der nächsten Ausgaben des „Archiv der Pharmazie“ darauf aufmerksam zu machen und sich ausdrücklich bei seinem Kollegen für den Hinweis zu bedanken.[143] Die Fähigkeit, Fehler zuzugeben, machte seine wissenschaftlichen Arbeiten nur noch glaubwürdiger und festigte sein Ansehen im Kreis der Kollegen.

Während seiner Tätigkeit am Pharmazeutisch-Chemischen Institut verlor August Eberhard jedoch nie die Ephedrin-Forschung aus den Augen. Er analysierte die Probleme, die sich 1914 bei den Syntheseversuchen ergeben hatten. Hier bestand vor allem die Schwierigkeit, bei der Reduktion des Amidopropiophenons genügend Carbinol als Ausgangssubstanz für die Synthese zu erhalten.

Eberhard vermutete, dass Natriumamalgam als Reduktionsmittel ungeeignet war, und begann Versuche mit Palladiumkohle als Katalysator bei der katalytischen Hydrierung.[144] Dies erwies sich als gute Wahl, da die Ausbeute von Carbinol zum einen deutlich höher war und es zum anderen direkt in reinem Zustand erhalten werden konnte. Letzteres war bei der Reduktion mittels Natriumamalgam nicht möglich gewesen.[145]

6.5.1 Synthese des Ephedrins um 1917

Mit diesen neuen Erkenntnissen waren ab 1917 die Voraussetzungen geschaffen, um neue Syntheseversuche zu unternehmen. Selbst die Schwierigkeiten, die der Erste Weltkrieg auch für die Arbeiten am Pharmazeutisch-Chemischen Institut brachte, konnten Eberhard nicht davon abhalten, seine Forschungen fortzuführen. Die zeitweilige Gassperre verhinderte Elementaranalysen, die Fragen zur Zusammensetzung bestimmter Verbindungen schnell geklärt hätten. Stattdessen überprüfte Eberhard die Identität der Produkte mittels Analyse der Gold- und Platindoppelsalze.[146]

In seiner Mitteilung „Ueber die Synthese des inaktiven Ephedrins bez. Pseudoephedrins“[147] beschrieb August Eberhard seine Vorgehensweise. Nach einer kurzen Zusammenfassung seiner eigenen früheren Untersuchungen und denen anderer Wissenschaftler, ging er auf die jüngsten Versuche zur Synthese ephedrinartiger Verbindungen ein. Eberhards Ausführungen waren, wie zuvor schon in seiner Dissertation, sehr genau und ausführlich. Diese Herangehensweise entsprach der Natur eines ernsthaften Wissenschaftlers, seine Ergebnisse sollten über jeden Zweifel erhaben sein. Gleichzeitig war es jedem

---

[143] Vgl. A. EBERHARD (1917/d), S. 553.
[144] Vgl. A. EBERHARD (1917/b), S. 141.
[145] Vgl. A. EBERHARD (1917/b), S. 150.
[146] Vgl. A. EBERHARD (1920/a), S. 101.
[147] Siehe hierzu A. EBERHARD (1920/a), S. 97–129.

ambitionierten Forscher ein Anliegen, durch Nachvollziehen seiner Arbeitsschritte und der daraus resultierenden Erkenntnisse, der wissenschaftlichen Fachwelt zu dienen.

Eberhards Ausführung gliederte sich in zwei Abschnitte. Im ersten Teil beschrieb er Methylierungsversuche des Amidopropiophenons bzw. des Amidoäthylphenylcarbinols. Trotz Verwendung verschiedener Methylierungsmittel wie Dimethylsulfat, Methylalkohol, Jodmethyl und unterschiedlicher Lösungsmittel wie Natronlauge, Ether, Benzollösung, ergab das ständige Überprüfen der Reaktionsprodukte, speziell die Salzbildung mit Gold und die Schmelzpunktbestimmung, dass die direkte Methylierung des Phenons bzw. Carbinols nicht zu der gewünschten Verbindung führte. Auch die Methylierung des vorher acetylierten bzw. benzoylierten Carbinols bzw. Alkylierungsversuche mit Aldehyden (Formaldehyd und Benzaldehyd) scheiterte. Eberhard gab somit die Versuche auf, über das Amidophenon bzw. Amidocarbinol zu ephedrinähnlichen Verbindungen zu gelangen und stellte fest:

> „Alle bisherigen Methylierungsversuche […] auf direktem und indirektem Wege haben somit entweder völlig versagt oder doch nur so geringe Ausbeuten geliefert, daß eine Charakterisierung des Reaktionsproduktes meist unmöglich war. Im allgemeinen haben die […] Versuche gezeigt, daß die Anwendung […] der Methylierungsmittel nicht zum Ziel führen kann.“[148]

Im zweiten Teil bezog sich Eberhard auf die Ergebnisse seiner Dissertation von 1914 und wählte als Ausgangssubstanz erneut Brompropiophenon. Nach der Methylierung mit Methylamin wurde die Reduktion des Ketons zu Carbinol mittels katalytischer Hydrierung vorgenommen. Der entscheidende Unterschied war nun, ca. drei Jahre später, die Verwendung von Palladiumkohle anstelle von Natriumamalgam als Katalysator.[149] Damit vermied Eberhard eine tiefergreifende Zersetzung und gelangte tatsächlich unter komplizierten Versuchsbedingungen wie Überdruck, zu einer neuartigen Verbindung, die ein Carbinol darstellen musste, da sie im Gegensatz zum Keton sehr leicht kristallisierte.

Um die Identität zu überprüfen, überführte Eberhard das Produkt in die acetylierte und benzoylierte Verbindung, sowie in das Platin- und Goldchlorid-Doppelsalz. Der Vergleich der Schmelzpunkte dieser Produkte mit denen der entsprechenden Ephedrin-Salze und Umlagerungsversuche ergaben trotz minimaler Abweichungen, dass es tatsächlich geglückt war, Ephedrin auf synthetischem Wege herzustellen.[150]

---

[148] A. EBERHARD (1920/a), S. 113.

[149] Vgl. A. EBERHARD (1920/a), S. 115.

[150] Vgl. F. V. BRUCHHAUSEN / W. SCHNEIDER (1955), S. 347; A. EBERHARD (1920/a), S. 129; M. KOLLMANN-HESS (1988), S. 143f.; sowie G. MELZER (1985), S. 51.

Nach folgender Reaktion lief die Synthese ab:

Br

$\xrightarrow[-HBr]{Br_2}$ $\xrightarrow[-HBr]{CH_3\text{-}NH_2}$

O O

NH NH

$\xrightarrow[\text{Palladiumkohle}]{H_2}$

O OH

Propiophenon wurde zunächst zu Brompropiophenon bromiert. Nach Umsetzung mit Methylamin entstand Methyl-Amidopropiophenon, das durch katalytische Hydrierung mit Palladiumkohle zu Methyl-Amidoäthylphenylcarbinol (Ephedrin) reduziert wurde.

August Eberhard veröffentlichte seine Forschungsergebnisse erst 1920 im Rahmen seiner Habilitation im Journal „Archiv der Pharmazie". Obwohl die Arbeiten größtenteils in Marburg durchgeführt worden waren, fanden sie ihren Abschluss erst 1919 nach seinem Umzug nach Darmstadt.[151]

Interessanterweise bezweifelte einige Monate nach der Veröffentlichung der Wiener Chemiker Ernst Späth (1886–1946) in einem Bericht in der Zeitschrift „Monatsheft für Chemie", dass es August Eberhard tatsächlich gelungen war, Ephedrin zu synthetisieren.[152] Er bezog sich mit seiner Kritik allerdings nur auf die Erkenntnisse, die bis 1915 gewonnen oder publiziert worden waren. Die neusten Ergebnisse zu Eberhards Ephedrin-Forschung waren Ernst Späth entgangen.

6.5.2 Bedeutung der Ephedrin-Synthese

Namhafte Chemiker zollten Ernst Schmidt (1845–1921) und August Eberhard Respekt für die Leistung, die sie mit der Erforschung des Ephedrins erbracht hatten. In seinem Nachruf zum Tode Schmidts betonte Johannes Gadamer (1867–1928) den Erfolg, der Schmidt gemeinsam mit seinem Schüler August Eberhard vergönnt gewesen war. Nach „mühevollen Versuchen"[153] war ihnen tatsächlich die Synthese des Ephedrins gelungen.[154]

---

[151] Vgl. A. EBERHARD (1920/a), S. 129.
[152] Siehe hierzu E. SPÄTH / R. GÖHRING (1920), S. 319–338.
[153] J. GADAMER (1922), S. 8.
[154] Vgl. J. GADAMER (1922), S. 8.

Auch Hermann Emde (1880–1935) würdigte in einem Vortrag, gehalten am 15. November 1929 in der Deutschen Pharmazeutischen Gesellschaft in Berlin, die Verdienste von Eberhard mit der ersten geglückten Synthese des Ephedrins, der damit den Stein ins Rollen brachte, sodass im Nachhinein auch andere Forscher Synthesewege für das Ephedrin entwickelten.[155]

Während also lange Zeit nach der Entdeckung des Ephedrins 1887 seinem pharmakologischen Wert kaum Beachtung geschenkt worden war, ging die Erforschung dieses Alkaloids in wissenschaftlich-chemischer Richtung weiter.[156] Davon profitierte auch die renommierte Firma E. Merck Darmstadt, die, wie bereits erwähnt, synthetisches Ephedrin ab 1926 in großem Maßstab unter dem Namen Ephetonin® herstellte. Bemerkenswert war, dass sich Merck hierbei das von August Eberhard entwickelte Verfahren zur Synthese von Ephedrin zu Nutzen machte.[157]

---

[155] Siehe hierzu H. EMDE (1930), S. 83–103.
Ernst Späth (1886–1946) ging 1920 von Propionaldehyd aus, das mehrfach bromiert wurde, um dann die Brom-Gruppen gegen eine Phenyl-und eine Methylaminogruppe auszutauschen. Fünf Jahre später vereinfachte er seinen Synthesevorschlag. Nagayoshi Nagai (1844–1929), der Entdecker des natürlichen Ephedrins, entwickelte 1929 einen Syntheseweg ausgehend von Benzaldehyd. Im gleichen Jahr kondensierte Ernest Fourneau (1872–1949) Benzol mit Brompropionylbromid und Aluminiumbromid zum Brompropiophenon und stellte daraus nach der Methode Eberhards Ephedrin her.

[156] Vgl. E. MERCK (1928), S. 10.

[157] Vgl. H. EMDE (1930), S. 92.

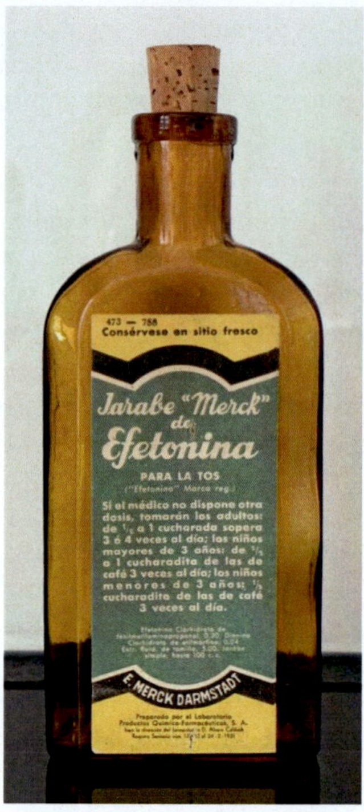

Abbildung 15: Hustensaft der Firma E. Merck mit dem Wirkstoff Ephedrin wurde auch in Spanien verkauft.[158]

6.5.2.1 Ephetonin® der Firma E. Merck, Darmstadt

Mit Bekanntwerden der vielseitigen pharmakologischen Anwendungsmöglichkeiten des Ephedrins Mitte der 1920er-Jahre war ein sprunghafter Anstieg des Bedarfs an Ephedrin zu erwarten. Diesen versuchte die Firma E. Merck zunächst über sein aus Ephedra vulgaris var. helvetica gewonnenes natürliches Ephedrin-Präparat – Ephedrin-Merck® – zu decken, musste aber sehr rasch erkennen, dass es nur begrenzte Beschaffungsmöglichkeiten für die Droge gab. Aus diesem Grund war die Wissenschaftliche Abteilung bei Merck unter der Leitung von Otto Dalmer (1894–1960)[159] angehalten, nach Möglichkeiten zu suchen, um Ephedrin oder ephedrinähnliche Stoffe synthetisch herzustellen.[160]

[158] Privatarchiv Christina Linzbach. Aufnahme vom 28.02.2021.

[159] Vgl. H. Maier (2015), S. 690.

[160] Vgl. MA-Darmstadt F 03 / 30g. Jahresbericht des Wissenschaftlichen Laboratoriums (Gesamtbericht) für das Jahr 1926, S. 9f.

Hierzu wurde eingehend die Literatur studiert, namentlich die wissenschaftlichen Abhandlungen von Ernst Späth (1886–1946), Ernest Fourneau (1872–1949) und August Eberhard.[161] Verschiedene Forschungsgruppen bei Merck gelangten nach unterschiedlichen Versuchsreihen zu diversen zyklischen Seitenkettenaminen bzw. ephedrinähnlichen Stoffen. Nach Rückmeldung der Pharmakologischen Abteilung stand sehr bald fest, dass nur Ephedrin selbst in seiner pharmakologischen Wirkung allen vergleichbaren Stoffen überlegen war.[162] Was dessen Synthese anging, so hatte sich trotz anfänglicher Schwierigkeiten und Zweifel, auch gesät durch den bereits genannten Aufsatz Ernst Späths im „Monatsheft für Chemie"[163], der Vorschlag August Eberhards als vorteilhaft erwiesen. Seine Arbeit wurde in internen Berichten verheißungsvoll bewertet. Besonders der Chemiker Amadeus Dützmann (geb. 1887)[164] aus dem Wissenschaftlichen Laboratorium betonte in seinem Jahresbericht für 1926, „daß nach der Eberhard'schen Synthese unzweifelhaft rac. Ephedrin erhalten wird."[165] Seiner Auffassung nach hatte Ernst Späth dies nicht erkannt.[166]

Die Fabrikation künstlichen Ephedrins – Ephetonin® – wurde nach der Darstellungsmethode Eberhards aufgenommen: Zunächst Umsetzung des Propiophenons zu Brompropiophenon und nach Zusatz von Methylamin katalytische Hydrierung zu Ephetonin®.[167]

Zu Beginn erfolgte eine stetige Verbesserung der einzelnen Herstellungsphasen. Die Produktionsbedingungen waren schwierig; es handelte sich im Einzelnen um sehr empfindliche Reaktionen, die eine penible Einhaltung der Versuchsbedingungen voraussetzten: Eisengefäße waren obsolet, da es in ihnen zu einer Zersetzung der Produkte kam; aus dem gleichen Grund musste die Temperatur konstant unter 30 Grad Celsius gehalten werden[168] und besonders der Arbeitsschutz war unerlässlich, weil sich die entstehenden Dämpfe für Augen und Haut als stark reizend erwiesen. Daher empfahl sich auch ein Wechsel der Arbeiter alle zwei Wochen, um dauerhafte gesundheitliche Schäden zu

[161] Vgl. MA-Darmstadt F 03 / 30h. Jahresbericht des Wissenschaftlichen Laboratoriums (Bericht Amadeus Dützmann) für das Jahr 1926, S. 32.

[162] Vgl. MA-Darmstadt F 03 / 30c. Jahresbericht der Pharmakologischen Abteilung für das Jahr 1926, S. 3; sowie MA-Darmstadt F 03 / 30g. Jahresbericht des Wissenschaftlichen Laboratoriums (Gesamtbericht) für das Jahr 1926, S. 9f.

[163] Siehe hierzu E. SPÄTH / R. GÖHRING (1920), S. 319–338.

[164] Vgl. HStAD H 3 Darmstadt Nr. 1994. Meldeblatt für die polizeiliche Registrierung 1946.

[165] MA-Darmstadt F 03 / 30h. Jahresbericht des Wissenschaftlichen Laboratoriums (Bericht Amadeus Dützmann) für das Jahr 1926, S. 32.

[166] Vgl. MA-Darmstadt F 03 / 30h. Jahresbericht des Wissenschaftlichen Laboratoriums (Bericht Amadeus Dützmann) für das Jahr 1926, S. 32 und S. 46.

[167] Vgl. MA-Darmstadt F 03 / 30h. Jahresbericht des Wissenschaftlichen Laboratoriums (Bericht Amadeus Dützmann) für das Jahr 1926, S. 31; sowie MA-Darmstadt F 03 / 30h. Jahresbericht des Wissenschaftlichen Laboratoriums (Bericht Otto Zima) für das Jahr 1926, S. 293f.

[168] Vgl. MA-Darmstadt F 03 / 30h. Jahresbericht des Wissenschaftlichen Laboratoriums (Bericht Otto Zima) für das Jahr 1926, S. 293–295.

vermeiden. Einen Anreiz bildete der Zuschlag zum üblichen Lohn von einer Mark pro Arbeitstag.[169]

Was zunächst als Aufbau behelfsmäßiger Apparaturen begonnen hatte, gestaltete sich mit der verbesserten Ausbeute an Ephetonin® immer professioneller. Die Produktion bezog leerstehende Räume und dank einer Investition von ca. 35.000 Mark wurden neue Apparate und Gefäße angeschafft, aus o. g. Gründen aus Silber, Porzellan und Ton.[170]

Die Ephetonin®-Synthese versprach Merck einen wirtschaftlichen Aufschwung; für das Jahr 1928 wurde ein Umsatz von 700.000 bis 800.000 Mark erwartet.[171] Von den notwendig gewordenen Neueinstellungen profitierte auch die arbeitende Bevölkerung. Um die betriebseigene Qualität des Ephetonins® zu gewährleisten, wurde allerdings von Anfang an „stark gesiebt, da der Betrieb nur Wert auf geweckte, zuverlässige Leute"[172] legte.

6.5.2.2 *Werbung für Ephetonin®*

Das Pharmaunternehmen Merck bewarb Ephetonin® in den Folgejahren mit meist farbenfrohen Anzeigen und sogar einem Werbefilm über einen potenten Wirkstoff zur Behandlung des Hustens und des Heuschnupfens.[173] Die Wirkung wussten die Patienten zu schätzen und zeigten ihren Dank mitunter auf kreative Weise. Überliefert sind die folgenden Gedichte, in denen eindrucksvoll geschildert wurde, welche Erfahrungen die Anwender mit dem Ephetonin® gemacht hatten:[174]

---

[169] Vgl. MA-Darmstadt F 03 / 31e. Jahresbericht der Wissenschaftlichen Abteilung Betrieb Xa für das Jahr 1927, S. 11 und S. 16.

[170] Vgl. MA-Darmstadt F 03 / 31e. Jahresbericht der Wissenschaftlichen Abteilung Betrieb Xa für das Jahr 1927, S. 2.

[171] Vgl. MA-Darmstadt F 03 / 31d. Propaganda-Abteilung 1927, S. 41.

[172] MA-Darmstadt F 03 / 31e. Jahresbericht der Wissenschaftlichen Abteilung Betrieb Xa für das Jahr 1927, S. 16.

[173] Vgl. MA-Darmstadt W 38 / 200 (a). Werbung; sowie MA-Darmstadt F 06 / 03. Bericht Gustav Löwensteins über seine 25-jährige Tätigkeit bei Merck vom 10.05.1943, S. 3.

[174] Vgl. MA-Darmstadt F 01 / 44. Schreiben Karl Noltes an E. Merck vom 29.11.1948; sowie MA-Darmstadt F 01 / 44. Gedicht verfasst von Feodor Pappe aus Berlin (Jahr unbekannt).

Ich hatte mal einen Husten.
Konnt weder japsen noch pusten.
Der Auswurf war gallig,
Teils schaumig, teils ballig.

Ich ward nicht gesund,
kam bald auf den Hund.
Es halfen keine Mixturen,
Auch keine sympatisch [!] Kuren.

Täglich wurde es bunter.
Immer mehr kam ich runter.
Hab mich gar nicht gewundert,
Gewicht? Fast unter hundert!

Und wie es so geht,
Ich wurde verdreht.
Nach einem Schnaps hab ich gestöhnt,
der hätte vielleicht mich versöhnt.

Ein Apotheker gab mir den Rat:
Nehmen Sie Merck Fabrikat!
Den Hustensaft „Ephetonin“,
Kennen Sie ihn?

„Ephetonin“ hab ich genommen.
Und wie ist er mir bekommen!
Nach den ersten 3 Flaschen,
(wie konnt man dran naschen)

Verschwanden die grossen Symptome.
Ich fühlte mich „ohne“.
Und nach weiteren zwei,
War das ganze vorbei…

So hatt‘ Merck Ephetonin Hustensaft,
Mir die Heilung gebracht.
Und hiermit sei Ihnen der Dank dargebracht.
Ich glaube, ich hab‘ es so richtig gemacht.

Karl Nolte

I. „Heuschnupfen“ tönt es mir entgegen
„Heuschnupfen“ lauert auf allen Wegen
Jeder Grashalm bringt Gefahr und Leid
Seh ich fröhliche Menschen, packt mich der Neid.

II. Es grünet das Gras in Berg und Tal
der anderen Freude, meine Qual
die Augen entzündet, hatschi!
Sommerszeit, verflucht sei sie.

III. So quälte ich mich seit Jahren hin
da hörte ich sagen, Heuschnupfen? Dann „Ephetonin“
Jetzt freu ich mich der schönen Sommerszeit
vergessen ist Trübsal und Leid.
Und fragt ihr mich, „wo ist der Heuschnupfen hin?“
Dann gibt's nur eine Antwort: Ephetonin!

Feodor Pappe

Ob und inwieweit August Eberhard finanziell an der Markteinführung des Ephetonins® beteiligt war, kann nicht mehr nachvollzogen werden. In den Unterlagen fand sich hierzu kein Hinweis. Sicher ist allerdings, dass sich einige Mitarbeiter, die in besonderer Weise an der Ephetonin®-Synthese mitgewirkt hatten, über eine Beteiligung am Gewinn bzw. über eine Gratifikation in Höhe von 500–1000 Mark freuen durften.[175]

[175] Vgl. MA-Darmstadt R 10 / 549 a.
Die Direktion sprach dem Leiter der Wissenschaftlichen Abteilung, Otto Dalmer, im März 1927 eine 2%ige Beteiligung am Reingewinn des Ephetonin®-Umsatzes zu, und zwar für die Dauer seiner Tätigkeit bei Merck, jedoch längstens bis Ende 1944.

Naturprodukt und Synthese
EPHEDRA
E. MERCK, DARMSTADT
EXTRAKTION
SYNTHESE
d-Pseudo-Ephedrin
rac. (d l-)-Pseudo-Ephedrin
l-Pseudo-Ephedrin
l-Ephedrin
rac. (d l-)-Ephedrin
Ephetonin
d-Ephedrin
1887: Erste Gewinnung des Alkaloids Ephedrin aus Ephedra vulgaris durch Nagai.
1888: Isolierung desselben Alkaloids neben Pseudo-Ephedrin aus Ephedra-Droge durch E. Merck, Darmstadt. Erste Mitteilung in E. Merck's Jahresbericht 1888, Nachtrag. Genaue analytische Daten in E. Merck's Jahresbericht 1893, veröffentlicht 1894.
1925/26: Nach Feststellung der adrenalinartigen Wirkung Fabrikation des EPHEDRIN MERCK in großem Maßstab und ausschließliche Verwendung des Merck-schen Präparates zu den alsbald folgenden, eingehenden Untersuchungen deutscher und zahlreicher ausländischer Pharmakologen und Kliniker.
1926: Wegen schwieriger Beschaffung der Droge Versuchsarbeiten der Merck'schen Laboratorien zur Auffindung technisch brauchbarer Verfahren der Ephedrin-Synthese. Synthetische Darstellung sowie chemische und pharmakologische Untersuchung aller Isomeren des Ephedrins und Pseudo-Ephedrins.
1927: Einführung des synthetischen racemischen Ephedrins unter dem Namen EPHETONIN durch E. Merck in die Therapie allergischer Erkrankungen (Asthma, Heufieber, Urtikaria) und der Hypotonien infolge Kreislaufschwäche.
Ephedrin und Ephetonin
Offsetdruck Weiß & Hameier, Ludwigshafen a. Rh.

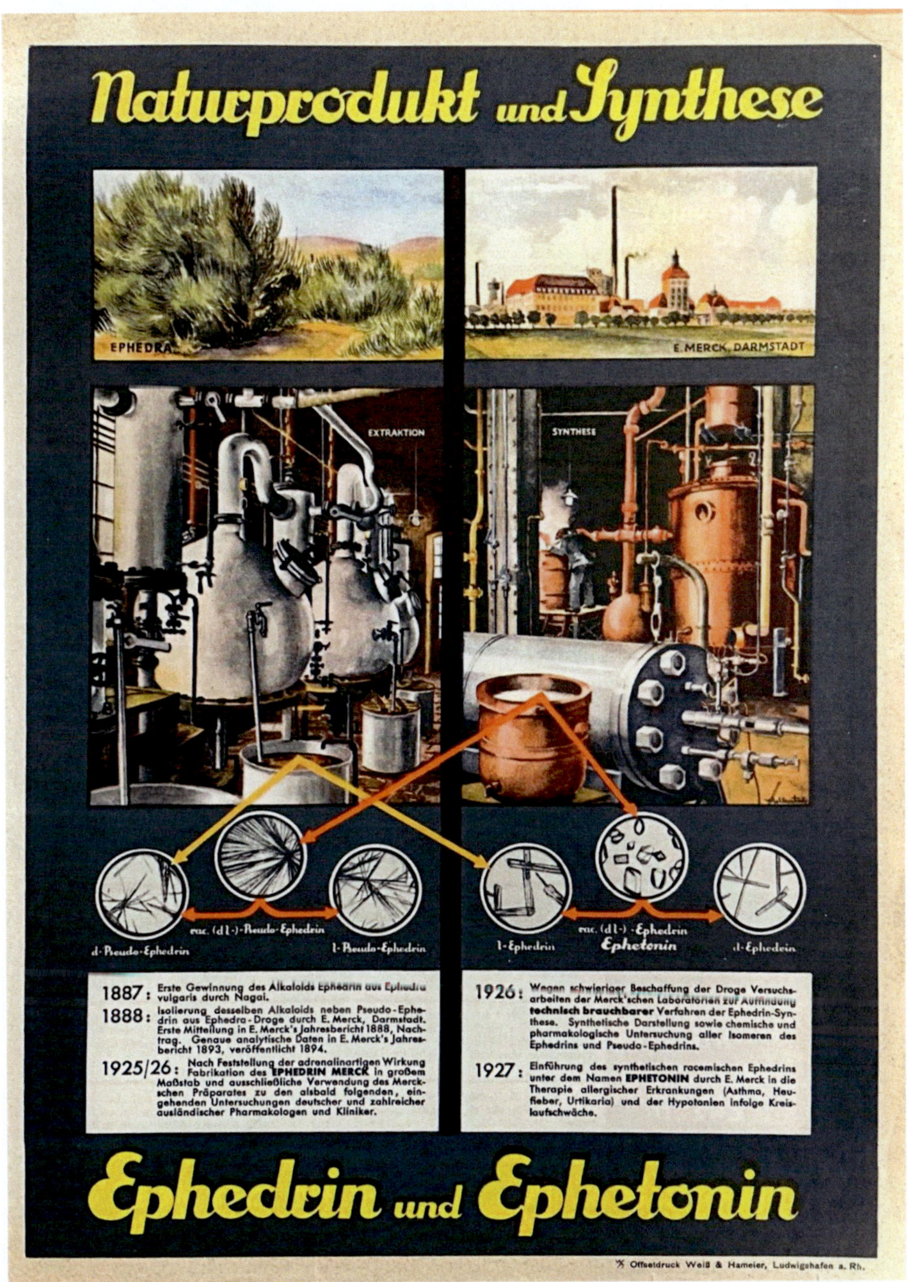

Abbildung 16: Werbung der Firma E. Merck, 1928.[176]

[176] MA-Darmstadt W 38 / 200 (a). Mit freundlicher Genehmigung der Firma Merck, Darmstadt.

6.6 Private Veränderungen August Eberhards

Nicht nur in beruflicher Hinsicht, sondern auch privat brachten die Jahre in Marburg bis 1919 einige Veränderungen für August Eberhard.

6.6.1 Verkauf des Elternhauses und Umzug

1914 entschied sich Eberhards Mutter, das Haus in der Reitgasse an die Kaufmannsfamilie Ernst Christian Gottlieb Spörhase (1858–1925) zu verkaufen.[177] Kurz vor der Geburt August Eberhards 1887 hatten seine Eltern in einem gemeinsamen Testament verfügt, dass der Längstlebende der Eheleute vollständig freie Verfügung über das Vermögen haben sollte.[178] Luise Eberhard entschloss sich daher für damalige Verhältnisse durchaus emanzipiert zu diesem Schritt. Vermutlich spielten weniger finanzielle, sondern eher praktische Gründe eine Rolle. Alle Kinder waren inzwischen volljährig und keiner hatte eine Berufswahl getroffen, die eine Übernahme des Geschäftes in Aussicht stellte.

Familie Eberhard interessierte sich für den Bezug einer Wohnung im Biegenviertel. Die Anlage des Biegenviertels war die letzte Stadterweiterung vor dem Ersten Weltkrieg.[179] Hier entstanden großzügige Wohnungen, die wegen ihrer guten Erreichbarkeit besonders von Bürgern mittleren Einkommens, unter ihnen viele Universitätsbedienstete, geschätzt wurden. August Eberhard wohnte zunächst gemeinsam mit seiner Mutter in der Biegenstraße 21, um ein Jahr später eine Wohnung in der Biegenstraße 42 zu beziehen.[180]

---

[177] Vgl. E. Deichsel u. a., Kunstgeschichtliches Seminar der Philipps-Universität Marburg (1981), S. 206; sowie StadtA MR B 1 K, 1475. Adressbuch der Stadt Marburg 1915, S. 121. Während Gottlieb Spörhase für Umbauten am Haus verantwortlich war, wohnte unter dieser Adresse sein Sohn Johann Heinrich Spörhase (1886–1927).

[178] Vgl. HStAM 275 Marburg Nr. 5660. Testament.

[179] Siehe hierzu H.-J. Schäfer (2019), S. 45–55.
Bei dem „Biegen“ (hessisch für „Bogen“) handelte es sich um eine Insel zwischen Lahn und Mühlgraben. Hier war bis 1889 unbebautes Gelände, das hauptsächlich zur Landwirtschaft und zum Wäschewaschen genutzt wurde. Eine Erweiterung des Stadtgebietes war gegen Ende des 19. Jahrhunderts aus mehreren Gründen notwendig geworden. Die Bevölkerung Marburgs wuchs und die beengten, teils unhygienischen Verhältnisse in der Altstadt wurden kritisiert. Zum anderen war die Nähe zum neu erbauten Bahnhof interessant (Anbindung an die Main-Weser-Bahn). Das gutbürgerliche Biegenviertel wies hauptsächlich vier- bis fünfstöckige Häuser auf, bei denen ein gemeinsamer Treppenaufgang mehrere Etagenwohnungen erschloss. Die Fassadengestaltung war sehr vielseitig (Gründerzeit- und Jugendstilelemente) und spiegelte mit ihren reichen Verzierungen den Wohlstand der Bewohner wider.

[180] Vgl. StadtA MR B 1 K, 1474. Adressbuch der Stadt Marburg 1914, S. 77; sowie StadtA MR B 1 K, 1475. Adressbuch der Stadt Marburg 1915, S. 65.

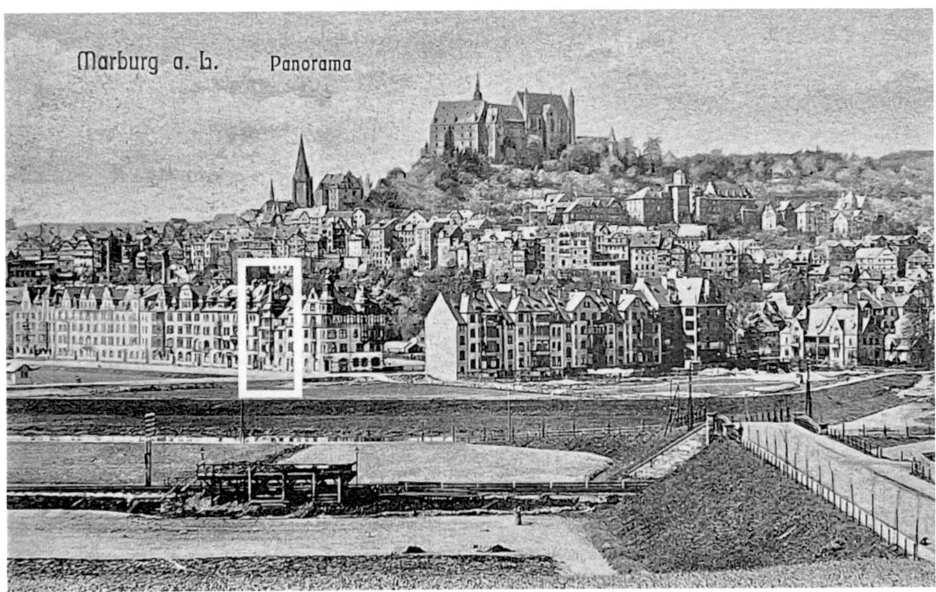

Abbildung 17: Das Biegenviertel mit Eberhards Wohnhaus, Ansichtskarte vor 1914.[181]

6.6.2 In der Studentenverbindung Wingolf

Das aufwendige Pharmaziestudium und die sich anschließende Assistenzzeit ließen August Eberhard wenig Zeit für private Unternehmungen. Dennoch hatte er sich noch vor Beginn seines Studiums 1909 der Studentenverbindung Wingolf angeschlossen.[182] Der „Marburger Wingolf" war 1847 unweit des großväterlichen Hauses Eberhards in Weidenhausen gegründet worden. Damit sollte eine studentische Vereinigung geschaffen werden, die sich auf der einen Seite klar von den schlagenden Verbindungen mit ihrem Mensurwesen distanzierte, sich auf der anderen Seite aber nicht der aggressiven Gegenbewegung zugehörig fühlte. Das Zusammentreffen dieser beiden Gruppierungen hatte unter den Studenten immer wieder zu Konflikten geführt. Der Marburger Wingolf stellte daher einen Zusammenschluss Gleichgesinnter dar, die aufgrund positiver moralischer Werte das akademische Leben bereichern wollten. Hier spielte christliches Gedankengut

[181] Privatarchiv Christina Linzbach. Ansichtskarte Aufnahme und Verlag Jakob Schulz (1868–1939), Marburg.

[182] Vgl. UniA DA 103 Nr. 144 / 9. Personalakte August Eberhards; sowie UniA MR 305 a Nr. 8458. Studentenverbindung Wingolf.

eine große Rolle, ohne dabei konfessionsgebunden zu sein. Gerade in den Anfangsjahren des 20. Jahrhunderts war das Verbindungsleben im Marburger Wingolf sehr vielseitig. Man beschäftigte sich mit den allgemeinen Problemen des studentischen Lebens, aber auch mit Fragen der Sittlichkeit, zu politischen Bestrebungen und zum religiösen Leben.[183]

Eberhard versuchte, regelmäßig an den Veranstaltungen teilzunehmen. Die offizielle Kneipe[184] fand immer dienstags und freitags von 20.30–22.30 Uhr statt. Hierzu diente der im Verbindungshaus in der Lutherstraße eigens eingerichtete Kneipsaal. Daneben gab es noch den täglichen Frühschoppen, der in der Mittagspause der Studenten in einer Marburger Gaststätte von 12–13 Uhr abgehalten wurde.[185]

6.6.3 Hochzeit 1914

Noch vor Ausbruch des Ersten Weltkrieges am 1. August 1914 fanden in der Familie Eberhard drei Hochzeiten statt.

Den Anfang machte August Eberhard, der am 9. März 1914 in Bonn Margarete („Grete“) Budde (1890–1986) aus Radevormwald heiratete.[186]

Der rege Austausch, der unter den verschiedenen Wingolf-Verbindungen herrschte,[187] hatte Eberhard dazu veranlasst, zu einer Veranstaltung des Bonner Wingolf zu reisen. Da es damals allgemein üblich war, dass Verbindungsbrüder auf diversen Tanzveranstaltungen ihre Töchter der studentischen Verbindungs-Gesellschaft zuführten, war August Eberhard bei dieser Gelegenheit seiner zukünftigen Frau begegnet, deren Vater zu den Mitgliedern des Bonner Wingolfs zählte.[188]

Eberhards Schwester Hulda heiratete im Mai seinen Bundesbruder Heinrich Haas,[189] der ebenfalls aktiv im Marburger Wingolf war.[190] Die dritte Hochzeit fand im Sommer statt. Eberhards Bruder Georg nahm am 25. Juli 1914 Wilhelmine Helene („Mina“) Werner in Friedberg zur Frau.[191]

---

[183] Siehe hierzu StadtA MR B 1 K, 303. Geschichte des Marburger Wingolf, S. 7–9 und S. 27–30.

[184] Siehe hierzu R. PASCHKE (1999), S. 153.
Die Kneipe bezeichnet hier das gesellige Trinken in festgelegter Form, bei dem Traditionen der Verbindung gelebt werden.

[185] Siehe hierzu UniA MR 305 a Nr. 8458. Studentenverbindung Wingolf.

[186] Vgl. HStAD H 3 Giessen Nr. 82740. Meldeblatt für die polizeiliche Registrierung 1946.

[187] Vgl. StadtA MR B 1 K, 303. Geschichte des Marburger Wingolf, S. 27.

[188] Persönliche Mitteilung Ernst-Eberhard Kopfs vom 28.02.2020.

[189] Vgl. HStAM 915 Nr. 5629. Heiratsurkunde.

[190] Vgl. UniA MR 305 a Nr. 8458. Studentenverbindung Wingolf.

[191] Vgl. HStAM 924 Nr. 564. Heiratsurkunde.

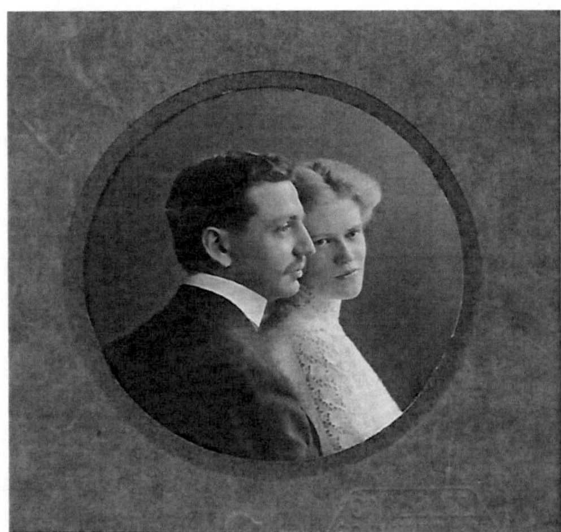

Abbildung 18: August Eberhard und seine zukünftige Frau Grete, um 1912.[192]

6.6.4 Kriegsjahre

Wie für die meisten Bürger, waren die nächsten Jahre auch für August Eberhard mit erheblichen Einschränkungen verbunden. Die zugespitzte politische Stimmung wurde schon in den Sommermonaten 1914 besonders unter der akademischen Jugend in Form von politischen Kundgebungen und patriotischen Ansprachen deutlich.[193] In einem großen Gemeinschaftsgefühl begrüßten die Marburger den Kriegsbeginn und zahlreiche junge Männer meldeten sich zum Kriegsdienst.[194]

Obwohl August Eberhard mit 26 Jahren gesetzlich zum Wehrdienst verpflichtet gewesen wäre,[195] wurde er nicht zum Dienst an der Front eingezogen. Eine offizielle Begründung konnte nicht festgestellt werden. Allerdings war er während des Krieges daran beteiligt, den Universitätsbetrieb aufrechtzuerhalten.[196] Nach eigenen Angaben fielen ihm als alleinigem Assistenten das Abhalten aller Vorlesungen und Übungen für

192 Privatarchiv Ernst-Eberhard Kopf.

193 Siehe hierzu B. v. BROCKE (1980), S. 531.

194 Vgl. E. DETTMERING (2007), S. 138.

195 Siehe hierzu A. WETTMANN (2000), S. 116.
Alle wehrfähigen Männer zwischen 20 und 45 Jahren waren in Deutschland zum Kriegsdienst verpflichtet.

196 Vgl. BArch R 4901/13261. Hochschullehrerkartei.

Pharmazeuten und Nahrungsmittelchemiker zu.[197] Zwar nahmen von den im Wintersemester immatrikulierten gut 2000 Studierenden nur ca. 630 an Vorlesungen teil, allerdings hatte sich die Anzahl der akademischen Lehrer von 135 auf 60 auch mehr als halbiert.[198] Es herrschte also erheblicher Dozentenmangel, sodass der Kultusminister im Juni 1915 die Universitäten beauftragte, für einen der Situation angepassten ordentlichen Universitätsunterricht zu sorgen. Hier war es erforderlich, eine qualifizierte Vertretung einzusetzen. Generell wurde in den Naturwissenschaften besonders die fachwissenschaftliche Qualifikation herangezogen, wenn es um die militärische „Verwendung" eines Dozenten ging, die den Dienst an der Heimatfront einschloss.[199] So verwundert es nicht, dass August Eberhard, der schon seit April 1912 als Vorlesungs- bzw. Unterrichtsassistent tätig war,[200] im Universitätsbetrieb verblieb und dort lehren und forschen konnte. Am 1. Oktober 1918 wurde er zum Abteilungsvorsteher am Pharmazeutisch-Chemischen Institut ernannt.[201]

Die Sorge, nicht vom Frontdienst nach Hause zu kommen, blieb Eberhard erspart, allerdings waren auch zu Hause die Auswirkungen des Krieges deutlich spürbar. Schon 1915 erfolgte die Rationierung von Lebensmitteln, etwa von Brot, und es wurden Lebensmittelkarten eingeführt. Aus heutiger Sicht fast amüsant war der sogenannte „Bierbeschluss", den die Studentenverbindung Eberhards 1917 erließ. In diesem Aufruf wurde der Verzicht gefordert „auf alle Getränke, deren Zubereitung mit dem Verbrauch irgendwelcher Nahrungsmittel, vor allem Getreide, Kartoffeln, Zucker, verbunden ist und die doch lediglich dem Genusse dienen."[202] Anfang 1918 widerrief die Verbindung diesen Beschluss, „da das Bier, das man jetzt noch zu trinken bekommt, keine Nahrungsmittel mehr enthält."[203]

Daneben wurden Heizmaterial und Petroleum immer knapper, was auch den Unterricht an der Universität stark beeinflusste. Man befürchtete einen Verlust an Studierenden, der eine Schließung der Universität nach sich ziehen würde, wenn nicht ausreichende Beleuchtung und Heizung zur Verfügung stehen würden.[204] Prominente Themen waren immer wieder die Papierknappheit und die kriegsbedingte Gassperre, die erhebliche Auswirkungen auf den Lehr- und Forschungsbetrieb hatten.[205]

Trotz der Kriegswirren konnte sich August Eberhard in dieser Zeit über berufliche Erfolge und über die Geburt seiner Tochter Doris Paula im August 1915 freuen.[206]

---

[197] Vgl. UniA DA 103 Nr. 144 / 9. Personalakte August Eberhards. Eberhards Lebenslauf, den er dem Habilitationsgesuch beifügte.
[198] Vgl. E. DETTMERING (2007), S. 139.
[199] Siehe hierzu A. WETTMANN (2000), S. 117–119.
[200] Vgl. A. EBERHARD (1914).
[201] Vgl. UniA DA 103 Nr. 144 / 9. Personalbogen August Eberhards an der TH Darmstadt.
[202] StadtA MR B 1 K, 303. Geschichte des Marburger Wingolf, S. 29.
[203] StadtA MR B 1 K, 303. Geschichte des Marburger Wingolf, S. 29.
[204] Vgl. E. DETTMERING (2007), S. 140f.
[205] Vgl. A. EBERHARD (1920/a), S. 101; sowie UniA MR 305 a Nr. 8208. Geschäftsführung der Königlichen Universität Marburg.
[206] Vgl. BArch R 4901/13261. Hochschullehrerkartei.

6.7 Diskussion

Die Jahre zwischen 1912 und 1919 waren prägend für das weitere Leben August Eberhards. In beruflicher Hinsicht legte er den Grundstein für seine wissenschaftliche Karriere. Wir konnten den positiven Einfluss zeigen, den Ernst Schmidt (1845–1921) auf Eberhard und seine Entwicklung zum pharmazeutisch-chemischen Wissenschaftler hatte. Ebenso wie zahlreiche Forscher vor ihm, hatte auch er die Chance erkannt, die sich ihm durch die enge Zusammenarbeit mit dem „Vater der Pharmazeutischen Chemie“[207] bot. Das von Respekt geprägte vertrauensvolle Verhältnis, das die Studierenden zu Ernst Schmidt pflegten und das in der Literatur schon oft beschrieben wurde,[208] spiegelte sich auch in der Beziehung zwischen Eberhard und seinem Doktorvater wider.

Eines der Hauptforschungsgebiete von Ernst Schmidt und seinen Schülern war die Alkaloidchemie. Hierzu und ganz allgemein zur Pflanzenchemie finden sich zahlreiche Abhandlungen. Unser Schwerpunkt bestand darin, die Geschichte der Entdeckung des Ephedrins und seiner Stammpflanze vor dem Hintergrund der Entwicklung der Pflanzenchemie zu skizzieren. Hier konnten wir die Bedeutung des Ephedrakrauts aufzeigen, das schon seit Menschengedenken zu therapeutischen Zwecken genutzt wird. Interessanterweise hatte Eberhard seine Forschungen zum Ephedrin bereits 1914 begonnen, noch bevor durch die Arbeiten von Ko Kuei Chen (1898–1988) im Jahr 1923 die breiten Anwendungsmöglichkeiten des Wirkstoffs in der westlichen Welt bekannt wurden.[209] Die Beharrlichkeit, die wir bei August Eberhards Herangehensweise in der Ephedrin-Forschung nachweisen konnten, ist unter diesen Umständen fast als „visionär“ zu bezeichnen.

Erstmalig gelang es, die einzelnen Forschungsschritte darzulegen, die nach jahrelanger Arbeit schließlich zur Ephedrin-Synthese führten. Während August Eberhard diesbezüglich in der Literatur meist nur als kurze Randnotiz auftaucht, wird durch unsere Analyse deutlich, wie aufwendig seine Forschungen gewesen waren und mit welchen Rückschlägen und Widrigkeiten er sich befassen musste. Seine Forschungsberichte eröffnen Einblicke in den Charakter August Eberhards, über den bisher wenig bekannt war. Mit seiner Arbeitsweise bewies er großen Fleiß und Ausdauer. Rückfälle wertete er nicht als Niederlage, sondern als notwendigen Schritt auf dem Weg zum Erfolg, mit der Möglichkeit, es beim nächsten Versuch anders und damit besser zu machen. Auch war er in der Lage, Fehler zuzugeben und blieb im Umgang mit anderen Wissenschaftlern stets höflich.[210] Gleichzeitig fällt auf, dass der Fokus seiner Forschung fast ausschließlich auf dem Ephedrin lag, man also nicht von einem vielseitig gesteckten Aufgabengebiet sprechen kann. Vermutlich führte aber gerade diese Konzentration zu seinem Erfolg, den August Eberhard gemeinsam mit Ernst Schmidt um 1917 erreichen konnte, der geglückten Ephedrin-Synthese.

---

[207] C. FRIEDRICH (2021); sowie C. FRIEDRICH / G. MELZER (1988), S. 646.

[208] Vgl. O. KELLER (1920), S. 505; N. N. (1909), S. 559f.; sowie N. N. (1915), S. 529.

[209] Vgl. H. EMDE (1930), S. 84.

[210] Vgl. A. EBERHARD (1917/d), S. 553.

Im Gegensatz zu einigen Quellen,[211] die die Ephedrin-Synthese genau auf das Jahr 1917 datieren, konnte dieser Zeitpunkt durch uns nicht zweifelsfrei bestätigt werden. In diesem Zusammenhang erwähnte Friedrich von Bruchhausen (1886–1966) erstmalig 1955 in einer biografischen Abhandlung zu Ernst Schmidt das Jahr 1917. Es ist denkbar, dass von Bruchhausen die Ephedrin-Darstellung aus seiner Erinnerung genau zu datieren vermochte, da er ebenfalls ein Schüler Ernst Schmidts war, allerdings nahm er aktiv am Ersten Weltkrieg teil, sodass er zur fraglichen Zeit gar nicht in Marburg weilte und seine wissenschaftlichen Arbeiten dort erst 1919 – nun unter Johannes Gadamer (1867–1928) – wieder aufnehmen konnte.[212] Eine Quelle für die Jahresangabe 1917 nannte von Bruchhausen nicht.

Sicher ist, dass die Synthese zwischen 1917 und 1919 entstanden sein musste, da August Eberhard nach eigenen Worten die Hauptarbeit in Marburg geleistet hatte, gewisse Ergänzungen aber erst 1919 in Darmstadt erfolgten.[213] Eine Veröffentlichung der Forschungsergebnisse fand erst 1920 statt. Die älteste Quelle, die Bezug auf die geglückte Ephedrin-Synthese nimmt und nicht aus der Feder Eberhards stammt, ist der Nachruf Johannes Gadamers für Ernst Schmidt von 1922. Gadamer erwähnt hier diesbezüglich allerdings keine Jahreszahl.[214]

Wir konnten nachweisen, dass der Eberhard'sche Synthesevorschlag beispielhaft war für andere Wissenschaftler, aber auch vor allem für die Industrie. Einige Jahre nach der ersten Ephedrin-Synthese begann das renommierte Pharma-Unternehmen E. Merck in Darmstadt, Ephedrin nach dem Verfahren August Eberhards synthetisch herzustellen. In diesem Zusammenhang fanden wir lediglich in internen Mitteilungen der Firma E. Merck einen Hinweis auf den Entdecker der Synthese, August Eberhard. Nach unserem Kenntnisstand existierte keine offizielle Stellungnahme, mit der die Firma E. Merck auf Eberhard als Urheber der von ihr verwendeten Methode der Ephedrin-Synthese hinwies. Im Gegenteil, im Jahresbericht der Firma von 1927 führte E. Merck die erfolgreiche Synthese des Ephedrins und damit die Einführung des Fertigpräparats Ephetonin® auf die Versuche im betriebseigenen Laboratorium und die „langjährigen technischen und wissenschaftlichen Erfahrungen"[215] der Firma E. Merck zurück.[216] Auch eine finanzielle Anerkennung für Eberhard oder seine Beteiligung am wirtschaftlichen Erfolg von Ephetonin® konnte nicht nachgewiesen werden, obwohl in anderen Fällen die Erteilung von Gratifikationen an Erfinder oder Forscher von Merck durchaus üblich gewesen war.[217] Die Nichtberücksichtigung Eberhards muss aus Ermangelung an Dokumenten ungeklärt bleiben. Gleichzeitig ist jedoch denkbar, dass Eberhard die zurückhaltende Art seines Doktorvaters Ernst Schmidt übernommen hatte, wissenschaftliche Leistungen nicht mit sich daran

[211] Vgl. F. v. BRUCHHAUSEN / W. SCHNEIDER (1955), S. 347; sowie G. MELZER (1985), S. 51. In weiteren Publikationen wird sich stets auf die genannten Quellen berufen.

[212] Vgl. J. KNABE (1977), S. 1.

[213] Vgl. A. EBERHARD (1920/a), S. 129.

[214] Vgl. J. GADAMER (1922), S. 8.

[215] E. MERCK (1927), S. 11.

[216] Vgl. E. MERCK (1927), S. 11f.

[217] Vgl. MA-Darmstadt R 10 / 549 a und b.

anschließenden Möglichkeiten zu präsentieren,[218] sondern lediglich Fakten festzuhalten. Die technische Bedeutung seiner gelungenen Ephedrin-Synthese war ihm daher unter Umständen nicht in vollem Umfang bewusst, sodass sich daraus ergebende Rechte nicht oder nicht rechtzeitig angemeldet worden waren.

Über die Gründe, warum August Eberhard während des Ersten Weltkriegs nicht zum Kriegsdienst eingezogen wurde, können wir nur Vermutungen anstellen, da sich in den Akten keine Hinweise zu einer Wehrtauglichkeit fanden. Seine wissenschaftliche Qualifikation trug offensichtlich aber dazu bei, dass ihm ein Fronteinsatz im Ersten Weltkrieg erspart blieb. Damit bestätigen wir die Untersuchungen von Andrea Wettmann, die in ihrer Dissertation die Möglichkeit beschrieb, anstelle des Frontdienstes mit seinem Arbeitseinsatz den Hochschulbetrieb aufrechtzuerhalten.[219] Des Weiteren ließ sich nachweisen, dass August Eberhards christliche Überzeugung ihn zu Beginn seines Studiums zum Eintritt in die Studentenverbindung Wingolf veranlasste, die „nicht-schlagend" war und christliche Werte vertrat. Eine pazifistische Grundeinstellung Eberhards kann daher vermutet werden.

In der bisher erschienenen Literatur blieb das Privatleben Eberhards gänzlich unberücksichtigt. Uns ist es hier erstmals gelungen, die persönlichen Lebensumstände Eberhards in der Zeit von 1912 bis 1919 zu analysieren. Wir konnten die großen Veränderungen aufzeigen, die sich für Eberhard mit dem Verkauf des Elternhauses, dem Bezug einer Neubauwohnung und natürlich mit der Gründung einer Familie einstellten. Einmal mehr wurde deutlich, wie eng die Familienbande im Hause Eberhard waren. August Eberhard wohnte mit seiner jungen Familie nur wenige Häuser neben seiner Mutter und sein Bundesbruder hatte seine Schwester geheiratet. Schon 1907, als der Vater unerwartet verstorben war, hatte er sich gegen den Weggang aus Marburg und für die Nähe zu seiner Familie entschieden.

Mit unserer Analyse konnte zum ersten Mal die Arbeit August Eberhards näher beleuchtet werden, die er auf dem Gebiet der Ephedrin-Forschung geleistet hatte. Es wird deutlich, dass sein Verdienst um die Ephedrin-Synthese größer war, als es die bisherige Erwähnung in der Literatur vermuten ließ.

---

[218] Vgl. H. BÖHME (1951), S. 282; sowie F. V. BRUCHHAUSEN / W. SCHNEIDER (1955), S. 340–352.

[219] Siehe hierzu A. WETTMANN (2000), S. 117–119.

7 Eberhard als Hochschullehrer in Darmstadt 1919 bis 1945

7.1 Darmstadt nach dem Ersten Weltkrieg

Großherzog Ernst Ludwig (1868–1937), der seit 1892 regierte, verhalf Darmstadt Anfang des 20. Jahrhunderts zu kultureller Blüte, da er sich neben seinen Regierungsgeschäften sehr für Theater, Malerei und Musik interessierte. Noch vor Kriegsbeginn 1914 war dieser Aufschwung auch wirtschaftlich in der Stadt zu spüren. Die Industrialisierung schritt voran, neue Wohngebiete wurden erschlossen und durch die Künstlerkolonie auf der Mathildenhöhe hatte sich Darmstadt auch außerhalb der Landesgrenzen einen Namen als anerkannte „Kunststadt" gemacht.[1]

Diesem Wohlstand, sowohl materiell als auch geistig, setzte der Erste Weltkrieg indes ein jähes Ende. Nach vier Kriegsjahren voller Entbehrungen, in denen die Darmstädter Bürger Grundnahrungsmittel über Lebensmittelkarten beziehen mussten, Schulen geschlossen oder zu Lazaretten umgewandelt wurden und vor allem die Angst vor Angriffen das Leben bestimmte, war die Stimmung gedrückt und zugleich gereizt. Darmstadt hatte über 2000 gefallene Soldaten zu beklagen, Hunger und Krankheit[2] waren allgegenwärtig und Wohnungsnot bzw. schadhafte Häuser beherrschten das Stadtbild.[3] Im November 1918 kam es, wie im ganzen Land so auch in Darmstadt, zur Revolution, in deren Folge der Großherzog abdanken musste. Das Ende des Ersten Weltkrieges bedeutete für Darmstadt somit auch das Ende einer Ära. Das Großherzogtum Hessen mit seiner Residenzstadt Darmstadt wurde aufgelöst und die Republik Hessen ausgerufen.[4]

Die besondere geographische Position Darmstadts erschwerte die Versorgungslage der Bewohner, da der Rhein die Grenze zu den alliierten Siegermächten bildete. Das linke Rheinufer war von französischen Truppen besetzt worden und der sogenannte Brückenkopf Mainz sollte die neue französische Grenze sichern.[5] Darmstadt befand sich in der zehn Kilometer breiten entmilitarisierten Zone unmittelbar vor diesem Abschnitt und war somit von der Versorgung mit landwirtschaftlichen Produkten abgeschnitten, die bis

---

[1] Siehe hierzu P. ENGELS (2019), S. 115–118.

[2] Siehe hierzu E. G. FRANZ (1984), S. 416–420; sowie P. ENGELS (2019), S. 122.
Die weltweite Spanische-Grippeepidemie hatte auch in Darmstadt im Herbst 1918 viele Opfer gefordert.

[3] Vgl. E. G. FRANZ (1984), S. 418.
Auf den Dächern des Museums und der Pauluskirche fehlte infolge der 1915 angesetzten Edelmetall-Sammlung die kupferne Eindeckung.

[4] Vgl. P. ENGELS (2019), S. 122f.

[5] Vgl. E. G. FRANZ (1984), S. 425.

dahin vor allem aus dem benachbarten Griesheim bezogen worden waren.[6] Lebensmittel wurden stark rationiert und sowohl der Schwarzmarkt als auch der Schmuggel blühten.[7] In einem Reisebericht des französischen Journalisten Édouard Helsey (1883–1966) vom 12. März 1919 heißt es dazu:

> „Es ist auch sichtbar, daß man in Darmstadt Hunger leidet. Die Vorübergehenden haben hohle Mienen, die Gasthäuser sind leer, und in den Auslagen der Konditoreien bemerkt man kaum ein halbes Dutzend sehr trockener Gebäckstücke."[8]

Die akute Notlage bezog sich nicht nur auf Lebensmittel, sondern auch auf die Energieversorgung und das Angebot an Arbeitsplätzen. Regelmäßige Gas- und Stromsperren beeinträchtigten den Alltag und erschwerten die Umstellung der Industrie von Kriegsproduktion auf Friedenswirtschaft. Erst als die Herstellung ziviler Güter allmählich wieder in Gang kam, verringerte sich die Arbeitslosenquote. Wegen der großen Zahl an Kriegsrückkehrern und Menschen, die von den Alliierten aus der Besatzungszone ausgewiesen wurden, herrschte erheblicher Wohnungsmangel.[9] Noch 1914 waren stattliche Villen in den Neubaugebieten der Stadt, wie dem Paulusviertel, geplant worden. Diese Projekte verwarf man nun und baute stattdessen Mehrfamilienhäuser mit Mietwohnungen. In Kasernen, ehemaligen Lazarettbaracken und selbst im Schloss wurden Notwohnungen eingerichtet.[10]

Die stetig wachsende Zahl der Studierenden führte zwar zu einer Verstärkung des Wohnungsproblems, zeigte aber auch den Aufschwung, der langsam in Darmstadt wieder zu spüren war. Im Winter 1918 schrieben sich ca. 1000 Studierende an der Technischen Hochschule Darmstadt ein, zwei Jahre später hatte sich die Zahl schon verdreifacht. Diese steigende Tendenz veranlasste die Hochschule zum einen, über bauliche Maßnahmen nachzudenken, zum anderen, den Personalschlüssel erheblich aufzustocken.[11] Hiervon profitierte August Eberhard, der im Frühjahr 1919 das Angebot erhielt, eine Assistentenstelle an der Technischen Hochschule in Darmstadt zu übernehmen.[12]

Trotz des Mangels an Wohnraum konnte Eberhard mit seiner Familie eine Wohnung im zweiten Stock des Hauses in der Gutenbergstraße 56 beziehen. Sein Vermieter, ein Landtagsarchivar und Rechnungsrat, wohnte im Stockwerk über der Familie Eberhard.[13]

---

[6] Vgl. P. ENGELS (2019), S. 126.
Der Brückenkopf zog sich südlich des Mains über Langen, zwischen Griesheim und Darmstadt hindurch bis zum Rhein.

[7] Vgl. F. DEPPERT (1980), S. 311; sowie P. ENGELS (2019), S. 127.

[8] É. HELSEY (1980), S. 310.

[9] Vgl. E. G. FRANZ (1984), S. 428f.; sowie P. ENGELS (2019), S. 126.

[10] Vgl. P. ENGELS (2019), S. 125.

[11] Vgl. E. G. FRANZ (1984), S. 429.

[12] Vgl. R. SCHMITZ (1969), S. 91.

[13] Vgl. BÜRO DES HESSISCHEN POLIZEIAMTS (1921). Adressbuch der Stadt Darmstadt, S. 406; sowie TECHNISCHE HOCHSCHULE DARMSTADT (1919). Lehrplan für das Studienjahr 1919 / 20, S. 9.

Die Gutenbergstraße lag im Martinsviertel[14] im Nordosten der Stadt. Ende des 19. Jahrhunderts waren entlang der Hauptstraßen des Viertels zwei- bis viergeschossige Wohnhäuser gebaut worden, die häufig, wie in Eberhards Fall, in Mietwohnungen unterteilt waren[15] und hauptsächlich vom Mittelstand bewohnt wurden.[16] Eberhards Wohnung war sehr günstig gelegen, da er nur zehn Minuten zu Fuß zurücklegen musste, um die Hochschule zu erreichen. Erholung konnte die Familie im nahe gelegenen Park Rosenhöhe oder am Naturbadesee „Großer Woog" finden, der sich ebenfalls in fußläufiger Entfernung befand. Da viele Wohnungen zu dieser Zeit noch nicht zwingend über Badezimmer verfügten, bot die von 1907 bis 1909 im Jugendstil erbaute „Städtische Badeanstalt" den Bürgern Darmstadts die Möglichkeit zur Körperhygiene. Auch diese lag in kurzer Distanz zum Martinsviertel, musste allerdings nach dem Ersten Weltkrieg erst wieder in Betrieb genommen werden. Man hatte das Becken der Männerschwimmhalle abgedeckt, um dort eine Großnäherei für Kriegsuniformen einrichten zu können.[17]

---

[14] Siehe hierzu W. ZIMMER u. a. (1989), S. 29.
Das Viertel erhielt seinen Namen nach der Martinskirche, die zum einen nach Martin Luther (1483–1546), zum anderen nach Bischof Martin von Tours (316–397) benannt worden war. Die Einweihung der Kirche fand im November 1885 statt.

[15] Vgl. P. ENGELS (2019), S. 112.

[16] Vgl. W. ZIMMER u. a. (1989), S. 33.

[17] Siehe hierzu A. SPANGENBERG (2009), S. 106 und S. 134–137; sowie StadtA DA: F. LIMMER (1919), Tagebucheintrag vom 06.07.1919.
Der Park Rosenhöhe ist ein auf einer Anhöhe im englischen Stil angelegter Landschaftsgarten, der seinen Namen um 1900 erhielt, als Großherzog Ernst Ludwig einen Rosengarten mit einem beheizbaren Seerosenbecken anlegen ließ. Bei dem „Großen Woog" handelt es sich um einen künstlich angelegten See, der vermutlich schon im 16. Jahrhundert entstanden war. Zum einen sollten dadurch Überschwemmungen in der Altstadt verhindert werden, zum anderen stellte der See ein Wasserreservoir für den Fall eines Brandes dar. Daneben gab es zeitweise eine „Woogsflotte", die dort Fische fing. In der „Städtischen Badeanstalt" befanden sich zwei Schwimmbecken, nach Geschlechtern getrennt, sowie 37 Wannenbäder, eine Wäscherei und ein Hundesalon. Nach der Restaurierung sind inzwischen die Wände und Decken wieder mit Motiven aus der Unterwasserwelt bemalt und das Bad überragt ein Turm mit kupferner Haube.

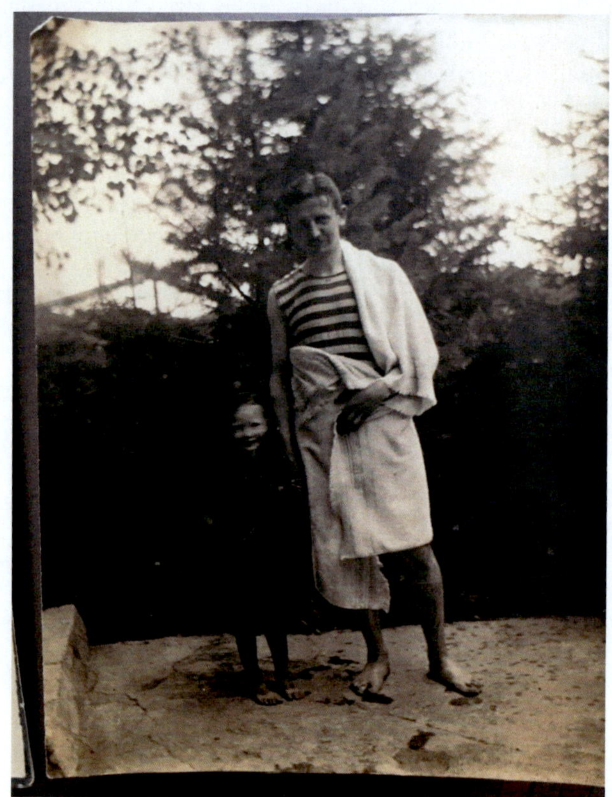

Abbildung 19: August Eberhard mit seiner Tochter Doris, um 1921.[18]

7.2 Die Technische Hochschule zu Darmstadt

Die im 18. Jahrhundert von England ausgehende Industrielle Revolution erreichte etwas verzögert auch den europäischen Kontinent. Werkzeugmaschinen erleichterten nach und nach viele Arbeitsschritte, die Eisenverarbeitung nahm zu und zur Erschließung besserer Transportwege entstand die Eisenbahn.[19]

Deutschland sah sich in Konkurrenz mit den Nachbarstaaten und bemühte sich, die technologischen Versäumnisse aufzuholen.[20] Das Interesse für technische Berufe wuchs

[18] Privatarchiv Ernst-Eberhard Kopf.

[19] Siehe hierzu C. FRIEDRICH / W.-D. MÜLLER-JAHNCKE (2005), S. 420f.

[20] Vgl. W. ZIMMER u. a. (1989), S. 53.

und der Ruf nach einer adäquaten Ausbildung wurde immer lauter. Erfindungen beruhten nicht mehr länger auf Zufällen, sondern waren Ergebnis der Wissenschaft, sodass ab 1806 höhere technische Lehranstalten gegründet wurden.[21] Sie alle verband das Ziel, auf gehobener intellektueller Basis Theorie und Praxis der technischen Arbeitsgebiete zu vermitteln, um den wirtschaftlichen Rückstand Deutschlands bei der Entwicklung und Produktion technischer Güter auszugleichen.[22] Man war bestrebt, den bis dahin eher handwerksmäßig betriebenen Berufen eine gründlichere Ausbildung zukommen zu lassen, um durch fundiertes Grundwissen die Chance auf herausragende technische Entwicklungen zu erhöhen.

August Eberhard selbst formulierte später zu diesem Thema:

> „Ist es doch eine alte Erfahrung, daß dem Erfindungsbereich des Bastlers enge Grenzen gesetzt sind, soweit dieser sich nicht von rein empirischer Einstellung freimacht. Erst durch systematisches Nachspüren der für sein Arbeitsgebiet gültigen Grundlagen und Gesetzmäßigkeiten sprengt er die engen Grenzen seines bisherigen Denkbereiches und kommt durch Anwendung der Regeln und Gesetze zur wahren Erkenntnis seines Arbeitsgebietes und damit zum Erfolg."[23]

1836 konnte auch in Darmstadt mit der „Höheren Gewerbeschule" eine solche Institution errichtet werden, die aus der 1826 gegründeten „Technischen Schule" hervorging.[24] Im Gegensatz zu den Universitäten sollte hier eine zweckrationale und an die Bedürfnisse der Technik und des Gewerbes angepasste Ausbildung erfolgen. Als Berechtigung zum Besuch der „Höheren Gewerbeschule" galt die Primareife oder eine bestandene Aufnahmeprüfung. Nach zwei Jahren in der mathematisch-naturwissenschaftlichen Vorschule hatte der Schüler die „realistische Maturitätsprüfung" abzulegen. Diese gewährleistete eine solide theoretische Basis, auf der anschließend der Unterricht in den eigentlichen Fachklassen aufbauen konnte.[25]

---

[21] Siehe hierzu T. NIPPERDEY (1983), S. 482–484.
Auf Initiative der Stände entstand in Prag 1806 ein „Polytechnisches Institut". Es handelte sich um eine höhere technisch-wissenschaftliche Schule für den Gewerbestand. Nach und nach folgten ähnliche Institute (1815 Wien, 1822 Dresden, 1827 München, 1835 Braunschweig), die in ihrem Ausbildungsangebot Unterschiede aufwiesen. Wien entsprach beispielsweise eher einer Hochschule, während die Institute in Dresden, München und Braunschweig zunächst eine wissenschaftliche Fachschule für Handwerker, Lehrlinge mit Volksschulabschluss und Realschüler darstellten.

[22] Vgl. H. -U. WEHLER (1987), S. 500 und S. 578.

[23] A. EBERHARD (1936), S. 398.

[24] Vgl. A. EBERHARD (1936), S. 398f.; sowie R. SCHMITZ (1969), S. 88.
Schon 1812 war in Darmstadt eine Bauschule errichtet worden, die 1821 mit der „Technischen Realschule" zusammengelegt wurde. Fünf Jahre später teilte man die beiden Institutionen wieder in eine „Allgemeine Bürgerschule" und in eine „Technische Schule".

[25] Siehe hierzu A. EBERHARD (1936), S. 399; H. -U. WEHLER (1987), S. 503; sowie W. ZIMMER u. a. (1989), S. 53.

Ab 1859 unterschied man drei verschiedene Fachklassen: eine mechanisch-technische, eine chemisch-technische sowie eine Bauklasse.[26] Die Ausbildung betrug drei Jahre. Während in den beiden unteren Klassen, gleich der ehemaligen Vorschule, Grundkenntnisse in Mathematik und Naturwissenschaften vermittelt wurden, fand in der Oberklasse die Spezialisierung statt.[27]

1868 wurde die Gewerbeschule zur „Polytechnischen Schule" mit hochschulmäßiger Verfassung weiter ausgebaut. Das Kollegium der Schule bestand nun aus zehn ordentlichen und sechs außerordentlichen Professoren. Neben der Ausbildung in klassischen technischen Berufen, wie Architekten, Ingenieuren und Maschinenbauern, konnten auch Pharmazeuten die erforderlichen Kenntnisse zur Ausübung ihres Berufes vermittelt werden. Der Schulbetrieb gliederte sich in insgesamt sechs Bereiche. Neben vier technischen Abteilungen gab es die sogenannte „Allgemeine Abteilung" (der Philosophischen Fakultät an Universitäten entsprechend) und bis 1873 eine „landwirtschaftliche Schule".

Inzwischen hatte die „Polytechnische Schule" in Darmstadt ebenso wie vergleichbare Anstalten in Deutschland an Ansehen gewonnen. Der erfolgreiche Besuch einer „Polytechnischen Schule" berechtigte gleichermaßen zum Ablegen einer staatlichen Prüfung wie ein absolviertes Universitätsstudium.[28] Um diesem Umstand auch äußerlich Ausdruck zu verleihen, erhielt die „Polytechnische Schule" ab 1877 die Bezeichnung „Technische Hochschule".[29]

7.2.1 Gründung der Pharmazeutisch-Chemischen Abteilung 1884

Obgleich die Technischen Hochschulen in Deutschland Ende des 19. Jahrhunderts in gewisser Weise einen Höhepunkt erlebten – die Gleichstellung zur Universität war in weiten Bereichen vollzogen – ging die Zahl der Studenten erheblich zurück. So hatte auch die TH Darmstadt mit schwindenden Studentenzahlen zu kämpfen, sodass sogar die Einstellung des Hochschulbetriebs befürchtet werden musste.[30] Dem Einsatz des Landtagsabgeordneten der Stadt Darmstadt war es damals zu verdanken, dass die Schließung der Hochschule abgewendet werden konnte. Um Spekulationen entgegenzuwirken, wurde im Programm der TH Darmstadt 1882 ausdrücklich auf deren Fortbestand hingewiesen:

---

[26] Vgl. R. SCHMITZ (1969), S. 88.
[27] Vgl. W. ZIMMER u. a. (1989), S. 53.
[28] Vgl. A. EBERHARD (1936), S. 399.
[29] Vgl. R. SCHMITZ (1969), S. 88.
[30] Vgl. A. EBERHARD (1936), S. 399.

> „Um bei dem [...] Publikum keinen Zweifel bezüglich der Zukunft der Hochschule aufkommen zu lassen, bemerken wir an dieser Stelle ausdrücklich, daß jene [...] Verhandlungen [...], welche eine [...] Aufhebung der Anstalt zum Ziele hatten, ihren Abschluss gefunden haben."[31]

Ein neues Konzept musste her, um mit der Einführung weiterer Unterrichtsfächer einen Anreiz für Studierende zu schaffen. Als erstes seiner Art in Deutschland entstand 1882 das Elektrotechnische Institut. 1884 erfolgte die Aufnahme der Pharmazie in den Lehrplan der TH Darmstadt.[32]

Die Voraussetzungen für die Einführung dieses Lehrfachs waren günstig. Die Fächer Botanik und Physik konnten schon durch entsprechende Lehrkräfte abgedeckt werden.[33] Daneben fühlte sich Darmstadt seit jeher durch die Apothekerfamilie Merck, aber auch als Geburtsort Justus Liebigs (1803–1873) und August Kekulés (1829–1896) der Chemie bzw. der Pharmazie verbunden. Der erste Chemiker an der Polytechnischen Schule, Philipp Theodor Büchner (1821–1890) war Sohn eines Apothekers. 1881 wurde sein Nachfolger, Wilhelm Staedel (1843–1919)[34] Direktor des Chemischen Instituts und übernahm gleichzeitig 1884 die Leitung der Fachabteilung für Pharmazie, die auf Initiative des Apothekers und Vortragenden Rats für pharmazeutische Angelegenheiten im Hessischen Innenministerium, Wilhelm Uloth (1833–1895),[35] gegründet worden war. Dieser wurde selbst zum Professor für Pharmakognosie ernannt und erhielt einen Lehrauftrag an der TH Darmstadt. Weil Uloth außerdem noch das Nahrungsmitteluntersuchungsamt leitete, konnte das Studienangebot ausgeweitet werden, sodass die Einrichtung für Studenten an

---

[31] W. SCHLINK (1936), S. 24.

[32] Vgl. A. EBERHARD (1936), S. 399; sowie W. SCHLINK (1936), S. 24.

[33] Vgl. A. EBERHARD (1936), S. 399; NDB (1957), S. 738f.; sowie C. WOLF / M. VIEFHAUS (1977), S. 42.
Botanik wurde ab 1869 von dem ordentlichen Professor und Direktor des Botanischen Gartens Leopold Dippel (1827–1914) unterrichtet und Ernst Dorn (1848–1916) war Hochschulprofessor für Physik.

[34] Siehe hierzu W. PÖTSCH (1988/f), S. 404.
Wilhelm Staedel kam 1843 in Darmstadt zur Welt. Nach einer Apothekerlehre studierte er in Heidelberg, Tübingen und Wiesbaden Chemie. 1864 wurde er in Tübingen promoviert, die Habilitation folgte 1869. Von 1881 bis 1911 lehrte er als ordentlicher Professor an der TH Darmstadt.

[35] Siehe hierzu DApoBio (1978), Bd. 2, S. 702.
Wilhelm Uloth wurde 1833 als Sohn eines Buchbinders in Marburg geboren. Nach seiner Lehrzeit in einer Treysaer Apotheke studierte er zunächst Botanik in der Schweiz, um dann 1857 in seiner Heimatstadt mit dem Studium der Pharmazie zu beginnen. Nach erfolgter Promotion gründete er 1860 in Bad Nauheim eine chemisch-pharmazeutische Fabrik und leitete diverse Apotheken, u. a. in Bad Nauheim und im benachbarten Friedberg. Schon ab 1878 hatte Uloth eine naturwissenschaftliche Lehrtätigkeit aufgenommen, erst in Friedberg, später in Bensheim. 1881 erfolgte die Ernennung zum Obermedizinalrat und Vortragenden Rat für pharmazeutische Angelegenheiten im Innenministerium des Großherzogtums Hessen-Darmstadt. Die Annahme des Lehrauftrags für Pharmakognosie 1884 an der TH Darmstadt bildete für Uloth den Beginn seiner Hochschullaufbahn.

Attraktivität gewann.[36] Uloths Lebensweg wies deutliche Parallelen zu dem August Eberhards auf, da er ebenfalls in Marburg geboren worden war und einem Ruf an die TH Darmstadt folgte.

Es gelang, die Pharmazie als Lehrfach an der TH Darmstadt zu etablieren,[37] und schon 1888 waren 28 Pharmazeuten immatrikuliert. Wilhelm Staedel übernahm die experimentalchemischen Vorlesungen und die vorgeschriebenen Praktika, während der theoretische Unterricht in Analytischer Chemie, Toxikologie und Pharmazeutischer Chemie zunächst von dem Privatdozenten Joseph Klein (1858–?), später anteilig von dem Assistenten Adalbert Kolb (1863–1938) übernommen wurde.[38]

Bereits im Gründungsjahr der Pharmazeutisch-Chemischen Abteilung an der TH Darmstadt fand im Beisein des ehemaligen Lehrlings Uloths und späteren Medizinalrats Emanuel August Merck (1855–1923)[39] die erste Pharmazeutische Prüfung statt.

Der Unterstützung durch die Firma E. Merck war es außerdem zu verdanken, dass Uloth den Grundstein für eine pharmakognostische Lehrsammlung legen konnte, die immer weiter ausgebaut wurde.[40]

Die Nachfolge Uloths als Leiter des Chemischen Untersuchungsamtes trat 1888 Heinrich Weller (1853–1923)[41] an, der dieses Institut mit seinem zwei Jahre zuvor gegründeten chemisch-bakteriologischen Laboratorium zusammenlegte. Damit zeichnete er verantwortlich für die praktische Ausbildung der Lebensmittelchemiker. Referent für Pharmazeutische Angelegenheiten und Dozent für Pharmakognosie wurde 1895 der Büdinger

[36] Siehe hierzu R. SCHMITZ (1969), S. 88f.

[37] Siehe hierzu A. EBERHARD (1936), S. 399.

[38] Vgl. R. SCHMITZ (1969), S. 89; sowie C. WOLF / M. VIEFHAUS (1977), S. 103 und S. 110.

[39] Siehe hierzu C. BURHOP (2018), S. 124; C. FRIEDRICH / W.-D. MÜLLER-JAHNCKE (2005), S. 986–988; sowie DApoBio (1978), Bd. 2, S. 423–426.
Emanuel August Merck wurde 1855 in eine seit fast 200 Jahren in Darmstadt ansässige Apothekerfamilie geboren. Nach Studium und Promotion übernahm er 1883 die väterliche Engel-Apotheke in Darmstadt und wurde Teilhaber des Familienunternehmens E. Merck, das er ab 1913 leitete. Seit 1884 war Merck Mitglied in der Pharmazeutischen Prüfungskommission der TH Darmstadt. Sein Großvater, Heinrich Emanuel Merck (1794–1855), hatte 1827 mit seinem „Pharmaceutisch-chemischen Novitäten-Cabinet" über die Herstellung von Alkaloiden berichtet, die er nach neusten Verfahren und in bestmöglicher Qualität produzierte. Damit legte er die Basis für die industrielle Expansion des ältesten pharmazeutischen Familienunternehmens und gründete 1850 die Geschäftssozietät „E. Merck".

[40] Vgl. A. EBERHARD (1936), S. 399.

[41] Vgl. R. SCHMITZ (1969), S. 89–91; sowie C. WOLF / M. VIEFHAUS (1977), S. 113.
Heinrich Weller, geboren 1853 in Darmstadt, studierte nach Ablegung des Pharmazeutischen Staatsexamens in Gießen, Heidelberg und Freiburg Chemie. Ab 1883 wirkte er drei Jahre lang als Assistent an der Landwirtschaftlichen Versuchsstation Darmstadt, bis er 1888 Leiter des Chemischen Untersuchungslabors wurde. Nach seiner Prüfung zum Nahrungsmittelchemiker 1895 erfolgte 1902 seine Ernennung zum Extraordinarius an der TH Darmstadt.

Apotheker Georg Krausser (1849–1903)[42], der sich insbesondere der kostbaren pharmakognostischen Lehrsammlung Uloths annahm.[43]

7.2.2 Neubau der TH Darmstadt 1892 bis 1895

Nicht zuletzt die neu eingerichteten Lehrfächer steigerten die Attraktivität der TH Darmstadt derart, dass die Zahl der Studenten gegen Ende des 19. Jahrhunderts deutlich zunahm. Bis 1892 hatte sich die Zahl der Studenten mehr als verdoppelt. Das Gebäude der ehemaligen Gewerbeschule am Kapellplatz genügte inzwischen weder den räumlichen[44] noch den technischen Anforderungen, die vor allem die chemischen Studiengänge an eine fundierte Ausbildung stellten. Auch wenn man kurzfristig versucht hatte, den Platzmangel durch die Errichtung von Baracken und die Nutzung anderer Immobilien auszugleichen, war der Zustand alles andere als zufriedenstellend. Wegen der weit verstreut liegenden Abteilungen der Hochschule war der reibungslose Lehrbetrieb erheblich gestört. Außerdem bedingte die rasche wissenschaftliche Entwicklung der Chemie, dass auch die Ausstattung der Hörsäle mit der Zeit ging.[45]

Der regierende Großherzog Ludwig IV (1837–1892)[46] konnte von der Notwendigkeit eines Neubaus überzeugt werden und stellte das Gelände der großherzoglichen Meierei und einen Teil des Herrngartens im Nordosten der Stadt als Bauplatz zur Verfügung. In den Jahren 1892 bis 1895 wurde nach den Plänen von Heinrich Wagner (1834–1897)[47]

---

42 Vgl. DApoBio (1986), Erg.bd. 1, S. 254.
Nach einer Lehre in der Apotheke seines Vaters konditionierte Krausser in Winterthur, Berlin und Travemünde. Von 1871 bis 1872 studierte er Pharmazie an der Universität Gießen, um nach seinem Pharmazeutischen Staatsexamen als Lehrer und Assistent für Chemie an die Gewerbeschule in Barmen zu gehen. Im Anschluss arbeitete Krausser als Direktor der Anilinfabrik C. Jaeger ebenfalls in Barmen. 1881 übernahm er bis 1895 die Apotheke seines Vaters in Büdingen. Danach wurde er zum Obermedizinalrat in der Abteilung für öffentliche Gesundheitspflege des hessischen Ministeriums des Innern und der Justiz ernannt. Gleichzeitig lehrte er an der TH Darmstadt als Dozent für Pharmakognosie und pharmazeutische Gesetzeskunde.

43 Vgl. A. EBERHARD (1936), S. 399.

44 Vgl. A. EBERHARD (1936), S. 399; sowie W. SCHLINK (1936), S. 24.

45 Vgl. R. SCHMITZ (1969), S. 88.

46 Vgl. NDB (1987), S. 398–400.

47 Vgl. ADB (1898), S. 437–439.
Heinrich Wagner wurde 1834 in Stuttgart geboren und legte dort im Baufach 1855 sein Staatsexamen ab. Es schlossen sich sechs Jahre der Weiterbildung in Frankreich und England an, bevor er in seiner Heimatstadt Lehrer für Architektur an der Baugewerkschule wurde. 1869 folgte er einem Ruf zum ordentlichen Professor für Baukunde (Architektur) nach Darmstadt. Neben der Lehrtätigkeit entwarf er Privathäuser, Repräsentationsbauten sowie die neue Technische Hochschule Darmstadt. Gleichzeitig gehörte er zum Vorstand der großherzoglichen

ein repräsentatives Hochschulhauptgebäude mit Säulenportikus und Hau- bzw. Klinkersteinen auf der Südseite der Hochschulstraße erbaut. Direkt gegenüber entwarf der Architekt Erwin Marx (1841–1901) ein besonderes Institutsgebäude für die Naturwissenschaften, das aus zwei separaten Baukörpern bestand. Während das westliche Gebäude das physikalische und elektrotechnische Institut beherbergte, war im anderen Gebäude entlang der Schlossgartenstraße die Chemie – und damit auch die Pharmazie – untergebracht. Marxs Entwurf war im Gegensatz zum Hauptgebäude weniger monumental, sondern eher zweckmäßig gehalten[48] und spiegelte somit die strukturierte Denkweise eines Naturwissenschaftlers wider.

Nun gab es in Darmstadt endlich einen zusammenhängenden Hochschulkomplex und 1895 konnten die neuen Räumlichkeiten bezogen werden. Studenten wie Professoren erfreuten sich an der modernen Einrichtung, die sie so lange hatten entbehren müssen, wie zum Beispiel große elektrische Lampen mit indirekter Beleuchtung, die jetzt anstelle der offenen Gasflammen mit Blechschirm das wissenschaftliche Arbeiten erheblich erleichterten.[49]

Das vermeintlich großzügige Platzangebot in den Instituten erwies sich aber schon bald als nicht ausreichend,[50] da schon während der Bauphase die Zahl der Studierenden stark angestiegen war. Ursprünglich waren die Neubauten für 480 Studenten konzipiert worden, bei Einzug zählte die TH dagegen schon 884 Studenten. Bereits ein Jahr später konnte der tausendste Student begrüßt werden, sodass bald klar war, dass Ergänzungsbauten folgen mussten.[51]

Das Institut für Organische Chemie bezog 1903 eigene Räumlichkeiten und 1904 konnte das Chemische Institut mit einem Anbau ans Elektrotechnische Institut vergrößert werden.[52] Damit wurden die von Marx getrennt geplanten Institutsgebäude durch einen von Friedrich Pützer (1871–1922)[53] entworfenen Verbindungstrakt zu einer Einheit, die

---

Baubehörde. Wagner verstarb 1897 und hinterließ den Vorentwurf zur Erweiterung des Hochschulgebäudes in Darmstadt.

[48] Vgl. W. SCHLINK (1936), S. 24; StadtLex DA, S. 610; sowie W. ZIMMER u. a. (1989), S. 31. Erwin Marx, geboren 1841 in Dresden, wurde 1873 zum Professor für Baukunst an die Polytechnische Schule Darmstadt berufen. Er erlebte in seinen fast 30 Jahren der Zugehörigkeit zur Hochschule Darmstadt deren Höhen und Tiefen und war gegen Ende seiner beruflichen Laufbahn gemeinsam mit Heinrich Wagner maßgeblich an der Neugestaltung der Hochschulgebäude beteiligt. 1901 verstarb Marx in Darmstadt nach schwerer Krankheit, noch bevor die auch von ihm mitgeplanten Erweiterungsbauten fertiggestellt werden konnten.

[49] Vgl. W. SCHLINK (1936), S. 24f.

[50] Vgl. A. EBERHARD (1936), S. 399.

[51] Vgl. W. SCHLINK (1936), S. 25.
Die Hochschule ehrte den tausendsten Studenten 1896 mit einem Festakt und überreichte ihm zum Andenken eine goldene Uhr.

[52] Vgl. R. SCHMITZ (1969), S. 88.

[53] Siehe hierzu H. A. MÜLLER / H. W. SINGER (1921), S. 226f.; sowie StadtLex DA, S. 729f. Friedrich Pützer studierte an der TH Aachen Architektur und wurde 1897 u. a. Assistent von Erwin Marx in Darmstadt. Nach dessen Tod trat Pützer 1902 die Nachfolge als ordentlicher Professor für Baukunst an und führte die begonnenen Arbeiten an den Erweiterungsbauten

ein Uhrturm krönte, der für Jahrzehnte das Wahrzeichen der TH Darmstadt darstellen sollte.[54]

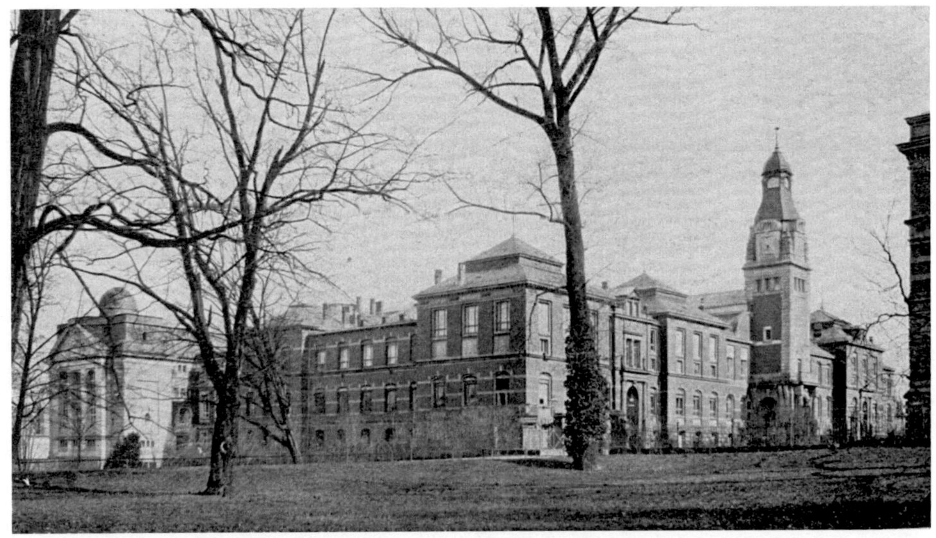

Abbildung 20: Gebäude der Naturwissenschaften der TH Darmstadt (die Pharmazie befand sich im Gebäudetrakt rechts des Uhrturms), um 1908.[55]

Für 3,5 Millionen Goldmark baute man 1905 einen Westflügel an, um mit der Einrichtung neuer Laboratorien jedem Studierenden die Möglichkeit zu geben, sein Studium unter günstigsten Bedingungen erfolgreich zu absolvieren.[56] Mit den Anbauten hatte sich der zur Verfügung stehende Raum verdoppelt,[57] was auch notwendig war, da sich 1906 schon 2063 Studierende an der Hochschule eingeschrieben hatten.[58]

---

der Hochschule fort. Neben der Verbindung der Institutsgebäude entwarf er den Hörsaalbau des Physikalischen Instituts mit Observatorium. Außerdem war Pützer maßgeblich an der Darmstädter Stadtentwicklung beteiligt und plante beispielsweise das Paulusviertel rund um die von ihm entworfene Pauluskirche. Ebenfalls aus der Feder Pützers stammte das repräsentative Verwaltungsgebäude der Firma E. Merck sowie die Empfangshalle des Darmstädter Hauptbahnhofs.

[54] Vgl. W. ZIMMER u. a. (1989), S. 31.

[55] W. STAEDEL (1908), S. 11.

[56] Vgl. A. EBERHARD (1936), S. 399; sowie W. SCHLINK (1936), S. 25.

[57] Vgl. W. SCHLINK (1936), S. 25.

[58] Vgl. R. SCHMITZ (1969), S. 88.

7.2.3 Die Ausstattung des Chemischen Instituts um 1908

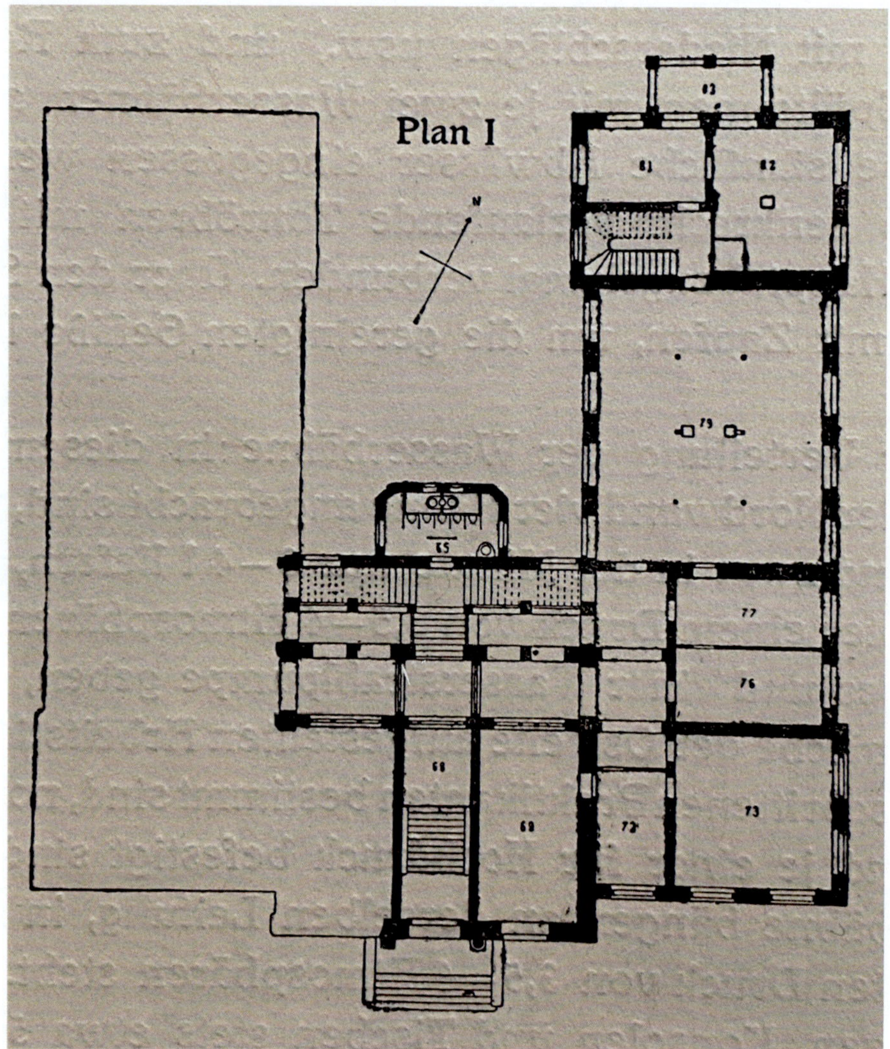

Abbildung 21: Plan des Chemischen Instituts der TH Darmstadt, um 1908.[59]

[59] W. STAEDEL (1908), S. 5.

Im Erdgeschoss lag der große Arbeitssaal (79) mit 34 Arbeitsplätzen. Ein Arbeitsplatz bestand aus einem einen Meter langen Eichenholztisch mit vier Schubladen und verschließbarem Schrank. Einen Aufsatz mit den gebräuchlichsten Reagenzien mussten sich zwei Studierende teilen, während jeder Arbeitsplatz mit einem Porzellangefäß inklusive Siebeinsatz zur Aufnahme der Abfälle sowie mit zwei Gashähnen ausgestattet war. Fortgeschrittene Studierende konnten über gesonderte Arbeitsplätze verfügen, die zusätzlich je einen Wasserhahn für Hoch- bzw. Niederdruck besaßen.

Daneben standen den Studierenden acht Abzugsschränke zur Verfügung, die mit zwei oben und unten angebrachten Abzugsöffnungen versehen waren – für schwere und leichte Gase bzw. Dämpfe. Hier bestanden die Tischplatten aus Blei.

Ein großer Arbeitstisch konnte nach Absprache für den Aufbau größerer Apparaturen, z. B. für Destillationen, verwendet werden. Für Glasbläserarbeiten bot sich ein getrennt liegender Blasetisch an, während maßanalytische Versuche möglichst störungsfrei in einer separaten Fensternische durchgeführt wurden.

Die Reinigung der Gefäße erfolgte in sechs großen Spültonnen, die über Tonröhren mit dem Hauptabzugskanal im Sockelgeschoss verbunden waren.

Neben dem großen Arbeitssaal befanden sich im Erdgeschoss außerdem das Schwefelwasserstoffzimmer (82), eine offene Halle (83) für Arbeiten mit starker Geruchsentwicklung, ein kleiner Hörsaal (73) für Experimentalvorlesungen, ein Waagenzimmer (77) (sechs Waagen mit einem Wiegebereich von 0,0001–200 Gramm) und zwei gesonderte Zimmer für den Privatdozenten (81) bzw. die Assistenten. In einem weiteren Raum (69) wurden die Gebrauchsreagenzien gelagert und gegebenenfalls hergestellt. Bei Bedarf konnten hier die Studierenden diverse Chemikalien erwerben. Abschließend sei noch der Sammlungsraum (76) aufgeführt, in dem sich eine gut sortierte Sammlung sämtlicher pharmazeutisch wichtiger Präparate befand, die – wie bereits erwähnt – zu einem Großteil von der Firma E. Merck zur Verfügung gestellt worden waren.

Über eine breite zweiflügelige Treppe gelangte man ins Obergeschoss mit dem großen Hörsaal. Dieser verfügte über 196 Sitzplätze, die als Klappsitze in aufsteigenden Reihen angeordnet waren. Der sogenannte Experimentiertisch war fast 10 Meter lang und nach dem neusten Stand der Technik ausgestattet. Neben Gas- und Wasserhähnen gab es diverse Pumpen, Abzugsöffnungen sowie Leitungen für verschiedene elektrische Ströme. Der Hörsaal konnte unproblematisch verdunkelt werden, um über eine Projektionseinrichtung oder ein Epidiaskop Bilder zeigen zu können. Das Vorbereitungszimmer sowie die Lagerräume für die Sammlung der Vorlesungsapparate waren durch ein Schienensystem mit dem Experimentiertisch verbunden, um benötigte Geräte ohne größeren Kraftaufwand einsetzen zu können. Ein Bereich dieser an den Hörsaal grenzenden Zimmer beherbergte die Bibliothek mit den bedeutendsten Erscheinungen der pharmazeutischen und chemischen Literatur und stand den Studierenden an allen Wochentagen von 8 bis 19 Uhr zur Verfügung.[60]

---

[60] Siehe hierzu W. STAEDEL (1908), S. 5–11.

7.2.4 Extraordinariat für Pharmazeutische Chemie 1909

Fast fünfzehn Jahre nach Bezug der neuen Gebäude an der Hochschulsstraße erhielt die Pharmazeutische Chemie eine eigene außerordentliche Professorenstelle.

Georg Paul Heyl (1866–1942)[61] hatte sich 1899 für Pharmazeutische Chemie habilitiert und wurde für dieses Fach 1909 zum außerplanmäßigen außerordentlichen Professor berufen. Sechs Jahre zuvor hatte er bereits die Nachfolge Kraussers im Innenministerium und als Lehrbeauftragter für Pharmakognosie angetreten.

Seine wissenschaftlichen Arbeiten konzentrierten sich im Laufe der Jahre immer mehr auf die Erforschung von Heilpflanzen und die Isolierung von Pflanzeninhaltsstoffen.[62] So widmete Heyl sich unter anderem der Untersuchung von Alkaloiden in Kakteen[63] und in Fumariaceen (Gattung Dicentra). Er verfolgte damit ähnliche Interessen wie Johannes Gadamer (1867–1928) in Marburg, der Dicentra spectabilis auf Alkaloide untersucht hatte. In seinen Ausführungen nahm Heyl nicht nur Bezug auf die Forschungsergebnisse Gadamers, sondern berücksichtigte auch Erkenntnisse, die Ernst Schmidt (1845–1921) gemeinsam mit seinen Schülern auf dem Gebiet der Fumariaceen-Forschung gewonnen hatte. Heyl war, wie allgemein unter Wissenschaftlern üblich, an den Untersuchungsergebnissen anderer Forscher interessiert. Seine Verweise im Journal „Archiv der Pharmazie“ auf Schmidts bzw. Gadamers Arbeit spiegeln den wissenschaftlichen Austausch zwischen dem Pharmazeutisch-Chemischen Institut in Marburg und der Pharmazeutisch-Chemischen Abteilung in Darmstadt wider.[64]

Neben seinen pharmazeutisch-chemischen Arbeiten im Labor war Georg Heyl passionierter Sammler und erweiterte die pharmakognostische Lehrsammlung der TH Darmstadt ganz beträchtlich. Zudem legte er den Grundstein für die Einrichtung einer historischen Apotheke im Hessischen Landesmuseum.[65]

Während seiner Hochschultätigkeit hatte Georg Heyl immer mehr Aufgaben übernommen. Neben seinen Verpflichtungen im Innenministerium als vortragender Rat und Referent für pharmazeutische Angelegenheiten, nahm seine Lehrtätigkeit an der Hochschule einen immer größeren Umfang ein. Wie bereits erwähnt, vertrat er als Nachfolger Kraussers den Lehrstuhl für Pharmakognosie,[66] gleichzeitig entsprach er dem Wunsch Wilhelm Staedels, bis zu dessen Ruhestand die Vorlesungen zur Pharmazeutischen Chemie und Ausmittelung der Gifte sowie das Repetitorium der Organischen Chemie zu

[61] Siehe hierzu DApoBio (1975), Bd. 1, S. 274f.
Georg Paul Heyl wurde 1866 in Darmstadt geboren und blieb zeit seines Lebens seiner Heimatstadt verbunden. Nach seinem Studium in Darmstadt arbeitete er von 1892 bis 1894 als Assistent am Chemischen Institut, wurde in Heidelberg promoviert und kehrte 1895 als Assistent Wilhelm Staedels an die TH Darmstadt zurück.

[62] Vgl. R. SCHMITZ (1969), S. 91.

[63] Siehe hierzu G. HEYL (1901), S. 451–473.

[64] Vgl. G. HEYL (1903), S. 313 und S. 316f.

[65] Vgl. A. EBERHARD (1936), S. 399; sowie Kapitel 10. 2. 3.

[66] Vgl. R. SCHMITZ (1969), S. 91; sowie UniA DA103 Nr. 144 / 9. Brief Georg Heyls an die Abteilung für Chemie an der Technischen Hochschule zu Darmstadt vom 15.02.1919.

übernehmen. Der ursprüngliche Plan, diese Vorlesungen nur für ein bis zwei Jahre bis zur Pensionierung Staedels abzuhalten, schlug fehl. Anstatt sich wieder anderen Aufgaben zuzuwenden, nahmen die Hochschulverpflichtungen von Georg Heyl weiter zu. Die neue Prüfungsordnung für Apotheker von 1904 forderte von ihm,[67] dass er zusätzlich Vorlesungen zur Bakteriologie und Sterilisation sowie ein Praktikum für mikroskopische Untersuchungen anbot.

Mit der Zeit stellte Heyl fest, dass die angesetzten Stunden für den Vorlesungsstoff für Pharmazeutische Chemie und für Pharmakognosie nicht ausreichten. Er veranlasste daher eine Aufstockung der Vorlesungsstunden. Nicht zu vergessen war der Unterricht in Pharmazeutischer Gesetzeskunde, den Heyl im Wintersemester abhielt und die regelmäßigen Apothekenrevisionen, die er als Regierungsapotheker durchzuführen hatte. Da er auch weiterhin stets bemüht war, die Pharmaziestudierenden bei ihren Arbeiten im Labor zu betreuen, war im Jahr 1919 der Zeitpunkt gekommen, an dem „eine so umfangreiche Tätigkeit von einer Person nicht mehr bewältigt werden“[68] konnte.

[67] Vgl. N. N. (1904), S. 433–435.

[68] UniA DA 103 Nr. 144 / 9. Brief Georg Heyls an die Abteilung für Chemie an der Technischen Hochschule zu Darmstadt vom 15.02.1919.

7.3 August Eberhards Wechsel an das Chemische Institut der TH Darmstadt

Bereits im Frühjahr 1918 war an der TH Darmstadt ein Ausschuss gewählt worden, der über die „Neuordnung des pharmazeutischen Unterrichts" beraten sollte.[69] Diesem gehörten die Hochschullehrer Hermann Finger (1864–1940), Georg Heyl (1866–1942), Heinrich Schenck (1860–1927) und als Vorsitzender Lothar Wöhler (1870–1952) an.[70]

Über längere Zeit schien die Nachfolge Georg Heyls geregelt zu sein. Dieser hatte seinen Assistenten Walter Schäffer (1883–?)[71] entsprechend ausgebildet und unterstützt. Noch vor dem Ersten Weltkrieg bestärkte er ihn, das Abitur nachzuholen und in Gießen zu promovieren. Da Schäffer auch die Hauptprüfung zum Nahrungsmittelchemiker abgelegt hatte, schien er in vielerlei Hinsicht geeignet, Heyl zunächst zu entlasten, um später dann dessen Position einzunehmen. Der Erste Weltkrieg machte diesen Plan allerdings zunichte. Schäffer zog sich während seines Militärdienstes ein schweres Asthmaleiden zu und entschied sich, nicht mehr an die Hochschule zurückzukehren. In einem Schreiben

---

[69] Vgl. UniA DA 103 Nr. 144 / 9. Bericht des Ausschusses für die Neuordnung des Pharmazeutischen Unterrichts an der Technischen Hochschule vom 19.02.1919.

[70] Siehe hierzu C. WOLF / M. VIEFHAUS (1977), S. 49.
Hermann Finger wurde 1864 in Alzey geboren. Sein Vater war der spätere Staatsminister und Regierungschef im Großherzogtum Hessen Jakob Finger (1825–1904). Nach einem Chemiestudium in Leipzig ab 1883 und seiner dortigen Promotion wurde Hermann Finger Assistent am Chemischen Institut der Universität Gießen. Seine Habilitation erfolgte 1894. Die Technische Hochschule Darmstadt berief ihn 1897 zum außerordentlichen Professor für Organische Chemie. Von Wintersemester 1917 bis Sommersemester 1918 war Finger Rektor der Hochschule. In dieser Funktion gründete er gemeinsam mit anderen Hochschulprofessoren im Beisein des Großherzogs Ernst Ludwig die Vereinigung von Freunden der TH Darmstadt (Ernst-Ludwigs-Hochschulgesellschaft);
StadtLex DA, S. 777.
Heinrich Schenck kam 1860 in Siegen zur Welt. Er studierte Botanik in Bonn und habilitierte sich dort 1889. Schenck folgte 1896 einem Ruf zum Ordinarius für Botanik an die TH Darmstadt, ein Amt, das er bis kurz vor seinem Tod ausübte. Ihm ist in besonderem Maße der Ausbau des Botanischen Gartens zu verdanken. Außerdem gilt Schenck als Mitbegründer des botanischen Lehrwerks „Strasburger'sches Lehrbuch der Botanik" (1894), das inzwischen in der 38. Auflage erschienen ist;
sowie DApoBio (2021), Erg.bd. 3, S. 640f.
Lothar Wöhler wurde 1870 in Bernburg in Sachsen-Anhalt geboren. Er begann 1887 eine Apothekerlehre in Berlin und studierte anschließend ab 1893 Chemie und Naturwissenschaften an der TH Karlsruhe und in Heidelberg, wo er 1897 promoviert wurde. Vier Jahre später habilitierte sich Wöhler in Karlsruhe und wurde 1905 an die TH Darmstadt berufen. Hier folgte 1911 die Ernennung zum ordentlichen Professor für Chemie und zum Direktor des Chemischen Instituts. Seine wissenschaftlichen Untersuchungen konzentrierten sich vornehmlich auf Edelmetalle, Silizium und Explosivstoffe.

[71] Vgl. BÜRO DES GROẞHERZOGLICHEN POLIZEIAMTS (1916). Adressbuch der Stadt Darmstadt, S. 207; sowie C. WOLF / M. VIEFHAUS (1977), S. 175.

bedauerte Heyl diesen Entschluss Schäffers und ließ zwischen den Zeilen eine gewisse Enttäuschung durchblicken.[72]

Zu Beginn des Jahres 1919 teilte Heyl der Abteilung für Chemie mit, dass er glaubte, aus Altersgründen und aus Rücksicht auf seine Gesundheit „mit einer [Arbeits]Erleichterung nicht mehr länger warten zu dürfen."[73] Da sich seine geplante Nachfolge zerschlagen hatte, kam der Ausschuss für die „Neuordnung des pharmazeutischen Unterrichts" am 17. Februar 1919 zusammen.[74] Gegenstand der Beratungen war die Erteilung eines Lehrauftrags für Pharmazeutische Chemie und damit verbunden die Umwandlung des nicht etatmäßigen Extraordinariats in ein etatmäßiges.[75] Letzteres schien notwendig zu sein, um einen Anreiz zu schaffen, einen geeigneten Kandidaten für die zu besetzende Stelle zu finden. Eine Anstellung, die einer Planstelle entsprach, bot natürlich wesentlich mehr finanzielle Sicherheit als ein Arbeitsplatz, der nicht in der Haushaltsplanung berücksichtigt wurde.

Auch war den Ausschussmitgliedern bewusst, dass der Wechsel eines Lehrbeauftragten von einer Universität an eine Technische Hochschule nur gelingen konnte, wenn die äußeren Rahmenbedingungen stimmten. Zwar waren die Technischen Hochschulen bei der Ausbildung der Apotheker den Universitäten gleichgestellt,[76] allerdings galt es nach wie vor, ein gewisses „Prestige-Gefälle" auszugleichen.[77]

Der Antrag auf ein etatmäßiges Extraordinariat wurde somit beschlossen und der Umfang des Lehrauftrags konnte wie folgt festgelegt werden:

---

[72] Siehe hierzu UniA DA 103 Nr. 144 / 9. Brief Georg Heyls an die Abteilung für Chemie an der Technischen Hochschule zu Darmstadt vom 15.02.1919.
Heyl schrieb, dass Schäffer neben der Asthmaerkrankung „vielleicht auch noch andere Gründe" habe, auf die er „hier nicht näher eingehen will." Nichtsdestotrotz hätte Heyl sich schon wesentlich früher um einen Nachfolger bemüht, wenn er „nicht immer auf den Assistenten Dr. Schäffer Rücksicht genommen hätte."

[73] UniA DA 103 Nr. 144 / 9. Brief Georg Heyls an die Abteilung für Chemie an der Technischen Hochschule zu Darmstadt vom 15.02.1919.

[74] Siehe hierzu UniA DA 103 Nr. 144 / 9. Protokoll über die Sitzung der Kommission für Schaffung einer außerordentlichen Professur für Pharmazie am 17.02.1919.

[75] Vgl. UniA DA 103 Nr. 144 / 9. Bericht des Ausschusses für die Neuordnung des Pharmazeutischen Unterrichts an der Technischen Hochschule vom 19.02.1919.

[76] Vgl. N. N. (1904), S. 433–435.

[77] Siehe hierzu T. NIPPERDEY (1990), S. 568–586.
Gegen Ende des 19. Jahrhunderts gab es zwischen beiden Bildungsinstitutionen einen gewissen Grundsatzkonflikt. Während die Technischen Hochschulen den Universitäten „Lebens- und Praxisferne" vorwarfen, entbehrten erstere einer gewissen humanistischen Allgemeinbildung. Die Einrichtung Allgemeiner Fakultäten an den Technischen Hochschulen sollte hier Abhilfe schaffen. Auch wurde gleich den Universitäten eine Verfassung etabliert, das Abitur galt als Zulassungsvoraussetzung und 1900 erhielten die Technischen Hochschulen schließlich das Promotionsrecht. Trotz dieser Angleichungen blieb der tief verwurzelte Rangunterschied allerdings noch lange erhalten.

Tabelle 3: Lehrauftrag für das Pharmazeutische Extraordinariat an der TH Darmstadt 1919[78]

Sommersemester	Fach	Stundenanzahl
	Pharmazeutische Chemie, anorganischer und organischer Teil	4
	Agrikulturchemie für Kulturingenieure	1
	Praktikum für Pharmaziestudierende im Chemischen Institut	5 Tage
Wintersemester	Pharmazeutische Chemie, organischer Teil	2
	Ausmittelung der Gifte	1
	Prüfungsvorschriften des Deutschen Arzneibuchs	1
	Bakteriologie und Sterilisationstechnik	1 Stunde Vorlesung und 3 Stunden Übungen
	Praktikum für Pharmaziestudierende im Chemischen Institut	5 Tage

Neben dem Hauptfach „Pharmazeutische Chemie", inklusive des Praktikums, war es wichtig, die Fächer „Ausmittelung der Gifte", „Prüfungsvorschriften des Deutschen Arzneibuchs" sowie „Bakteriologie und Sterilisationstechniken" abzudecken, weil sie Gegenstand der Pharmazeutischen Staatsprüfung waren.[79]

Die Sommervorlesung über Agrikulturchemie für Kulturingenieure sollte sinnvollerweise ebenfalls von einem Pharmazeuten übernommen werden, da dieser über die notwendigen chemischen wie pflanzlichen Kenntnisse verfügte, um die ohnehin nur in den Grundlagen erforderlichen Lerninhalte zu vermitteln. Abgesehen davon war ein anderer geeigneter Kandidat schon seit Jahren nicht verfügbar, sodass diese Vorlesung stets von der Pharmazeutischen Abteilung gehalten worden war.[80]

Nachdem Georg Heyl verkündet hatte, ab Sommersemester 1919 nur noch die Lehrveranstaltungen für Pharmakognosie, Mikroskopische Untersuchungen von Drogen und Nahrungsmittelpulvern sowie die Privatvorlesung über Pharmazeutische Gesetzeskunde

[78] Siehe hierzu UniA DA 103 Nr. 144 / 9. Bericht des Ausschusses für die Neuordnung des Pharmazeutischen Unterrichts an der Technischen Hochschule vom 19.02.1919.

[79] Siehe hierzu N. N. (1904), S. 433–435; sowie H. Rankenburg (1996), S. 235.

[80] Vgl. UniA DA 103 Nr. 144 / 9. Bericht des Ausschusses für die Neuordnung des Pharmazeutischen Unterrichts an der Technischen Hochschule vom 19.02.1919.

zu halten,[81] musste schnellstmöglich ein geeigneter Ersatz für die verwaisten Vorlesungen gefunden werden.

Gleich in den ersten Besprechungen der Kommission zur Regelung der Nachfolge Heyls im Februar 1919 fiel der Name August Eberhards.[82] Zwei Tage später wurde im offiziellen Bericht festgehalten, dass bis zur Genehmigung der etatmäßigen außerordentlichen Professur durch die zuständigen Behörden, der Lehrauftrag zur Aufrechterhaltung des Unterrichts an August Eberhard erteilt werden sollte. Diesem wurde in Aussicht gestellt, „in erster Linie für die Besetzung des Extraodinariats in Vorschlag gebracht zu werden“[83]. Bis dahin sollte er als Assistent den Lehrauftrag übernehmen und sich im gleichen Zuge habilitieren, um letztendlich die nötige Qualifikation für das Amt vorweisen zu können.

Der Vorsitzende des Ausschusses Lothar Wöhler erwähnte die Referenzen, die August Eberhard vorauseilten:

> „Dr. Eberhard wird seitens des Herrn Geheimrat Prof. Dr. Schmidt in Marburg, dem Altmeister und zugleich angesehensten deutschen Lehrer für Pharmazie, als sein langjähriger Assistent und Vertreter in Vorlesungen und Uebungen, in Prüfungskommissionen und Laboratorium, für diese Stellung besonders warm empfohlen.“[84]

Der Umzug Eberhards von Marburg nach Darmstadt war damit entschieden. Dass die Suche nach einem geeigneten Nachfolger kurz nach der Absage des ehemaligen Kandidaten Walter Schaeffer so rasch von Erfolg gekrönt war, dürfte zwei Umständen geschuldet gewesen zu sein. Trotz der geografischen Entfernung, die zwischen Darmstadt und Marburg liegt, ist davon auszugehen, dass der wissenschaftliche Austausch stets vorhanden war. Dies traf grundsätzlich auf forschende Institutionen zu, da man immer bemüht war, die Erkenntnisse anderer Wissenschaftler auf ähnlichen Forschungsgebieten bei den eigenen Arbeiten zu berücksichtigen.[85] Insbesondere Georg Heyl hatte sich mit den Ergebnissen der Alkaloidforschung von Ernst Schmidt und Schülern auseinandergesetzt.[86]

---

[81] Siehe hierzu UniA DA 103 Nr. 144 / 9. Bericht des Ausschusses für die Neuordnung des Pharmazeutischen Unterrichts an der Technischen Hochschule vom 19.02.1919.
Den Lehrauftrag für Pharmakognosie übernahm traditionell der Ministerialreferent für Pharmazeutische Angelegenheiten.

[82] Vgl. UniA DA 103 Nr. 144 / 9. Protokoll über die Sitzung der Kommission für Schaffung einer außerordentlichen Professur für Pharmazie am 17.02.1919.

[83] UniA DA 103 Nr. 144 / 9. Bericht des Ausschusses für die Neuordnung des Pharmazeutischen Unterrichts an der Technischen Hochschule vom 19.02.1919.

[84] UniA DA 103 Nr. 144 / 9. Bericht des Ausschusses für die Neuordnung des Pharmazeutischen Unterrichts an der Technischen Hochschule vom 19.02.1919.

[85] Vgl. A. EBERHARD (1920/a), S. 97; sowie E. SPÄTH / R. GÖHRING (1920), S. 319f.
Die aufgeführten Beispiele belegen exemplarisch, dass besonders zu Beginn einer wissenschaftlichen Arbeit auf den aktuellen Forschungsstand Bezug genommen wird.

[86] Vgl. G. HEYL (1903), S. 313.

Von besonderer Bedeutung könnte jedoch auch die persönliche Verbindung gewesen sein, die zwischen der TH Darmstadt und der Philipps-Universität Marburg bestand: Heinrich Schenck, Mitglied des Ausschusses für die Neuordnung des Pharmazeutischen Unterrichts, war der Bruder von Martin Schenck (1876–1960), Professor für Physiologische Chemie in Marburg. Letzterer hatte ab 1906 als Assistent unter Ernst Schmidt am Pharmazeutisch-Chemischen Institut gearbeitet[87] und zählte anschließend zu den Lehrern August Eberhards.[88] Wenn auch nicht mehr nachweisbar, so ist dennoch denkbar, dass die TH Darmstadt so auf August Eberhard aufmerksam wurde.

Die Anstellung Eberhards war noch in weiterer Hinsicht günstig. Als geprüfter Nahrungsmittelchemiker verfügte er über die Eignung, Studierende der Nahrungsmittelchemie sowohl in Theorie als auch in Praxis zu unterrichten. Das stellte einen erheblichen Vorteil dar, da für dieses Fach seit geraumer Zeit externe Hilfe in Anspruch genommen werden musste.[89]

Den Hierarchien der Hochschule folgend, trug der Ausschuss für die Neuordnung des Pharmazeutischen Unterrichts am 3. März 1919 dem Großen Senat seine Vorschläge vor und konnte nach „längerer Debatte“ seine Zustimmung erwirken.[90] Im April 1919 gab das Hessische Landesamt für das Bildungswesen sein Einverständnis für die Einrichtung eines etatmäßigen Extraordinariats für Pharmazeutische Chemie und erlaubte, bis zu dessen ordnungsgemäßen Besetzung, dass August Eberhard als Assistent den pharmazeutischen Unterricht für das Sommersemester 1919 und das Wintersemester 1919 / 20 übernehmen konnte.[91]

Damit zeichnete August Eberhard vom Sommersemester 1919 an für den bisher von Georg Heyl gehaltenen Unterricht in Pharmazeutischer Chemie verantwortlich, sowie für folgende Vorlesungen bzw. Übungen: Ausmittelung der Gifte, Bakteriologie und Sterilisationstechnik, Prüfungsvorschriften des Deutschen Arzneibuchs und Agrikulturchemie.[92] Sein Gehalt für die Assistentenstelle betrug monatlich 175 Mark, also 2100 Mark jährlich.[93] Die Bezahlung für die von Eberhard angebotenen Vorlesungen und Übungen, die der „üblichen Vergütung“[94] entsprach, ist im Einzelnen in nachstehender Tabelle aufgeführt:

---

[87] Vgl. I. AUERBACH (1979), S. 359f.; C. FRIEDRICH (2022/c), S. 312; sowie G. MOISEL (1998), S. 610, S. 615–617 und S. 622f.

[88] Vgl. A. EBERHARD (1914).

[89] Vgl. UniA DA 103 Nr. 144 / 9. Bericht des Ausschusses für die Neuordnung des Pharmazeutischen Unterrichts an der Technischen Hochschule vom 19.02.1919.

[90] Vgl. UniA DA 103 Nr. 144 / 9. Auszug aus dem Protokoll über die Sitzung des Grossen Senats vom 03.03.1919.

[91] Vgl. UniA DA 103 Nr. 144 / 9. Schreiben des Hessischen Landesamts für das Bildungswesen vom 26.04.1919.

[92] Vgl. UniA DA 103 Nr. 144 / 9. Auszug aus dem Protokoll über die Sitzung des Grossen Senats vom 03.03.1919.

[93] Vgl. UniA DA 103 Nr. 144 / 9. Mitteilung Lothar Wöhlers an das Rektorat der TH Darmstadt vom 02.05.1919.

[94] UniA DA 103 Nr. 144 / 9. Auszug aus dem Protokoll über die Sitzung des Grossen Senats vom 03.03.1919.

Tabelle 4: Vergütung für Vorlesungen und Übungen, für August Eberhard ab Sommersemester 1919[95]

Vorlesung / Übung	Sommersemester	Wintersemester	Bezahlung
Ausmittelung der Gifte		1 Stunde Vorlesung	100 Mark
Bakteriologie und Sterilisationstechnik		1 Stunde Vorlesung und 3 Stunden Übungen	250 Mark
Prüfungsvorschriften des Deutschen Arzneibuchs		1 Stunde Vorlesung	100 Mark
Agrikulturchemie für Kulturingenieure	1 Stunde Vorlesung		100 Mark
Pharmazeutische Chemie, anorganischer und organischer Teil	4 Stunden Vorlesung		400 Mark
Pharmazeutische Chemie, organischer Teil		2 Stunden Vorlesungen	200 Mark
			= 1150 Mark

Auf Bitten des Rektors[96] gestattete das zuständige Hessische Landesamt zur Finanzierung der Lohnkosten sogar die Entnahme von 450 Mark aus dem Fond für öffentliche und gemeinnützige Zwecke, sofern „die Mittel nicht in dem laufenden Voranschlag der Technischen Hochschule greifbar" [97] wären. Damit zeigte sich, wie wichtig es war, den pharmazeutischen Unterricht in Darmstadt nach dem Ausscheiden Heyls sicherzustellen.

Das Anfangsgehalt Eberhards setzte sich folglich aus 2100 Mark für die Assistentenstelle am Chemischen Institut und insgesamt 1150 Mark Vergütung für gehaltene

[95] Vgl. UniA DA 103 Nr. 144 / 9. Schreiben des Rektors der TH Darmstadt an das Hessische Landesamt für das Bildungswesen vom 19.03.1919; sowie UniA DA 103 Nr. 144 / 9. Mitteilung des Rektors an den Rechner vom 20.06.1919.

[96] Vgl. UniA DA 103 Nr. 144 / 9. Schreiben des Rektors der TH Darmstadt an das Hessische Landesamt für das Bildungswesen vom 19.03.1919.

[97] UniA DA 103 Nr. 144 / 9. Schreiben des Hessischen Landesamts für das Bildungswesen vom 26.04.1919.

Vorlesungen und Übungen zusammen. Damit standen August Eberhard im Monat ca. 270 Mark als Einkommen zur Verfügung.[98]

Folgende Tabelle zum durchschnittlichen Monatsverdienst verschiedener Berufsgruppen stützt sich auf statistische Erhebungen, die das Hessische Statistische Landesamt herausgegeben hat.[99] Wegen verschiedener Faktoren – Inflation, 1924 Wechsel Mark zu Reichsmark – können keine genauen Angaben getroffen werden. Dennoch ist es möglich, tendenzielle Vergleiche zu ziehen. Für das Jahr 1919, in dem Eberhard an die TH Darmstadt wechselte, liegen keine Informationen vor. Daher werden die Daten zu den Jahren 1913 / 1914 bzw. 1925 / 1927 betrachtet.

Tabelle 5: Monatslohn verschiedener Berufsgruppen in Mark / Reichsmark (gerundet)[100]

	Industriearbeiter	Angestellter	Beamter (Anfangsstufe)	Durchschnitt Lohn aller Arbeitnehmer
1913 / 1914	120	144	208	99
1925 / 1927	147	165	284	122

Es wird deutlich, dass August Eberhard 1919 mit 270 Mark Monatsgehalt schon als Assistent offensichtlich über ein überdurchschnittliches Einkommen verfügte.

Am 27. Mai 1919 verpflichtete der amtierende Rektor der Technischen Hochschule Friedrich Pützer (1871–1922) August Eberhard durch Handschlag und nahm ihm folgenden Diensteid ab:

> „Nachdem Sie zum Assistenten am chemischen Institut an der Technischen Hochschule ernannt worden sind, sollen sie mittelst Handtreue geloben, dass Sie den Ihnen übertragenden Funktionen mit gewissenhafter Treue, mit Fleiss und Eifer obliegen und alle Geschäfte nach Massgabe der Ihnen von Ihren Vorgesetzten erteilten Anweisungen gewissenhaft besorgen wollen.“[101]

[98] Vgl. UniA DA 103 Nr. 144 / 9. Personalakte August Eberhards an der TH Darmstadt; UniA DA 103 Nr. 144 / 9. Schreiben des Rektors der TH Darmstadt an das Hessische Landesamt für das Bildungswesen vom 19.03.1919; sowie UniA DA 103 Nr. 144 / 9. Mitteilung Lothar Wöhlers an das Rektorat der TH Darmstadt vom 02.05.1919.

[99] Siehe hierzu HESSISCHES STATISTISCHES LANDESAMT (1960), S. 302–334.

[100] Vgl. HESSISCHES STATISTISCHES LANDESAMT (1960), S. 306, S. 308 und S. 311.

[101] UniA DA 103 Nr. 144 / 9. Verpflichtungsprotokoll.

7.4 Habilitation August Eberhards 1919

Wie bereits im Bericht des Ausschusses für die Neuordnung des pharmazeutischen Unterrichts an der Technischen Hochschule vom 19. Februar 1919 festgestellt worden war, sollte August Eberhard seine Habilitation durchführen, um die erforderliche Qualifikation für das etatmäßige Extraordinariat für Pharmazeutische Chemie zu erwerben.[102]

Seine Forschungen zur Synthese des Ephedrins, die er in Marburg betrieben hatte, dienten Eberhard nun als Thema für seine Habilitationsschrift „Ueber die Synthese des inaktiven Ephedrins bzw. Pseudoephedrins".[103]

Am 18. November 1919 bat er den Rektor Friedrich Dingeldey (1859–1939)[104] in einem Schreiben um Zulassung zur Habilitation. Hierzu reichte er neben der Habilitationsschrift drei Themenvorschläge für den nach §4 der Habilitationsordnung[105] zu haltenden Probevortrag ein:[106]

1. Antisepsis und Desinfektion auf chemischem Wege.
2. Die Katalyse in der organischen Chemie.
3. Über technische Gifte.

Der Ausschuss für die Habilitation Eberhards setzte sich zusammen aus Lothar Wöhler (1870–1952) als Vorsitzenden, dem Referenten Hermann Finger (1864–1940) und Georg Heyl (1866–1942). Der Termin für den Probevortrag wurde auf Donnerstag, den 11. Dezember 1919 festgelegt.[107]

Hermann Finger fiel die Aufgabe zu, die Habilitationsschrift Eberhards zu bewerten. In seinem Bericht vom 4. Dezember 1919 bemerkte er:

---

[102] Vgl. UniA DA 103 Nr. 144 / 9. Bericht des Ausschusses für die Neuordnung des Pharmazeutischen Unterrichts an der Technischen Hochschule vom 19.02.1919.

[103] Siehe hierzu A. EBERHARD (1920/b).

[104] Vgl. C. WOLF / M. VIEFHAUS (1977), Nachtrag zu S. 38.
Friedrich Dingeldey war seit 1894 ordentlicher Professor für Mathematik an der TH Darmstadt und wirkte von 1903 bis 1905 sowie von 1919 bis 1920 als Rektor.

[105] Siehe hierzu TECHNISCHE HOCHSCHULE DARMSTADT (1910). Habilitationsordnung.
Nachdem das Habilitationsgesuch eines Bewerbers durch den Habilitationsausschuss positiv entschieden wurde, bestimmte nach § 4 der Habilitationsordnung die zuständige Abteilung Thema und Termin des Probevortrags. Hierzu hatte der Bewerber gemäß §3 drei Themenvorschläge einzureichen, die nichts mit dem Habilitationsthema zu tun haben durften.

[106] Vgl. UniA DA 103 Nr. 144 / 9. Antrag auf Habilitation.

[107] Vgl. UniA DA 103 Nr. 144 / 9. Protokoll über die Sitzung der Abteilung für Chemie vom 02.12.1919.

> „Wenn auch ein hoher Grund von Wahrscheinlichkeit für die Identität der beiden neu gewonnenen inaktiven Basen mit den Racemformen der natürlichen Alkaloide vorliegt, so ist das Endglied des Beweises doch noch zu liefern und es ist dem Verfasser, der sich der nicht gerade sehr ergebnisreichen, aber mühevollen Aufgabe mit großem Fleiß und Ausdauer gewidmet hat, zu wünschen, daß er in weiteren Arbeiten das gesetzte Ziel erreicht. Berichterstatter empfiehlt die Annahme der Habilitationsschrift, die zwar nicht sehr viel neue Tatsachen geliefert hat, aber doch den Beweis der Fähigkeit des Verfassers zu wissenschaftlichen Arbeiten bringt."[108]

Georg Heyl schloss sich im Koreferat der Meinung Fingers an, betonte aber, dass „die Synthese des Ephedrins in wertvoller Weise gefördert wurde"[109], obwohl die Versuche ergebnislos verlaufen seien. Er verwies auf den großen Fleiß und das wissenschaftliche Geschick, mit dem August Eberhard seine Arbeiten ausgeführt hatte und unterstützte den Referenten Finger in seinem Vorschlag, die Habilitationsschrift anzunehmen.[110]

Warum den beiden Chemikern Finger und Heyl die Tragweite der Arbeit Eberhards nicht bewusst geworden war, die doch in späteren Berichten[111] von renommierten Wissenschaftlern wie Johannes Gadamer (1867–1928) oder Hermann Emde (1880–1935) so lobend hervorgehoben wurde, kann nicht nachvollzogen werden. Auch die Tatsache, dass – wie bereits erwähnt – die Firma E. Merck Darmstadt ab 1926 synthetisches Ephedrin unter dem Handelsnamen Ephetonin® nach der Methode Eberhards herstellte,[112] sprach für den Erfolg seiner Forschungen. Ob zeitlicher Druck oder eine gewisse Fremdheit mit dem sehr speziellen Gebiet der Ephedrinforschung dazu geführt haben könnten, muss verborgen bleiben. Allerdings erwähnte Fingers Nachfolger Clemens Schöpf (1899–1970) in einem Beitrag anlässlich des hundertjährigen Bestehens der TH Darmstadt vornehmlich Fingers Verdienste beim Bau des eigenständigen Instituts für Organische Chemie 1903. Was die wissenschaftlichen Arbeiten anging, so führte Schöpf vor allem den Chemiker Paul Friedländer (1857–1923) an, der beeindruckende Erfolge auf dem Gebiet der Farbstoffchemie zu verzeichnen hatte und eine Zeit Gast am Darmstädter Institut gewesen war.[113] Fingers Hauptaugenmerk schien daher eher auf der Lehre und deren Organisation gelegen zu haben als auf wissenschaftlicher Forschung.[114]

Am 11. Dezember 1919 konnte August Eberhard im Hörsaal seinen Probevortrag über „Antisepsis und Desinfektion auf chemischem Wege" halten.[115] Nach anschließendem Kolloquium zogen sich die Mitglieder der Abteilung für Chemie zur Beratung zurück und

---

[108] UniA DA 103 Nr. 144 / 9. Bericht Hermann Fingers über die Habilitationsschrift Eberhards vom 04.12.1919.

[109] UniA DA 103 Nr. 144 / 9. Koreferat durch Georg Heyl vom 06.12.1919.

[110] Vgl. UniA DA 103 Nr. 144 / 9. Koreferat durch Georg Heyl vom 06.12.1919.

[111] Vgl. H. EMDE (1930), S. 88; sowie J. GADAMER (1922), S. 8.

[112] Vgl. H. EMDE (1930), S. 92.

[113] Vgl. C. SCHÖPF (1936), S. 173–176.

[114] Vgl. M. HANEL (2014), S. 53.

[115] Vgl. UniA DA 103 Nr. 144 / 9. Termin-Festlegung für den Probevortrag.

entschieden, die Erteilung der venia legendi für Pharmazeutische Chemie an August Eberhard „in vollem Umfange“[116] zu beantragen.[117]

Nach § 6 der Habilitationsordnung war Eberhard verpflichtet, 150 Exemplare seiner Habilitationsschrift an der Technischen Hochschule einzureichen.[118] Er beabsichtigte ferner, seine Arbeit im Journal „Archiv der Pharmazie“ zu veröffentlichen, da diese den Großteil an Abhandlungen zu Ephedrin enthielt. Wegen der Papierknappheit hatte diese Zeitschrift aber die „Heftezahl um mehr als die Hälfte verringern müssen, sodass sich die Drucklegung der Arbeit evtl. bis Mitte des kommenden Jahres verzögern“ würde. Daher bat Eberhard, die geforderten Exemplare erst im Sommer 1920 nachreichen zu dürfen und ihm dennoch sogleich die Lehrbefugnis zu erteilen.[119] Seiner Bitte wurde stattgegeben und August Eberhard erhielt am 22. Dezember 1919 die venia legendi für Pharmazeutische Chemie. Der Rektor der TH setzte davon das Landesamt für das Bildungswesen, die Studierenden sowie einige ausgewählte Zeitungen in Kenntnis.[120]

An Heiligabend 1919 unterschrieb Eberhard im Beisein Lothar Wöhlers den Verpflichtungsschein für zur Habilitation zugelassene Privatdozenten. Darin hieß es:

> „Nachdem ich [August Eberhard] an der Abteilung für Chemie an der Großherzoglichen Technischen Hochschule zu Darmstadt als Privatdozent für folgendes Lehrgebiet
>
> pharmazeutische Chemie
>
> zugelassen worden bin, verpflichte ich mich hierdurch, die Ordnungen und Satzungen der Großherzoglichen Technischen Hochschule gewissenhaft zu befolgen und das Lehrinteresse der Abteilung nach Kräften zu fördern, erkenne auch ausdrücklich an, daß mir durch meine Habilitation keinerlei Anrechte auf Remuneration oder Beförderung oder künftige Anstellung erwachsen sind.“[121]

Damit begann für August Eberhard mit dem Jahr 1920 seine Zeit als Privatdozent bzw. außerordentlicher Professor für Pharmazeutische Chemie an der TH Darmstadt.

---

[116] UniA DA 103 Nr. 144 / 9. Protokoll über die Sitzung der Abteilung für Chemie vom 11.12.1919.

[117] Vgl. UniA DA 103 Nr. 144 / 9. Protokoll über die Sitzung der Abteilung für Chemie vom 11.12.1919.

[118] Vgl. TECHNISCHE HOCHSCHULE DARMSTADT (1910). Habilitationsordnung, S. 3.

[119] Vgl. UniA DA 103 Nr. 144 / 9. Schreiben August Eberhards an den Rektor Friedrich Dingeldey im Dezember 1919.

[120] Vgl. UniA DA 103 Nr. 144 / 9. Erteilung der venia legendi durch den Rektor Friedrich Dingeldey am 22.12.1919.

[121] UniA DA 103 Nr. 144 / 9. Verpflichtungsschein, unterschrieben am 24.12.1919 von August Eberhard, bezeugt durch Lothar Wöhler.
Offensichtlich wurden noch vorhandene Formulare aufgebraucht, da das Großherzogtum Hessen schon Ende 1918 aufgelöst und in die Republik Hessen übergegangen war.

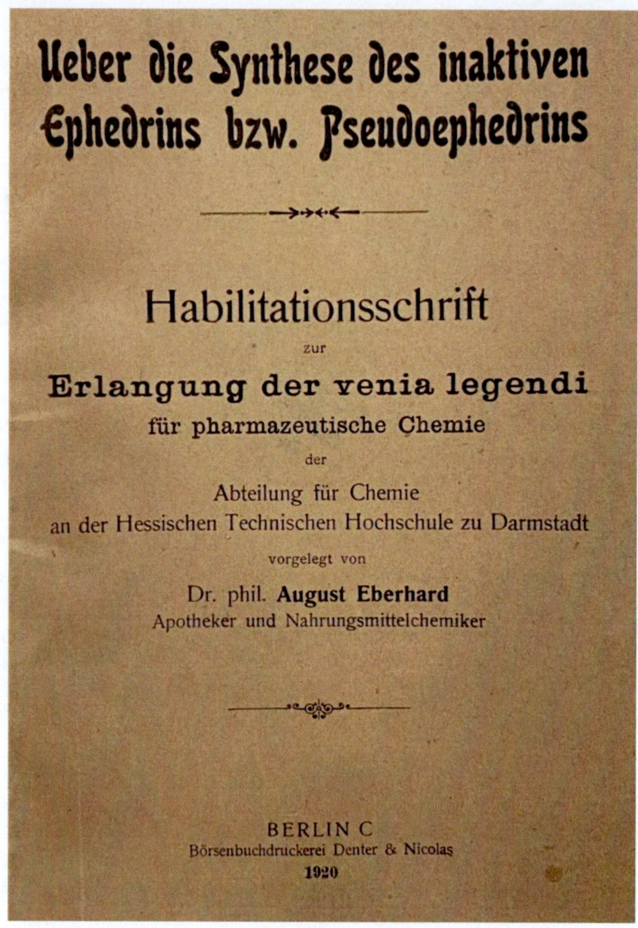

Ueber die Synthese des inaktiven Ephedrins bzw. Pseudoephedrins

Habilitationsschrift

zur

Erlangung der venia legendi

für pharmazeutische Chemie

der

Abteilung für Chemie

an der Hessischen Technischen Hochschule zu Darmstadt

vorgelegt von

Dr. phil. August Eberhard

Apotheker und Nahrungsmittelchemiker

BERLIN C

Börsenbuchdruckerei Denter & Nicolas

1920

Abbildung 22: Titelblatt der Habilitationsschrift von August Eberhard, 1920.[122]

[122] A. EBERHARD (1920/b).

7.5 Eberhard als Extraordinarius für Pharmazeutische Chemie 1920 bis 1938

7.5.1 Allgemeine Situation an der TH Darmstadt

Die Organisationsstrukturen der Technischen Hochschule zu Darmstadt waren klar gegliedert. Das Studienangebot erstreckte sich 1920 auf sechs Abteilungen, die jeweils einem Vorstand unterstellt waren:

1. Architektur
2. Ingenieurwesen
3. Maschinenbau, einschließlich Papieringenieurwesen
4. Elektrotechnik
5. Chemie, einschließlich Elektrochemie, Gerbereichemie und Pharmazie
6. Mathematik, Naturwissenschaften und allgemeinbildende Fächer

Innerhalb dieser Abteilungen gab es verschiedene Institute und Laboratorien, wie zum Beispiel das Institut für Chemie unter der Leitung Lothar Wöhlers mit der untergeordneten Laboratoriumsabteilung für Pharmazeutische Chemie, der August Eberhard vorstand. An der Spitze der Hochschule befand sich der Rektor. Seine Verwaltungsarbeit wurde unterstützt vom Prorektor, dem Kleinen Senat – bestehend aus den Vorständen der Abteilungen – und dem Großen Senat, dem die ordentlichen Professoren angehörten.[123] Anträge mussten in der Regel die verschiedenen Instanzen durchlaufen, bevor sie vom Rektor entschieden oder an das Ministerium weitergeleitet wurden.

Jedes neue Studienjahr begann mit der feierlichen Rektoratsübergabe, einer Veranstaltung, auf der der scheidende Rektor bezüglich der vergangenen Monate Resümee zog, der neue Rektor einen Ausblick auf die Zukunft gab und ein Vertreter der Studentenschaft ebenfalls zu Wort kam. Diese Rektoratsübergaben dokumentieren das Zeitgeschehen und beschreiben den jeweiligen „Geist", der innerhalb der Technischen Hochschule Darmstadt wehte.

Die Zeit nach dem Ersten Weltkrieg stellte die gesamte Hochschule vor große Herausforderungen. Nicht zuletzt durch die Kriegsrückkehrer stieg die Zahl der Immatrikulationen sprunghaft an. Mit Zwischensemestern und Ferienkursen versuchte man, den Studierenden ein Aufholen des Stoffs zu ermöglichen. Prüfungen sollten nach Möglichkeit zeitlich entzerrt werden. Trotz der Kriegsniederlage galt es, die Moral aufrechtzuerhalten, mit Fleiß der Zukunft entgegenzugehen und das „Wir-Gefühl" zu stärken. Der

[123] Vgl. TECHNISCHE HOCHSCHULE DARMSTADT (1920). Lehrplan für das Studienjahr 1920 / 21, S. 5 und S. 14.

Rektor Friedrich Pützer (1871–1922) betonte 1919 die Wichtigkeit der technischen Berufe für den Wiederaufbau des Landes. Der Neuanfang gestaltete sich unter anderem auch deshalb schwierig, da die geographische Lage Darmstadts in der neutralen Zone vor der Grenze zur Besatzungsmacht Frankreich eine gewisse Unsicherheit mit sich brachte.[124] Außerdem litt das ganze Land unter den Reparationszahlungen, die an die Siegermächte zu leisten waren.[125]

Dennoch war es schon 1918 gelungen, durch Gründung einer Vereinigung von Freunden der Technischen Hochschule, der „Ernst-Ludwigs-Hochschulgesellschaft", ein Gremium zur Förderung der Wissenschaft an der Technischen Hochschule zu schaffen. Sie stellte den Zusammenschluss von Vertretern aus Industrie, Technik und Hochschule dar, die mit viel Eigeninitiative die Belange der TH Darmstadt fördern und vertreten wollten.[126] Da mit staatlicher Hilfe, wie sie vor dem Krieg verlässlich vorhanden gewesen war, in dieser Krisensituation hingegen nicht gerechnet werden konnte, war es vor allem der Ernst-Ludwigs-Hochschulgesellschaft zu verdanken, dass zahlreiche Institute neu gegründet werden konnten. Hierzu zählte u. a. das Institut für Zellulosechemie (1921) und das Institut für Gerbereichemie (1923), die beide – wie die Pharmazeutische Chemie – zur Abteilung für Chemie gehörten. Des Weiteren besann man sich auf das wissenschaftliche Erbe,[127] das die Stadt Darmstadt als Geburtsort Justus Liebigs (1803–1873) und August Kekulés (1829–1896) besaß, und richtete zum einen im Chemisch-Technischen Institut ein Kekulé-Zimmer ein,[128] zum anderen wurde das Geburtshaus Liebigs in der Großen Kaplaneigasse wieder aufgebaut.[129]

Neben der wissenschaftlichen Förderung war der Hochschulgesellschaft auch die gesunde körperliche und geistige Entwicklung der Studierenden wichtig. In der Zeit nach dem Ersten Weltkrieg unterstützte sie die studentische Wirtschaftshilfe, indem sie Überweisungen für warme Mahlzeiten vornahm. Gemäß dem Motto „Mens sana in corpore sano" (ein gesunder Geist in einem gesunden Körper) gewann die körperliche Ertüchtigung und damit der Sport an der Technischen Hochschule Darmstadt immer mehr an Bedeutung. Vor diesem Hintergrund beteiligte sich die Hochschulgesellschaft am Bau der Otto Berndt-Halle, die zugleich Turn- wie auch Festhalle war und 1926 in Betrieb genommen werden konnte. Außerdem wurde ein Ski- und Erholungsheim, das „Waldemar Petersen-Haus"[130] im Allgäu, errichtet, das sowohl von Studierenden aus Darmstadt als auch von Mitgliedern anderer Hochschulen ab Winter 1929 genutzt wurde.[131]

---

[124] Vgl. P. ENGELS (2019), S. 126; F. PÜTZER (1919). Rektoratsübergabe, S. 3, S. 9 und S. 11; W. SCHLINK (1936), S. 27; sowie Kapitel 7. 1.

[125] Siehe hierzu H.-U. WEHLER (2003), S. 242f.

[126] Vgl. F. PÜTZER (1919). Rektoratsübergabe, S. 15.

[127] Vgl. A. WALTHER (1936), S. 240–244.

[128] Vgl. F. KNIPPING (1927). Rektoratsübergabe, S. 7.

[129] Vgl. C. FRIEDRICH (2023/a); E. KAMMER (1928). Rektoratsübergabe, S. 9.

[130] Vgl. H. FINGER / E. SÖLLINGER (1936), S. 232; sowie C. WOLF / M. VIEFHAUS (1977), S. 155. Waldemar Petersen (1880–1946) war ordentlicher Professor für Elektrotechnik und von 1921 bis 1923 Rektor der TH Darmstadt. Er unterstützte maßgeblich den Bau eines Ski- und Erholungsheims in Österreich, das ihm zu Ehren den Namen „Waldemar-Petersen-Haus" erhielt.

[131] Vgl. A. WALTHER (1936), S. 245f.

Sportliche Erfolge konnten einige Mitglieder der Hochschule vor allem auf dem Gebiet der Fliegerei erzielen. Im Studienjahr 1923 / 24 errangen sie beim Rhönwettbewerb zahlreiche erste Preise und die Erfahrungen im Segelflug führten bald zur Entwicklung erster Kleinmotoren-Flugzeuge.[132] Einer der sportlichen Höhepunkte in der Geschichte der TH Darmstadt war die Austragung der Weltmeisterschaft der Studenten 1930, die internationale Anerkennung erlangte. Zu diesem Zeitpunkt bekam das Gesundheitsbewusstsein noch einmal eine neue Gewichtung, als bei Eintritt in die TH eine ärztliche Untersuchung auf ansteckende Krankheiten verpflichtend wurde.[133]

Im Laufe der 1920er-Jahre hatte sich die 1921 geäußerte Befürchtung des Rektors Heinrich Walbe (1865–1954),[134] dass die Studentenzahlen aufgrund der schlechten wirtschaftlichen Gesamtsituation sinken würden, nicht bestätigt. Im Gegenteil, die Zahlen gingen bis 1923 stetig nach oben und pendelten sich dann für knapp zehn Jahre auf 2500 bis 2600 Studierende ein.[135] Um dem erhöhten Platzbedarf Rechnung zu tragen, konnte die TH Darmstadt im Laufe der Jahre in den angrenzenden Gebäuden der Magdalenen- und ehemaligen Infanteriekaserne Räumlichkeiten beziehen.[136] Hier fand unter anderem das Studentenheim mit Mensa einen Platz, aber auch Teile der Pharmazie, insbesondere die pharmakognostische Sammlung, die Mitte der 1930er-Jahre zu einem in sich geschlossenen Pharmakognostischen Institut ausgebaut wurde.[137] Obwohl der Kasernenbezug kurz nach dem Ersten Weltkrieg als Ausweichlösung geplant war, hatte diese Nutzung auch Jahre später noch Bestand. An der TH Darmstadt waren zum großen Bedauern des Lehrkörpers nicht wie an anderen deutschen Hochschulen zahlreiche Neubauten entstanden.[138] Die Bitte der Hochschule an die Stadt Darmstadt, dringend erforderliche Modernisierungen zu unterstützen, fand dennoch Gehör. 1928 konnte sich die TH über eine neue Heizung und ein Kraftwerk freuen; auch die Küche der Mensa wurde weiter ausgebaut.[139] Trotz relativ stabiler Studentenzahlen Mitte der 1920er-Jahre waren diese baulichen Maßnahmen für die Hochschule Darmstadt wichtig, um konkurrenzfähig zu bleiben

---

[132] Vgl. E. Heidebroek (1925). Rektoratsübergabe, S. 6.
Der Rhön-Segelflugwettbewerb war eine von 1920 bis 1939 jährlich stattfindende Luftsportveranstaltung auf der Wasserkuppe bei Poppenhausen in der Rhön.

[133] Vgl. L. Wöhler (1930). Rektoratsübergabe, S. 7f.

[134] Vgl. C. Wolf / M. Viefhaus (1977), S. 220.
Heinrich Walbe war Professor für Architektur und übernahm in den Jahren 1907 bis 1909 und 1920 bis 1921 das Amt des Rektors.

[135] Vgl. E. Kammer (1928). Rektoratsübergabe, S. 7; W. Petersen (1923). Rektoratsübergabe, S. 1; F. Pützer (1919). Rektoratsübergabe, S. 11; E. Reuleaux (1932). Rektoratsübergabe, S. 8; H. Walbe (1921). Rektoratsübergabe, S. 2; sowie L. Wöhler (1931). Rektoratsübergabe, S. 7.
Noch im Sommersemester 1919 waren an der TH Darmstadt nur 1782 Studierende eingeschrieben gewesen.

[136] Vgl. A. Eberhard (1936), S. 399; sowie W. Zimmer u. a. (1989), S. 61.

[137] Vgl. A. Eberhard (1936), S. 399; sowie A. Thum (1933). Rektoratsübergabe, S. 8.

[138] Vgl. F. Knipping (1927). Rektoratsübergabe, S. 6.

[139] Vgl. E. Kammer (1928). Rektoratsübergabe, S. 7 und S. 10.

und so schließlich den dritten Platz in der Rangfolge der deutschen Hochschulen zu halten.[140]

Falls nötig, scheute die TH keine Reformen oder Anpassungen. Schon kurz nach dem Ersten Weltkrieg wurden Studienpläne und Prüfungsordnungen vereinfacht, um den Studierenden dadurch mehr Zeit für allgemeinbildende Fächer und sportliche Aktivitäten zu ermöglichen.[141] Etwa zeitgleich kam es zu einer Änderung in der Hochschulverfassung, die dazu führte, dass auch außerordentliche Professoren ihre Stimme bei Senatsentscheidungen einbringen konnten.[142] Während der Zeit der Inflation 1923 / 24 erließ die Hochschule 25% der Studiengebühren, um die größte finanzielle Not der Studierenden zu lindern. Dies sollte auch das Abwandern sogenannter Werkstudenten verhindern, die neben ihrem Studium einer Arbeit nachgehen mussten, um ihren Lebensunterhalt zu verdienen. Darunter litten die wissenschaftlichen Leistungen und die TH sah sich gezwungen, neben dem finanziellen Zugeständnis, die Anforderungen und Prüfungsbedingungen erneut zu verschärfen, um das akademische Niveau zu halten.[143] Als Anfang der 1930er-Jahre nach einer Phase der wirtschaftlichen Entspannung erneut schwierige Zeiten anbrachen, wurde die Wichtigkeit des Zusammenhaltens an der TH betont, um Kultur und Technik zu schützen. Auch die Lehrkräfte waren bereit, getragen durch die „deutsche Ideologie", Opfer zu bringen.[144] Um der unbefriedigenden Situation auf dem Arbeitsmarkt und der damit verbundenen hohen Arbeitslosigkeit entgegenzutreten, entschloss sich die Hochschule zur Selbsthilfe: In hochschuleigenen Laboratorien und Instituten wurden in Zusammenarbeit mit dem „Verein Deutscher Ingenieure – VDI" Volontärstellen eingerichtet, um jungen arbeitssuchenden Ingenieuren wenigstens den Kontakt zu ihrem Arbeitsgebiet zu ermöglichen.[145]

Insgesamt war zu Beginn der 1930er-Jahre die Situation angespannt, und bot, wie im ganzen Land so auch an der Technischen Hochschule, die Grundlage für Unzufriedenheit und ein Aufblühen des nationalistischen Gedankenguts.

---

[140] Vgl. E. HEIDEBROEK (1925). Rektoratsübergabe, S. 7.

[141] Vgl. F. DINGELDEY (1920). Rektoratsübergabe, S. 6.

[142] Vgl. H. WALBE (1921). Rektoratsübergabe, S. 4.

[143] Vgl. M. HANEL (2014), S. 37f.
Werkstudenten entstammten häufig der durch Krieg und Inflation verarmten Mittelschicht; sowie E. HEIDEBROEK (1925). Rektoratsübergabe, S. 4.

[144] Vgl. L. WÖHLER (1931). Rektoratsübergabe, S. 9.

[145] Vgl. E. REULEAUX (1932). Rektoratsübergabe, S. 8.

7.5.2 Zur Institutionalisierung der Pharmazie

Obwohl die Pharmazie zu den ältesten akademischen Lehrfächern zählt,[146] stand sie doch bis weit ins 20. Jahrhundert im Schatten ihrer verwandten Disziplinen: der Biologie und vor allem der Chemie. Dies hatte Auswirkungen auf die Institutionalisierung der Pharmazie an den Hochschulen, auf die Lehrpläne und die personelle Besetzung der Lehrfächer sowie auf das Ansehen der Pharmazie in der Fachwelt aber auch in der Gesellschaft.

Dass es die Pharmazie so schwer hatte, eine größere akademische Reputation zu erlangen, ist umso verwunderlicher, da sie doch beste Voraussetzungen mitbrachte, die für eine Eigenständigkeit des Fachs sprachen: Zum einen gab es klar definierte Lehrinhalte und auch der Arbeitsmarkt war mit dem Beruf des Apothekers exakt umrissen. Zum anderen stieg mit der wachsenden Industrialisierung die Arzneimittelproduktion und seitens der Industrie bestand sowohl ein Interesse als auch ein finanzieller Rückhalt, die pharmazeutische Lehre und Forschung an den Hochschulen zu unterstützen. Aber anstatt dass die Pharmazie aus diesen Bedingungen Selbstbewusstsein und Eigenständigkeit generierte, wurden pharmazeutische Erkenntnisse meist der Chemie zugeschrieben.[147]

Dabei hatte die Entwicklung der Pharmazie und damit ihre Differenzierung gegen Ende des 18. Jahrhunderts vielversprechend ausgesehen. Mit der Einrichtung pharmazeutischer Privatinstitute[148] wurden Lehr- und Forschungseinrichtungen geschaffen, die es angehenden Pharmazeuten ermöglichten, auch ohne Abitur eine akademische Ausbildung auf hohem Niveau zu absolvieren.[149] Diese Privatinstitute besaßen nicht selten direkte Verbindungen zu Universitäten, wie beispielsweise das Institut von Johann Friedrich August Göttling (1753–1809) in Jena,[150] der gleichzeitig an der dortigen Hochschule lehrte. Obwohl diese Lehranstalten sehr erfolgversprechend waren – meist mit Lehrern, die selbst dem Apothekerberuf entstammten –, verlief die universitäre Etablierung und Institutionalisierung der Pharmazie im 19. Jahrhundert sehr schleppend. Erst mit der Prüfungsordnung von 1875 wurde das Hochschulstudium für Pharmazeuten im gesamten

---

[146] Vgl. R. SCHMITZ (1969), S. 9.

[147] Siehe hierzu C. HARTIG u. a. (2013), S. 8.

[148] Siehe hierzu C. FRIEDRICH / W.-D. MÜLLER-JAHNCKE (2005), S. 595–614; sowie DApoBio (1978), Bd. 2, S. 743f.
Der aus Langensalza in Thüringen stammende Apotheker Johann Christian Wiegleb gründete in seiner Heimatstadt 1779 das erste Pharmazeutische Privatinstitut. Nach seinem Vorbild folgten weitere Lehranstalten unter anderem in Erfurt, Berlin, Jena, und Halle.

[149] Siehe hierzu C. FRIEDRICH (1991), S. 1013–1038.

[150] Vgl. C. FRIEDRICH / W.-D. MÜLLER-JAHNCKE (2005), S. 602f.

Deutschen Reich obligatorisch[151] und die Pharmazeutische Chemie konnte offiziell als eigenständiges Lehrfach eingeführt werden.[152]

Gegen Ende des 19. Jahrhunderts sprachen sich vermehrt Stimmen für eine breitere Aufstellung der pharmazeutischen Ausbildung aus. Der Lehrer und Doktorvater August Eberhards, Ernst Albert Schmidt (1845–1921), plädierte 1884 dafür, den angehenden Apothekern eine fundierte allgemein-chemische Ausbildung mit besonderer Berücksichtigung der Pharmazie wie auch Kenntnisse in forensischer Chemie zukommen zu lassen und sie in Untersuchungsmethoden von Nahrungs- und Genussmitteln zu unterweisen.[153]

Anstatt aber diese positive akademische Richtung beizubehalten und die Institutionalisierung der Pharmazie weiter voranzutreiben, stieß man häufig auf Widerstand, wenn es darum ging, an Hochschulen ordentliche Lehrstühle für Pharmazie einzurichten und diese auch mit Apothekern zu besetzen.[154]

Bis 1920 war das Abitur keine Voraussetzung für ein Pharmaziestudium. Damit hatten es Pharmazeuten innerhalb der akademischen Welt nicht leicht, sich zu behaupten.[155] Die Habilitation, Bedingung für eine Hochschulkarriere, war nur dann möglich, wenn der geeignete Kandidat das Abitur nachholte, so geschehen bei Hermann Thoms (1859–1931),[156] Carl Mannich (1877–1947)[157] und eben auch bei Ernst Schmidt. Mit der

---

[151] Siehe hierzu B. BEYERLEIN (1991); B. BEYERLEIN (2002), S. 20; sowie C. FRIEDRICH / W.-D. MÜLLER-JAHNCKE (2005), S. 616f.
In Bayern hatte schon 1808 ein Erlass des Königs das verpflichtende Studium der Pharmazie eingeführt.

[152] Siehe hierzu H. RANKENBURG (1996), S. 22–24.

[153] Vgl. C. HARTIG (2014), S. 21.

[154] Vgl. C. FRIEDRICH / W.-D. MÜLLER-JAHNCKE (2005), S. 635.

[155] Vgl. B. BEYERLEIN (2002), S. 22.

[156] Vgl. DApoBio (1978), Bd. 2, S. 675f.; sowie C. FRIEDRICH (2005), S. 4412–4414.
Nach der Lehr- und Gehilfenzeit studierte Thoms ab 1882 in Jena Pharmazie. 1886 wurde er in Erlangen promoviert. Er verwaltete danach für drei Jahre die Hof-Apotheke in Weimar und begann 1889 als Labor- bzw. Fabrikationsleiter in der Chemischen Fabrik J. D. Riedel in Berlin. Ab 1894 übernahm Thoms die Schriftleitung der Apotheker-Zeitung, holte gleichzeitig das Abitur nach und konnte sich 1895 für pharmazeutische, gerichtliche und Nahrungsmittelchemie habilitieren. Im selben Jahr übertrug man ihm die Leitung des Pharmazeutischen Laboratoriums in Berlin, das ab 1900 im Chemischen Institut der Universität untergebracht war. Inzwischen außerordentlicher Professor, baute Thoms das Pharmazeutische Institut mit auf, dessen Leiter er wurde. Erst 1920 erhielt er den Ruf zum ordentlichen Professor für Pharmazeutische Chemie. Thoms war nicht nur pharmazeutischer Wissenschaftler und Lehrer, sondern setzte sich auch standespolitisch ein, indem er zum Beispiel 1890 die Pharmazeutische Gesellschaft gründete, die 1895 in Deutsche Pharmazeutische Gesellschaft umbenannt wurde.

[157] Vgl. DApoBio (1978), Bd. 2, S. 397f.; sowie C. FRIEDRICH / C. DALLMANN (1991), S. 691–701.
Als Vollwaise musste Mannich die Schule vorzeitig beenden und absolvierte eine Apothekerlehre. Nach dem Studium der Pharmazie in Marburg und Berlin wurde er 1903 promoviert. 1905 holte Mannich in Berlin sein Abitur nach und bestand die Prüfung zum Nahrungsmittelchemiker. Im Anschluss an seine Habilitation 1907 folgte er 1911 einem Ruf als außerordentlicher Professor für Pharmazeutische Chemie nach Göttingen. 1920 erhielt er als

Habilitation hatte der Apotheker den Beweis erbracht, dass er sich nicht allein auf pharmazeutische Prozesse und das Arzneimittel konzentrierte, sondern auch wissenschaftlich arbeiten konnte und Fähigkeiten beispielsweise in der Chemie aufwies. Diese über das pharmazeutische Spezialgebiet hinausgehende wissenschaftliche Qualifikation befähigte zum Erhalt einer Professur an einer Hochschule.[158]

Wie auch in August Eberhards Fall, wurde die Pharmazeutische Chemie bzw. Pharmazie ab den 1920er-Jahren an den meisten Universitäten und Hochschulen durch Extraordinariate vertreten,[159] denen man allerdings häufig eine wissenschaftliche und wirtschaftliche Eigenständigkeit absprach, indem man sie in die Chemischen Institute eingliederte.[160] Letzteres verdeutlichte, wie die Pharmazie von vielen nach wie vor als Teilgebiet der Chemie betrachtet wurde.

Dennoch übernahm mit Eberhard kein Chemiker, sondern ein Apotheker die Verantwortung für die Pharmazeutische Ausbildung in Darmstadt.[161] Neben dem Beleg für seine pharmazeutische Befähigung – der Approbation – besaß er zum einen beachtliche Kenntnisse auf dem Gebiet der Alkaloidchemie und hatte zum anderen als Vorlesungsassistent Erfahrungen in der Lehre gesammelt. Zusammen mit seiner Habilitation verfügte Eberhard demnach über die nötigen Zusatzqualifikationen, wie sie für eine Hochschullaufbahn gewünscht waren und bewies damit gerade als Apotheker die Eignung zum Hochschullehrer.

Dass Pharmazeuten ihr wissenschaftliches Können immer wieder belegen mussten, war auch der Gewohnheit geschuldet, eigene wissenschaftliche Ergebnisse nicht als Folge pharmazeutischer Forschung auszugeben, sondern häufig den Fachgebieten der Biologie oder Chemie zuzuordnen. Der wissenschaftlichen Fachwelt waren die Arbeitsmethoden in diesen Hauptfächern vertraut und der Pharmazeut erhoffte sich vermutlich durch Einordnung seiner Arbeit in gewohnte Zusammenhänge größere Anerkennung als durch eine Darstellung auf den vergleichsweise neuen pharmazeutischen Fachgebieten.[162] Eine Ausnahme bildete hier das Periodikum „Archiv der Pharmacie“, das zwischen 1890 und 1921 unter der Leitung von Ernst Schmidt und Heinrich Beckurts (1855–1929) hohe wissenschaftliche Anerkennung genoss und vorwiegend Arbeiten zur Angewandten und

ordentlicher Professor den neuen Lehrstuhl für Pharmazeutische Chemie in Frankfurt am Main. Mannich wechselte 1927 als Ordinarius ebenfalls für Pharmazeutische Chemie nach Berlin und wurde Direktor des dortigen Pharmazeutischen Instituts. Nach dem Zweiten Weltkrieg übernahm er den Lehrstuhl für Pharmazeutische Chemie an der TH Karlsruhe. Mannich war ein anerkannter Wissenschaftler, nach dem die „Mannich-Kondensation“ benannt ist.

[158] Vgl. C. HARTIG u. a. (2013), S. 11.

[159] Vgl. R. SCHMITZ (1969), S. 110 und S. 237.
Schon 1919 war in Frankfurt am Main ein Extraordinariat für Pharmazeutische Chemie geschaffen worden, in Leipzig folgte die Einrichtung einer solchen Professorenstelle 1926.

[160] Vgl. C. HARTIG (2014), S. 41.

[161] Vgl. UniA DA 103 Nr. 144 / 9. Urkunde des Hessischen Landesamts für das Bildungswesen zur Ernennung August Eberhards zum außerordentlichen Professor für Pharmazie vom 28.07.1920.

[162] Vgl. C. HARTIG u. a. (2013), S. 14.

Pharmazeutischen Chemie, zur Pharmakognosie und zur Botanik publizierte.[163] Auch Eberhard veröffentlichte im „Archiv" die Ergebnisse seiner pharmazeutisch-chemischen Untersuchungen.

Bei August Eberhards Amtsantritt 1920 als Extraordinarius für Pharmazie standen in Darmstadt die Zeichen nicht schlecht für die Etablierung der Pharmazeutischen Chemie als eigenständige Disziplin. Hier war ein wichtiger Schritt durch die Schaffung des etatmäßigen Extraordinariats erfolgt.

Eberhards Hoffnung, dass sich damit auch die Einstellung notwendiger Arbeitskräfte und die Bewilligung finanzieller Mittel verbanden, um einen erfolgreichen Lehrbetrieb zu gewährleisten, sollten sich allerdings nicht erfüllen.[164]

---

[163] Vgl. C. FRIEDRICH (2022/a), S. 64–67; sowie C. FRIEDRICH / W.-D. MÜLLER-JAHNCKE (2005), S. 558.

[164] Vgl. UniA DA 103 Nr. 144 / 9. Anlage zu einem Schreiben August Eberhards an den Reichsminister für Wissenschaft, Erziehung und Volksbildung vom 12.05.1938.

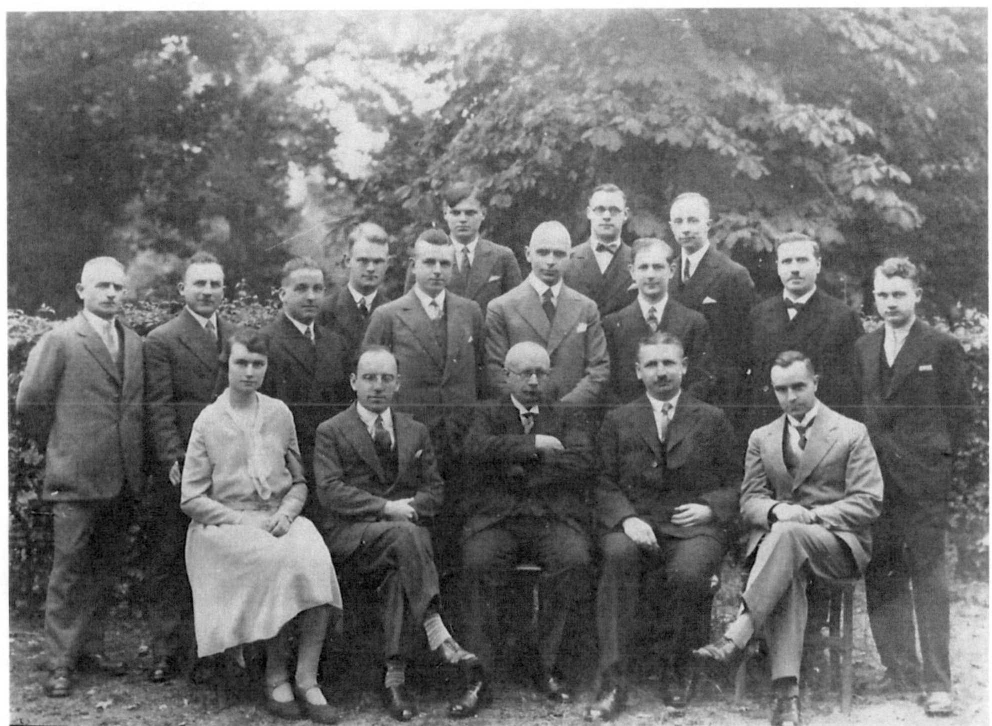

Abbildung 23: Angehörige des Instituts für Chemie, um 1930.[165]

(Oben von links nach rechts: Labordiener Münk, Instituts-Mechaniker Schubert, Assistent Kullmann, Jochum, Assistent Graf, Bauermeister, Sehrbundt, unbekannt, Walter Schuff, Rudi Kunst, Hausmeister Möller, unbekannt.
Unten von links nach rechts: Studentin Ilse Baier, Assistent Ewald, Professor Wilhelm Moldenhauer, Professor August Eberhard, Assistent Jakob Franz Roth).[166]

[165] Privatarchiv Ernst-Eberhard Kopf.

[166] Vgl. Persönliche Mitteilung Ernst-Eberhard Kopfs vom 10.03.2020. Brief des ehemaligen Mitarbeiters der TH Karl Flick an Ernst-Gottwald Kopf, den Schwiegersohn Eberhards, vom 15.12.1982; sowie TECHNISCHE HOCHSCHULE DARMSTADT (1929). Lehrplan für das Studienjahr 1929 / 30, S. 36.

7.5.3 Arbeitsbedingungen in der Abteilung für Pharmazeutische Chemie

Da August Eberhard nur Extraordinarius war, konnte er nicht über einen entsprechenden Etat bzw. über wissenschaftliche Mitarbeiter verfügen, wie dies bei ordentlichen Professoren der Fall war. Zwar hatte er, wie bereits erwähnt, bei Amtsantritt die so dringend erforderlichen Mittel erbeten,[167] allerdings wurden diese nicht in ausreichender Menge bereitgestellt. Hierzu schrieb er rückblickend 1938 an den Reichsminister für Wissenschaft, Erziehung und Volksbildung:

> „Angegliedert an das anorganisch-chemische Institut mit seiner unzureichenden und veralteten Einrichtung, ohne eigene Räume, ohne Lehrmittelfonds, ohne Assistenz und ohne technische Hilfskraft, konnte ich mich in der Hauptsache nur dem Unterricht widmen und musste alle untergeordneten Arbeiten eigenhändig verrichten, die das [...] Praktikum, der Aufbau, die [...] Vorlesungen und die [...] Übungen mit sich brachten."[168]

Um 1925 erlebte die TH Darmstadt einen Aufschwung. Es entstanden auch Pläne für ein selbständiges Pharmazeutisches Institut, dessen Kosten für die Ausstattung in erheblichem Maße von hessischen Apothekern und ehemaligen Schülern übernommen werden sollte. Allerdings verhinderte die Wirtschaftskrise dieses Vorhaben. Als gleichzeitig das Gerücht die Runde machte, die Regierung wolle die Pharmazie in Darmstadt schließen, wurde heftig – unterstützt durch Berichterstattung in den Zeitungen – protestiert. Das drohende Ende der Pharmazie in Darmstadt konnte dadurch zunächst erfolgreich verhindert werden. Man hatte sich aber durch die Kritik nicht unbedingt Freunde innerhalb der Regierung gemacht und damit die Hoffnung auf ein eigenständiges Pharmazeutisches Institut vermindert.[169] Lediglich ein Lehrmittelfond von 500 Mark wurde bewilligt, kurze Zeit später aber wieder stark gekürzt.[170]

Eberhard selbst bemerkte, dass dies „kein Boden war, auf dem die Forschung gedeihen konnte."[171] Anstatt also wissenschaftliche Arbeiten vor allem auf dem Gebiet der Pharmazie zu betreuen oder selbst zu betreiben, war er ausschließlich mit der Lehre beschäftigt und hatte Mühe, unter großem persönlichem Einsatz, diese aufrecht zu erhalten. Immerhin gelang es, Vorlesungen und Praktika zeitlich aufzustocken, um der neuen Prüfungsordnung zu entsprechen. Gleichzeitig ermöglichte das doppelte Angebot

---

[167] Vgl. UniA DA 103 Nr. 144 / 9. Anlage zu einem Schreiben August Eberhards an den Reichsminister für Wissenschaft, Erziehung und Volksbildung vom 12.05.1938, S. 1.

[168] UniA DA 103 Nr. 144 / 9. Anlage zu einem Schreiben August Eberhards an den Reichsminister für Wissenschaft, Erziehung und Volksbildung vom 12.05.1938, S. 1.

[169] Vgl. A. EBERHARD (1936), S. 400.

[170] Vgl. UniA DA 103 Nr. 144 / 9. Anlage zu einem Schreiben August Eberhards an den Reichsminister für Wissenschaft, Erziehung und Volksbildung vom 12.05.1938, S. 2.

[171] UniA DA 103 Nr. 144 / 9. Anlage zu einem Schreiben August Eberhards an den Reichsminister für Wissenschaft, Erziehung und Volksbildung vom 12.05.1938, S. 1f.

verschiedener Veranstaltungen die optimale Nutzung der knapp bemessenen Räumlichkeiten und Geräte.[172] Er bezeichnete es als eigenen Idealismus, dass er Nebeneinnahmen aus Gutachten, Werksberatung oder Fortbildungskursen zur Verbesserung der apparativen Ausstattung der Pharmazeutisch-Chemischen Abteilung verwendete.[173]

Als Eberhard 1931 zusätzlich zu seiner Arbeit als Hochschullehrer die Verpflichtungen des Referenten für das Apothekenwesen übernahm,[174] versprach ihm das Innenministerium einen erforderlichen Assistenten. Die bewilligten Mittel für eine Hilfsassistenz führten aber nicht dazu, die hinzugekommene umfangreiche Verwaltungsarbeit zu kompensieren. Ihm blieb damit jede Möglichkeit auf Forschung und wissenschaftliche Profilierung verwehrt, die aber für eine Berufung auf einen ordentlichen Lehrstuhl Voraussetzung gewesen wären.[175]

Es ist daher nicht verwunderlich, dass Eberhard das Pharmaziestudium in Darmstadt zwar maßgeblich prägte, aber aufgrund der schwierigen Bedingungen nicht in der Lage war, dort eine herausragende pharmazeutische Forschung zu entwickeln.

7.5.4 Eberhards Vorlesungen und Praktika

Zu den zentralen Aufgaben eines Professors bzw. habilitierten Dozenten gehört das Halten von Vorlesungen[176] und, je nach Fachgebiet, das Anbieten verschiedener Praktika.

August Eberhard hielt seine Antrittsvorlesung zu Beginn des Wintersemesters 1920 / 1921 am 28. Oktober 1920, nachmittags um 16 Uhr. Er sprach über das Thema: „Künstliche Nährpräparate und Anregungsmittel." Hierzu lud der Vorstand der Abteilung für Chemie, Lothar Wöhler (1870–1952), auch ausdrücklich die Studierenden ein.[177]

---

[172] Vgl. UniA DA 103 Nr. 144 / 9. Schriftliche Bitte August Eberhards vom 19.11.1921 und 14.11.1922.

[173] Vgl. UniA DA 103 Nr. 144 / 10. Schreiben August Eberhards an den Hessischen Minister für Erziehung und Volksbildung vom 07.08.1953.

[174] Vgl. N. N. (1931/a), S. 948; sowie N. N. (1931/b), S. 1006.

[175] Vgl. UniA DA 103 Nr. 144 / 9. Anlage zu einem Schreiben August Eberhards an den Reichsminister für Wissenschaft, Erziehung und Volksbildung vom 12.05.1938, S. 3.

[176] Siehe hierzu H. FEND (2006), S. 85f.
Der Begriff „Vorlesung" stammt aus dem Mittelalter, als der Buchdruck noch nicht erfunden war und die Lehrer ihren Schülern aus verschiedensten Werken vorlasen. Nach dem mittelalterlichen Verständnis lag die Wahrheit schon vor, sie musste nur den heiligen oder heidnischen Schriften entnommen, kommentiert und diskutiert werden.

[177] Vgl. UniA DA 103 Nr. 144 / 9. Schreiben Lothar Wöhlers vom 25.10.1920.

Der Lehrauftrag Eberhards umfasste zunächst die schon 1919 im Bericht des Ausschusses für die Neuordnung des Pharmazeutischen Unterrichts festgehaltenen Vorlesungen:[178]

- Pharmazeutische Chemie, anorganischer und organischer Teil,
- Ausmittelung der Gifte,
- Prüfungsvorschriften des Deutschen Arzneibuchs,
- Bakteriologie und Sterilisationstechnik und
- Agrikulturchemie für Kulturingenieure

Die Vorlesung in Pharmazeutischer Chemie – organischer Teil – konnte, im Gegensatz zum Vorschlag im Februar 1919, um eine Stunde, also auf drei Stunden im Wintersemester, aufgestockt werden.[179] Damit ergaben sich für Eberhard im Wintersemester insgesamt sechs Stunden und im Sommersemester fünf Stunden Vorlesung. Hinzu kamen das Praktikum für Pharmaziestudierende im chemischen Institut und im Winter Übungen in Bakteriologie und Sterilisationstechnik.[180]

Die Prüfungsordnung für Apotheker war ausschlaggebend für die Lehrinhalte der angebotenen Veranstaltungen, mussten doch am Ende des Pharmaziestudiums die Kenntnisse in den in eben dieser Prüfungsordnung vorgeschriebenen Fachgebieten bei der Staatsprüfung nachgewiesen werden. Bei Eberhards Amtsantritt 1920 galt die Prüfungsordnung für Pharmazeuten von 1904, sie war also fast zwanzig Jahre vorher verabschiedet worden.[181] In der Zwischenzeit hatte sich die Pharmazie weiterentwickelt.

So war 1910 beispielsweise das DAB 5 erschienen, das höhere Anforderungen an die Apotheke stellte und internationale Vorschriften zu stark wirksamen Arzneimitteln aufgenommen hatte.[182] Der Ruf nach einer Festigung der akademischen Apothekerausbildung war immer lauter geworden. Nicht nur die Deutsche Pharmazeutische Gesellschaft (DPhG), sondern auch das Kaiserliche Gesundheitsamt hatte sich für das Abitur als Voraussetzung für das Pharmaziestudium ausgesprochen und 1912 waren dem Reichsgesundheitsrat Anträge zu einer Verlängerung der Studienzeit von vier auf sechs Semester eingereicht worden. Daneben hatte es konkrete Vorstellungen zu den Studieninhalten gegeben, wie ein Gesuch der Apothekerkammer für die Provinz Brandenburg und Berlin zeigt:

---

[178] Vgl. UniA DA 103 Nr. 144 / 9. Bericht des Ausschusses für die Neuordnung des Pharmazeutischen Unterrichts an der Technischen Hochschule vom 19.02.1919.

[179] Siehe hierzu UniA DA 103 Nr. 144 / 9. Mitteilung Lothar Wöhlers, Chemisches Institut, vom 08.07.1920.

[180] Siehe hierzu UniA DA 103 Nr. 144 / 9. Auszug aus dem Protokoll über die Sitzung des Großen Senats vom 16.07.1920.

[181] Vgl. N. N. (1904), S. 433–435; sowie H. RANKENBURG (1996), S. 229–234.

[182] Vgl. C. FRIEDRICH / W.-D. MÜLLER-JAHNCKE (2005), S. 580f.

> „Erforderlich ist das Studium in organischer, anorganischer und analytischer Chemie, in pharmazeutischer Chemie und in chemischer Toxikologie, erforderlich ist ferner allgemeine, systematische und pharmazeutische Botanik, Pharmakognosie und Physik.
>
> Von Kursen sind notwendig: Übungen im chemischen Laboratorium in qualitativer und quantitativer Analyse, in pharmazeutisch-praktischer bzw. toxikologischer Analyse, Lebensmittel- und hygienische Untersuchungen [...], bakteriologischer Kurs, Harnanalyse, pharmakognostisch-mikroskopischer Kurs, physikalisch-chemische Untersuchungen [...]; Darstellung chemisch-pharmazeutischer Präparate, Prüfung auf Reinheit, Wertbestimmung von Drogen, Extrakten und Tinkturen."[183]

In den Folgejahren war jedoch keine Änderung der Studienbedingungen erfolgt. Zum einen hatten die Verantwortlichen die Meinung vertreten, die Pläne wären noch nicht ausgereift, zum anderen – und vermutlich schwerwiegender – wurden nach dem Ausbruch des Ersten Weltkrieges solche Reformansätze zurückgestellt.

Das Abitur als Voraussetzung zum Pharmaziestudium war erst im Juli 1920 beschlossene Sache, genau sechs Tage vor der Ernennung August Eberhards zum außerordentlichen Professor für Pharmazie. Mit der entsprechenden Verordnung, die ab dem 1. Januar 1921 in Kraft trat, wurde das Pharmaziestudium endlich den anderen akademischen Berufen gleichgestellt.[184] Eine Verlängerung der Studienzeit erfolgte allerdings nicht. Als Grund nannte die Regierung die Inflation. Das Studium sei „infolge der Geldentwertung außerordentlich kostspielig geworden [...], und daß daher bei einer Verlängerung ein großer Teil [...] nicht mehr in der Lage sein dürfte, die Approbation [...] zu erwerben."[185]

Während also weiterhin die Diskussionen um die Verlängerung des Pharmaziestudiums fortgeführt wurden,[186] waren Hochschulprofessoren, wie August Eberhard, primär auf sich selbst gestellt, einen adäquaten Lehrplan anzubieten. Es lag auf der Hand, dass ein verantwortungsvoller Lehrer mit der Zeit ging und seinen Schülern durch ständiges Anpassen an neue wissenschaftliche Erkenntnisse und Anforderungen einen zeitgemäßen Unterricht ermöglichen wollte. Die Themen seiner Vorlesungen und Praktika lassen den Schluss zu, dass Eberhard die gleichen Ansprüche an eine pharmazeutische Ausbildung stellte, wie sie schon 1912 in dem Antrag der Apothekerkammer für die Provinz Brandenburg und Berlin gefordert worden waren.[187]

Eberhard hielt es von Anfang an für wichtig, den Studierenden einen sinnvollen Studienablauf zu ermöglichen. So bat er schon 1919 zu Beginn seiner Zeit in Darmstadt als Assistent darum, die Vorlesung über „Bakteriologie und Sterilisation mit Übungen" bereits im Sommersemester 1919 halten zu dürfen und nicht erst im darauffolgenden

---

[183] H. RANKENBURG (1996), S. 43.
Zitiert wird aus einem Antrag der Apothekerkammer für die Provinz Brandenburg und Berlin, der dem Reichsgesundheitsrat am 25.10.1912 vorgelegen hatte.

[184] Vgl. C. FRIEDRICH / W.-D. MÜLLER-JAHNCKE (2005), S. 640f.

[185] BArch R86 / 4953. Akte zur Prüfungsordnung für Apotheker, S. 269.

[186] Siehe hierzu C. FRIEDRICH / W.-D. MÜLLER-JAHNCKE (2005), S. 641–644.

[187] Vgl. H. RANKENBURG (1996), S. 43; sowie TECHNISCHE HOCHSCHULE DARMSTADT (1920–1938). Lehrpläne für die Studienjahre 1920 bis 1938.

Wintersemester. Ihm war aufgefallen, dass einige Studierende des letzten Examenssemesters noch keinen bakteriologischen Kurs mit Einweisung in Sterilisationstechnik absolviert hatten, den die Prüfungsordnung für Apotheker allerdings vorsah.[188] Um den Betreffenden die Teilnahme an der Pharmazeutischen Staatsprüfung zu ermöglichen, war es notwendig, diesen Kurs vorzuverlegen.[189] Seine Bitte wurde von sämtlichen Instanzen der Hochschule befürwortet[190] und schon kurze Zeit später genehmigte das Hessische Landesamt für das Bildungswesen die Bakteriologie-Vorlesung mit zwei Stunden Übungen im Sommersemester 1919. Neben den Studierenden profitierte auch August Eberhard von diesem Beschluss, kam ihm doch als jungem Familienvater die zusätzliche Vergütung von insgesamt 200 Mark sehr gelegen.[191]

Das Bakteriologische Praktikum erlebte im Laufe der folgenden Jahre immer wieder eine Erweiterung. Eberhard führte hier gleich mehrere Gründe an: Neben Problemen mit dem Stundenplan war die Zahl der Studierenden so groß geworden, dass ein vernünftiger Unterricht unter den gegebenen Bedingungen unmöglich wurde – im Praktikum standen in der Regel nur drei bis fünf Mikroskope zur Verfügung.[192] Außerdem musste der Unterricht der Studierenden je nach Spezialgebiet anders ausgerichtet werden. Neben Pharmazeuten hatten sich vor allem Gerbereichemiker für das Bakteriologische Praktikum angemeldet. Pharmazeuten mussten in erster Linie in der Sterilisation der Arzneimittel und in medizinischer Bakteriologie unterrichtet werden, während der Gerbereichemiker hauptsächlich an der Isolierung und Erkennung der für seine Arbeit in Frage kommenden Bakterien interessiert war. Um beiden Gruppen gerecht zu werden, war eine Trennung des Unterrichts bzw. das doppelte Abhalten des Praktikums mit jeweils unterschiedlicher Gewichtung erforderlich.[193] Zur Freude Eberhards und zum Wohle der studentischen Ausbildung wurden seine Anträge regelmäßig genehmigt.[194]

1921 konnte auf Vorschlag Eberhards eine einstündige Vorlesung pro Woche über die „Untersuchung von Trinkwasser, Harn, Magensaft und Kot“ in das Unterrichtsangebot für Pharmazeuten aufgenommen werden.[195] Diese fand im Sommer statt, während die „Einführung in Prüfungsvorschriften des deutschen Arzneibuches“ einstündig im Winter erfolgte.[196]

---

[188] Vgl. N. N. (1904), S. 434; sowie H. RANKENBURG (1996), S. 230.

[189] Vgl. UniA DA 103 Nr. 144 / 9. Schriftliche Bitte August Eberhards vom 09.05.1919.

[190] Vgl. UniA DA 103 Nr. 144 / 9. Schreiben Lothar Wöhlers vom 14.05.1919; sowie UniA DA 103 Nr. 144 / 9. Schreiben des Rektors Friedrich Pützer vom 28.05.1919.

[191] Vgl. UniA DA 103 Nr. 144 / 9. Mitteilung des Hessischen Landesamts für das Bildungswesen vom 10.06.1919.

[192] Vgl. UniA DA 103 Nr. 144 / 9. Schriftliche Bitte August Eberhards vom 19.11.1921 und 14.11.1922.

[193] Vgl. UniA DA 103 Nr. 144 / 9. Anfrage August Eberhards vom 02.12.1924.

[194] Vgl. UniA DA 103 Nr. 144 / 9. Antwortschreiben des Hessischen Landesamts für das Bildungswesen vom 01.12.1922 und 23.12.1924.

[195] Vgl. UniA DA 103 Nr. 144 / 9. Vorschlag August Eberhards vom 23.02.1921.

[196] Vgl. TECHNISCHE HOCHSCHULE DARMSTADT (1921). Lehrplan für das Studienjahr 1921 / 22, S. 36.

Die Vorlesung zur Pharmazeutischen Chemie bildete die Hauptaufgabe für August Eberhard. Ihr widmete er drei bis vier Wochenstunden. Dabei entfielen ab 1920 im Sommersemester jeweils zwei Semesterwochenstunden auf den anorganischen und zwei auf den organischen Teil der Pharmazeutischen Chemie. Im Winter las Eberhard ausschließlich über Organische Pharmazeutische Chemie, und zwar dreistündig.[197] Wie bereits erwähnt, war er sich der Verantwortung bewusst, die er bei der Ausbildung zukünftiger Apotheker trug. Er vertrat 1924 die Meinung, dass eine Ausdehnung des anorganischen Teils seiner Vorlesung über Pharmazeutische Chemie von zwei auf drei Stunden unverzichtbar sei. Der zu lesende Stoff hatte an Umfang zugenommen und in Ermangelung einer medizinischen Vorlesung an der Technischen Hochschule Darmstadt, sah sich Eberhard in der Pflicht, auch die Wirkungsweise der pharmazeutischen Präparate im Rahmen seiner Vorlesung mitzubehandeln.[198] Wiederum wurde sein Antrag genehmigt. Gleichzeitig entband das Hessische Landesamt für das Bildungswesen August Eberhard von der Verpflichtung zur Abhaltung der einstündigen Vorlesung über Agrikulturchemie.[199] Letztere war, obwohl nicht wirklich zur Pharmazie gehörend, 1919 von Eberhard übernommen worden, da ein anderer Dozent nicht zur Verfügung gestanden hatte.[200] Mit dem Direktor der landwirtschaftlichen Versuchsanstalt Darmstadt, Hubert Rössler (1876–1939)[201] war nun endlich nach fünf Jahren eine fachgerechte Besetzung der Stelle erfolgt, sodass Eberhard entlastet werden konnte.

Zwei Jahre später, 1926, wurde Eberhard auch für den organischen Teil der Pharmazeutischen Chemie im Sommer eine Semesterwochenstunde mehr Vorlesungszeit zugestanden.[202] Er befürwortete dies sehr und betonte:

> „Veranlassung hierzu bietet die enorme Steigerung der Zahl der Arzneimittel, speziell auf dem Gebiet der aromatischen Chemie und der Organtherapie (Hormone etc.). Da diese Vorlesung zugleich über Wirkungsweise und Anwendungsformen der Arzneistoffe berichten soll, war dies bisher nur auf Kosten anderer Gebiete möglich (ätherische Öle, Alkaloide, [...]). Da aber auch diese Stoffe in der Pharmazie eine immer wichtigere Rolle spielen, ist eine weitere Kürzung ihrer Besprechung nicht möglich, vielmals ein näheres Eingehen auch auf diese Stoffgruppen unerlässlich."[203]

---

197 Vgl. TECHNISCHE HOCHSCHULE DARMSTADT (1920). Lehrplan für das Studienjahr 1920 / 21, S. 80.

198 Vgl. UniA DA 103 Nr. 144 / 9. Anfrage August Eberhards vom 29.02.1924.

199 Vgl. UniA DA 103 Nr. 144 / 9. Schreiben des Hessischen Landesamts für das Bildungswesen vom 17.06.1924.

200 Vgl. UniA DA 103 Nr. 144 / 9. Bericht des Ausschusses für die Neuordnung des Pharmazeutischen Unterrichts an der Technischen Hochschule vom 19.02.1919.

201 Vgl. E. HEIDEBROEK (1925). Rektoratsübergabe, S. 5; sowie C. WOLF / M. VIEFHAUS (1977), S. 168.

202 Vgl. TECHNISCHE HOCHSCHULE DARMSTADT (1926). Lehrplan für das Studienjahr 1926 / 27, S. 92.

203 UniA DA 103 Nr. 144 / 9. Antrag August Eberhards auf Lehrplanänderung vom 02.02.1926.

Eberhards Hinweis auf die große Zunahme an Arzneistoffen konnte wenige Monate später mit dem neuen Deutschen Arzneibuch, dem DAB 6, untermauert werden, dessen Erscheinen lange auf sich hatte warten lassen. Obwohl erste Gespräche hierzu schon 1915 erfolgt waren, führte der Ausbruch des Krieges und die finanziell schwierige Nachkriegssituation dazu, dass zwischen dem DAB 5 und seinem Nachfolger fast 17 Jahre lagen.[204] Das DAB 6 enthielt insgesamt 110 neue Arzneimonografien, eine eigene Monografie zu Tabletten und detaillierte Ausführungen zu Sterilisationsverfahren.[205] Sowohl die neuen Arzneistoffe als auch die Methoden zur Sterilisation waren Lehrinhalte, die Eberhard in seinen Vorlesungen bereits behandelte.

Das Erscheinen des DAB 6 regte die Diskussionen um eine Ausdehnung der Studienzeit auf sechs Semester erneut an. Die gestiegenen Anforderungen, die das Arzneibuch an die wissenschaftliche Ausbildung der Apotheker stellte, mussten ihre Entsprechung in einem verlängerten Pharmaziestudium finden.[206] 1928 zeigte sich die Regierung einsichtig und erkannte die Notwendigkeit einer Studienverlängerung an.[207] Die angespannte wirtschaftliche Situation Deutschlands führte allerdings nicht zu einer zeitnahen Verabschiedung des entsprechenden Gesetzes. Im internationalen Vergleich gehörte Deutschland bezüglich der Studienzeit zu den Schlusslichtern und 1929 kam es zu einem Skandal, als die bulgarische Regierung nur noch Pharmazeuten aus Deutschland in öffentlichen Apotheken duldete, wenn sie ein sechssemestriges Pharmaziestudium vorweisen konnten. Anstatt dies zum Anlass zu nehmen, offiziell die Studienzeit auf sechs Semester zu erweitern, erließ das Ministerium in Deutschland eine Sonderregelung für bulgarische Studenten.[208]

Besonders vehement sprach sich Hermann Thoms (1859–1931) für die Erweiterung des pharmazeutischen Hochschulstudiums aus. Auf einem Vortrag, den er im Februar 1930 auf einer Versammlung des Verbands Deutscher Apotheker (VdA) hielt, bekräftigte er, dass „allein eine sorgfältige Ausbildung und eine ständige Fühlungnahme mit den Fortschritten der Wissenschaft den Apotheker dazu befähige, Auskunfts- und Vertrauensperson des Arztes und des Publikums zu sein.“[209] Zwar war das Abitur nun Bedingung für das Pharmaziestudium, aber erst dessen Verlängerung auf sechs Semester könne den Pharmazeuten in den wahren Akademikerstand erheben. In diesem Sinn schloss Thoms seine Rede bezugnehmend auf die Abkürzung des Verbandsnamens VdA: „Verteidigt den Akademiker!“[210].

---

[204] Vgl. C. FRIEDRICH / W.-D. MÜLLER-JAHNCKE (2005), S. 581.

[205] Vgl. C. FRIEDRICH / W.-D. MÜLLER-JAHNCKE (2005), S. 581; sowie A. HELMSTÄDTER / J. HERMANN / E. WOLF (2001), S. 128.
Neue Arzneistoffe waren unter anderem Bromural, Chloramin, Colchicinum und Glandulae Thyreoideae siccatae (natürliche Schilddrüsenextrakte).

[206] Vgl. H. RANKENBURG (1996), S. 57.

[207] Vgl. N. N. (1930), S. 279.

[208] Vgl. C. FRIEDRICH / W.-D. MÜLLER-JAHNCKE (2005), S. 643f.

[209] N. N. (1930), S. 279. Vortrag Hermann Thoms.

[210] N. N. (1930), S. 280. Vortrag Hermann Thoms.

Dem Ruf nach Studienverlängerung wurde jedoch erst in der Prüfungsordnung von 1934 Rechnung getragen.[211] Bis dahin versuchte Eberhard, die Defizite durch das erwähnte Aufstocken des Unterrichts unter Nutzung sämtlicher zeitlicher und finanzieller Ressourcen auszugleichen. So gelang es ihm, frühzeitig Unterricht in Fächern anzubieten, deren Inhalte zwar prüfungsrelevant[212] waren, die als Lehrfach aber erst in die neue Prüfungsordnung 1934 Aufnahme fanden.[213] Es handelte sich um Bakteriologie und Sterilisationsverfahren, Physiologisch-chemische Untersuchungen (z. B. Harnanalyse) und Pharmazeutische Gesetzgebung.[214]

Die letztgenannte Vorlesung – Pharmazeutische Gesetzeskunde – drohte 1931 wegzufallen, nachdem Julius Scriba (1866–1937)[215] im Juli seinen Lehrauftrag niedergelegt hatte. August Eberhard sprach sich für die unbedingte Fortsetzung der Vorlesung aus, da es sich um ein Prüfungsfach in der Pharmazeutischen Staatsprüfung handelte. Georg Heyl (1866–1942), der als Ministerialrat vor Scriba die Pharmazeutische Gesetzeskunde gelehrt hatte, lehnte eine erneute Übernahme des Lehrauftrags ab und ging stattdessen in den Ruhestand. August Eberhard erklärte sich daher bereit, zukünftig die Vorlesung selbst zu übernehmen, zumal er ab August 1931 als Nachfolger Heyls zum Obermedizinalrat und damit zum pharmazeutischen Referenten berufen wurde.[216] Eine besondere Vergütung für die Vorlesung über Pharmazeutische Gesetzeskunde erhielt er aber nicht,[217] sie schien vielmehr Teil der Aufgaben eines Obermedizinalrats zu sein.

---

[211] Vgl. H. RANKENBURG (1996), S. 61.

[212] Vgl. N. N. (1904), S. 434; H. RANKENBURG (1996), S. 230–232; UniA DA 103 Nr. 144 / 9. Schriftliche Bitte August Eberhards vom 09.05.1919; sowie UniA DA 103 Nr. 144 / 9. Stellungnahme August Eberhards vom 22.07.1931.

[213] Vgl. H. R. FIEK (1934), S. 1280f.; sowie N. N. (1934), S. 1286.

[214] Vgl. H. RANKENBURG (1996), S. 62; sowie TECHNISCHE HOCHSCHULE DARMSTADT (1920–1938). Lehrpläne für die Studienjahre 1920 bis 1938.

[215] Vgl. LANDESGESCHICHTLICHES INFORMATIONSSYSTEM HESSEN (2021): Scriba, Julius Karl; E. SCRIBA (1824), S. 51–53; sowie C. WOLF / M. VIEFHAUS (1977), S. 191.
Julius Scriba arbeitete nach seinem Pharmaziestudium zunächst als niedergelassener Apotheker, um dann vermehrt staatlich-pharmazeutische Aufgaben wahrzunehmen. Ab 1905 war er stellvertretendes Mitglied der Kommission für die Vorprüfung von Pharmazeuten, 1909 wurde er in die Staatsprüfungsbehörde für Pharmazeuten an der TH Darmstadt berufen. 1924 erfolgte seine Ernennung zum Vorsitzenden der neu errichteten hessischen Apothekerkammer. Wie bereits in Kapitel 4 erwähnt, bestand zwischen August Eberhard und Julius Scriba eine entfernte, angeheiratete Verwandtschaft.
Der an dieser Stelle genannte Julius Scriba ist nicht zu verwechseln mit dem deutschen Arzt Julius Scriba (1848–1905), der in Japan lebte, und ebenfalls familiäre Verbindungen zu Eberhard hatte.

[216] Vgl. N. N. (1931/a), S. 948; N. N. (1931/b), S. 1006; UniA DA 103 Nr. 144 / 9. Schriftverkehr zur Vorlesung der Pharmazeutischen Gesetzeskunde vom 17.07.1931 bis 22.07.1931; sowie UniA DA 103 Nr. 144 / 9. Brief Georg Heyls an die Abteilung für Chemie an der Technischen Hochschule zu Darmstadt vom 15.02.1919.

[217] Vgl. UniA DA 103 Nr. 144 / 9. Auszug aus dem Protokoll über die Sitzung des Kleinen Senats vom 30.11.1931.

7.5.5 Vergleich der Pharmazeutischen Ausbildung an der TH Darmstadt und der Philipps-Universität Marburg

Vor dem Hintergrund des damals immer noch bestehenden Prestigegefälles zwischen Universität und Technischer Hochschule[218] ist es interessant, die pharmazeutische Ausbildung an der TH Darmstadt beispielhaft mit der an der Universität Marburg zu vergleichen. Sowohl in den Prüfungsordnungen als auch in den Lehrplänen der TH Darmstadt wurde stets betont, dass die pharmazeutische Ausbildung an einer Technischen Hochschule und an einer Universität gleichwertig waren.[219] So hieß es explizit: „Hinsichtlich der Vorbereitung zur Pharmazeutischen Staatsprüfung steht die Technische Hochschule der Universität gleich."[220]

Dennoch schien bei den Hochschulen unterschwellig immer ein gewisses Gefühl der Minderwertigkeit mitzuschwingen, was in diversen Berichten häufig zum Ausdruck kam.[221] Über die erste allgemeine Rektoren-Konferenz, an der im Juli 1919 die Rektoren der Universitäten und der Technischen Hochschulen gemeinsam zusammengekommen waren, konnte der amtierende Rektor der TH Braunschweig und spätere Rektor der TH Darmstadt Wilhelm Schlink (1875–1968)[222] berichten:

> „Es war zunächst keine einheitliche Versammlung; manche ältere Rektoren der Universitäten sahen in den Technischen Hochschulen nicht ganz ebenbürtige Anstalten. Es trat sogar einmal eine derartige Spannung ein, daß die Rektoren der Technischen Hochschulen geschlossen den Versammlungsraum verließen. [...] Aber schon bald erschien ein Vertreter der Universitäten, um uns zurückzubitten. Der Bann war damit gebrochen, und der Rest der Sitzung verlief in harmonischer Weise."[223]

Vergleicht man nun die Studienpläne der TH Darmstadt mit den Vorlesungsverzeichnissen der Universität Marburg so wird sofort ein formaler Unterschied sichtbar.[224] Während dem Pharmaziestudierenden in Darmstadt auf einer Seite alle für ihn relevanten Vorlesungen und Praktika in komprimierter Darstellung angeboten wurden, suchten die Marburger Pharmazeuten in den Rubriken Chemie, Botanik und Physik die für sie wichtigen Veranstaltungen heraus. In Darmstadt hatte es der Student also deutlich einfacher, da die Auswahl an Vorlesungen übersichtlicher war als in Marburg. Erst ab 1929 unterteilte man

---

[218] Vgl. T. NIPPERDEY (1990), S. 569.

[219] Vgl. N. N. (1904), S. 434; sowie H. RANKENBURG (1996), S. 229.

[220] TECHNISCHE HOCHSCHULE DARMSTADT (1920–1938). Lehrpläne für die Studienjahre 1920 bis 1938.

[221] Vgl. W. SCHLINK (1936), S. 22f.; sowie R. SCHMITZ (1969), S. 70.

[222] Siehe hierzu C. WOLF / M. VIEFHAUS (1977), S. 182.

[223] W. SCHNEIDER (1963), S. 44f.

[224] Siehe hierzu TECHNISCHE HOCHSCHULE DARMSTADT (1920–1938). Lehrpläne für die Studienjahre 1920 bis 1938; sowie UniA MR 312 / 6 Nr. 7–10. Vorlesungsverzeichnisse für die Studienjahre 1921 bis 1936.

im Marburger Vorlesungsverzeichnis das große Gebiet der Chemie und wies unter anderem die Pharmazeutische Chemie als eigenständiges Unterkapitel aus.[225] Zwar konnte man von einem Hochschulangehörigen erwarten, dass er in der Lage war, auch auf mehreren Seiten die notwendigen Angebote zu finden, allerdings sollte es von Vorteil sein, wenn sich sein Einsatz auf das Studium an sich konzentrieren konnte und nicht zu sehr auf Organisatorisches.

Formal standen die Lehrangebote in Darmstadt denen in Marburg in nichts nach. Die Hauptfächer – Pharmazeutische Chemie, Botanik, Pharmakognosie, Physik, Ausmittelung der Gifte, Prüfung von Arzneimitteln und Qualitative Analyse – wurden an beiden Orten gelehrt.[226] Kleinere Unterschiede mag es in den Nebenfächern gegeben haben. So hatten die Studierenden in Marburg im Gegensatz zu denen aus Darmstadt die Möglichkeit, praktische Übungen in Forensischer Chemie zu absolvieren.[227] In Darmstadt gab es dagegen schon früh Unterricht in Anorganischer Chemie eigens für Pharmazeuten.[228] Es ist möglich, dass diese Fächer innerhalb anderer Veranstaltungen jeweils mitbehandelt wurden. Dies lässt sich allerdings im Einzelnen nicht mehr nachprüfen.

Was jedoch auffällt, ist die erst 1930 erfolgte späte Einführung eines Sterilisationskurses in Marburg,[229] während der Vorgänger August Eberhards, Georg Heyl (1866–1942), schon vorrausschauend 1908 im Sockelgeschoss des Hauptgebäudes ein selbständiges „Bakteriologisches Institut“ eingerichtet hatte. Hier erfolgte der an die praktischen Bedürfnisse der Apotheke angepasste Unterricht in „Entkeimung“ der Arzneimittel und Geräte sowie die Herstellung von Ampullen.[230] Eberhard setzte diese Kurse mit Beginn seiner Amtszeit 1919 / 20 in Darmstadt nahtlos fort.[231] Der Schwerpunkt auf später tatsächlich im Berufsleben benötigte Kenntnisse gründete möglicherweise in den handwerklich orientierten Wurzeln einer Technischen Hochschule, im Gegensatz zu dem eher theoretischen Anspruch einer Universität. So bemerkte August Eberhard auch in einem Bericht aus dem Jahr 1936, dass „der pharmazeutische Unterricht in Darmstadt schon frühzeitig den Ansprüchen der Praxis angepaßt worden“ [232] sei. Dazu gehörte gleichzeitig ein Seminar, an dem sowohl Dozenten als auch Studierende teilnahmen, um regelmäßig aktuelle Themen in Vorträgen und Diskussionen zu besprechen. Hier bot die Technische Hochschule den Vorteil der Zusammenarbeit von Pharmazie, Maschinenbau und

[225] Vgl. UniA MR 312 / 6 Nr. 8. Vorlesungsverzeichnis für das Winterhalbjahr 1929 / 30.

[226] Siehe hierzu TECHNISCHE HOCHSCHULE DARMSTADT (1920–1938). Lehrpläne für die Studienjahre 1920 bis 1938; sowie UniA MR 312 / 6 Nr. 7–10. Vorlesungsverzeichnisse für die Studienjahre 1921 bis 1936.

[227] Vgl. UniA MR 312 / 6 Nr. 7. Vorlesungsverzeichnis für das Winterhalbjahr 1921 / 22, S. 30.

[228] Vgl. TECHNISCHE HOCHSCHULE DARMSTADT (1920). Lehrplan für das Studienjahr 1920 / 21, S. 80.

[229] Vgl. UniA MR 312 / 6 Nr. 8. Vorlesungsverzeichnis für das Sommerhalbjahr 1930, S. 34.

[230] Vgl. A. EBERHARD (1936), S. 400.

[231] Vgl. UniA DA 103 Nr. 144 / 9. Schriftliche Bitte August Eberhards vom 09.05.1919; sowie UniA DA 103 Nr. 144 / 9. Mitteilung des Hessischen Landesamts für das Bildungswesen vom 10.06.1919.

[232] A. EBERHARD (1936), S. 400.

Materialprüfung, was in späteren Jahren besonders auf den Unterricht in galenischer Pharmazie vorbereitete.[233]

Die Pharmazeutische Gesetzeskunde wurde in Darmstadt ab 1927 – wie bereits erwähnt – zunächst von Apotheker Julius Scriba (1866–1937), später von August Eberhard gelehrt.[234] Für Marburg ließ sich erst ab dem Wintersemester 1931 / 32 eine derartige Veranstaltung nachweisen.[235]

Zusammenfassend zeigt sich beim Vergleich der pharmazeutischen Lehrangebote in Darmstadt und Marburg kein großer Unterschied. Es mag im Einzelnen mitunter etwas andere Schwerpunkte gegeben haben, aber am Ende wurde der Darmstädter Pharmaziestudent ebenso gut auf die Pharmazeutische Staatsprüfung vorbereitet, wie der an der Philipps-Universität Marburg.

7.5.6 Weitere Aufgaben Eberhards als Hochschullehrer

Obgleich es für August Eberhard in seiner Funktion als Hochschulprofessor zu seinen Hauptaufgaben zählte, Vorlesungen zu halten und Praktika anzubieten, ergaben sich für ihn noch eine Reihe weiterer Anforderungen, sodass sein Arbeitsalltag wenig Platz für eigene Forschungen bot.

So war er mit Beginn seiner Professur Mitglied im Pharmazeutischen Prüfungsausschuss der TH Darmstadt, viele Semester davon als Vorsitzender. Ab dem Studienjahr 1924 / 25 übernahm er bis zum Ende seiner Hochschullaufbahn außerdem ähnliche Aufgaben in der Prüfungskommission für Nahrungsmittelchemiker.[236] Sowohl die Pharmazeutische Staatsprüfung als auch die Reichsprüfung für Nahrungsmittelchemiker konnte zweimal im Jahr vor diesen Prüfungsausschüssen abgelegt werden, die vom Hessischen Landesamt für das Bildungswesen für die Technische Hochschule Darmstadt[237] ernannt

[233] Siehe hierzu A. EBERHARD (1936), S. 400; L. HEDRICH-TRIMBORN (2018), S. 11–14; sowie E. STECHER (1972), S. 183f.
Lange Zeit wurde die wissenschaftliche Forschung von technischer Erfindung weitestgehend getrennt. Erst mit dem Aufkommen polytechnischer Schulen und später Technischer Hochschulen erfolgte im 19. Jahrhundert allmählich die Kombination von Technik und Wissenschaft. Die Verbindung beider Disziplinen hatte vor allem Justus Liebig in seinen Veröffentlichungen häufig betont.

[234] Vgl. TECHNISCHE HOCHSCHULE DARMSTADT (1927). Lehrplan für das Studienjahr 1927 / 28, S. 96.

[235] Vgl. UniA MR 312 / 6 Nr. 9. Vorlesungsverzeichnis für das Winterhalbjahr 1931 / 32, S. 35.

[236] Siehe hierzu TECHNISCHE HOCHSCHULE DARMSTADT (1920–1945). Lehrpläne bzw. Personal- und Vorlesungsverzeichnisse für die Studienjahre 1920 bis 1945.

[237] Vgl. TECHNISCHE HOCHSCHULE DARMSTADT (1925). Lehrplan für das Studienjahr 1925 / 26, S. 32; TECHNISCHE HOCHSCHULE DARMSTADT (1929). Lehrplan für das Studienjahr 1929 / 30, S. 14; TECHNISCHE HOCHSCHULE DARMSTADT (1934). Lehrplan für das Studienjahr 1934

wurden. In den Lehrplänen erfolgte im Zusammenhang mit der Pharmazeutischen Staatsprüfung explizit der Hinweis, dass „durch Beschluß des Bundesrates der Besuch der Technischen Hochschule Darmstadt dem Besuche einer Universität im Sinne der Vorschriften für die Prüfung der Apotheker gleichgestellt ist."[238]

In kurzen Abständen, häufig mehrmals im Monat, fanden Sitzungen der „Abteilung für Chemie" statt, an denen August Eberhard in der Regel teilnahm. Hinzu kamen Besprechungen der „Fakultät für Naturwissenschaften und Ergänzungsfächer". Diese Fachbereichssitzungen boten Gelegenheit, verschiedene Themen zu erörtern, wie beispielsweise Fragen zu Dissertationen, zur Verleihung des Professorentitels oder zu möglichen Bauvorhaben. Außerdem wurden Haushaltsfragen, Neuordnungen des Unterrichts, personelle Angelegenheiten, Gesuche von Studierenden und Ehrenpromotionen besprochen.[239] Im April 1936 bildete Eberhard gemeinsam mit seinem Kollegen, dem außerplanmäßigen Professor für Chemie Karl Kunz (1899–1976),[240] eine Kommission, die über eine mögliche Ehrendoktorwürde für den Mitarbeiter der Firma E. Merck, Carl Löw (1876–1952),[241] entscheiden sollte. Löw war für diese Auszeichnung von dem Mitinhaber Karl Merck (1886–1968)[242] empfohlen worden, der seinerseits selbst erst zwei Monate zuvor für seine Verdienste und die Unterstützung der Technischen Hochschule als Ehrensenator vorgeschlagen worden war.[243] Wenige Tage später teilten Eberhard und Kunz mit, dass sie im Fall Löws die Voraussetzungen für eine Ehrenpromotion nicht als gegeben ansahen.[244]

In seiner Funktion als Hochschullehrer nahm August Eberhard deutschlandweit an Versammlungen teil, um sich mit anderen pharmazeutischen Wissenschaftlern zu

---

/ 35, S. 15; sowie TECHNISCHE HOCHSCHULE DARMSTADT (1935). Personal- und Vorlesungsverzeichnis für das Studienjahr 1935 / 36, S. 18.
Die Lehrpläne bzw. Personal- und Vorlesungsverzeichnisse aus den Jahren 1925, 1929, 1934 und 1935 stehen stellvertretend für sämtliche Lehrpläne aus den Jahren 1920 bis 1935, da sich stets der annähernd gleiche Passus zu den Prüfungen finden ließ. Lediglich die zuständige Behörde erfuhr im Laufe der Jahre eine andere Bezeichnung. Aus dem „Hessischen Landesamt für das Bildungswesen" wurde ab 1929 das „Hessische Ministerium für Kultus- und Bildungswesen", um dann ab 1934 als „Hessisches Staatsministerium, Ministerialabteilung für Bildungswesen, Kultus, Kunst und Volkstum" bezeichnet zu werden. Ab 1935 ernannte der „Reichsstatthalter – Landesregierung" die zuständigen Prüfungskommissionen.

[238] TECHNISCHE HOCHSCHULE DARMSTADT (1925). Lehrplan für das Studienjahr 1925 / 26, S. 64f.

[239] Vgl. UniA DA 201 Nr. 171. Sitzungsprotokolle der Fakultät Chemie.

[240] Vgl. UniA DA 201 Nr. 171. Sitzungsprotokolle der Fakultät Chemie. Niederschrift über die Sitzung der Abteilung für Chemie vom 03.04.1936; sowie C. WOLF / M. VIEFHAUS (1977), S. 120.

[241] Vgl. C. BURHOP (2018), S. 574; sowie H. MAIER (2015), S. 172f.
Der Apotheker Carl Löw war seit 1902 wissenschaftlicher Mitarbeiter in der Firma E. Merck. 1910 wurde er Leiter der wissenschaftlichen Abteilung.

[242] Siehe hierzu E. KLEE (2003), S. 404.

[243] Vgl. UniA DA 201 Nr. 161 / 162. Ehrenpromotionen der Fakultät Chemie. Antrag zur Ernennung Karl Mercks zum Ehrensenator vom 17.02.1936.

[244] Vgl. UniA DA 201 Nr. 171. Sitzungsprotokolle der Fakultät Chemie. Niederschrift über die Sitzung der Abteilung für Chemie vom 03.04.1936.

beraten. Nachweisbar sind die Tagung der „Vertreter der wissenschaftlichen Pharmazie" 1925 in Berlin sowie die Einladung der Professoren zum geplanten Zusammenkommen der „Standesgemeinschaft Deutscher Apotheker" 1933 ebenfalls in Berlin.[245] Um die neue Prüfungsordnung für Apotheker vom 8. Dezember 1934 zu diskutieren, fand Anfang des Jahres 1935 eine Tagung des „Verbandes der Vertreter der wissenschaftlichen Pharmazie deutscher Hochschulen" in Jena statt. Diese musste auf einem weiteren Treffen im März 1935 in Leipzig fortgesetzt werden, da noch nicht alle Fragen geklärt werden konnten, um einen einheitlichen Studienplan für alle Hochschulen zu erstellen.[246] Für jede dieser Reisen wurde Eberhard vom Ministerium ein Reisekostenzuschuss bewilligt.[247]

Zuweilen wurde August Eberhard zu Vorträgen eingeladen.[248] So sprach er zum Beispiel 1928 auf einer Versammlung der Gesellschaft Deutscher Naturforscher und Ärzte (GDNÄ) in Hamburg über „Kondensationsversuche mit Aminosäurechloriden" und 1932 auf einer erneuten Zusammenkunft der GDNÄ in Wiesbaden und Mainz über „Untersuchungen aus dem Ephedringebiet" und zur „Nomenklatur unserer Arzneimittel".[249] An den Sitzungen nahmen meist auch Vertreter der Deutschen Pharmazeutischen Gesellschaft (DPhG) teil, in der Eberhard ebenfalls Mitglied war[250] – von 1939 bis 1944 sogar im Beirat[251] – und die in enger Beziehung zur GDNÄ stand. Vor dem Hintergrund der gemeinsamen Veranstaltung beider Gesellschaften in Wiesbaden / Mainz[252] resümierte Eberhard: „Der deutsche Apothekerstand, das hat diese Tagung bewiesen, ist nicht ein sterbender, sondern ein strebender Stand. Eine wissenschaftliche Sitzung mit so reichem

---

[245] Vgl. UniA DA 103 Nr. 144 / 9. Genehmigung der Reisekosten durch das Hessische Landesamt für das Bildungswesen vom 18.06.1925; sowie UniA DA 103 Nr. 144 / 9. Einladung der Hochschullehrer zum Treffen der Standesgemeinschaft Deutscher Apotheker vom 01.09.1933 und deren Absage vom 16.10.1933.

[246] Vgl. UniA DA 103 Nr. 144 / 9. Antrag auf Reisekostenerstattung vom 08.03.1935 und dessen Genehmigung durch den Reichsstatthalter in Hessen vom 13.03.1935.

[247] Vgl. UniA DA 103 Nr. 144 / 9. Genehmigung der Reisekosten durch das Hessische Landesamt für das Bildungswesen vom 18.06.1925; UniA DA 103 Nr. 144 / 9. Genehmigung der Reisekosten durch das Hessische Staatsministerium vom 28.09.1933 und Rückzahlungsmitteilung vom 19.10.1933; sowie UniA DA 103 Nr. 144 / 9. Antrag auf Reisekostenerstattung vom 08.03.1935 und dessen Genehmigung durch den Reichsstatthalter in Hessen vom 13.03.1935. Im Fall eines abgesagten Treffens zahlte Eberhard den Reisekostenzuschuss umgehend zurück.

[248] Siehe hierzu Kapitel 13. 2.

[249] Vgl. A. EBERHARD (1932/a), S. 1020f.; A. EBERHARD (1932/b), S. 1045–1047; U. KRUSE (2001), S. 138, S. 268, S. 434 und S. 436; sowie UniA DA 103 Nr. 144 / 9. Personalakte August Eberhards. Fragebogen des Military Government of Germany: Mitgliedschaften, verfasst von August Eberhard am 11.12.1945.
August Eberhard war seit 1925 Mitglied in der Gesellschaft Deutscher Naturforscher und Ärzte.

[250] Vgl. G. DRUM (1990), S. 51; sowie UniA DA 103 Nr. 144 / 9. Personalakte August Eberhards. Fragebogen des Military Government of Germany: Mitgliedschaften, verfasst von August Eberhard am 11.12.1945.

[251] Vgl. C. SCHLICK (2008), S. 105.

[252] Vgl. U. KRUSE (2001), S. 98f.

Material zeigt uns die Pharmazie auf voller Höhe."[253] An den Diskussionen, die sich an die jeweiligen wissenschaftlichen Vorträge anschlossen, beteiligte er sich gerne.[254]

Anlässlich der 6. Hauptversammlung der „Gesellschaft für Geschichte der Pharmazie“ im Oktober 1938 in München informierte Eberhard die Zuhörer über „Liebig als Apothekenvisitator (nach neuen Aktenfunden) und die nachfolgende Neuorganisation des Revisionswesens im ehemaligen Großherzogtum Hessen“ und leistete damit einen Beitrag zur Pharmaziegeschichte.[255]

Neben Vorträgen verfasste Eberhard einige wissenschaftliche Arbeiten, die in verschiedenen Fachzeitschriften publiziert wurden.[256] Hierzu zählten unter anderem eine Abhandlung über die Technische Hochschule Darmstadt anlässlich ihres 100-jährigen Bestehens[257] sowie ein Beitrag über die Geschichte der Hessischen Apotheken.[258] Amüsant sind Eberhards Erinnerungen an Emil von Behring (1854–1917), die er in einem kurzen Aufsatz in der Süddeutschen Apotheker-Zeitung veröffentlichte: Als Junge hatte Eberhard gemeinsam mit Freunden in den Marburger Wiesen und Wäldern nach Schmetterlingen gejagt. Für ihn damals unverständlich, wurden sie von dem „Professor mit den Kühen“ aus ihrem angestammten Spielterritorium vertrieben. Jahre später konnte er dagegen als Pharmaziestudent voller Ehrfurcht eine Vorlesung hören, die Emil von Behring persönlich gehalten hatte.[259]

Bedauerlicherweise blieben viele der wissenschaftlichen Aufsätze August Eberhards unveröffentlicht. Vor allem die Manuskripte seiner pharmaziehistorischen Arbeiten – zum Beispiel über hessische Apotheken – wurden durch Kriegseinwirkung vernichtet.[260]

Seine Beiträge zu Lehrbüchern und Nachschlagewerken sind dagegen erhalten geblieben.[261] Für die Enzyklopädie „Der Große Herder“ verfasste August Eberhard nach eigenen Angaben einige Abschnitte über Pharmazie und Arzneimittel.[262] Als besondere Ehre dürfte er die Aufgabe angesehen haben, an dem „Lehrbuch der Pharmazeutischen Chemie“ mitzuwirken, das 1879 von seinem Lehrer und Doktorvater Ernst Schmidt erstmalig erstellt worden war.[263] 1933 erschien die siebte, neubearbeitete Auflage, herausgegeben

---

[253] U. KRUSE (2001), S. 99.

[254] Vgl. N. N. (1932), S. 1020 und S. 1022.

[255] Vgl. A. EBERHARD (1938/b), S. 866–868.

[256] Siehe hierzu Kapitel 13. 1. 3.

[257] Vgl. A. EBERHARD (1936), S. 398–400.

[258] Vgl. A. EBERHARD (1938/a), S. 386–390.

[259] Vgl. A. EBERHARD (1940/a), S. 472.

[260] Vgl. UniA DA 103 Nr. 144 / 9. Personalakte August Eberhards. Fragebogen des Military Government of Germany: Veröffentlichungen und Reden, verfasst von August Eberhard am 11.12.1945.

[261] Siehe hierzu Kapitel 13. 1. 2.

[262] Vgl. UniA DA 103 Nr. 144 / 9. Personalakte August Eberhards. Fragebogen des Military Government of Germany: Veröffentlichungen und Reden, verfasst von August Eberhard am 11.12.1945.

[263] Vgl. C. FRIEDRICH / W.-D. MÜLLER-JAHNCKE (2005), S. 662f.

von Friedrich von Bruchhausen (1886–1966)[264] und Karl Wilhelm Rosenmund (1884–1965).[265] Hier beteiligte sich Eberhard mit den Kapiteln „Alkalimetalle“ und „Alkalische Erdmetalle“.[266]

Während seiner Zeit als Hochschullehrer verfasste Eberhard insgesamt eine Monografie, elf Aufsätze und sechs Vorträge. [267]

Im Fragebogen, den er nach dem Zweiten Weltkrieg für die Militärregierung ausfüllen musste, gab Eberhard unter der Rubrik „Einkommen und Vermögen“ eine Entlohnung für „Industrie-Beratung“ an.[268] Die Zusammenarbeit zwischen ihm und der Industrie wird durch einen kurzen Schriftwechsel 1939 mit einem Angestellten der Firma E. Merck Darmstadt belegt, in dem es um das Präparat „Opotonique“ ging.[269] Weitere Hinweise auf eine Kooperation zwischen ihm und der pharmazeutischen Industrie sind nicht überliefert.

---

[264] Vgl. DApoBio (1986), Erg.bd. 1, S. 52f.; C. FRIEDRICH (2022/c), S. 313f.; J. KNABE (1977), S. 1; E. SCHMIDT (1933); sowie W. SCHNEIDER (1972), S. 265.
Friedrich von Bruchhausen begann 1909 sein Pharmaziestudium bei Ernst Schmidt (1845–1921) in Marburg und wurde 1914 dessen Assistent. Nach einer längeren Pause, bedingt durch den Ersten Weltkrieg, nahm er seine Arbeiten am Marburger Institut 1919 unter Schmidts Nachfolger, Johannes Gadamer (1867–1928), wieder auf. Im Anschluss an seine Promotion (1921) und Habilitation (1925) lehrte er Pharmazeutische Chemie an den Universitäten Münster, Würzburg und schließlich an der TH Braunschweig.

[265] Vgl. A. FISCHER (1988), S. 370; DApoBio (1986), Erg.bd. 1, S. 369f.; sowie E. SCHMIDT (1933).
Karl Wilhelm Rosenmund wurde 1906 nach seinem Chemiestudium an der Universität Berlin promoviert und arbeitete ab 1908 als Unterrichtsassistent von Hermann Thoms (1859–1931) am Pharmazeutischen Institut in Berlin. Nachdem er sich 1918 habilitiert hatte, folgte er 1922 dem Ruf an die Universität Berlin, um anschließend 1925 die ordentliche Professur für Pharmazeutische Chemie an der Universität Kiel anzunehmen.

[266] Vgl. A. EBERHARD (1933), S. 538–695 und S. 824–886; sowie UniA DA 103 Nr. 144 / 9. Personalakte August Eberhards. Fragebogen des Military Government of Germany: Veröffentlichungen und Reden, verfasst von August Eberhard am 11.12.1945.

[267] Siehe hierzu Kapitel 13.

[268] Vgl. UniA DA 103 Nr. 144 / 9. Personalakte August Eberhards. Fragebogen des Military Government of Germany: Einkommen und Vermögen, verfasst von August Eberhard am 11.12.1945.

[269] Vgl. Persönliche Mitteilung K. Glocks (2022); sowie UniA DA 103 Nr. 144 / 10. Schreiben der Firma E. Merck Darmstadt an August Eberhard vom 07.08.1939.
Opotonique wurde als Stärkungstonikum vertrieben und enthielt u. a. Leberextrakt, Vitamin B12, Coffein und Chininhydrochlorid.

7.5.7 Einkommen August Eberhards

Eberhard erhielt als Hochschullehrer sein Gehalt entsprechend der deutschen Beamtenbesoldung. Diese erlebte im Laufe der Jahre eine ständige Anpassung an die jeweils aktuelle wirtschaftliche Situation. Infolgedessen war auch das Gehalt Eberhards laufenden Änderungen unterworfen. Sie verdeutlichen die schwierige Nachkriegssituation, die Inflation, aber auch Sozialleistungen, die der Staat eingeführt hatte.

Das erste Reichsbesoldungsgesetz wurde 1909 erlassen. Mit dem damals vorhandenen Wirtschaftsaufschwung ging ein Anstieg der Preise einher und gleich anderen Bevölkerungsschichten stiegen auch die Lebenshaltungskosten der Beamtenschaft,[270] sodass ein Anheben der Beamtenlöhne längst überfällig war. Mit dem neuen Besoldungsgesetz wurden erstmalig die Grundgehälter, Aufrückungsstufen und Wohnungsgeldzuschüsse im gesamten Reich einheitlich geregelt.[271] Allerdings besaß das neue Gesetz keine nachhaltige Wirkung; es kam zu spät, um die einsetzende Teuerungswelle noch ausgleichen zu können. Damit setzte der Staat die traurige Tradition fort, immer erst dann zu reagieren, wenn die Existenzgrundlage vor allem des unteren Beamtenstandes schon beinahe nicht mehr gewährleistet war.[272] Während des Ersten Weltkriegs mussten die Beamten weitere Einbußen hinnehmen, die der Staat mit sogenannten Kriegsteuerungszulagen auszugleichen versuchte – ebenfalls nur mit mäßigem Erfolg.[273]

Bei Kriegsende 1918 konnte das alte Besoldungsgesetz und die dadurch geregelten Bezüge der Beamten nur noch als inadäquat und unübersichtlich bezeichnet werden. Der ständige Kaufkraftverlust war allgegenwärtig und die Gehälter gestalteten sich durch die Teuerungszulagen immer konfuser. Obwohl sich der Staat nach den hohen Kriegsausgaben und den an die Siegermächte zu leistenden Reparationszahlungen in einer alles andere als wirtschaftlich stabilen Lage befand, war man sich bewusst, dass eine gesunde Gesellschaft nur auf einem soliden Beamtentum aufgebaut werden konnte. Dem lauter werdenden Ruf nach einer Besoldungsreform wurde daher 1920 Rechnung getragen.[274]

Ganz entscheidend war hier eine Vereinfachung der Besoldungsgruppen. Von ursprünglich 180 Gehaltsklassen blieben dreizehn Gruppen mit aufsteigendem Gehalt und sieben Gruppen mit Einzelgehältern übrig. Neu war auch, dass die Einteilung in die

---

270 Siehe hierzu N. GÜNTHER (1987), S. 25–28.

271 Vgl. H. VÖLTER (1932), S. 12f.

272 Vgl. O. HINTZE (1963), S. 54.
Der Historiker Otto Hintze (1861–1940) beschrieb 1911 in einer Abhandlung über den Beamtenstand, dass schon Mitte des 19. Jahrhunderts die Einkommenserhöhungen „nach einem eigentümlichen System erfolgt[en], das der Rücksicht auf die Staatsfinanzen angepasst war." Eine Aufstockung des Gehalts trat demnach nicht für alle Beamten gleichzeitig ein, sondern über mehrere Jahre verteilt, ausgehend von den untersten Stufen bis hin zu den oberen Klassen. So ging der Bezug zur tatsächlich vorherrschenden wirtschaftlichen Situation schnell verloren. Wenn die letzte Beamtengruppe ihre Gehaltserhöhung erhielt, war sie bei der ersten Klasse schon längst wieder überfällig.

273 Vgl. N. GÜNTHER (1987), S. 29–31.

274 Vgl. N. GÜNTHER (1987), S. 33f.; sowie H. HATTENHAUER (1980), S. 298–301.

jeweiligen Klassen nicht mehr nach sozialem Stand geschah, sondern nach Art der Tätigkeit und Leistung.[275] Das Einkommen setzte sich im Wesentlichen aus dem Grundgehalt und dem Ortszuschlag zusammen. Das Grundgehalt spiegelte die Art der Tätigkeit und die damit verbundene Verantwortung wider. Die vorausgegangene entsprechende Ausbildung wurde dadurch ebenfalls berücksichtigt. Weitere Faktoren für die Berechnung eines angemessenen Grundgehalts waren die allgemeine wirtschaftliche Lage und der Lebensstandard innerhalb der Bevölkerung.[276] In Städten mit besonders schwierigen wirtschaftlichen Verhältnissen – so auch Darmstadt – gewährte das Reichsministerium den Beamten eine sogenannte widerrufliche Wirtschaftsbeihilfe.[277]

August Eberhard gehörte Anfang der 1920er-Jahre der Besoldungsgruppe X an.[278] Dies entsprach einer höheren Einstufung – Schaffner waren in der Besoldungsgruppe III anzutreffen, während ein Regierungsrat in Klasse XI eingeordnet wurde.[279] Gegen die anfängliche Festlegung des Beginns seiner Besoldungsdienstzeit zum 1. April 1920 hatte Eberhard erfolgreich Einspruch erhoben.[280] Da er 1918 bereits zum Abteilungsvorsteher am Pharmazeutisch-Chemischen Institut in Marburg ernannt worden war,[281] wurde der Berechnung seiner Dienstzugehörigkeit stattdessen der 1. Januar 1918 zugrunde gelegt.[282]

Bezüglich des Ortszuschlags war Darmstadt der Gruppe A zugeteilt und befand sich damit, wie nahezu alle Großstädte, in der höchsten Ortsklasse.[283] Der Ortszuschlag berücksichtigte nicht nur die tatsächlichen Aufwendungen für die Miete, sondern generell die Lebenshaltungskosten am jeweiligen Wohnort.[284] Damit sollte die materielle Gleichstellung der Beamten bei Umzug in eine andere Stadt garantiert werden, da höhere Kosten durch einen angepassten Ortszuschlag ausgeglichen werden konnten.[285]

Als verheiratetem Familienvater stand Eberhard ein Frauen- und Kinderzuschlag zu. Der Frauenzuschlag war nur von kurzer Dauer. Er wurde 1922 eingeführt, um schon fünf Jahre später, bei der Besoldungsreform von 1927, wieder abgeschafft zu werden. Offiziell ging der Frauenzuschlag in einem entsprechend höheren Grundgehalt auf.[286] Die Not kinderreicher Beamtenfamilien im Ersten Weltkrieg hatte gezeigt, dass diese besonderer Unterstützung bedurften. So kam es 1920 zur Etablierung des Kindergeldes. Bis zum 6.

---

275 Vgl. N. GÜNTHER (1987), S. 35; sowie H. VÖLTER (1932), S. 15.

276 Vgl. N. GÜNTHER (1987), S. 36.

277 Vgl. N. N. (1922). Bericht in der Sozialdemokratischen Zeitung „Volksstimme" vom 24.02.1922; sowie UniA DA 103 Nr. 144 / 9. Bescheid über das Diensteinkommen Oktober 1922.

278 Vgl. UniA DA 103 Nr. 144 / 9. Bescheid über das Diensteinkommen November 1921.

279 Vgl. H. VÖLTER (1932), S. 14f.

280 Vgl. UniA DA 103 Nr. 144 / 9. Gesuch um Vorrückung des Besoldungsdienstalters vom 16.10.1922.

281 Vgl. UniA DA 103 Nr. 144 / 9. Personalbogen August Eberhards an der TH Darmstadt.

282 Vgl. UniA DA 103 Nr. 144 / 9. Bescheid über das Diensteinkommen Oktober 1922.

283 Siehe hierzu H. VÖLTER (1932), S. 34–40.

284 Vgl. N. GÜNTHER (1987), S. 37.

285 Vgl. H. VÖLTER (1932), S. 34.

286 Vgl. H. VÖLTER (1932), S. 42.

Lebensjahr seiner Tochter Doris erhielt Eberhard 40 Mark monatlich, danach sollte der Betrag kurzfristig auf 50 Mark angehoben werden.[287]

Allerdings machte die Inflationszeit konstante bzw. sich wie geplant erhöhende Gehälter und Zulagen zunichte. Mit ständigen Teuerungszuschlägen zum Grundgehalt, Ortszuschlag und Kinderzuschlag versuchte man, die voranschreitende Geldentwertung auszugleichen. Dies führte zu einem unglaublich unübersichtlichen Besoldungssystem, das mehrmals im Jahr, mitunter sogar monatlich an die jeweiligen Verhältnisse angepasst werden musste. Trotz aller Bemühungen überholte in aller Regel aber der Preisverfall die Lohnerhöhung, da letztere stets durch den Reichshaushaltsausschuss genehmigt werden musste und es so zu Verzögerungen kam.[288]

Die Situation eskalierte 1923, als die Geldentwertung unvorstellbare Ausmaße angenommen hatte. Im Darmstadt benachbarten Frankfurt musste man im Juli 1923 für ein Roggenbrot 17.000 Mark bezahlen, zwei Monate später waren es schon 12 Millionen Mark und nach weiteren acht Wochen kostete das Brot rund 0,5 Billionen Mark.[289] Erst im November 1923 konnte mit Einführung einer Zwischenwährung, der Rentenmark, eine gewisse Stabilisierung der Wirtschaft erreicht werden. Hier bekam man nun für eine Billion Mark eine Rentenmark. Die Beamtengehälter wurden als sogenannte Notgehälter ausgezahlt und hatten aus Rücksicht auf die wirtschaftliche Gesamtsituation den niedrigsten Wert in der Geschichte des Besoldungsrechts erreicht.[290]

Mit der Reichsmark als neue Währung stabilisierte sich auch für August Eberhard ab 1924 das Gehalt und für wenige Jahre kam es zum geplanten Vorrücken in die entsprechenden Lohnstufen.[291]

Die Besoldungsreform von 1927 führte für Eberhard zu einer Lohnerhöhung.[292] Mittlerweile hatte sich die Wirtschaft im Land so weit erholt, dass an eine Aufstockung der Beamtenbezüge gedacht werden konnte. Man war bemüht, den Beamtenberuf attraktiv zu halten, da es immer mehr Abwanderungen in die Industrie gab, die bessere Verdienstmöglichkeiten bot.[293] Grundlegende Änderungen dieser Reform war die Bildung neuer Abteilungen innerhalb der Besoldungsgruppen, die grob vier Beamtenlaufbahnen voneinander abgrenzten: Akademiker, Beamte mit höherer Schulbildung, Beamte mit Volksschulbildung und einfache Volksschüler.[294] Eberhards Grundgehalt basierte auf der Zuordnung zur Besoldungsgruppe C2 und zählte mit 8200 Reichsmark im Jahr zu den eher höheren Beamtengehältern. Darin enthalten war ab sofort der Frauenzuschlag. Er tauchte nicht mehr als separat genannter Anteil auf. Der Kinderzuschlag wurde pro Kind und

[287] Vgl. N. GÜNTHER (1987), S. 37; UniA DA 103 Nr. 144 / 9. Auflistung der Jahresbezüge für 1920 bis 1922 im August 1922; sowie H. VÖLTER (1932), S. 41.

[288] Siehe hierzu N. GÜNTHER (1987), S. 39f.

[289] Vgl. STATISTISCHES REICHSAMT (1925), S. 262.

[290] Vgl. N. GÜNTHER (1987), S. 44; sowie HESSISCHES STATISTISCHES LANDESAMT (1960), S. 285.

[291] Vgl. UniA DA 103 Nr. 144 / 9. Bescheide über das Diensteinkommen 1924 bis 1927.

[292] Vgl. UniA DA 103 Nr. 144 / 9. Bescheid über das Diensteinkommen April 1928.

[293] Vgl. N. GÜNTHER (1987), S. 46–48.

[294] Vgl. H. VÖLTER (1932), S. 27.

Monat auf 20 Mark festgesetzt[295] und addierte sich ebenso wie der Ortszuschlag – jetzt Wohnungsgeldzuschuss – zum Grundgehalt.[296]

Der verhaltene Aufschwung innerhalb des Landes fand mit dem Börsenkrach in New York 1929 ein jähes Ende. Investoren aus dem Ausland zogen ihr Kapital ab und in der darauffolgenden Wirtschaftskrise wurde den Beamten durch Notverordnungen das Gehalt im Schnitt um bis zu 20 % gekürzt.[297] Man sah dies als moralische Verpflichtung der Beamten an, da sie, im Gegensatz zu vielen anderen Arbeitnehmern, einen sicheren Arbeitsplatz besaßen.[298] Auch Eberhards Gehaltskurve erhielt durch diese staatlich verordneten Abschlagszahlungen einen erheblichen Knick.

Insgesamt unterlag das Gehalt Eberhards stärkeren Schwankungen. Nachdem sich ab 1924 eine kurze Stabilisierung abgezeichnet hatte und sein Gehalt sogar mit der Besoldungsreform 1927 angestiegen war, musste Eberhard ab 1930 im Rahmen der Reichsnotverordnungen[299] empfindliche Einschnitte hinnehmen und reihte sich so in die schlechte wirtschaftliche Gesamtsituation des Landes ein.

Eberhards nachstehende Gehaltskurve verdeutlicht diese Entwicklung:

[295] Vgl. N. GÜNTHER (1987), S. 48; UniA DA 103 Nr. 144 / 9. Bescheid über das Diensteinkommen April 1928; sowie H. VÖLTER (1932), S. 103.

[296] Vgl. UniA DA 103 Nr. 144 / 9. Bescheid über das Diensteinkommen April 1928.

[297] Vgl. N. GÜNTHER (1987), S. 51; HESSISCHES STATISTISCHES LANDESAMT (1960), S. 311; sowie H. VÖLTER (1932), S. 17.

[298] Vgl. N. GÜNTHER (1987), S. 50.

[299] Siehe hierzu N. GÜNTHER (1987), S. 51; sowie H. VÖLTER (1932), S. 17.

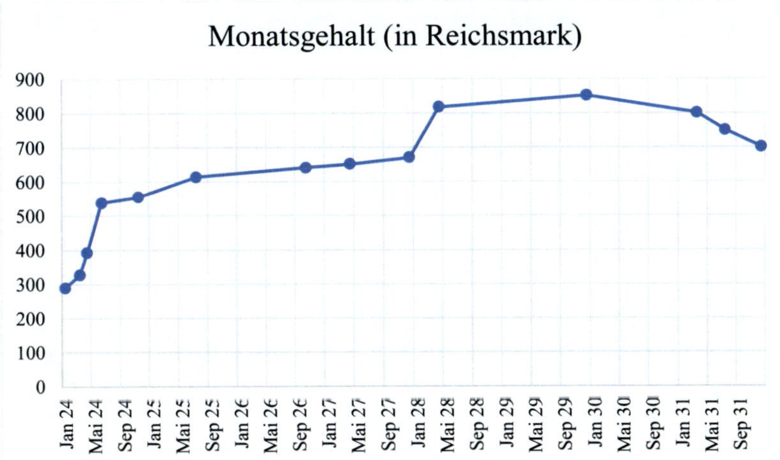

Abbildung 24: Gehaltskurve (1924–1931)[300]

Die folgende Tabelle fasst die Besoldungsentwicklungen August Eberhards im zeitlichen Kontext der Jahre 1920 bis 1932 zusammen. Grundlage boten hier die Angaben zu seinem Diensteinkommen, wie sie in seiner Personalakte im Universitätsarchiv Darmstadt archiviert sind.[301] Die gerundeten Beträge werden in Mark bzw. Reichsmark aufgeführt und veranschaulichen am Beispiel Eberhards eindrucksvoll die Ereignisse der Zeit.

300 Privatarchiv Christina Linzbach. Die Daten basieren auf Angaben in UniA DA 103 Nr. 144 / 9.

301 Vgl. UniA DA 103 Nr. 144 / 9. Bescheide über das Diensteinkommen 1920 bis 1932.

Tabelle 6: Gehalt August Eberhards 1920 bis 1932

	Grund-gehalt	Ortszuschlag / Wohnungsgeld-zuschuss	Frauen-zuschlag	Wirtschafts-beihilfe / örtlicher Sonderzuschlag	Kinder-zuschlag	Teuerungszuschlag / Abschlagszahlung durch Notverordnung	Summe (monatlich)	Veränderungen in der Besoldung	
10 / 1920	770	330			40	610	1750	Einführung Kindergeld	Teuerungs-zuschlag steigt ständig ⬇ Inflation
01 / 1922	2380	600		210	200	800	4190	Einführung Wirtschaftsbeihilfe	
04 / 1922	2670	600	210	210	250	1305	5245	Einführung Frauenzuschlag	
08 / 1922	2670	600	210	210	250	11180	15120		
09 / 1922	2670	600	210	210	250	24640	28580		
Einführung der Reichsmark 1924									
1924	425	80	10	20	20		555	Vorrücken in Gehaltsstufen	
1925	470	90	10	25	20		615		
1926	490	95	10	25	20		640		
1927	510	105	10	25	20		670		
Besoldungsreform Dezember 1927									
1928	680	115			20		815	Grundgehalt steigt; Abschaffung Frauenzuschlag	Notverordnungen 1931: Abschlags-zahlungen steigen stetig
03 / 1931	720	115			20	-50 (6%)	805		
07 / 1931	720	115			10	-90 (11%)	755	Kindergeld reduziert	
1932	750	115			10	-170 (20%)	705	Obermedizinalrat (höheres Grundgehalt)	

7.5.8 Studierende

In Darmstadt gab es im Vergleich zu anderen Studienorten nie besonders viele Pharmaziestudierende. Die Zahl schwankte pro Semester zwischen 15 und 35, während beispielsweise in Breslau bis zu 140 Studierende im Fach Pharmazie eingeschrieben waren. Eine gewisse Stabilisierung erlebte die Zahl der Pharmaziestudierenden in Darmstadt Mitte der 1920er-Jahre. Dies hatte zwei Gründe: 1924 musste die Pharmazeutische Abteilung an der Technischen Hochschule Karlsruhe geschlossen werden.[302] Außerdem war in Gießen das Extraordinariat für Pharmazeutische Chemie nach dem Weggang Kurt Brands (1877–1952)[303] nach Marburg 1928 nicht mehr neu besetzt worden. Da die TH Darmstadt im Gegensatz zu anderen Universitäten – unter anderem dem benachbarten Heidelberg – über freie Studienplätze für Pharmazie verfügte, siedelten zahlreiche Studierende aus Gießen und Karlsruhe dorthin über.[304]

Die exemplarische Betrachtung von 153 Studierenden,[305] die zwischen 1920 und 1938 bei August Eberhard Pharmazie studiert hatten, führte zu einigen interessanten Ergebnissen.

7.5.8.1 Pharmaziestudentinnen in Darmstadt

Schon seit frühester Zeit haben sich Frauen als Heilerinnen oder Geburtshelferinnen betätigt und dabei Heilpflanzen gesammelt, um daraus Arzneien herzustellen.[306] Obwohl Frauen in der Regel keinen Zugang zu den im Mittelalter gegründeten Universitäten hatten, waren sie im Umfeld eines Nonnenklosters oder häufig innerhalb der Hofapotheke einer Burg pharmazeutisch tätig. Neben der Verantwortung für die Kloster- bzw. Burgbewohner übernahmen sie auch öffentliche Aufgaben und stellten oft die einzige Möglichkeit für die medizinische Versorgung der Bevölkerung dar.[307] Daneben blieb es in den

---

[302] Siehe hierzu R. SCHMITZ (1969), S. 86 und S. 88–92.

[303] Vgl. DApoBio (1986), Erg.bd. 1, S. 45f.
Nachdem Brand in Marburg sein pharmazeutisches Staatsexamen abgelegt hatte, war er von 1902 bis 1914 Assistent am Physikalisch-Chemischen Institut der Universität Gießen. 1920 erhielt er dort den Ruf zum Extraordinarius für Organische Chemie, verbunden mit einem Lehrauftrag für Pharmazeutische Chemie. 1928 wechselte Brand als Nachfolger Johannes Gadamers (1867–1928) als ordentlicher Professor für Pharmazeutische Chemie nach Marburg, während der Lehrstuhl in Gießen verwaiste.

[304] Vgl. R. SCHMITZ (1969), S. 89 und S. 205.

[305] Siehe hierzu UniA DA 101 Nr. 67, 72, 76, 78, 80, 81, 87 und 90. Kassenbücher der TH Darmstadt aus der Zeit 1920 bis 1938.

[306] Vgl. G. BEISSWANGER (2001), S. 1.

[307] Vgl. G. BEISSWANGER (2001), S. 3, S. 8f. und S. 15; sowie C. FRIEDRICH / W.-D. MÜLLER-JAHNCKE (2005), S. 637.

nächsten Jahrhunderten für Frauen schwierig, offiziell den Beruf der Apothekerin zu ergreifen.[308] Zwar verbesserte sich mit Beginn der Frühen Neuzeit die Frauenbildung vor allem in den höher gestellten Familien erheblich, allerdings verfolgte man allgemein das Ziel, die heranwachsenden Frauen „zu guten Christinnen und ‚Hausmüttern' heranzuziehen,"[309] anstatt sie für den Besuch einer Hochschule zu qualifizieren. Auch durften sie weder die pharmazeutische Ausbildung durchlaufen noch eine Apotheke führen oder gar besitzen.[310] Apotheker-Ordnungen des 16. und 17. Jahrhunderts verboten, dass Frauen in der Apotheke mitarbeiten konnten.[311] Eine Ausnahme bildete die Grafschaft Henneberg, die 1612 den Apothekerfrauen allerdings nur den „gemeinen Handverkauf" gestattete.[312]

Im 19. Jahrhundert kam es regional zu einer Lockerung des Verbots, besonders wenn sich die betreffende Apotheke und damit die Arzneimittelversorgung in einer Notsituation befand. Dies traf des Öfteren auf Landapotheken in Kriegszeiten zu. Nach wie vor waren Apothekerinnen nicht zugelassen, Frauen erhielten aber die Erlaubnis, gelegentlich auszuhelfen. In Ausnahmefällen konnte die Ehefrau oder Tochter eines Apothekers ihn in seiner Abwesenheit vertreten.[313]

Erst nach zahlreichen Diskussionen und Protesten sowie der Schaffung höherer Bildungsmöglichkeiten für Frauen war es am 24.04.1899 in Preußen so weit, dass eine Frau Zugang zum Apothekerberuf erhalten konnte, selbst wenn sie bis dahin nicht als Studentin, sondern nur als Gasthörerin an einer Hochschule zugelassen war.[314] Die erste Frau, die Pharmazie studierte, war Magdalena Meub (1881–1966). Sie nahm 1904 nach der vorgeschriebenen Lehr- und Gehilfenzeit von drei Jahren in Karlsruhe ihr Studium auf, und zwar, ebenso wie in Darmstadt, an einer Technischen Hochschule.[315] Im Gegensatz zu Karlsruhe sollten an der TH Darmstadt allerdings noch vier weitere Jahre vergehen, bis Frauen 1908 den Status der Gasthörerinnen verlassen und sich ordnungsgemäß als vollwertige Studentinnen einschreiben konnten.[316]

Grundsätzlich studierten Anfang des 20. Jahrhunderts noch wenige Frauen an deutschen Universitäten. Von den rund 2500 Studentinnen schrieben sich 1911 die meisten für Philologie und Geschichte ein, während nur 0,3 Prozent die Pharmazie als Studienfach

---

[308] Vgl. C. FRIEDRICH / W.-D. MÜLLER-JAHNCKE (2005), S. 254f.; sowie H. SCHELENZ (1965), S. 342.
Ausnahmen finden sich in der jüdischen Kultur, in der beispielsweise in Avignon im 14. Jahrhundert urkundlich beglaubigte jüdische Apothekerinnen ihrer Tätigkeit nachgingen.

[309] C. FRIEDRICH / W.-D. MÜLLER-JAHNCKE (2005), S. 254.

[310] Vgl. G. BEISSWANGER (2001), S. 5.

[311] Vgl. C. FRIEDRICH / W.-D. MÜLLER-JAHNCKE (2005), S. 255; sowie H. SCHELENZ (1965), S. 421.

[312] Vgl. C. FRIEDRICH / W.-D. MÜLLER-JAHNCKE (2005), S. 637; sowie H. SCHELENZ (1965), S. 504.

[313] Vgl. C. FRIEDRICH / W.-D. MÜLLER-JAHNCKE (2005), S. 638; sowie H. SCHELENZ (1965), S. 638f.

[314] Siehe hierzu G. BEISSWANGER u. a. (2000), S. 11–17; sowie C. FRIEDRICH / W.-D. MÜLLER-JAHNCKE (2005), S. 638.

[315] Vgl. C. FRIEDRICH / W.-D. MÜLLER-JAHNCKE (2005), S. 640.

[316] Vgl. J. VAN DER PÜTTEN (2019).

wählten. Hier standen sie mit 0,8 Prozent einer deutlichen Mehrheit von männlichen Kommilitonen gegenüber. Knapp zehn Jahre später, als August Eberhard 1919 sein Amt in Darmstadt antrat, war der Frauenanteil an Pharmaziestudierenden in Deutschland auf ca. 10 Prozent gestiegen. Dieser Trend setzte sich fort, um bei Ausbruch des Zweiten Weltkriegs über 40 Prozent zu erreichen.[317] In Darmstadt schwankte dagegen der Frauenanteil innerhalb der Gruppe der untersuchten 153 Studierenden in den Jahren 1920 bis 1938 zwischen 5 und knapp 30 Prozent und lag damit etwas niedriger als der gesamtdeutsche Durchschnitt. Nur 1928 wurde mit 40 Prozent ein Höhepunkt erreicht, der vermutlich mit den Schließungen der pharmazeutischen Abteilungen in Karlsruhe und Gießen zusammenhing.[318]

Unter den von August Eberhard unterrichteten Studentinnen befand sich 1925 / 26 Anneliese Budde aus Radevormwald.[319] Hierbei handelte es sich sehr wahrscheinlich um eine Verwandte der Frau Eberhards, die aus dem gleichen Heimatort stammte und deren Mädchenname „Budde“ gewesen war.[320] Eine Vermittlung des Studienplatzes oder generell die Anregung zum Pharmaziestudium durch Eberhard erscheint hier denkbar.

Zu den ersten Frauen, die an der TH Darmstadt eine wissenschaftliche Karriere einschlugen, gehörte Ottilie Bock (1896–vermutlich 1969). Sie hatte dort von 1916 bis 1921 Chemie studiert, um dann als Assistentin am Chemischen Institut unter Lothar Wöhler zu arbeiten. Ihre Dissertation schloss sie 1922 erfolgreich ab. Bis zum Studienjahr 1925 / 26 blieb sie am Chemischen Institut beschäftigt und war damit eine Kollegin August Eberhards. Danach wurde sie im Lehrplan der TH Darmstadt nicht mehr genannt.[321]

7.5.8.2 Geographische Herkunft der Studierenden

Die Geburtsorte, die bei einigen Studierenden festgehalten worden waren, verdeutlichen, dass die Mehrzahl aus der unmittelbaren Umgebung Darmstadts kam. Knapp die Hälfte war in oder um Darmstadt geboren worden und weitere 19 Prozent verzeichneten ebenfalls ihren Heimatort in einem Radius von 50 km. Der Rest stammte aus entfernteren Regionen.[322] Diese große Heimatverbundenheit hatte sicherlich auch praktische Gründe: Konnte der Student noch zu Hause wohnen, entfiel in der Regel die teure Miete.

---

[317] Vgl. G. BEISSWANGER u. a. (2000), S. 11–17; sowie C. FRIEDRICH / W.-D. MÜLLER-JAHNCKE (2005), S. 639f.

[318] Siehe hierzu R. SCHMITZ (1969), S. 89 und S. 205; sowie UniA DA 101 Nr. 67, 72, 76, 78, 80, 81, 87 und 90. Kassenbücher der TH Darmstadt aus der Zeit 1920 bis 1938.

[319] Vgl. UniA DA 101 Nr. 76. Kassenbuch der TH Darmstadt Wintersemester 1925 / 26.

[320] Vgl. Persönliche Mitteilung Ernst-Eberhard Kopfs vom 19.10.2021.

[321] Vgl. J. VAN DER PÜTTEN (2019).

[322] Siehe hierzu UniA DA 101 Nr. 67, 72, 76, 78, 80, 81, 87 und 90. Kassenbücher der TH Darmstadt aus der Zeit 1920 bis 1938.
Bei 90 der 153 Studierenden konnte der Geburtsort ermittelt werden. Die prozentualen Angaben basieren auf dieser Grundlage und sind gerundete Werte.

Gleichzeitig dürfte es aber auch für die Qualität der pharmazeutischen Lehre in Darmstadt gesprochen haben, die ein Verlassen der Heimatregion unnötig machte, um eine gute Ausbildung zum Apotheker zu erhalten. Als kleinere Lehranstalt, wie es die Technische Hochschule Darmstadt war, bot sie zudem die Möglichkeit eines sehr persönlichen Umgangs zwischen Studierenden und Lehrkörper, deren Verhältnis als besonders gut, von August Eberhard selbst als „lebendig“ bezeichnet wurde.[323] Eine ausgeprägte studentische Wirtschaftshilfe, die an der TH Darmstadt auch einen Mittagstisch und eine Wäscherei einschloss, kombiniert mit vielen sportlichen Einrichtungen, rundete das Angebot ab und machte Darmstadt zu einem attraktiven Studienort.[324]

7.5.8.3 Beruflicher Werdegang der Studierenden

Der Werdegang der untersuchten 153 Studierenden Eberhards ließ sich nur in 44 Fällen mit hoher Wahrscheinlichkeit rekonstruieren. Danach haben sicher fünfzehn,[325] vermutlich aber sogar mindestens 39 Studierende im Anschluss an das Studium den Beruf des Apothekers in der öffentlichen Apotheke ergriffen.[326] Auch wenn nur bei knapp einem Drittel der Pharmaziestudierenden die berufliche Entwicklung recherchiert werden konnte, scheint der Anteil an Offizinapothekern von 89 Prozent durchaus repräsentativ.

Fünf Hochschulabsolventen verlegten im Anschluss an ihr Studium den Schwerpunkt ihrer Tätigkeit auf andere Bereiche. Hiervon wandten sich drei Pharmazeuten der Industrie zu. Erwin Kohlstaedt (1901–1980) ging nach seinem Studium in Darmstadt als Doktorand nach Frankfurt und folgte 1927 seinem Doktorvater Carl Mannich (1877–1947) nach Berlin. Im Anschluss an seine Promotion trat er eine Stelle im wissenschaftlichen

---

[323] Vgl. A. EBERHARD (1936), S. 400; sowie W. SCHLINK (1936), S. 33.

[324] Vgl. A. EBERHARD (1936), S. 400.

[325] Vgl. ALLGEMEINER STUDENTENAUSSCHUSS (1956). Anzeige; HStAD N1 Nr. 177. Personalfragebogen; Persönliche Mitteilungen Marianne Bauer-Tischleders vom 13.12.2021, Johanna Bilfinger-Trimborns vom 13.12.2021, Helga Breitwieser-Herzigs und Silvia Klara Breitwiesers vom 21.12.2021, Bertram Dervenichs vom 11.08.2021, Christine Feldhofen-Heiders vom 17.12.2021, Björn Göddels vom 8.7.2021, Manfred Hemmerichs vom 23.07.2021, Klaus Mollenkopfs vom 09.07.2021 und 07.12.2021, Marina Preuhs‘ vom 17.07.2021, Dorothea Schmitts vom 23.10.2021 und Christian Tenners vom 06.12.2021; P. RAMDOHR (1970), S. 40; UniA DA 101 Nr. 67, 72, 76, 78, 80, 81, 87 und 90. Kassenbücher der TH Darmstadt aus der Zeit 1920 bis 1938; sowie UniA DA 102 Nr. 3496. Studiennachweis.

[326] Vgl. K. L. FUCHS (2021); GAUVERLAG-NS-SCHLESIEN (1942), S. 162; H. GEISSLER (2020); F. GUMBEL (2018); HESSISCHER MINISTER DES INNERN (1955), S. 1308; HStAD H3 Darmstadt Nr. 520, 10761, 17253, 25966, 48608, 55262, 66219, 71341 und 71608; HStAD H3 Lauterbach Nr. 37478; M. C. KAAL (2018); H.-K. KOO (2009); A. NAUERT (2001); N. N. (2020). Badische Neueste Nachrichten; Persönliche Mitteilung Hans Meisemanns vom 27.07.2021 und Irmtraud Pauly-Richters vom 15.07.2021; REICHSVERBAND DER ADRESSBUCHVERLEGER (1933), S. 75; StadtA WO 202 Nr. 216; W. STRUCKMANN (2017); sowie A. WALZ (2001), S. 67f.

Laboratorium der Chemiewerke Homburg AG in Frankfurt am Main an, wo er 1956 zum Direktor ernannt wurde.[327] In Berlin erwarb Friedrich Weinedel-Liebau (1897–1992) 1926 die Adler-Apotheke im Stadtteil Lichtenberg und gründete dort einen Betrieb zur Herstellung chemisch-pharmazeutischer Präparate.[328] August Kottler (1908–?) studierte nach seinem Pharmaziestudium Chemie und arbeitete ab 1939 als wissenschaftlicher Chemiker in Ingelheim. 1948 wurde er Direktor und Werksleiter in Biberach / Riß.[329] Wie Eberhard, schlug Kurt Breitwieser (1910–1947) die Hochschullaufbahn ein. Er wirkte als Dozent für Pharmakognosie und Botanik an der TH Braunschweig.[330] Der ehemalige Student Armin Hoffmann (1913–?) dagegen blieb nach seinem Pharmaziestudium in Darmstadt und arbeitete im Chemischen Prüfungsamt.[331]

Obwohl August Eberhard nach eigener Aussage zahlreiche Doktorarbeiten betreut hatte,[332] sind hierzu keine Veröffentlichungen[333] und nahezu keine Dokumente im Universitätsarchiv Darmstadt bekannt. Er konnte lediglich in zwei Dissertationen als Lehrer nachgewiesen werden. Hierbei handelte es sich um die Arbeiten des Diplom-Ingenieurs Hans Krug, der wohl Chemiker und kein Pharmazeut gewesen war,[334] und des Chemikers Emil Eidebenz. Letzterer war sogar mit einem Thema zu Ephedrin promoviert worden.[335]

Den Mangel an pharmazeutischen Dissertationen erklärte Eberhard im Mai 1938 in einer Stellungnahme gegenüber dem Reichserziehungsminister folgendermaßen: Bis zum Wintersemester 1937 / 38 war es in Darmstadt nicht möglich gewesen, im Fach Pharmazie zu promovieren. Die Studierenden der Pharmazie gehörten der Abteilung für Chemie an und konnten dort erst nach Ablegung der Diplomprüfung zum „Dr. Ing." promoviert werden. Da die Promotion aber an einer Universität in wesentlich kürzerer Zeit erfolgen konnte, „gingen die befähigteren Studierenden [...] an andere Hochschulen."[336] Somit „konnten wissenschaftliche Arbeiten aus dem Gebiet der eigentlichen Pharmazie in Darmstadt nicht entstehen."[337]

Von den untersuchten 153 Pharmaziestudierenden waren sicher acht promoviert, sechs davon hatten aber vermutlich aus o. g. Gründen für ihre Dissertation an die

---

[327] Vgl. G. DRUM (1990), S. 370f.

[328] Vgl. Persönliche Mitteilung Ralf Weinedel-Liebaus vom 20.12.2021 und 27.12.2021.

[329] Vgl. C. WOLF / M. VIEFHAUS (1977), S. 111.

[330] Vgl. K. BREITWIESER (1935); Persönliche Mitteilung Klaus Mangolds vom 11.03.2021; sowie TECHNISCHE HOCHSCHULE CAROLO-WILHELMINA ZU BRAUNSCHWEIG (1944), S. 26.

[331] Vgl. HStAD G35 E Nr. 6412. Fallakte.

[332] Vgl. UniA DA 103 Nr. 144 / 9. Personalakte August Eberhards. Fragebogen des Military Government of Germany: Veröffentlichungen und Reden, verfasst von August Eberhard am 11.12.1945.

[333] Vgl. UniA DA 103 Nr. 144 / 9. Anlage zu einem Schreiben August Eberhards an den Reichsminister für Wissenschaft, Erziehung und Volksbildung vom 12.05.1938, S. 2f.

[334] Vgl. UniA DA 201 Nr. 349. Dissertation Hans Krug.

[335] Vgl. E. EIDEBENZ (1934). Dissertation.

[336] UniA DA 103 Nr. 144 / 9. Eingabe August Eberhards an den Reichsminister für Wissenschaft, Erziehung und Volksbildung vom 12.05.1938.

[337] UniA DA 103 Nr. 144 / 9. Eingabe August Eberhards an den Reichsminister für Wissenschaft, Erziehung und Volksbildung vom 12.05.1938.

Universität Frankfurt am Main bzw. München gewechselt, zwei weitere studierten im Anschluss an das Pharmaziestudium noch Chemie und waren dann in diesem Fach promoviert worden.[338]

Vergleicht man nun August Eberhard mit seinem ehemaligen Lehrer und Doktorvater Ernst Albert Schmidt (1845–1921), so wird deutlich, dass der Einfluss, den beide Hochschulprofessoren auf ihre Schüler und die pharmazeutische Lehre hatten, unterschiedlicher nicht hätte sein können. Schmidt war es in Marburg gelungen, eine wissenschaftliche Schule zu gründen.[339] Seine verbindliche Persönlichkeit, die mit einem besonderen Arbeitsstil einherging, sein breit gefächertes Forschungsprogramm und die günstigen Arbeitsbedingungen, die er als Ordinarius in Marburg vorfand, trugen Merkmale, die diese Feststellung untermauern.[340] Schmidt erlangte große Anerkennung in Fachkreisen und betreute eine Vielzahl erfolgreicher Schüler, von denen elf ebenfalls eine Hochschullehrerlaufbahn antraten und so Schmidts Erbe weitertrugen.[341]

Einer von ihnen war August Eberhard,[342] der sicherlich auch stets das Wohl seiner Studierenden im Blick hatte und unter den gegebenen Umständen einen bestmöglichen Unterricht anbieten wollte. Er bewies Hartnäckigkeit, wenn es darum ging, die pharmazeutischen Vorlesungen und Praktika zu erweitern, was ihm in der Regel auch gelang.[343] Allerdings war es ihm im Gegensatz zu seinem Doktorvater nicht geglückt, die materiell-technische Ausstattung stets auf dem neusten Stand zu halten,[344] geschweige denn die räumliche Erweiterung der Pharmazie in größerem Maße voranzutreiben. So entstand in Darmstadt beispielsweise kein moderner Neubau, sondern die Pharmazie bezog einige Räume der benachbarten Magdalenenkaserne und des Instituts für Anorganische und Physikalische Chemie.[345] Hier wurde deutlich, dass die Mittel eines außerordentlichen Professors – wenn überhaupt vorhanden – erheblich bescheidener ausfielen als bei einem Ordinarius mit eigenem Lehrstuhl. Obwohl Eberhard versuchte, das Vorhandene zu nutzen, waren ihm in finanzieller und zeitlicher Hinsicht Grenzen gesetzt.

---

[338] Vgl. K. BREITWIESER (1935); G. DRUM (1990), S. 370f.; HStAD H3 Darmstadt Nr. 66219; Persönliche Mitteilung Johanna Bilfinger-Trimborns vom 13.12.2021, Christine Feldhofen-Heiders vom 17.12.2021, Klaus Mollenkopfs vom 09.07.2021 und 07.12.2021 und Christian Tenners vom 06.12.2021; sowie C. WOLF / M. VIEFHAUS (1977), S. 111.

[339] Siehe hierzu C. FRIEDRICH (2001), S. 2410–2418; sowie C. FRIEDRICH / G. MELZER (1988).

[340] Vgl. C. FRIEDRICH (1991), S. 1023.

[341] Vgl. J. GADAMER (1922), Nekrolog, S. 5f. und S. 8; O. KELLER (1920), S. 505f.; sowie R. SCHMITZ (1969), S. 252–255.

[342] Vgl. R. SCHMITZ (1969), S. 255.

[343] Siehe hierzu UniA DA 103 Nr. 144 / 9. Schriftliche Bitte August Eberhards vom 09.05.1919; UniA DA 103 Nr. 144 / 9. Mitteilung Lothar Wöhlers – Chemisches Institut – vom 08.07.1920; sowie UniA DA 103 Nr. 144 / 9. Antwortschreiben des Hessischen Landesamts für das Bildungswesen vom 01.12.1922 und 23.12.1924.

[344] Vgl. UniA DA 103 Nr. 144 / 9. Schriftliche Bitte August Eberhards vom 19.11.1921 und vom 14.11.1922.
Im Bakteriologischen Praktikum standen den Studierenden zu wenige Mikroskope zur Verfügung. Anstatt weitere Geräte anzuschaffen, musste der Unterricht doppelt abgehalten werden.

[345] Vgl. A. EBERHARD (1936), S. 400; sowie R. SCHMITZ (1969), S. 92.

Gleichzeitig waren die äußeren Bedingungen, unter denen Eberhard aktiv an der pharmazeutischen Lehre mitwirkte, gänzlich andere als zu Schmidts Zeiten. Als August Eberhard seinen Dienst 1919 aufnahm, hatte Deutschland gerade einen verzehrenden Weltkrieg hinter sich, aus dem es als Verlierer hervorging und mit dessen Konsequenzen man zu kämpfen hatte. Dass zu Beginn der 1920er-Jahre nicht unbedingt der Sinn nach Erweiterung stand, sondern es vielmehr auch im Hochschulbetrieb ums simple Überleben ging, versteht sich von selbst.

Über die Forschungen, die Eberhard in seiner Zeit in Darmstadt verfolgte, kann keine Aussage getroffen werden, da diesbezüglich keine Veröffentlichungen oder Dissertationen existieren. Allerdings hatte er nach eigenen Angaben weder die Zeit noch die personellen oder finanziellen Mittel, um sich der pharmazeutischen Forschung zu widmen. Ohne Assistent war er als Hochschullehrer auf sich allein gestellt, sodass aufgrund der großen Lehrbelastung an wissenschaftliches Arbeiten nicht zu denken war.[346] Den in Marburg unter Ernst Schmidt eingeschlagenen Weg der Alkaloidforschung konnte Eberhard daher nicht mehr weiterverfolgen.[347] Dies war insofern bedauerlich, weil die Alkaloidchemie die Entwicklung der Pharmazeutischen Chemie in hohem Maße positiv beeinflusst hatte und analytische Methoden weiterentwickelt wurden, von denen einige Einzug in die Arzneibücher fanden.[348] Die erforderliche wissenschaftliche Qualifikation hatte Eberhard zwar mitgebracht, allerdings führte diese aufgrund der äußeren Umstände nicht dazu, dass in der Folgezeit aus Darmstadt von ihm oder von seinen Schülern wichtige pharmazeutische Ergebnisse kamen.

Ob August Eberhard der Persönlichkeit nach in der Lage gewesen wäre, die wissenschaftliche Schule seines Lehrmeisters Ernst Schmidt weiterzuführen, kann nicht geklärt werden. Vermutlich verfolgte er einen eher defensiven Führungsstil, der seinen Studierenden eine ordnungsgemäße Ausbildung garantierte, aber sie nicht zu wissenschaftlichen Höchstleistungen anspornte. Wie bereits erwähnt, spricht hierfür die Tatsache, dass der überwiegende Teil der Studierenden, deren berufliche Laufbahn ermittelt werden konnte, im Anschluss an das Studium als Apotheker in der öffentlichen Apotheke arbeitete und eine wissenschaftliche Karriere eher die Ausnahme darstellte.

Unabhängig von der Persönlichkeit Eberhards kann jedoch mit Sicherheit festgestellt werden, dass es die pharmazeutische Wissenschaft und Lehre in Darmstadt in wirtschaftlich besseren Zeiten erheblich einfacher gehabt hätte.[349]

346 Vgl. UniA DA 103 Nr. 144 / 9. Anlage zu einem Schreiben August Eberhards an den Reichsminister für Wissenschaft, Erziehung und Volksbildung vom 12.05.1938, S. 1–3.

347 Vgl. E. EIDEBENZ (1934). Dissertation.
Lediglich bei einem Doktoranden August Eberhards, dem Chemiker Emil Eidebenz, wurden Ephedrin-Studien in der Dissertation durchgeführt.

348 Vgl. C. FRIEDRICH (1991), S. 1025.

349 Zu einem Vergleich der Abteilung für Pharmazeutische Chemie in Darmstadt mit anderen Pharmazeutischen Lehranstalten siehe Kapitel 7.6.4.

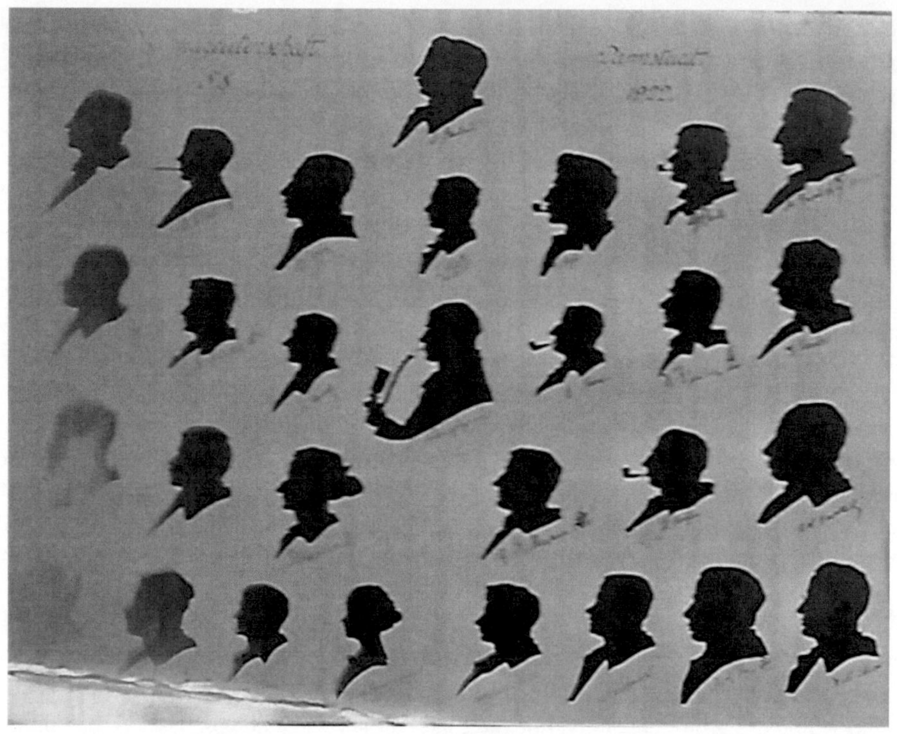

Abbildung 25: Scherenschnitt der „Pharmazeutenschaft" Darmstadt im Sommersemester 1922.[350]

August Eberhard ganz oben, nachfolgend seine Studierenden.

[350] Privatarchiv Ernst-Eberhard Kopf.

7.6 Die Zeit des Nationalsozialismus 1933 bis 1945

Die Auswirkungen der Wirtschaftskrise waren auch in Darmstadt Ende der 1920er-Jahre überall spürbar. Betriebe mussten Konkurs anmelden, die Arbeitslosigkeit stieg und die Bankenkrise 1931 führte zur Zahlungsunfähigkeit wichtiger Banken. Die allgemeine Unzufriedenheit mit den politischen Verhältnissen ließ viele Darmstädter Bürger an den demokratischen Parteien verzweifeln. Bei der Reichstagswahl am 05. März 1933 wurde die NSDAP von der Hälfte der Darmstädter gewählt. Damit hatte die sogenannte „Machtergreifung" stattgefunden und die Nationalsozialisten übernahmen auch in Darmstadt die Führung.[351]

Sofort nach der Wahl erfolgten erste Gleichschaltungsmaßnahmen: An Regierungsgebäuden wurde die Hakenkreuzfahne gehisst, der Luisenplatz in Adolf-Hitler-Platz umbenannt und zahlreiche Entlassungen bzw. Verhaftungen veranlasst, um „nicht-konforme" Bürger auszuschalten.[352]

Der am 13. März 1933 zum neuen Staatspräsidenten Hessens gewählte Ferdinand Werner (1876–1961)[353] kündigte in seiner Regierungserklärung eine „durchgreifende Reinigung des gesamten Staats- und Beamtenapparats"[354] an. Die rechtliche Grundlage hierfür bildete das im April 1933 verabschiedete Reichsgesetz zur Wiederherstellung des Berufsbeamtentums (BBG),[355] nach dem auch zahlreiche Entlassungen von Hochschullehrern erfolgten.[356]

7.6.1 Die TH Darmstadt während des „Dritten Reichs"

Schon während der Weimarer Republik war besonders unter den Studierenden ein deutlicher Rechtsruck zu verzeichnen. Viele organisierten sich im NSDStB (Nationalsozialistischer Deutscher Studentenbund),[357] dessen Darmstädter Ortsgruppe 1926

---

[351] Vgl. P. ENGELS (2019), S. 133f.

[352] Vgl. E. G. FRANZ (1984), S. 454f.

[353] Siehe hierzu StadtLexDa (2006), S. 848 und S. 983f.
Der Reichsstatthalter Jakob Sprenger (1884–1945) degradierte Werner wenige Wochen später zum Ministerpräsidenten Hessens und übernahm selbst die volle Regierungsverantwortung.

[354] E. G. FRANZ (1984), S. 459.

[355] Vgl. E. G. FRANZ (1984), S. 459.

[356] Vgl. M. HANEL (2014), S. 92.

[357] Siehe hierzu M. GRÜTTNER (1995), S. 19–31.
Der NSDStB wurde 1926 als überregionale Organisation einzelner nationalsozialistischer Studentenvereinigungen gegründet, mit dem Ziel, „antikapitalistische und pseudosozialistische Werte" zu vertreten. Mit der Zeit glich die Ideologie immer mehr der der NSDAP.

gegründet worden war. Die in Darmstadt immer stärker werdende Orientierung an der nationalsozialistischen Ideologie folgte damit der landesweiten Stimmung.[358]

Obwohl etwa ein Viertel der Professoren in Deutschland während der Weimarer Republik einer Partei angehört hatten, plädierten die Dozenten zunächst dafür, dass die Hochschule grundsätzlich unpolitisch sein sollte. Zwar verstand sich auch die Mehrheit der Darmstädter Professoren als national-konservativ, sie standen aber der NSDAP lange Zeit reserviert und zögernd gegenüber.[359] Noch 1930 unterstrich der Chemiker und Vorgesetzte August Eberhards Lothar Wöhler (1870–1952) in seiner Antrittsrede als neuer Rektor, dass die TH Darmstadt politisch unabhängig sei und bleiben müsse. Er betonte:

> „Die Aufrechterhaltung ihres [der deutschen Hochschulen] hohen wissenschaftlichen Niveaus vor vielen, das ebenso fleißiger und ernster wissenschaftlicher Arbeit einerseits, als unserer akademischen Freiheit andererseits zu danken ist, verbietet schlechthin, daß der unselige Parteikampf und Zwist des Tages, der unser Volk zerwühlt, auch in die stillen Hochschulmauern dringt."[360]

Diese proklamierte unpolitische Haltung, die weitestgehend unter dem beamteten Bildungsbürgertum und damit auch unter den Hochschullehrern verbreitet war, wurde von Kritikern jedoch als „antidemokratisch" bezeichnet. Man unterstellte ihnen, sich zunächst grundsätzlich gegen andersdenkende Kollegen zu stellen, aus Sorge um ihren Einfluss in Verwaltung, Bildungswesen und Universität. Diese vermeintlich neutrale Haltung wird von einigen Autoren als Beitrag für das Zerbrechen der Weimarer Republik und das Aufkommen des Nationalsozialismus gesehen [361] und könnte etwa mit dem Verweigern der Stimmabgabe bei einer Wahl verglichen werden.

Als Lothar Wöhler im folgenden Jahr aus seinem Amt schied, beschwor er nochmals den Zusammenhalt, um die deutsche Kultur und Technik zu schützen.[362]

Wie sehr die Stimmung an der TH Darmstadt im Wandel begriffen war, wird an dem Meinungsumschwung des Professors für Maschinenbau, August Thum (1881–1957), deutlich, der von 1932 bis 1933 Rektor war. In seiner Antrittsrede 1932 verurteilte er die Bestrebungen nach wirtschaftlicher Unabhängigkeit. Im Angesicht der technischen Errungenschaften, wie z. B. „des 300km-Flugzeuges und der Radiotechnik"[363] sollten die

---

Wissenschaftliche Forschung sollte ausschließlich zugunsten der Interessen Deutschlands erfolgen, neue Lehrstühle mussten dem Weltbild der Nationalsozialisten entsprechen und die Forderung nach einer Zugangsbeschränkung für jüdische Studierende kam auf. Ursachen für die zunehmend rechte Gesinnung unter der Studentenschaft war der übersättigte Arbeitsmarkt mit Akademikern und die damit verbundene Arbeitslosigkeit. Die von den Studierenden empfundene Existenzangst bildete einen idealen Nährboden für rechtes Gedankengut.

[358] Vgl. M. HANEL (2014), S. 72.

[359] Siehe hierzu M. HANEL (2014), S. 74–77.

[360] L. WÖHLER (1930). Rektoratsübergabe, S. 11f.

[361] Vgl. W. ABENDROTH (1966), S. 199f.

[362] Vgl. L. WÖHLER (1931). Rektoratsübergabe, S. 9.

[363] A. THUM (1932). Antrittsrede, S. 33.

Völker zusammenrücken und an einem Strang ziehen. Das Ausgrenzen des einen würde langfristig auch dem anderen schaden und das Bestreben, wirtschaftlich unabhängig von den Nachbarstaaten zu sein, führte zur Schaffung von Industrien, die durch eigene Rohstoffvorkommen nicht bedient werden könnten.[364] Diese kritische Haltung gegenüber dem Autarkiewunsch der Nationalsozialisten hatte Thum ein Jahr später bei der Rektoratsübergabe an seinen Nachfolger jedoch revidiert. Im November 1933 lobte er den „Sieg der gewaltigen Volksbewegung, die zum Durchbruch des nationalen Gedankens und zur Zusammenschweißung des ganzen deutschen Volkes unter einen einheitlichen Willen und eine einheitliche Leitung führte."[365] Die Anwesenheit eines Vertreters des Reichsstatthalters und Gauleiters Jakob Sprenger (1884–1945)[366] mag zu diesen Äußerungen beigetragen haben. Interessant ist Thums Formulierung zur generellen Haltung der TH Darmstadt: „Willig fügte sie [die Hochschule] sich ein in die neue Zeit."[367] Diese Aussage stimmt indes nur bedingt. Sie spiegelte zwar die vorherrschende Grundstimmung der Professoren und Studierenden wider, die von einer bemühten Anpassung an die neuen Verhältnisse geprägt war. Dies geschah aber nur zum Teil aus Überzeugung, häufig eher aus Opportunismus[368] oder Pragmatismus. Dagegen verschwieg Thum, dass es im Mai 1933 zu erheblichen Unruhen an der TH gekommen war: Eine in Verbindung mit dem NSDStB stehende Arbeitsgemeinschaft, die wohl im April 1933 ihren Ursprung in der Abteilung für Bauingenieurwesen hatte, sollte Material sammeln, um politisch unerwünschte Professoren und Assistenten zu denunzieren. Mitglied dieser Arbeitsgemeinschaft war der Privatdozent und Architekt Karl Lieser (1901–1990), der sowohl schriftlich als auch auf einer Feier des NSDStB die Darmstädter Professorenschaft massiv angriff. Ihm wurde daraufhin vom Senat die Lehrbefugnis entzogen und die Hochschule vorübergehend geschlossen, da ein ordnungsgemäßer Lehrbetrieb im Angesicht der angespannten Stimmung nicht möglich war.[369] Der Hochschullehrer Fritz Limmer (1881–1947),[370] mit dem August Eberhard gut bekannt war, bemerkte hierzu in seinem Tagebuch:

> „30. Mai 1933: [...] Bei den Abendnachrichten des Südwestfunks heißt es plötzlich: Die Darmstädter Hochschule wurde wegen innerer Schwierigkeiten geschloßen. Wissen die Götter, was da los ist.

[364] Vgl. A. THUM (1932). Antrittsrede, S. 32f.
[365] A. THUM (1933). Rektoratsübergabe, S. 3.
[366] Siehe hierzu E. KLEE (2003), S. 593.
[367] A. THUM (1933). Rektoratsübergabe, S. 3.
[368] Vgl. H. -U. WEHLER (1987), S. 824.
[369] Siehe hierzu M. HANEL (2014), S. 84–91.
[370] Vgl. C. WOLF / M. VIEFHAUS (1977), S. 125.
Fritz Limmer wurde in Kulmbach geboren und studierte Chemie in München und Erlangen. Nach seiner Promotion in Erlangen und seiner Habilitation in Braunschweig wechselte er 1912 ans Institut für wissenschaftliche und angewandte Fotografie der TH Darmstadt. 1922 wurde er zum außerplanmäßigen Professor für Fotografie ernannt.

31. Mai 1933: […] die Eingänge der Hochschule sind von S. A. Doppelposten besetzt. Wissen die Götter warum?“[371]

Im Rahmen dieser Differenzen zwischen NSDStB und Hochschulleitung berief der hessische Staatspräsident einen Kanzler als Gegenkraft zum Rektor. Nach unruhigen Wochen, in denen die Ordnung an der TH teilweise nur mit Polizeigewalt wieder hergestellt werden konnte, wurde die Suspendierung Liesers auch unter Einflussnahme des Gauleiters Sprenger wieder rückgängig gemacht.[372] Dies war ein deutlicher Beweis, wie die Politik die Entscheidung des Senats und damit die Selbstbestimmung der Hochschule unterwanderte.

August Eberhard selbst äußerte sich Jahre später despektierlich über Karl Lieser. In einem Schreiben[373] an den Regierungspräsidenten von Hessen im Dezember 1945 bezeichnete er rückblickend die Eingabe Liesers als Pamphlet. Außerdem erwähnte er seine damalige Weigerung, mit Lieser an einem Tisch zu sitzen, solange dieser „nicht seine Anklage gegen die Architekturprofessoren in aller Form zurückgenommen hat.“[374] Ob Eberhard sich zur fraglichen Zeit aktiv für denunzierte Kollegen eingesetzt hatte, kann aufgrund der Quellenlage nicht mehr nachgewiesen werden.

[371] StadtA DA: F. LIMMER (1933). Tagebucheintrag vom 30.05.1933 und 31.05.1933.

[372] Siehe hierzu M. HANEL (2014), S. 84–91.

[373] Vgl. UniA DA 103 Nr. 144 / 10. Schreiben August Eberhards an den Regierungspräsidenten in Hessen vom 15.12.1945.

[374] UniA DA 103 Nr. 144 / 10. Schreiben August Eberhards an den Regierungspräsidenten in Hessen vom 15.12.1945.

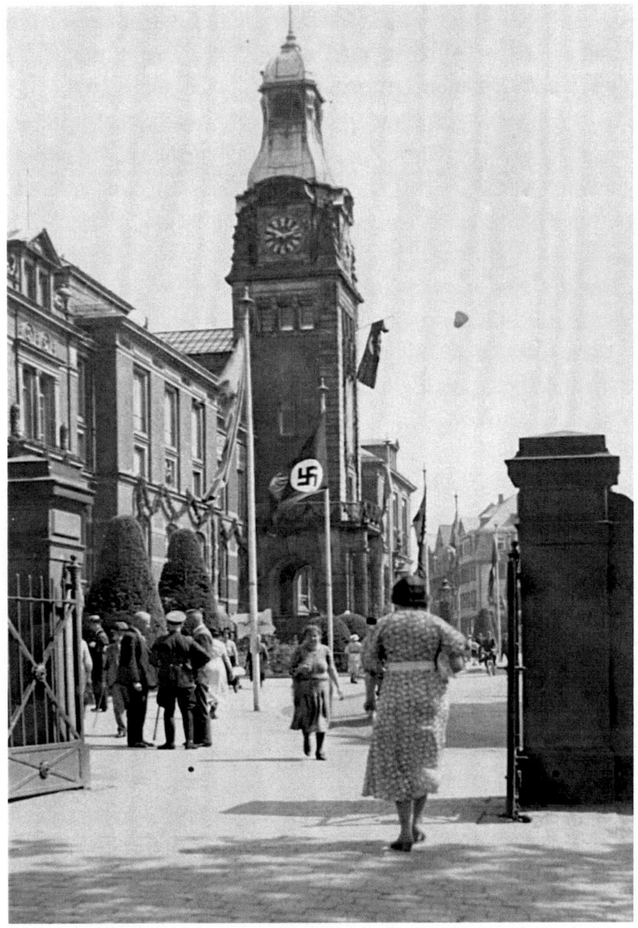

Abbildung 26: Straßenszene vor dem Gebäude der Naturwissenschaften nach 1933.[375]

Die kurz nach der Machtergreifung durch die Nationalsozialisten auch an der TH Darmstadt einsetzenden „Säuberungsaktionen“ des Lehrkörpers waren eine unmittelbare Folge des bereits erwähnten „Gesetzes zur Wiederherstellung des Berufsbeamtentums“ – kurz Berufsbeamtengesetz (BBG) genannt. Hier waren vor allem drei Paragrafen für die Anwendung auf die Hochschule entscheidend: §3 erlaubte die unmittelbare Ruhestandsversetzung „nichtarischer“ Beamten, §4 entschied über den Ausschluss politisch unerwünschter Personen und §6 bestimmte die Entlassung von Beamten zur Vereinfachung der Verwaltung. Besonders der letzte Paragraf war in seinen Bedingungen so unklar gehalten, dass nahezu jede Interpretation möglich schien und somit etwaige Ausnahmen von

[375] UniA DA F 111 Nr. 1.

den Paragrafen 3 und 4 ausgeschlossen werden konnten.[376] Entlassungen aufgrund des BBG bedeuteten für die Betroffenen große finanzielle Einbußen bis hin zum Verlust der Ruhegehalts- und Hinterbliebenenversorgung.[377]

Aus heutiger Sicht unverständlich war die scheinbare Gleichgültigkeit der Dozentenschaft, von der hingenommen wurde, dass ein langjähriger Kollege auf einmal „verschwand".[378] Aus dem engeren beruflichen Umfeld Eberhards verließen die beiden international anerkannten Chemiker Ernst Berl (1877–1946) und Edmund Stiasny (1872–1965)[379] nach §3 aus „rassischen" Gründen das Chemische Institut. Stiasny hatte 1920 damit begonnen, das in Deutschland einmalige Spezialgebiet der Gerbereichemie zu lehren und sich in der Lederforschung einen Namen gemacht.[380] Für den Verbleib des Ordinarius für Chemische Technologie und Elektrochemie Ernst Berl hatten sich seine Studenten eingesetzt, allerdings ohne Erfolg. Nicht zuletzt der Direktor des Instituts für Anorganische Chemie, Lothar Wöhler, war maßgeblich daran beteiligt, eine weitere Anstellung Berls zu verhindern. Da es zwischen beiden in der Vergangenheit fachliche und organisatorische Differenzen gegeben hatte, kam Wöhler die Anwendung der nationalsozialistischen Gesetzgebung entgegen.[381] Über August Eberhards Meinung zu den personellen Vorgängen am Chemischen Institut ist nichts überliefert. Sein Kollege Limmer dagegen schrieb in seinem Tagebuch: „Stiasny, Berl haben Entlassung eingereicht. Prof. Wöhler Pensionierung beantragt. – Die Chemie ist also restlos verwaist. Und die Hochschule ist die Kapazitäten Berl und Stiasny los."[382]

Die Hochschulleitung der TH Darmstadt setzte offenbar vorbehaltlos die Gesetze der NS-Regierung um, ohne diesbezüglich zu diskutieren. Ein Einsatz beim Ministerium für den Verbleib einzelner Hochschullehrer fand nicht statt.[383] Diese angepasste Haltung der Hochschulspitze war nicht weiter verwunderlich, hatte doch das NS-Regime schon gleich zu Beginn seiner Herrschaft im Zuge der Gleichschaltungsmaßnahmen auch an den Hochschulen das Führerprinzip durchgesetzt. Der Rektor fungierte als Führer der Institution und wurde ab Mai 1934 vom Reichsministerium für Wissenschaft, Erziehung und Volksbildung, das unter der Leitung von Bernhard Rust (1883–1945) stand, ernannt und nicht mehr, wie bis dahin üblich, als akademisches Oberhaupt gewählt.[384] Damit war die Selbstverwaltung der Hochschule formal aufgehoben, die nationalsozialistische Politik bestimmte ab sofort Abläufe und Entscheidungen.

---

[376] Vgl. M. HANEL (2014), S. 92.

[377] Siehe hierzu M. GRÜTTNER / S. KINAS (2007), S. 133–135.

[378] Vgl. N. DINÇKAL / D. MARES (2010), S. 10; sowie H. -U. WEHLER (1987), S. 825.

[379] Vgl. C. WOLF / M. VIEFHAUS (1977), S. 22 und S. 200.

[380] Vgl. M. HANEL (2014), S. 49f.

[381] Siehe hierzu M. HANEL (2014), S. 100–102.

[382] StadtA DA: F. LIMMER (1933). Tagebucheintrag vom 29.04.1933.

[383] Vgl. M. HANEL (2014), S. 114.

[384] Vgl. E. KLEE (2003), S. 516.
Bernhard Rust war Studienrat für Deutsch und Latein. Ab April 1934 wurde er Reichsminister für Wissenschaft und Erziehung und zeichnete damit u. a. verantwortlich für die Universitäten und Hochschulen;
sowie H. -U. WEHLER (1987), S. 826.

In Rektoratsübergaben wurde man nicht müde, den nationalen Gedanken zu betonen. August Thum berichtete 1933 von der traditionell begangenen Sonnwendfeier,[385] die in diesem Sommer „in besonders würdiger Form abgehalten“[386] wurde und ihren denkwürdigen Abschluss in dem „feierlichen Akt der Bücherverbrennung auf dem Mercksplatz“[387] fand, um die als „undeutsch“ angesehenen Schriften zu vernichten.[388]

Außerdem wurde dem angeblich vielfältig geäußerten Wunsch der Studierenden stattgegeben und Sport zum Pflichtfach erhoben. Um „neben der körperlichen Ertüchtigung den Sinn für Disziplin, Uneigennützigkeit und Mannschaftsgeist zu erzeugen, erhielt die körperliche Erziehung im neuen Reiche eine klare Zielsetzung.“[389] Dafür wurde der Samstag von Vorlesungen befreit.[390]

Thums Nachfolger, Hans Busch (1884–1973),[391] den dieser als „neuen Rektor und Führer“ [392] im Amt begrüßt hatte, behielt grundsätzlich den nationalsozialistischen Tenor bei. Er verwies im November 1934 aber sehr deutlich auf die mit den schwindenden Studentenzahlen verbundenen geringeren Einkünfte der Hochschule. Ursachen sah er zum einen in der allgemeinen Wirtschaftskrise, aber auch in Regierungsmaßnahmen, die den Zugang zur Hochschule beschränkten.[393] Die Einführung des Numerus clausus hatte landesweit dazu geführt, dass aus dem Abiturjahrgang 1934 nur die Hälfte zum Studium zugelassen worden waren.[394] Seine geäußerte Kritik beendete Busch allerdings – in Anwesenheit von Vertretern der SA und SS – politisch korrekt mit dem Hinweis, dass „jetzt durch die tatkräftigen Maßnahmen unseres Führers Adolf Hitler der Tiefpunkt überschritten ist und es wieder sichtlich aufwärts geht.“[395] Tatsächlich stabilisierte sich die Anzahl der Studierenden Mitte der 1930er-Jahre wieder, ohne allerdings jemals das Niveau der Zeit vor 1933 zu erreichen. Der Ausbruch des Krieges be- und verhinderte schließlich für ganze Jahrgänge eine Hochschulausbildung.[396]

---

[385] Vgl. C. GEORGE (2009).
In vielen Kulturen galt die Sommersonnenwende – der längste Tag des Jahres – als besonderer Zeitpunkt, den es zu feiern galt. Nach der Christianisierung rückte der Gedenktag für Johannes den Täufer am 24. Juni in den Vordergrund, der häufig ebenfalls mit dem Entzünden von Johannesfeuern einherging. Die Jugendbewegungen besannen sich in den 1920er-Jahren auf den heidnischen Brauch der Sommersonnwendfeier, der von den Nationalsozialisten übernommen wurde. Da letztere Gegner der christlichen Konfessionen waren, erhob man den Nationalsozialismus zur politischen Ersatzreligion. Sakral anmutende Rituale wie zum Beispiel die Sonnwendfeier schienen psychologisch wichtig für das Volk;
sowie K. VONDUNG (1971), S. 80f.

[386] A. THUM (1933). Rektoratsübergabe, S. 4.

[387] A. THUM (1933). Rektoratsübergabe, S. 4.

[388] Siehe hierzu StadtLexDa (2006), S. 113f.

[389] A. THUM (1933). Rektoratsübergabe, S. 9.

[390] Vgl. A. THUM (1933). Rektoratsübergabe, S. 9.

[391] Siehe hierzu C. WOLF / M. VIEFHAUS (1977), S. 34.

[392] A. THUM (1933). Rektoratsübergabe, S. 13.

[393] Vgl. H. BUSCH (1934). Rektoratsübergabe, S. 14 und S. 16.

[394] Vgl. H. -U. WEHLER (1987), S. 831.

[395] H. BUSCH (1934). Rektoratsübergabe, S. 17.

[396] Vgl. M. VIEFHAUS (1996), S. 575; sowie H. -U. WEHLER (1987), S. 831.

7.6.2 Entwicklung der Hochschulpharmazie

Lange Zeit war das Pharmaziestudium nach den Bestimmungen der Prüfungsordnung von 1904 durchgeführt worden. Nach gut dreißig Jahren konnte 1934 eine neue Prüfungsordnung verabschiedet werden, die am 1. April 1935 in Kraft trat.[397] Damit hatte sich die Ausbildung zum Apotheker grundlegend verändert: Die praktische Tätigkeit wurde zugunsten eines verlängerten Studiums verkürzt. Zum einen entfiel das Assistentenjahr zwischen Praktikantenzeit und Studienbeginn[398] und zum anderen musste der angehende Apotheker im Anschluss an das Studium nur noch ein statt zwei Jahre in der Apotheke arbeiten, bevor die Approbation erteilt werden konnte. Das Studium wurde von vier auf sechs Semester verlängert und bot jetzt die Möglichkeit, Lerninhalte zu vertiefen bzw. neue ins Studienprogramm aufzunehmen.[399] In der Prüfungsordnung erstmals offiziell berücksichtigt wurden u. a. die Fächer „Bakteriologie, Hygiene und Sterilisationsverfahren“, „Apotheken- und Arzneimittelgesetzgebung“, „Homöopathie für Pharmazeuten“ und Unterricht in „Buchführung, Steuerkunde und Privatwirtschaftslehre“. Auch die Pharmaziegeschichte fand nun einen offiziellen Platz unter den Vorlesungen.[400]

Diese breiter aufgestellte Ausbildung der Pharmaziestudierenden war längst überfällig geworden und orientierte sich an den Anforderungen, die der Apothekerberuf tatsächlich mit sich brachte. Schon 1931 hatte eine Kommission um Hermann Thoms (1859–1931) und Carl Mannich (1877–1947) Vorschläge zu einer neuen Prüfungsordnung gemacht, auf deren Grundlage sich nun die 1934 durch die nationalsozialistische Regierung erlassene Prüfungsordnung stützte.[401] Sie war also inhaltlich in großen Teilen kein Verdienst der Nationalsozialisten. Dennoch gelang es diesen, die Prüfungsordnung gemäß den nationalsozialistischen Zielen auszulegen.[402] Geplant war eine Reform des

[397] Vgl. N. N. (1934), S. 1285–1289. Prüfungsordnung für Apotheker.

[398] Vgl. C. Schlick (2008), S. 117.
Apothekerlehrlinge, die nach zwei Jahren Lehrzeit das Vorexamen bestanden hatten, konnten bis 1935 im sogenannten „Assistenten- oder Vorexaminiertenjahr“ Geld für ihr Studium verdienen. Manch einer dehnte diese Zeit auf mehrere Jahre aus. Nach fünf Berufsjahren stand den „Vorexaminierten“ das Kandidatengehalt zu, das zwar unter dem Verdienst eines Apothekers lag, aber eine deutliche Verbesserung zum „Vorexaminiertenlohn“ darstellte.

[399] Siehe hierzu H. Rankenburg (1996), S. 60–62; sowie C. Schlick (2008), S. 22 und S. 117–119.
Die neue Prüfungsordnung bestimmte, dass die Zeit des praktischen Jahres im Anschluss an das Studium wie folgt aufgeteilt wurde: Der Pharmazeut musste ein halbes Jahr sozialen Berufsdienst in einer Landapotheke ableisten, für das er keinen Lohn, wohl aber Kost und Logis erhielt. Die verbliebenen sechs Monate arbeitete er als Kandidat in einer öffentlichen Apotheke. Erst danach konnte die Approbation erteilt werden, die im Nationalsozialismus ab 1937 mit dem deutschen Wort „Bestallung“ bezeichnet wurde.

[400] Vgl. C. Friedrich / W.-D. Müller-Jahncke (2005), S. 644f.; sowie H. Rankenburg (1996), S. 62.

[401] Vgl. C. Friedrich / W.-D. Müller-Jahncke (2005), S. 643–645; sowie C. Schlick (2008), S. 119.

[402] Vgl. H. Rankenburg (1996), S. 62; sowie G. Schröder (1982), S. 125.

Apothekenwesens.[403] Der größere Schwerpunkt auf Themen wie Galenik und Pharmakognosie entsprach den Autarkiebestrebungen Deutschlands[404] und ließ einen Ausbau der Phytochemie und der Pharmazeutischen Technologie erwarten.

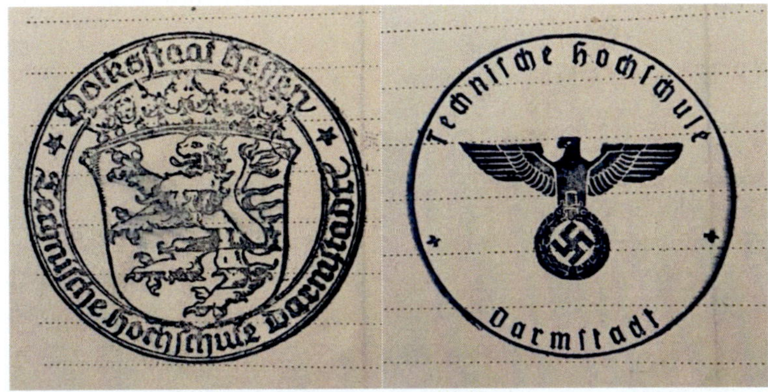

Abbildung 27: Stempel der TH Darmstadt im Belegbuch eines Pharmaziestudenten (links 1935, rechts 1936).[405]

Grundsätzlich erhofften sich die pharmazeutischen Hochschullehrer von dem Machtwechsel 1933 eine Verbesserung der Lehr- und Forschungsbedingungen und eine Erweiterung der wissenschaftsorganisatorischen Möglichkeiten.[406] Dies erklärt womöglich auch, warum sie sich ohne größeren Widerstand in die neuen Hochschulstrukturen eingliederten.[407] Natürlich gab es Abstufungen, was die Sympathiebekundungen bezüglich der nationalsozialistischen Führung anging. Die Dozenten am Pharmazeutischen Institut in Braunschweig, allen voran Paul Horrmann (1878–1942),[408] Robert Jaretzky (1900–1956) und Walther Kern (1900–1965),[409] waren stark nationalsozialistisch geprägt und

---

403 Vgl. U. POHL (2002), S. 56.

404 Vgl. H. RANKENBURG (1996), S. 62; sowie G. SCHRÖDER (1982), S. 125.

405 Privatarchiv Christina Linzbach.

406 Vgl. B. KINTZEL (1993), S. 8 und S. 232.

407 Vgl. U. POHL (2002), S. 57.

408 Vgl. DApoBio (1986), Erg.bd. 1, S. 203f.
Paul Horrmann studierte Pharmazie und Lebensmittelchemie und wurde 1907 promoviert. Nach seiner Habilitation 1914 an der Universität Kiel arbeitete er dort zunächst als Privatdozent, ab 1917 als Professor für Chemie und Pharmazeutische Chemie. 1925 folgte er einem Ruf an die TH Braunschweig als Direktor des Pharmazeutischen Instituts, später als Rektor der Hochschule.

409 Vgl. DApoBio (1986), Erg.bd. 1, S. 234f.
Walther Kern studierte Pharmazie in Jena, Kiel und Braunschweig. 1930 wurde er promoviert und anschließend zum Abteilungsvorsteher am Pharmazeutischen Institut der TH

teilweise schon früh der NSDAP beigetreten. Sie profitierten von den guten Verbindungen zur NS-Führungsspitze. Horrmann wurde Rektor der Hochschule, Jaretzky erreichte, dass sein Extraordinariat für Pharmakognosie in ein Ordinariat umgewandelt wurde und er zusätzlich den Lehrstuhl für Botanik übernehmen konnte, und Kern erhielt die Leitung der Abteilung für Angewandte Pharmazie sowie der Pressestelle der TH Braunschweig.[410]

Im Gegensatz dazu behinderten kritische Äußerungen zum nationalsozialistischen Regime die Karrieremöglichkeiten wie das Beispiel der Berliner Professoren Carl Mannich und Theodor Sabalitschka (1889–1971) zeigt. Sie litten unter Verleumdungen, die parteikonforme Assistenten und Dozenten vorbrachten. Mannich verlor sämtliche Ehrenämter, unter anderem die Funktion des Vorsitzenden der Deutschen Pharmazeutischen Gesellschaft, die seit Gründung immer von dem Leiter des Berliner Instituts übernommen worden war. Sein Kollege Sabalitschka musste sein Extraordinariat aufgeben, konnte aber weiter im Institut arbeiten, da seine Studien zu Konservierung und Desinfektion für die NS-Regierung offensichtlich unentbehrlich waren.[411]

Die erhofften Verbesserungen der pharmazeutischen Lehrbedingungen waren allerdings sehr gering oder blieben völlig aus. Der Berliner Institutsdirektor Carl Mannich hatte zum Beispiel 1935 und 1937 ohne Erfolg versucht, den drastischen Personalmangel zu beheben. Das Reichsministerium teilte mit, dass „grundsätzlich neue Planstellen nicht geschaffen werden."[412] Sicher war seine oben beschriebene Abwehrhaltung gegenüber dem Nationalsozialismus dabei nicht förderlich. Auch Erwin Rupp (1872–1956), Institutsdirektor des Pharmazeutischen Instituts in Breslau, wurde die Bitte für die Einrichtung eines etatmäßigen Extraordinariats für Pharmakognosie nicht erfüllt.[413] Wenn also schon Vorsteher eigener, selbständiger Institute vergeblich um weitere Mittel kämpfen mussten, so ist es nicht verwunderlich, dass Pharmazeutische Lehranstalten, die lediglich als Abteilung existierten, erst recht keine Chancen hatten, ihre Situation zu verbessern. Dazu gehörten die Pharmazeutischen Abteilungen in Greifswald[414] und in Darmstadt.

Die schlechte finanzielle, räumliche und personelle Situation an vielen pharmazeutischen Ausbildungsstätten stand im völligen Gegensatz zu den Studienbedingungen, die die neue Prüfungsordnung 1934 forderte. Das erweiterte Studienprogramm stellte das wirtschaftlich angeschlagene Land vor große Herausforderungen. Es galt, den

Braunschweig ernannt. 1939 erhielt Kern eine außerordentliche Professur und versah bis 1945 das Amt des Direktors am Institut für Angewandte Pharmazie der TH Braunschweig. Nach dem Zweiten Weltkrieg arbeitete Kern erst als freier, später als angestellter Wissenschaftler.

410 Vgl. U. POHL (2002), S. 57f.

411 Vgl. B. KINTZEL (1993), S. 36f.; sowie U. POHL (2002), S. 59.

412 B. KINTZEL (1993), S. 9.

413 Vgl. B. KINTZEL (1993), S. 9f.

414 Vgl. C. FRIEDRICH (2013/a); C. FRIEDRICH (2023/b); sowie B. KINTZEL (1993), S. 7 und S. 17.
In Leipzig hatte es ebenfalls nur eine Pharmazeutische Abteilung gegeben. Diese profitierte als seltene Ausnahme von den neuen Bestimmungen der NS-Regierung. 1938 konnte dort die Abteilung in ein eigenständiges Institut umgewandelt werden.

beachtlichen Mehrbedarf an Unterrichtspersonal, Räumen und Lehrmaterial zu decken.[415] Hier erwiesen sich die von den Nationalsozialisten eingeführten Zulassungsbeschränkungen[416] als kontraproduktiv. Der Personalmangel nahm katastrophale Ausmaße an, sodass Reichsapothekerführer Albert Schmierer (1899–1974)[417] rückblickend eingestehen musste, dass die sogenannte „Praktikantensperre" ein Fehler gewesen war.[418]

Schon 1933 hatte der ordentliche Professor für Pharmazeutische Chemie in Braunschweig, Paul Horrmann, den Vorschlag gemacht, pharmazeutische Ausbildungsstätten zu schließen, um einen angemessenen Unterricht an den verbleibenden Hochschulen zu gewährleisten.[419] Mit Inkrafttreten der neuen Prüfungsordnung 1935 war diese Forderung wieder präsent. Um die Reduktion der pharmazeutischen Lehranstalten zu rechtfertigen, verwies die Regierung trotz Fachpersonalmangels an den Hochschulen auch auf das zu Beginn der 1930er-Jahre herrschende Überangebot an Apothekern und die damit verbundene hohe Arbeitslosigkeit.[420] Für den in Zukunft erwarteten Bedarf an Pharmazeuten sollten 14, statt der bisherigen 24 Ausbildungsstätten genügen.[421] Dass sich die NS-Regierung besonders in der Bewertung der personellen Situation unter den Apothekern verschätzte und mitunter falsche oder verspätete Maßnahmen einleitete, war beispielhaft für ihre unübersichtlichen, oft sogar paradoxen Verwaltungseinheiten.[422]

Am 14. Februar 1938 kam es zu einem Erlass des Ministers für Wissenschaft, Erziehung und Volksbildung, Bernhard Rust (1883–1945), in dem dieser die Schließung von zehn pharmazeutischen Lehranstalten verkündete. Hierzu gehörten die Institute und Abteilungen von Bonn, Darmstadt, Gießen, Göttingen, Greifswald, Halle, Hamburg, Heidelberg, Rostock und Würzburg. Als Begründung gab er an:

---

[415] Vgl. B. KINTZEL (1993), S. 12.

[416] Siehe hierzu B. KINTZEL (1993), S. 76–81; sowie C. SCHLICK (2008), S. 120–126. Die hohe Arbeitslosigkeit unter den Apothekern Anfang der 1930er-Jahre veranlasste die NS-Regierung, den Zugang zum Pharmaziestudium durch einen Numerus Clausus und weitere Bedingungen – z. B. Lateinkenntnisse – einzugrenzen. Ausländern war es nicht mehr möglich, die Approbation zu erlangen. Außerdem wurden sogenannte Lehrapotheken benannt, die allein berechtigt waren, jeweils einen Praktikanten auszubilden. Damit sollte die Zahl der Studienabgänger verringert und die Ausbildungsqualität verbessert werden.

[417] Siehe hierzu DApoBio (1986), Erg.bd. 1, S. 394f.; sowie C. SCHLICK (2008), S. 419–448. Albert Schmierer studierte von 1921 bis 1923 Pharmazie in Tübingen und arbeitete dann in diversen Apotheken sowie als Hilfsassistent am Botanischen Institut der TH Stuttgart. Schmierer war seit 1929 Mitglied der NSDAP und avancierte 1933 zum Standesführer Deutscher Apotheker, ab 1935 zum Reichsapothekerführer. Nach dem Zweiten Weltkrieg verurteilte man ihn wegen seiner nationalsozialistischen Einstellung zu einer Gefängnisstrafe, die schon 1948 als verbüßt galt. Im Anschluss daran arbeitete er wieder als Offizinapotheker.

[418] Vgl. U. POHL (2002), S. 63; sowie B. KINTZEL (1993), S. 81.

[419] Vgl. C. FRIEDRICH / W.-D. MÜLLER-JAHNCKE (2005), S. 645; B. KINTZEL (1993), S. 11f.; sowie H. RANKENBURG (1996), S. 60f.

[420] Vgl. H. RANKENBURG (1996), S. 59.

[421] Vgl. C. FRIEDRICH / W.-D. MÜLLER-JAHNCKE (2005), S. 645f.

[422] Vgl. U. POHL (2002), S. 66.

> „Die erweiterte Ausbildung wirkt sich für die Universitäten und Hochschulen dahin aus, daß durchweg eine Erhöhung des Personals, ein Ausbau der Räumlichkeiten und schließlich ein Mehrbedarf an Lehrmaterial erforderlich wird. Die Verhältnisse an den pharmazeutischen Instituten der Universitäten und Hochschulen sind aber augenblicklich zum Teil so, daß sie den Anforderungen des pharmazeutischen Studiums auf der Grundlage der neuen Prüfungsordnung in keiner Weise gewachsen sind. Hinzu kommt, daß der Bedarf an Apothekern erheblich zurückgegangen ist. Eine umfassende Planung der pharmazeutischen Ausbildungsmöglichkeiten ist daher geboten. Die Planung muß zum Ziele haben, vorhandene pharmazeutische Universitätsinstitute entsprechend auszubauen und die zur Zeit anderen Instituten lediglich angegliederten pharmazeutischen Abteilungen zu selbständigen Instituten zu erheben. Da aber nur beschränkte Mittel zur Verfügung stehen und diese Mittel zweckentsprechend ausgenutzt werden müssen, schließlich auch nur ein geringer Nachwuchsbedarf besteht, ist die Schließung einiger Institute nicht zu umgehen."[423]

Damit war entschieden, dass die Pharmazeutische Abteilung in Darmstadt zum 1. Oktober 1938 schließen musste.

7.6.3 Das Ende der Pharmazeutischen Abteilung in Darmstadt

Inoffiziell hatte sich die Schließung pharmazeutischer Ausbildungsstätten in Deutschland schon kurz nach Erscheinen der neuen Prüfungsordnung angekündigt. Auf Grundlage eingesandter Fragebögen, auf denen die Pharmazeutischen Institute und Abteilungen zu ihrer Ausstattung, personellen Besetzung und finanziellen Situation Angaben machen mussten, wurden auf einem Treffen 1936 in Stuttgart die Zukunft der jeweiligen pharmazeutischen Lehranstalten diskutiert. Dabei sprachen sich Vertreter der Hochschulinstitute, des Ministeriums und der Reichsapothekerführer Albert Schmierer (1899–1974) unter anderem gegen den Erhalt der Darmstädter Pharmazie aus.[424]

August Eberhard musste von dieser Entwicklung gewusst oder sie zumindest geahnt haben. In einem Schreiben an den Reichserziehungsminister im Mai 1938 bemerkte er, dass er selbst schon „1934 für den Neuaufbau der Pharmazie im Reich unter Aufhebung der kleineren, doch nicht lebensfähigen Lehrstühle"[425] eingetreten war, wohlwissend, dass die Darmstädter Professur „als einer der kleinsten Lehrstühle wohl mit als erster der

---

[423] REICHSMINISTERIUM FÜR WISSENSCHAFT, ERZIEHUNG UND VOLKSBILDUNG UND DER UNTERRICHTSVERWALTUNGEN DER LÄNDER (1938), S. 107f.

[424] Vgl. C. FRIEDRICH / W.-D. MÜLLER-JAHNCKE (2005), S. 646; A. HEILMANN (2006), S. 1166; sowie B. KINTZEL (1993), S. 12f.

[425] UniA DA 103 Nr. 144 / 9. Eingabe August Eberhards an den Reichsminister für Wissenschaft, Erziehung und Volksbildung vom 12.05.1938.

Auflösung verfallen müsse."[426] Dennoch baute er trotz der knappen Mittel das Pharmaziestudium im Sinne der nun vorgeschriebenen sechs Semester aus. Das Vorlesungsverzeichnis für das Studienjahr 1936 / 37 wies einen deutlichen Zuwachs angebotener Vorlesungen auf. Neu hinzugekommen war eine Veranstaltung über das System der doppelten Buchführung und Privatwirtschaftslehre, vertiefende Vorlesungen zur Organischen Chemie bzw. zu quantitativer und qualitativer Analyse sowie Unterricht in Galenischer Pharmazie, einschließlich Homöopathie. Letzterer wurde von August Eberhard zusätzlich zu seinen bisherigen Lehrveranstaltungen angeboten, sodass sein Arbeitsumfang von vormals sieben auf nunmehr zehn Vorlesungen stieg.[427]

Trotz der persönlichen Mehrbelastung sprach er im Frühjahr 1936 in seinem Bericht anlässlich des hundertjährigen Bestehens der TH Darmstadt hoffnungsvoll davon, dass nun durch die „Erweiterung des Studiums [...] die Voraussetzungen für die Wiederaufnahme der Arbeiten zur Schaffung eines Instituts für Pharmazie in Darmstadt gegeben"[428] wären und man hierfür zwölf große Räume in der ehemaligen Infanteriekaserne einplante.[429] Ob diese Ankündigung einem gewissen Mut der Verzweiflung entsprang oder Eberhard tatsächlich der optimistischen Meinung war, das drohende Ende der Pharmazie in Darmstadt abwenden zu können, muss verborgen bleiben. Zur Gründung eines selbständigen Pharmazeutischen Instituts sollte es jedenfalls nicht mehr kommen. Mit dem Bekanntwerden der bevorstehenden Schließung der Pharmazie in Darmstadt war ein großer Teil der Studierenden an andere Lehranstalten gewechselt und ein Zustrom an neuen Pharmaziestudierenden blieb aus.[430] Nach 54 Jahren wurde die Pharmazeutische Abteilung in Darmstadt durch die Reichsregierung zum 1. Oktober 1938 geschlossen.[431]

[426] UniA DA 103 Nr. 144 / 9. Eingabe August Eberhards an den Reichsminister für Wissenschaft, Erziehung und Volksbildung vom 12.05.1938.

[427] Vgl. TECHNISCHE HOCHSCHULE DARMSTADT (1935), S. 120. Personal- und Vorlesungsverzeichnis für das Studienjahr 1935 / 36; sowie TECHNISCHE HOCHSCHULE DARMSTADT (1936), S. 122. Personal- und Vorlesungsverzeichnis für das Studienjahr 1936 / 37.

[428] A. EBERHARD (1936), S. 400.

[429] Vgl. A. EBERHARD (1936), S. 400.

[430] Vgl. UniA DA 103 Nr. 144 / 9. Eingabe August Eberhards an den Reichsminister für Wissenschaft, Erziehung und Volksbildung vom 12.05.1938.

[431] Vgl. R. SCHMITZ (1969), S. 92.

7.6.4 Vergleich der Darmstädter Pharmazie mit anderen Pharmazeutischen Lehranstalten

Dass die TH Darmstadt 1938 zu den Hochschulen gehörte, deren pharmazeutische Abteilung geschlossen wurde, war für August Eberhard zwar bedauerlich, kam aber nicht überraschend. In Darmstadt hatten nie wirklich viele Pharmazeuten studiert[432] und das Fehlen finanzieller Unterstützung sowie die abhängige Position, die die Pharmazie lediglich als Abteilung im Institut für Chemie besaß, taten ihr Übriges.[433] Der Mangel an wissenschaftlichen Arbeiten führte außerdem nicht dazu, dass sich die Darmstädter Pharmazie unverzichtbar gemacht hätte. Dennoch schienen akademisches Renommee und Effizienz nicht die alleinigen Kriterien gewesen zu sein, die die Entscheidung, welche Pharmazeutischen Institute geschlossen werden mussten, beeinflussten.

Bestes Beispiel hierfür ist die Pharmazie an der Universität Halle, die ebenfalls 1938 ihren Lehrbetrieb einstellen musste, obwohl sie nachweislich zu den leistungsstärksten pharmazeutischen Instituten im Reich gehörte.[434] Unter dem ordentlichen Professor für Pharmazie und Nahrungsmittelchemie Carl August Rojahn (1889–1938), der 1927 in Halle ein eigenständiges Institut für Pharmazie und Nahrungsmittelchemie gegründet hatte,[435] waren zahlreiche Forschungsergebnisse veröffentlicht worden. Außerdem hatte Rojahn eine Vielzahl an Doktoranden betreut und war in seiner Lehrtätigkeit sehr erfolgreich gewesen.[436] Als 1936 auch Halle unter den zu schließenden Ausbildungsstätten genannt wurde, zeigte sich Rojahn jedoch nur wenig kämpferisch. Er zog es vor, schnell versetzt zu werden, anstatt einem „langsamen Absterben oder Weiterarbeiten mit unzulänglichen Mitteln“[437] ausgesetzt zu sein.[438] Ob er Ressentiments seitens der nationalsozialistischen Regierung befürchtete, kann nicht belegt werden. Fest steht, dass bei der Entscheidungsfindung, welches Pharmazeutische Institut geschlossen werden sollte, offensichtlich Sparmaßnahmen entscheidender waren als die Unterstützung wissenschaftlich erfolgreicher Lehrbetriebe.[439]

---

432 Vgl. R. SCHMITZ (1969), S. 91f.

433 Vgl. UniA DA 103 Nr. 144 / 9. Eingabe August Eberhards an den Reichsminister für Wissenschaft, Erziehung und Volksbildung vom 12.05.1938.

434 Siehe hierzu C. FRIEDRICH (2002), S. 15–32; sowie C. FRIEDRICH / W.-D. MÜLLER-JAHNCKE (2005), S. 646.

435 Vgl. DApoBio (1978), Bd. 2, S. 536f.
Vor seiner Promotion 1913 in Rostock hatte Carl August Rojahn Pharmazie in Marburg und Braunschweig studiert. Von 1919 bis 1923 arbeitete er als Assistent am Pharmazeutischen Institut der Universität Frankfurt am Main. Rojahn konnte sich 1923 an der TH Braunschweig habilitieren und folgte 1927 einem Ruf nach Halle. Als die Pharmazie in Halle geschlossen wurde, plante er, an die Universität Breslau zu wechseln, verstarb aber kurz vorher.

436 Vgl. C. FRIEDRICH / W.-D. MÜLLER-JAHNCKE (2005), S. 646.

437 B. KINTZEL (1993), S. 15.

438 Vgl. C. FRIEDRICH (2002), S. 25; sowie B. KINTZEL (1993), S. 15.

439 Vgl. C. FRIEDRICH (2002), S. 26; sowie C. FRIEDRICH / W.-D. MÜLLER-JAHNCKE (2005), S. 646.

Zugleich waren Beziehungen zum Ministerium oder zum Reichapothekerführer hilfreich, um eigene Interessen durchzusetzen. Dies wird am Beispiel der Pharmazie an der TH Braunschweig deutlich,[440] die ursprünglich auch auf der Liste der zu schließenden Einrichtungen gestanden hatte.[441] Das Blatt konnte allerdings durch die bereits erwähnten deutlich nationalsozialistisch geprägten Hochschullehrer am dortigen Pharmazeutischen Institut gewendet werden.[442] Paul Horrmann (1878–1942) war seit 1925 Direktor des Pharmazeutischen Instituts in Braunschweig und seit 1933 Rektor der Hochschule. Er gehörte zu den Dozenten, die sich schon sehr früh zum Nationalsozialismus bekannt hatten.[443] Fast noch einflussreicher wurde mit der Zeit sein ehemaliger Assistent und späterer Abteilungsvorsteher Walther Kern (1900–1965), der Horrmann bei vielen Tätigkeiten am Institut vertrat und über gute Kontakte zum Reichsapothekerführer Albert Schmierer verfügte.[444] Als nun auch die Pharmazie in Braunschweig geschlossen werden sollte – begründet mit dem Fehlen einer Medizinische Fakultät –, setzte sich Kern beim Reichsapothekerführer mit Erfolg für deren Erhalt ein. Hauptargument war, dass es wenigstens eine Hochschule geben sollte, die sich auf die technische Seite der Pharmazie konzentrierte.[445] So entstand in Braunschweig das Institut für Angewandte Pharmazie – später Pharmazeutische Technologie – unter der Leitung von Walther Kern.[446] Die Pharmazie an der TH Braunschweig wurde zu einem Paradebeispiel für die Verbindung von Wissenschaft und Standespolitik und bediente somit den Zeitgeist, mit der pharmazeutischen Ausbildung einen „ideologisch gebundenen, wissenschaftlich geschulten Arzneimittelexperten“[447] zu schaffen.

Neben August Eberhard gab es weitere ehemalige Schüler Ernst Schmidts (1845–1921), die die Hochschullaufbahn eingeschlagen hatten und einer pharmazeutischen Lehranstalt vorstanden. Dies waren unter anderem Franz Lehmann (1881–1961)[448] in Greifswald und Oskar Keller (1877–1959)[449] in Jena.

---

[440] Siehe hierzu B. WAHRIG (2011), S. 23–55.

[441] Vgl. C. FRIEDRICH / W.-D. MÜLLER-JAHNCKE (2005), S. 646.

[442] Vgl. C. FRIEDRICH / W.-D. MÜLLER-JAHNCKE (2005), S. 677; sowie B. WAHRIG (2011), S. 37.

[443] Vgl. U. POHL (2002), S. 57f.

[444] Vgl. B. WAHRIG (2011), S. 40 und S. 42.

[445] Vgl. B. WAHRIG (2011), S. 43f.

[446] Vgl. C. FRIEDRICH / W.-D. MÜLLER-JAHNCKE (2005), S. 677; sowie B. WAHRIG (2011), S. 45f.

[447] B. WAHRIG (2011), S. 44.

[448] Siehe hierzu H. WOLLMANN / C. FRIEDRICH (1981), S. 139–146.
Franz Lehmann wurde 1881 im ehemaligen Ostpreußen als Sohn eines Molkereipächters geboren. Nach der Reifeprüfung wählte er gemäß seinen naturwissenschaftlichen Neigungen den Apothekerberuf. Der Lehrzeit folgte 1904 das Pharmaziestudium in Marburg u. a. unter Ernst Schmidt und Erwin Rupp (1872–1956). Das Staatsexamen bestand Lehmann 1906, die Promotion schloss sich 1908 an. Als Erwin Rupp 1909 nach Königsberg berufen wurde, ging sein Schüler Lehmann mit. Dieser habilitierte sich 1919 und erhielt zwei Jahre später einen Ruf an die Universität Greifswald.

[449] Vgl. DApoBio (1986), Erg.bd. 1, S. 233; sowie C. FRIEDRICH (2022/c), S. 311f.

Das Pharmaziestudium in Greifswald wies, verglichen mit dem in Darmstadt, einige Unterschiede, aber auch deutliche Parallelen auf, was letztendlich erklären mag, warum beide 1938 das gleiche Schicksal ereilte.

Gegen Ende des 19. Jahrhunderts hatte die Pharmazie in Greifswald nicht zuletzt durch den Bau eines modernen Instituts für Chemie, in dem auch die Pharmazeutische Abteilung untergebracht war, einen Aufschwung erlebt. Sie wurde sogar als „Hochschule der Apotheker" bezeichnet.[450] Knapp 20 Jahre früher als in Darmstadt entstand hier 1902 ein eigenes Extraordinariat für Pharmazeutische Chemie.[451]

Nach dem Ersten Weltkrieg hatten sich die materiell-technischen Umstände in Greifswald verschlechtert und konnten nur noch als unzulänglich bezeichnet werden.[452] Auch war kaum finanzielle Unterstützung vorhanden, um Abhilfe zu schaffen.[453] Dies führte dazu, dass es sich als sehr schwierig erwies, das Extraordinariat für Pharmazeutische Chemie dauerhaft zu besetzen. Als es nach einer erneuten Vakanz des Lehrstuhls 1921 galt, einen geeigneten Hochschullehrer zu finden, wurde unter anderem August Eberhard vorgeschlagen. Dieser hatte aber kurz zuvor als Extraordinarius eine Stelle in Darmstadt angenommen. Dem Ruf nach Greifswald folgte dann Franz Lehmann, der nur einige Jahre älter als Eberhard war, allerdings bereits eine beachtliche Anzahl von Publikationen zur Arzneimittelanalytik aufweisen konnte. Außerdem galt er als pädagogisch sehr talentiert und erfreute sich großer Beliebtheit bei den Studierenden.[454] Auch Eberhard wurde ein gutes Verhältnis zu seinen Schülern bescheinigt,[455] allerdings waren seine wissenschaftlichen Publikationen bedeutend geringer. Bezeichnenderweise ließen die Veröffentlichungen Lehmanns schlagartig nach, als er seine Arbeit in Greifswald aufnahm. Wegen unzureichender Forschungsbedingungen und der hohen Lehrbelastung war es Lehmann, genau wie Eberhard in Darmstadt, nicht mehr möglich, wissenschaftlich zu arbeiten oder gar Publikationen zu verfassen.[456] Beiden wurde kein bzw. nur ein Assistent zeitweise zur Unterstützung an die Seite gestellt.[457] Immerhin sollte Eberhard ab 1935 einen

---

Oskar Keller begann 1901 nach seiner Lehrzeit mit dem Pharmaziestudium in Halle, um kurz darauf an die Universität Marburg zu wechseln. 1902 bestand er das Pharmazeutische Staatsexamen. Es folgten seine Promotion 1904 und die Habilitation 1908. Ab 1909 wirkte er als Abteilungsleiter am Marburger Institut und wurde 1910 zum außerordentlichen Professor ernannt. 1918 nahm Keller einen Ruf an das Institut für Pharmazie und Lebensmittelchemie in Jena an.

[450] Vgl. C. FRIEDRICH (2013/a), S. 17.

[451] Vgl. C. FRIEDRICH (2013/a), S. 21.

[452] Vgl. C. FRIEDRICH / H.-J. SEIDLEIN / H. LANGER (1986), S. 730.

[453] Vgl. C. FRIEDRICH (2013/a), S. 26f.

[454] Siehe hierzu C. FRIEDRICH (2013/a), S. 24–27.

[455] Vgl. HHStAW 504 Nr. 11894. Julius Kraffert gegenüber dem Ermittlungsbeamten der Polizei. Abschrift vom 06.07.1945.
Kraffert bezeichnete Eberhard als anständig und gerecht;
sowie UniA DA 103 Nr. 144 / 9. Eingabe August Eberhards an den Reichsminister für Wissenschaft, Erziehung und Volksbildung vom 12.05.1938.

[456] Vgl. C. FRIEDRICH (2013/a), S. 28; sowie B. KINTZEL (1993), S. 196 und S. 221.

[457] Vgl. B. KINTZEL (1993), S. 56; sowie UniA DA 103 Nr. 144 / 9. Eingabe August Eberhards an den Reichsminister für Wissenschaft, Erziehung und Volksbildung vom 12.05.1938.

jährlichen Zuschuss von 1500 Reichsmark erhalten, um einen Hilfsassistenten beschäftigen zu können.[458] Wie lang diese Regelung aber Bestand hatte und ob dadurch tatsächlich eine wirkliche Entlastung stattfand, ist wegen der ungenügenden Qualifikation eines Hilfsassistenten fraglich.

Als 1935 die neue Prüfungsordnung in Kraft trat, befanden sich die Abteilungen für Pharmazeutische Chemie in Greifswald und Darmstadt in ähnlich desolatem Zustand. Auch wenn Eberhard versuchte, den Lehrplan gemäß den gestiegenen Anforderungen anzupassen,[459] musste er die aussichtslose Lage vermutlich recht bald erkennen. An der verhältnismäßig kleinen Universität Greifswald dagegen erschien der drohende Verlust eines Studienfachs verheerend, sodass im Januar 1936 Initiativen ergriffen wurden, ein eigenes Pharmazeutisch-Chemisches Institut zu bauen. An den Kosten wollte sich die Stadt Greifswald mit knapp 75% beteiligen. Für kurze Zeit sah es so aus, als ob die Pharmazie in Greifswald bestehen bleiben könnte, doch in seinem Erlass vom 14. Februar 1938 machte der Reichsminister für Wissenschaft und Erziehung Bernhard Rust (1883–1945) diese Hoffnung zunichte.[460] Kritikpunkt war auch das Fehlen eines Professors für Galenik gewesen,[461] eine Funktion, die in Darmstadt zwar von August Eberhard mit übernommen wurde, an der Schließung der Abteilung aber auch nichts mehr ändern konnte. Franz Lehmann verblieb an der Greifswalder Universität und übernahm die Ausbildung der Medizinstudierenden und angehenden Lehrer der Chemie. Im März 1946 sollte ihm jedoch die Neugründung des Pharmazeutisch-Chemischen Instituts in Greifswald gelingen,[462] während ein Pharmaziestudium in Darmstadt seit 1938 nicht mehr möglich war.

Einen anderen Weg als in Darmstadt und Greifswald beschritt die Pharmazie in Jena. Oskar Keller folgte 1918 dem Ruf an das dortige selbständige Institut für Pharmazie und Lebensmittelchemie und wurde 1923 zum Ordinarius ernannt.[463] Wie Eberhard, war er dem Beispiel des gemeinsamen Doktorvaters Ernst Schmidt gefolgt und hatte sich der Alkaloidchemie zugewandt, ohne jedoch eine Vielzahl an Veröffentlichungen vorweisen zu können.[464] Auch in diesem Punkt ähnelten sich Keller und Eberhard.

Als auf dem Treffen 1936 in Stuttgart über die Zukunft der Pharmazeutischen Lehranstalten diskutiert wurde, teilte Keller mit anderen Hochschullehrern die Ansicht, dass mit den vorhandenen Mitteln nicht sämtliche Einrichtungen entsprechend den Anforderungen der neuen Prüfungsordnung ausgestattet werden konnten.[465] Er setzte sich umgehend beim Thüringischen Volksbildungsminister und im Reichserziehungsministerium für den Erhalt der Pharmazie in Jena ein, indem er den bereits erfolgten Ausbau des

---

[458] Vgl. UniA DA 103 Nr. 144 / 10. Angaben zum Haushaltsplan 1935 durch den ehemaligen Leiter der Hessischen Besoldungsstelle vom 12.08.1953.

[459] Vgl. TECHNISCHE HOCHSCHULE DARMSTADT (1936), S. 122. Personal- und Vorlesungsverzeichnis für das Studienjahr 1936 / 37.

[460] Vgl. C. FRIEDRICH (2013/a), S. 29f.

[461] Vgl. B. KINTZEL (1993), S. 158.

[462] Vgl. T. BEYRICH (2013), S. 32f.

[463] Vgl. DApoBio (1986), Erg.bd. 1, S. 233.

[464] Vgl. B. KINTZEL (1993), S. 199f.

[465] Vgl. B. KINTZEL (1993), S. 13 und S. 25.

Instituts gemäß den neuen Bedingungen sowie den guten Personalschlüssel betonte.[466] Es zahlte sich nun aus, dass sich Keller in den Jahren nach dem Ersten Weltkrieg konsequent dem Wiederaufbau der Pharmazie in Jena gewidmet hatte. Das Institut für Technische Chemie war damals aufgelöst worden und das Gebäude konnte von den Pharmazeuten übernommen werden.[467] Außerdem verfügte Jena, im Gegensatz zu Darmstadt, über zwei bis vier Assistenten und weitere Hilfsassistenten.[468] Keller konnte gleichzeitig auf eine enge Beziehung zur Carl-Zeiss-Stiftung verweisen und war sich der Unterstützung durch den Rektor der Hochschule und durch das thüringische Ministerium sicher.[469] Auch in Darmstadt hatte es gute Kontakte zwischen der Hochschule und der Firma E. Merck gegeben, regelmäßig war der Pharmazeutische Unterricht mit großzügigen Chemikalien- oder Arzneimittelspenden unterstützt worden.[470] Allerdings konnte keine solche Einflussnahme der ortsansässigen Industrie festgestellt werden, die die Schließung der Darmstädter Pharmazie abgewendet hätte.

Der Hochschullehrer Oskar Keller ist ein Beispiel dafür, wie sich das politische Bekenntnis in der Öffentlichkeit ändern konnte, wenn sich die Erkenntnis durchsetzte, dass nur so ein berufliches Überleben und Vorankommen möglich war. Noch 1936 hatte Albert Schmierer von Keller verlangt, von seinem Amt als Vorsitzender des Hochschullehrerverbands zurückzutreten, da dieser den Eintritt in die NSDAP abgelehnt hatte. 1938 gab Keller dem lästigen Drängen nach und wurde Mitglied der NSDAP, um weiterhin seiner Arbeit nachgehen zu können und um vermutlich die Entscheidung über die Zukunft der Pharmazie in Jena günstig zu beeinflussen.[471] Nach Kriegsende bemerkte Keller dazu, dass ihm

> „von durchaus ehrenhaften und im besten Sinne patriotischen Männern versichert wurde, der Beitritt von denjenigen Leuten aus der Intelligenz, die [...] dienstlich in enger Berührung mit weiteren Kreisen der Bevölkerung stehen, sei notwendig, um den Einfluß der sich immer mehr breit machenden unlauteren Elemente in der Partei zurückzudrängen. Diese optimistische Ansicht hat sich nicht als realistisch erwiesen – die Enttäuschung ist um so bitterer."[472]

Für den Standort Jena waren die Bemühungen Kellers von Erfolg gekrönt; das Pharmazeutische Institut blieb dort bestehen.

Der exemplarische Vergleich der Darmstädter Pharmazeutischen Abteilung mit den pharmazeutischen Lehranstalten in Halle, Braunschweig, Greifswald und Jena sollte zum einen Gemeinsamkeiten verdeutlichen, aber auch Unterschiede herausarbeiten, die Darmstadt von den anderen Instituten trennten. Es handelte sich in allen angesprochenen

[466] Vgl. B. Kintzel (1993), S. 16.
[467] Vgl. R. Schmitz (1969), S. 199.
[468] Vgl. B. Kintzel (1993), S. 59.
[469] Vgl. B. Kintzel (1993), S. 16f.
[470] Vgl. A. Eberhard (1936), S. 399; sowie W. Staedel (1908), S. 7.
[471] Vgl. B. Kintzel (1993), S. 38f.
[472] B. Kintzel (1993), S. 39.

Beispielen um Pharmazeutische Einrichtungen in kleineren bis mittelgroßen Städten. Der Versuch war überall erkennbar, die neuen Lehrbedingungen, die die Prüfungsordnung von 1934 forderte, umzusetzen. Dies gelang in Jena relativ gut, in Greifswald dagegen kaum.[473] In Darmstadt war zwar der Lehrplan nicht zuletzt durch Eberhards Einsatz entsprechend aufgestockt worden,[474] aber die schlechten personellen, räumlichen und materiellen Bedingungen verhinderten ein effizientes und vor allem wissenschaftliches Arbeiten.[475] In diesem Punkt unterschied sich Darmstadt von Jena, ähnelte aber wiederum Greifswald. Der persönliche Einsatz um den Erhalt der Pharmazie an der jeweiligen Hochschule fiel ebenfalls sehr unterschiedlich aus. Hier reichte die Spanne von „kampflos übergeben" – wie in Halle[476] – bis zu einem beinahe „bedingungslosen Einsatz", wie in Jena[477] und Greifswald.[478] Während Jena damit allerdings Erfolg hatte, konnte die Greifswalder Pharmazie nicht vor einer Schließung gerettet werden. August Eberhard befand sich mit seinem Engagement für die Darmstädter Pharmazie dazwischen. Im Rahmen seiner Möglichkeiten versuchte er, die Bestimmungen umzusetzen und die Situation zu verbessern. Dabei verließ er aber nie seinen eigentlichen Einflussbereich und fügte sich schließlich den Anweisungen „von oben".[479]

Wie hilfreich die vermeintlich „richtige" politische Einstellung war, bewies die TH in Braunschweig. Aufgrund ihrer guten Kontakte zum Reichsapothekerführer Albert Schmierer war die Zukunft der dortigen Pharmazie nicht nur gesichert, den nationalsozialistischen Hochschullehrern eröffneten diese sogar neue Karrieremöglichkeiten.[480]

Das Schließen von zehn pharmazeutischen Lehranstalten sollte gemäß der nationalsozialistischen Regierung offiziell vor allem dem Zweck dienen, die Zahl der Einrichtungen dem tatsächlichen Bedarf anzupassen, die verbliebenen Pharmazeutischen Institute entsprechend der neuen Prüfungsordnung auszubauen und damit insgesamt das Niveau der pharmazeutischen Ausbildung anzuheben.[481] Während vermutlich am Anfang viele Pharmazeuten, auch Eberhard, von diesen Zielen überzeugt waren, hatte die Regierung bei den Bedarfsberechnungen den Hauptgrund für die Schließung der Institute verschwiegen: Es gab nicht genügend finanzielle Mittel, um den Ausbau der Pharmazie zu fördern. Wichtig war der NS-Regierung die Unterstützung der Biologie und der Medizin, die hinsichtlich Vererbungslehre bzw. Eugenik eine größere ideologische Bedeutung besaßen. Außerdem rückten Sparmaßnahmen wegen des Vierjahresplans und eine verstärkte

---

473 Vgl. B. KINTZEL (1993), S. 16 und S. 158.

474 Vgl. TECHNISCHE HOCHSCHULE DARMSTADT (1936), S. 122. Personal- und Vorlesungsverzeichnis für das Studienjahr 1936 / 37.

475 Vgl. UniA DA 103 Nr. 144 / 9. Eingabe August Eberhards an den Reichsminister für Wissenschaft, Erziehung und Volksbildung vom 12.05.1938.

476 Vgl. C. FRIEDRICH (2002), S. 25; sowie B. KINTZEL (1993), S. 15.

477 Vgl. B. KINTZEL (1993), S. 16.

478 Vgl. C. FRIEDRICH (2013/a), S. 29f.

479 Vgl. UniA DA 103 Nr. 144 / 9. Eingabe August Eberhards an den Reichsminister für Wissenschaft, Erziehung und Volksbildung vom 12.05.1938.

480 Siehe hierzu U. POHL (2002), S. 57f.; sowie B. WAHRIG (2011), S. 23–55.

481 Vgl. REICHSMINISTERIUM FÜR WISSENSCHAFT, ERZIEHUNG UND VOLKSBILDUNG UND DER UNTERRICHTSVERWALTUNGEN DER LÄNDER (1938), S. 107f.

Aufrüstung immer mehr in den Fokus, sodass sich die Situation nach 1938 für die verbliebenen pharmazeutischen Lehreinrichtungen eher noch verschlechterte.[482] Ein Jahr später machte der Ausbruch des Krieges jede noch bestehende Hoffnung zunichte.

„Der chaotische und irrationale Charakter des NS-Regimes hinsichtlich seiner Organisationsstrukturen“[483] wurde auch in seiner Hochschulpolitik für die Pharmazie deutlich, die „aus einer Kette von Improvisationen“[484] bestand und eine derartige Verzögerung auslöste, die im Vergleich zu anderen Ländern erst nach Jahrzehnten wieder aufgeholt werden konnte.[485]

7.6.5 August Eberhard im Nationalsozialismus

Die nationalsozialistische Führung war Hochschullehrern gegenüber zunächst eher misstrauisch eingestellt.[486] Wie bereits erwähnt, hatten Universitäten und Hochschulen in der Regel zunächst versucht, unpolitisch zu bleiben. Als Grund nannten sie die politische Ungebundenheit von Lehre und Wissenschaft.[487] Weil sie die Unabhängigkeit und Eigenständigkeit der Universitäten verteidigten, betrachtete das NS-Regime die Akademiker als „unverbesserlich liberal.“[488] Allerdings schien auch das „Festhalten an alten Machtverhältnissen“ des Beamtentums wenig Spielraum für politische Einflüsse von außen zuzulassen.[489] Insofern taten sich anfangs die Nationalsozialisten schwer, die breite Masse der Universitätsangehörigen mit ihren Ideologien zu erreichen. Dies mag erklären, warum viele Hochschullehrer erst relativ spät, ab 1937 in die NSDAP eintraten. Mit zunehmender Propaganda einerseits und steigenden Repressalien andererseits entschieden sich aber insgesamt knapp zwei Drittel der Professoren für eine Parteizugehörigkeit.[490] Die Hochschullehrer konnten in drei Gruppen eingeteilt werden: Einige sympathisierten deutlich mit den Nationalsozialisten, z. B. Paul Horrmann (1878–1942) in Braunschweig, andere äußerten offen Kritik an der neuen Regierung, so Carl Mannich (1877–1947) und Theodor

[482] Vgl. D. EICHHOLTZ (1997), S. 782f.
Der Vierjahresplan hatte beginnend mit 1936 das Ziel, die deutsche Wirtschaft innerhalb von vier Jahren kriegsfähig zu machen. Deutschland sollte sein rüstungswirtschaftliches Potential ausbauen und autark werden. Dafür floss spätestens ab 1938 der größte Teil der Investitionen in die rüstungsrelevante Industrie;
sowie B. KINTZEL (1993), S. 25, S. 232 und S. 239.

[483] U. POHL (2002), S. 66.

[484] U. POHL (2002), S. 66.

[485] Vgl. U. POHL (2002), S. 66.

[486] Vgl. B. KINTZEL (1993), S. 35.

[487] Vgl. W. ABENDROTH (1966), S. 199f.; sowie L. WÖHLER (1930). Rektoratsübergabe, S. 11f.

[488] B. KINTZEL (1993), S. 35; siehe hierzu U. POHL (2002), S. 60.

[489] Vgl. W. ABENDROTH (1966), S. 199f.

[490] Vgl. B. KINTZEL (1993), S. 110.

Sabalitschka (1889–1971) in Berlin. Den dritten und bei weitem größten Anteil nahmen die Professoren ein, die sich anpassten, um weiter arbeiten zu können.[491] Für ihre Arbeit in Lehre und Forschung waren sie bereit, sich mit dem neuen Regime zu arrangieren.[492]

Auch August Eberhard hatte sich am 1. Mai 1937 zu einem vergleichsweise späten Eintritt in die NSDAP entschlossen und muss so der dritten Gruppe zugeordnet werden. Er bemerkte dazu in einem Schreiben 1945 an den Regierungspräsidenten von Hessen: „Eine Weigerung hätte mich meine Stelle in Hochschule und in der Regierung gekostet."[493] Ähnliche Schlüsse hatte auch sein ehemaliger Lehrer Oskar Keller (1877–1959) in Jena gezogen. Dieser war zum Parteieintritt von verschiedenen Seiten gedrängt worden und hatte, wie schon dargelegt, wegen seiner anfänglichen Weigerung den Vorsitz des pharmazeutischen Hochschullehrerverbands abgeben müssen.[494]

Nach eigenen Angaben hatte Eberhard noch 1932 Studierenden auf die Bitte um politischen Rat erklärt, dass „das Programm der nationalsozialistischen Partei [...] nur unter Schiffbrüchigen, die auf eine einsame Insel verschlagen seien, durchführbar [sei], nicht aber im Verkehr mit anderen Völkern."[495] Ab 1933 fühlte er sich immer mehr subtil unter Druck gesetzt. Dieser ging vor allem von den Reden des Reichspropagandaleiters Joseph Goebbels (1897–1945) aus,[496] der wiederholt gegen Akademiker hetzte.[497] Anders als Keller in Jena, der aufgrund seiner antinationalsozialistischen Haltung direkte Konsequenzen erdulden musste, wurden gegen Eberhard aber keine persönlichen Maßnahmen eingeleitet. Dennoch reichte Goebbels unterschwellige Aggressivität gegenüber Intellektuellen aus, dass Eberhard seine passive Haltung aufgab und sich im Juli 1933 der SA-Reserve anschloss.[498] Wie dieser ebenfalls nach Kriegsende beteuerte, hatte er dort versucht, durch sein Beispiel zu zeigen, wie ein Akademiker in Wirklichkeit lebte.[499] Im

[491] Vgl. B. KINTZEL (1993), S. 36f. und S. 110f.; sowie U. POHL (2002), S. 57f.

[492] Vgl. U. POHL (2002), S. 60.

[493] UniA DA 103 Nr. 144 / 10. Schreiben August Eberhards an den Regierungspräsidenten in Hessen vom 15.12.1945, S. 2.

[494] Vgl. B. KINTZEL (1993), S. 38f.

[495] UniA DA 103 Nr. 144 / 10. Schreiben August Eberhards an den Regierungspräsidenten in Hessen vom 15.12.1945, S. 1.

[496] Vgl. UniA DA 103 Nr. 144 / 10. Schreiben August Eberhards an den Regierungspräsidenten in Hessen vom 15.12.1945, S. 2.

[497] Vgl. H. HEIBER (1971 / 1972), S. 109; sowie A. BREIL (2006), S. 255f.
In einer Rede, die Goebbels am 10.05.1933 in Berlin vor Studierenden anlässlich der Bücherverbrennung hielt, verurteilte dieser die Wissenschaftler als „lebensfremd und realitätsfern."

[498] Vgl. HHStAW 504 Nr. 11894. Bewerbung August Eberhard vom 24.06.1945 um die Stelle des Leiters der Apotheke des Universitätsklinikums Gießen mit Stellungnahme zu seinem Werdegang;
sowie LONGERICH, Peter (1989), S. 34 und S. 223.
Die Sturmabteilung (SA) war militärisch gegliedert. Je nach Altersklasse unterschied man zwischen der aktiven SA (18- bis 35-Jährige), der aktiven SA-II (35- bis 45-Jährige und körperlich schwächere jüngere Jahrgänge) und der SA-Reserve, in die Eberhard mit fast 46 Jahren eintrat.

[499] Vgl. UniA DA 103 Nr. 144 / 10. Schreiben August Eberhards an den Regierungspräsidenten in Hessen vom 15.12.1945, S. 2.

Laufe der folgenden Jahre wurde ihm allmählich die „ganze Hohlheit und Zwecklosigkeit der SA“[500] bewusst. Beförderungen zum Scharführer lehnte er ab. Als er sein Engagement als Rottenführer[501] innerhalb der Organisation stark reduzierte, wurde ihm Treulosigkeit und Eidbruch vorgeworfen. Wiederholte Versuche, aus der SA auszuscheiden, waren zunächst vergeblich.[502] Am 20. April 1942 – interessanterweise dem Geburtstag Adolf Hitlers (1889–1945) – bat Eberhard erneut aus Zeitmangel um Entlassung aus der SA.[503]

Die Ehrung mit dem Kriegsverdienstkreuz II. Klasse,[504] das ihm auf eine Verfügung vom 28. April 1942 verliehen wurde,[505] konnte ihn in seinem Entschluss, die SA zu verlassen, nicht umstimmen. Im Juni 1942 wurde ihm der Austritt schließlich bewilligt.[506]

Berufsbedingt war August Eberhard Mitglied in weiteren nationalsozialistischen Vereinigungen. Seiner Aussage nach wurde er nach 1937 ohne Befragung zum Angehörigen des Nationalsozialistischen Deutschen Dozentenbund (NSDoB) erklärt.[507] Der NSDoB war 1935 durch Umstrukturierung des Nationalsozialistischen Lehrerbundes (NSLB) entstanden und streng nach dem Führerprinzip unter die Leitung des Dozentenbundführers gestellt worden. Alle Hochschuldozenten, die der NSDAP angehörten, wurden automatisch Mitglieder des NSDoB. Er hatte die Aufgabe, die nationalsozialistische Ausrichtung der Hochschule zu fördern und zu überwachen.[508] Der Einfluss des Dozentenbundführers kam besonders in Personalfragen, zum Beispiel bei Berufungen, zum Tragen. In Darmstadt ergaben sich diesbezüglich selten Konfliktsituationen.[509]

---

[500] UniA DA 103 Nr. 144 / 10. Schreiben August Eberhards an den Regierungspräsidenten in Hessen vom 15.12.1945, S. 2.

[501] Vgl. H. Kammer / E. Bartsch (1999), S. 242f.
In der Rangordnung stand der Rottenführer fast ganz unten und entsprach dem Wachtmeister bei der Polizei oder dem Gefreiten bei der Wehrmacht. Die nächste Stufe war der Scharführer, der über acht bis sechzehn Mann befehligte.

[502] Vgl. UniA DA 103 Nr. 144 / 10. Schreiben August Eberhards an den Regierungspräsidenten in Hessen vom 15.12.1945, S. 2.

[503] Vgl. UniA DA 103 Nr. 144 / 10. Schreiben August Eberhards an den Rektor der Technischen Hochschule Darmstadt vom 20.04.1942.

[504] Vgl. A. Loohs (1997), S. 626f.
Das Kriegsverdienstkreuz wurde für die Leistungen verliehen, die keine Würdigung durch das Eiserne Kreuz finden konnten, das wiederum als Auszeichnung für besondere Tapferkeit und Truppenführung gedacht war.

[505] Vgl. UniA DA 103 Nr. 144 / 10. Bericht des Rektors der Technischen Hochschule Darmstadt vom 13.02.1943.

[506] Vgl. HHStAW 504 Nr. 11894. Fragebogen des Military Government of Germany vom 20.04.1945.

[507] Vgl. UniA DA 103 Nr. 144 / 9. Personalakte August Eberhards. Fragebogen des Military Government of Germany: Mitgliedschaften, verfasst von August Eberhard am 11.12.1945.

[508] Vgl. M. Hanel (2014), S. 159.

[509] Vgl. M. Hanel (2014), S. 160f.

Die Deutsche Chemische Gesellschaft und der Verein Deutscher Chemiker, denen August Eberhard angehörte, wurden im Rahmen der Gleichschaltung in den Nationalsozialistischen Bund Deutscher Technik eingegliedert.[510]

Eine ähnliche Entwicklung nahm der „Deutsche Apotheker-Verein“ (DAV). Dieser war 1872 aus den Nord- und Süddeutschen Apothekervereinen entstanden[511] und wurde ab 1902 von dem bedeutenden Standespolitiker Heinrich Salzmann (1859–1945) geleitet.[512] Während der DAV bemüht war, sich für die Belange aller Apotheker – selbständige wie angestellte – einzusetzen, vertrat der erst 1910 gegründete „Verband deutscher Apotheker“ (VdA) nur die angestellten Apotheker. Dem gegenüber stand ab 1932 die neu gegründete „Arbeitsgemeinschaft Deutscher Apotheker“ (ADA). Mit der Machtergreifung 1933 durch die Nationalsozialisten setzten auch hier Gleichschaltungsmaßnahmen ein. Der DAV wurde mit der ADA zusammengelegt und hieß nun „Standesgemeinschaft Deutscher Apotheker“ (StDA). Gleichzeitig wurde der VdA aufgelöst. Die StDA erhielt 1935 den Namen „Die Deutsche Apothekerschaft“ (DDA) und stellte die einzige Vertretung aller Apotheker in Deutschland dar.[513]

August Eberhard, der seit 1920 Mitglied im DAV war, gehörte damit ab 1935 der „Deutschen Apothekerschaft“ an.[514] Diese verlieh ihm 1941 für seine Tätigkeit als Professor der Pharmazie und für seine historischen Arbeiten die Ehrengabe, eine Porzellanvase.[515]

Andere nationalsozialistisch geprägte Vereinigungen, denen Eberhard angehörte, sind auf einem Fragebogen der Militärregierung 1945 angeführt, wie die „Nationalsozialistische Volkswohlfahrt“, der „Reichskolonial- sowie der Reichsluftschutzbund“.[516] Zu

---

[510] Vgl. GESELLSCHAFT DEUTSCHER CHEMIKER e. V. (2011).
1867 war die Deutsche Chemische Gesellschaft als Interessensgemeinschaft der chemischen Wissenschaften in Berlin gegründet worden. Zwanzig Jahre später folgte der Verein Deutscher Chemiker, der mehr auf die Mitarbeiter der chemischen Industrie ausgerichtet war.

[511] Siehe hierzu C. FRIEDRICH / W.-D. MÜLLER-JAHNCKE (2005), S. 788–792.

[512] Siehe hierzu K. GREBE (2014).

[513] Vgl. C. SCHLICK (2008), S. 3f.; sowie G. SCHRÖDER (1988), S. 128f.

[514] Vgl. UniA DA 103 Nr. 144 / 9. Personalakte August Eberhards. Fragebogen des Military Government of Germany: Mitgliedschaften, verfasst von August Eberhard am 11.12.1945.

[515] Vgl. HHStAW 504 Nr. 11894. Fragebogen des Military Government of Germany vom 20.04.1945; sowie C. SCHLICK (2008), S. 62f. und S. 465.
Ab 1940 stiftete der Reichsapothekerführer Albert Schmierer diese Auszeichnung für besondere Verdienste um die „Deutsche Pharmazie“. Es handelte sich um ein Porzellangefäß mit der Aufschrift „Ehrengabe“, das mit einem Adler versehen war, der das Wahrzeichen der Apotheker trug. Den Sockel zierte der Text „Für Verdienste um den Deutschen Apothekerstand“.

[516] Siehe hierzu W. DRESSEN (1997), S. 575.
Der Reichsluftschutzbund war für die Schulung der ehrenamtlichen Luftschutzwarte zuständig, die die Verantwortung für einzelne Luftschutzgemeinschaften (z. B. Häuserblocks) trugen. Hier wurde Wissen zu Verdunkelung, Fliegeralarm, Brandbekämpfung, geeigneten Luftschutzräumen und Erste-Hilfe-Maßnahmen vermittelt;

weiteren Verbänden und Gesellschaften, die nicht im nationalsozialistischen Kontext standen und in denen Eberhard Mitglied war, siehe Kapitel 7. 7, Tabelle 7.

Betrachtet man nun die Haltung oder das Engagement August Eberhards während der Zeit des Nationalsozialismus, so wird deutlich, dass er sich wie die meisten seiner Kollegen[517] anpasste, in erster Linie im Glauben, nur so weiterhin seiner Arbeit – und den damit verbundenen Tätigkeiten – nachgehen zu können. Er versuchte weder, sein Umfeld von nationalsozialistischen Ideologien zu überzeugen, noch widersetzte er sich dem NS-Regime. Im Rahmen des Entnazifizierungsverfahrens stellte die Spruchkammer Gießen Stadt daher fest, dass sich Eberhard „in keiner Weise politisch hervorgetan und sich überhaupt nicht im Sinne der NSDAP betätigt hat."[518] Sein ehemaliger Student Julius Kraffert, inzwischen Apotheker in Hofheim, formulierte in seiner Zeugenaussage:

> „Ich, als alter Antifaschist [!] habe kein Interesse, mich schützend vor einen Faschisten zu stellen. Dr. Eberhard war mein Professor an der Hochschule. Ich lernte ihn als einen anständigen, gerechten Menschen kennen. Er kannte schon damals die politische Einstellung seiner Schüler, er wußte auch, daß ich ganz links stand. Durch seine Funktion als Apothekenreferent stand ich auch in meinem späteren Leben als Apotheker mit ihm in Verbindung. [...] Trotzdem ich Dr. Eberhard als Antifaschist bekannt war und ich mir eines Tages ein Vergehen in der Apotheke zu schulden [!] kommen ließ, nahm er von einer Meldung an die Apothekerkammer Abstand. [...] Ich selbst betrachte Eberhard als einen politischen Trottel, aber als den fähigsten Apotheker und Wissenschaftler in ganz Hessen."[519]

K. LINNE (2008), S. 23–30.
Der Reichskolonialbund wurde im Juni 1933 als neue Dachorganisation gegründet, in der spätestens 1936 alle bis dahin bestehenden Kolonialverbände gemäß der Gleichschaltung aufgingen. Schon in der Weimarer Republik hatte es parteiübergreifend ein großes Interesse an Kolonialpolitik gegeben, wenn auch aus unterschiedlichen Gründen. Einige sahen in den Kolonien einen für Deutschland notwendigen Wirtschaftsfaktor, andere erwogen taktische Überlegungen, um beispielsweise dem British Empire entgegentreten zu können;
M.-L. RECKER (1997), S. 619.
In Berlin entstand 1931 zunächst als lokaler Selbsthilfeverein die Nationalsozialistische Volkswohlfahrt (NSV), die sich bald als reichsweite Wohlfahrtseinrichtung etablierte. Bis dahin bestehende Fürsorgeeinrichtungen wurden zurückgedrängt oder gleichgeschaltet. Die Mitarbeit in der NSV war beliebt, da sie als eher ideologiefern galt. Dieser Anschein täuschte, denn tatsächlich kümmerte sich die Volkswohlfahrt dem Namen entsprechend um das Wohl des Volkes und nicht um das des Einzelnen, erst recht nicht, wenn dieser nicht ins nationalsozialistische Menschenbild passte;
sowie UniA DA 103 Nr. 144 / 9. Personalakte August Eberhards. Fragebogen des Military Government of Germany: Mitgliedschaften, verfasst von August Eberhard am 11.12.1945.

[517] Vgl. B. KINTZEL (1993), S. 110f.; sowie U. POHL (2002), S. 57 und S. 60.

[518] HHStAW 504 Nr. 11894. Abschrift des Urteils der Spruchkammer Gießen Stadt über August Eberhard vom 04.09.1946;
siehe hierzu H. KLEINERT (2014), S. 28.
Die Spruchkammern entsprachen Laiengerichten mit öffentlichen Anklägern.

[519] HHStAW 504 Nr. 11894. Julius Kraffert gegenüber dem Ermittlungsbeamten der Polizei. Abschrift vom 06.07.1945.

Es war offensichtlich, dass August Eberhard seine Parteizugehörigkeit nicht als „Karriere-Sprungbrett" hatte nutzen wollen, da er schon vor der Machtergreifung durch die Nationalsozialisten die Berufung zum Professor erhalten hatte und im Hessischen Innenministerium als Referent für das Apothekenwesen tätig gewesen war.[520] Zu dem gleichen Schluss kam auch die Spruchkammer Gießen Stadt. Sie stufte Eberhard in die Gruppe 4 der Mitläufer ein und verurteilte ihn lediglich zu einer Geldbuße.[521]

7.6.6 Eberhards Tätigkeit an der TH Darmstadt 1938 bis 1945

Als August Eberhard im Frühjahr 1938 sicher sein musste, dass die Pharmazeutische Abteilung in Darmstadt geschlossen werden würde, schien seine berufliche Zukunft ungewiss. Er formulierte eine Eingabe an den Reichs- und Preußischen Minister für Wissenschaft, Erziehung und Volksbildung in Berlin und skizzierte seine Situation.[522]

Seit nunmehr sieben Jahren übte er neben seiner Hochschultätigkeit das Amt des Referenten für das Apothekenwesen bei der Hessischen Landesregierung aus. „Diese Personalunion erspart[e] dem Staat jährlich rund RM 6000"[523] und war so zeitaufwendig, dass seine wissenschaftliche Arbeit zu kurz gekommen sei. Infolgedessen konnte Eberhard nicht auf wissenschaftliche Publikationen zurückgreifen, die aber Bedingung für die Berufung an eine andere Hochschule waren.[524] Trotzdem hatte er die Hoffnung, die Aufgaben des Regierungsapothekers abgeben zu können, um doch als Hochschullehrer an einer anderen Universität zu unterrichten.[525]

---

[520] Vgl. N. N. (1931/a), S. 948; N. N. (1931/b), S. 1006; sowie UniA DA 103 Nr. 144 / 10. Schreiben August Eberhards an den Regierungspräsidenten in Hessen vom 15.12.1945, S. 3.

[521] Vgl. HHStAW 504 Nr. 11894. Abschrift des Urteils der Spruchkammer Gießen Stadt über August Eberhard vom 04.09.1946;
sowie H. KLEINERT (2014), S. 27–29.
Zur Einschätzung der Verantwortung ordnete die Spruchkammer den Angeklagten in eine von fünf Gruppen ein: Gruppe 1 (Hauptschuldige), Gruppe 2 (Belastete, Nutznießer), Gruppe 3 (Minderbelastete), Gruppe 4 (Mitläufer) und Gruppe 5 (Entlastete). Für Personen der Gruppe 4 bestand zwar kein Weiterbeschäftigungsverbot, sie hatten dennoch Wiedergutmachung in Form von Strafzahlungen zu leisten.

[522] Siehe hierzu UniA DA 103 Nr. 144 / 9. Eingabe August Eberhards an den Reichsminister für Wissenschaft, Erziehung und Volksbildung vom 12.05.1938.

[523] UniA DA 103 Nr. 144 / 9. Eingabe August Eberhards an den Reichsminister für Wissenschaft, Erziehung und Volksbildung vom 12.05.1938, S. 1.

[524] Vgl. UniA DA 103 Nr. 144 / 9. Eingabe August Eberhards an den Reichsminister für Wissenschaft, Erziehung und Volksbildung vom 12.05.1938, S. 3.

[525] Vgl. UniA DA 103 Nr. 144 / 9. Eingabe August Eberhards an den Reichsminister für Wissenschaft, Erziehung und Volksbildung vom 12.05.1938, S. 2.

Den Vorschlag des Reichserziehungsministeriums, Eberhards Hochschultätigkeit an die Universität Frankfurt zu verlegen und ihn gleichzeitig auch im Amt des Regierungsapothekers in Hessen zu behalten, bezeichnete Eberhard als unmöglich. Es war schon schwer genug gewesen, beide Ämter mit gleichzeitigem Sitz in Darmstadt zu vereinen.[526]

Eberhard erklärte sich stattdessen schließlich bereit, aufgrund der Zwangslage die Hochschultätigkeit aufzugeben, allerdings ohne Kürzung seiner Bezüge.[527] Und hier lag genau das Problem: Während einige seiner Kollegen wegen der Aufhebung ihrer Lehrstühle nach dem „Gesetz über die Verpflichtung und Versetzung von Hochschullehrern aus Anlass des Neuaufbaus des Deutschen Hochschulwesens" vom 21. Januar 1935 ordentlich emeritiert worden waren,[528] hatte sich im April 1938 die Rechtslage verändert. Das „Gesetz über die besonderen Rechtsverhältnisse der beamteten Lehrer an den wissenschaftlichen Hochschulen"[529] sah für Eberhard nur noch eine Ruhestandsversetzung unter Kürzung der Bezüge vor, was für ihn, auch in Hinblick auf die Versorgung seiner Familie, wirtschaftlich untragbar war.

Sein eindringlicher Appell,[530] ihm neue berufliche Perspektiven zu ermöglichen oder ihn wenigstens finanziell auf die gleiche Stufe wie einen Emeritus zu stellen, fand nur teilweise Gehör. Am 29. Oktober 1938 teilte der Reichsminister für Wissenschaft, Erziehung und Volksbildung dem Reichsstatthalter in Darmstadt folgendes mit:

> „Nachdem [...] das Pharmazeutische Institut an der Technischen Hochschule Darmstadt mit Wirkung vom 1. Oktober 1938 ab aufgehoben worden, und [...] August Eberhard zur Zeit anderweitig nicht einsetzbar ist, dieser zudem in der hessischen Landesregierung eine Referententätigkeit ausübt, befreie ich den Genannten [...] auf die Dauer eines Jahres unter Weitergewährung seiner bisherigen Gehaltsbezüge von der Vorlesungstätigkeit an der Technischen Hochschule Darmstadt."[531]

Damit entfielen für Eberhard zwar die größten finanziellen Sorgen, allerdings wurde ihm auch der zuvor mit großer Leidenschaft ausgeübte akademische Lehrberuf zumindest befristet verwehrt.

Dass es verfügbare Stellen an Lehranstalten gab, die Eberhard hätte einnehmen können, bewiesen die Schicksale Friedrich von Bruchhausens (1886–1966), Carl August Rojahns (1889–1938) und Kurt Bodendorfs (1898–1976).[532]

---

[526] Vgl. UniA DA 103 Nr. 144 / 9. Eingabe August Eberhards an den Reichsminister für Wissenschaft, Erziehung und Volksbildung vom 12.05.1938, S. 1f.

[527] Vgl. UniA DA 103 Nr. 144 / 9. Eingabe August Eberhards an den Reichsminister für Wissenschaft, Erziehung und Volksbildung vom 12.05.1938, S. 2.

[528] Vgl. REICHSMINISTERIUM DES INNERN (1935), S. 23f.

[529] Vgl. REICHSMINISTERIUM DES INNERN (1938), S. 377.

[530] Vgl. UniA DA 103 Nr. 144 / 9. Eingabe August Eberhards an den Reichsminister für Wissenschaft, Erziehung und Volksbildung vom 12.05.1938, S. 3.

[531] UniA DA 103 Nr. 144 / 9. Anordnung des Reichsministeriums für Wissenschaft, Erziehung und Volksbildung auf Dienstbefreiung vom 29.10.1938.

[532] Vgl. B. KINTZEL (1993), S. 44f.

Von Bruchhausen war 1931 als Professor für Pharmazeutische Chemie und Lebensmittelchemie an die Universität Würzburg berufen worden.[533] Als das dortige Institut ebenfalls im Oktober 1938 geschlossen wurde, wechselte er an die TH Braunschweig,[534] um den Platz des ausscheidenden ehemaligen Direktors des Pharmazeutischen Instituts Paul Horrmann (1878–1942) zu übernehmen.[535] Als ehemaliger Schüler Johannes Gadamers (1867–1928) hatte sich Friedrich von Bruchhausen mit Arbeiten zur Analytischen Chemie und zur Alkaloidforschung einen Namen gemacht[536] und konnte daher mit einem größeren wissenschaftlichen Portfolio glänzen als August Eberhard, dem aus Mangel an Publikationen schlichtweg die Belege für seine wissenschaftliche Qualifikation fehlten.

Nachdem in Breslau 1937 das Ordinariat für Pharmazeutische Chemie durch die Emeritierung Erwin Rupps (1872–1956) freigeworden war, sollte zunächst Carl August Rojahn aus Halle die Nachfolge antreten,[537] dessen Institut ebenso wie das in Darmstadt gerade geschlossen worden war. Allerdings hatte Rojahn in Halle, im Gegensatz zu Darmstadt, einer der leistungsstärksten pharmazeutischen Lehreinrichtungen vorgestanden und damit seine Qualitäten als Ordinarius für Pharmazeutische Chemie unter Beweis stellen können.[538] Kurz vor Amtsantritt verstarb Rojahn jedoch und die Stelle in Breslau war erneut vakant. Nach einigen Monaten unter kommissarischer Leitung erhielt Kurt Bodendorf, bisher Direktor des Pharmazeutischen Instituts in Istanbul, den Ruf nach Breslau.[539] Er war über zehn Jahre jünger als Eberhard und schon erheblich früher, nämlich 1933, in die NSDAP eingetreten,[540] ein Umstand, der, wie bereits angesprochen, einer Karriere durchaus förderlich war. Außerdem wusste Bodendorfs Schüler Horst Böhme (1908–1996)[541] später zu berichten, dass sein Doktorvater wohl bei Annahme des Rufs nach Istanbul durch eine Reichsprofessur gesichert und ihm somit nach Ende des Vertrags im Ausland der nächste freiwerdende Lehrstuhl zugesagt worden war.[542] Mit derartigen Absprachen konnte Eberhard in Darmstadt nicht aufwarten.

Ein weiterer Grund, warum Eberhard keine Möglichkeit erhielt, sich an einer anderen Hochschule akademisch zu betätigen, war die Tatsache, dass er als Regierungsapotheker in Hessen unentbehrlich geworden war. Er hatte keinen Hehl daraus gemacht, wie aufwendig diese Tätigkeit war[543] und somit ging das Reichsministerium aller

[533] Vgl. DApoBio (1986), Erg.bd. 1, S. 52f.

[534] Vgl. R. SCHMITZ (1969), S. 342.

[535] Vgl. B. WAHRIG (2011), S. 45.

[536] Vgl. R. SCHMITZ (1969), S. 342.

[537] Vgl. B. KINTZEL (1993), S. 44.

[538] Siehe hierzu C. FRIEDRICH (2002), S. 15–32; sowie C. FRIEDRICH / W.-D. MÜLLER-JAHNCKE (2005), S. 646.

[539] Vgl. B. KINTZEL (1993), S. 44f.; sowie R. SCHMITZ (1969), S. 87.

[540] Vgl. E. KLEE (2003), S. 57; sowie UniA DA 103 Nr. 144 / 10. Schreiben August Eberhards an den Regierungspräsidenten in Hessen vom 15.12.1945, S. 2.
August Eberhard trat 1937 der NSDAP bei.

[541] Vgl. DApoBio (1997), Erg.bd. 2, S. 24f.

[542] Vgl. B. KINTZEL (1993), S. 45.

[543] Vgl. UniA DA 103 Nr. 144 / 9. Eingabe August Eberhards an den Reichsminister für Wissenschaft, Erziehung und Volksbildung vom 12.05.1938.

Wahrscheinlichkeit davon aus, dass sich die Suche nach einem geeigneten Nachfolger schwierig gestalten würde.

August Eberhard hatte keine andere Möglichkeit, als sich ein Jahr lang zu gedulden. Diese Zeit nutzte er, um sich „ein neues Wirkungsfeld auf dem Gebiet der Geschichte der Pharmazie zu schaffen."[544] Seine Hoffnung, auf den Vorschlag des Reichsapothekerführers hin als geeigneter Kandidat für die in Frankfurt neu zu schaffende Professur für Arzneimittelgeschichte in Betracht zu kommen, scheiterte aber an wirtschaftlichen Erwägungen. Da seine „Befreiung von Vorlesungen nicht einem Verbot"[545] gleichkam und diese auch nur auf ein Jahr beschränkt war, ergriff er im Juli 1939 die Initiative und kündigte seine Absicht an, ab Wintersemester 1939 / 40 wieder Vorlesungen halten zu wollen. Seine Bitte um entsprechende Genehmigung wurde von der Abteilung für Chemie vorbehaltlos unterstützt.[546] Bei den Inhalten, die er in seinen Vorlesungen zu behandeln gedachte, orientierte er sich auch an den neuen Vorgaben, die das Reichserziehungsministerium forderte. Seit 1937 / 38 sollte über bekannte Erkenntnisse zu Kampfstoffen informiert werden, neuere Untersuchungen unterlagen aus kriegstaktischen Gründen selbstverständlich der Geheimhaltung.[547]

Die Vorlesungsthemen gab Eberhard sogleich im Sommer 1939 bekannt:[548]

- Kampfstoffe und Schädlingsbekämpfung (eine Stunde Vorlesung im Winter)
- Geschichte der Chemie (eine Stunde Vorlesung im Winter)
- Synthese der Arzneimittel (zwei Stunden Vorlesungen im Sommer).

Es sollte aber tatsächlich noch fast zwei Jahre dauern, bis August Eberhard wieder mit zwei Vorlesungsreihen im Vorlesungsverzeichnis vertreten war. Ab dem Studienjahr 1941 / 42 las er im Sommer eine Stunde über Kampfstoffe und Schädlingsbekämpfung und im Winter eine Stunde über Geschichte der Chemie.[549] Dass die Vorlesung über die Synthese von Arzneimitteln wegfiel, war einerseits nicht weiter verwunderlich, schien es doch in Ermangelung von Pharmazeuten oder Medizinern keine Notwendigkeit mehr für diese Lehrinhalte zu geben. Andererseits wäre die Wirkstoffsynthese durchaus für

---

[544] UniA DA 103 Nr. 144 / 9. Gesuch Eberhards um Wiederaufnahme seiner Vorlesungstätigkeit vom 05.07.1939.

[545] UniA DA 103 Nr. 144 / 9. Gesuch Eberhards um Wiederaufnahme seiner Vorlesungstätigkeit vom 05.07.1939.

[546] Vgl. C. SCHLICK (2008), S. 88f.; sowie UniA DA 103 Nr. 144 / 9. Gesuch Eberhards um Wiederaufnahme seiner Vorlesungstätigkeit vom 05.07.1939.

[547] Vgl. B. KINTZEL (1993), S. 163–165.

[548] Vgl. UniA DA 103 Nr. 144 / 9. Bekanntgabe der Vorlesungsthemen durch Eberhard am 07.07.1939.

[549] Vgl. TECHNISCHE HOCHSCHULE DARMSTADT (1941). Personal- und Vorlesungsverzeichnis 1941 / 42, S. 69.

Chemiestudierende von Interesse gewesen. Seinen Platz in der Prüfungskommission für Nahrungsmittelchemiker behielt Eberhard.[550]

Da sich Eberhards Verpflichtungen an der Technischen Hochschule im Vergleich zu früher stark verringert hatten, plagte ihn ständig die Sorge, man könnte ihm Untätigkeit vorwerfen. Um dem entgegenzuwirken, legte er dem damaligen Rektor der Hochschule Karl Lieser (1901–1990) im Juli 1940 seine pharmaziehistorische Arbeit über die „Geschichte der hessischen Apotheken“ vor,[551] die er kürzlich verfasst hatte.[552] Eberhards Abhandlung wurde daraufhin in die Bibliothek der Hochschule aufgenommen.[553]

7.7 Privates

Natürlich durchlebten die Darmstädter Bürger zwischen 1920 und 1945 genau wie das ganze Land Höhen und Tiefen, die gravierende Einschnitte in wirtschaftlicher und persönlicher Hinsicht mit sich brachten.

In den 1920er-Jahren gestaltete sich das Leben im Darmstadt immer fortschrittlicher. Der Wohnungsbau wurde vorangetrieben, die elektrische Straßenbahn erweiterte ihr Netz und auch der Flugplatz auf der Lichtwiese konnte eingeweiht werden.[554] Pläne für den Bau einer Autobahn, die Hamburg mit dem Mittelmeer verbinden sollte, lagen ab 1926 vor. Der erste Bauabschnitt sollte von Frankfurt über Darmstadt nach Mannheim verlaufen.[555]

Ein prominenter Zeitzeuge, der spätere Operndirektor Rudolf Franz Joseph Bing (1902–1997)[556] berichtete von seinem Leben 1928 in Darmstadt am Theater, das sich in unmittelbarer Nachbarschaft zur Technischen Hochschule befand:

---

[550] Siehe hierzu TECHNISCHE HOCHSCHULE DARMSTADT (1920–1945). Lehrpläne bzw. Personal- und Vorlesungsverzeichnisse für die Studienjahre 1920 bis 1945.

[551] Siehe hierzu A. EBERHARD (1938/a), S. 386–390.

[552] Vgl. UniA DA 103 Nr. 144 / 10. Mitteilung August Eberhards an Rektor Karl Lieser am 27.06.1940.

[553] Vgl. UniA DA 103 Nr. 144 / 10. Mitteilung Karl Liesers an August Eberhard vom 01.07.1940.

[554] Siehe hierzu K. SCHMIDT (1984), S. 166f.

[555] Vgl. P. ENGELS (2019), S. 128f.

[556] Vgl. B. BOISITS (2002).
Bing, der aus einer österreichischen Industriellenfamilie stammte, wurde 1928 Leiter des künstlerischen Betriebsbüros des Landestheaters in Darmstadt. Nach einem Aufenthalt in Berlin, wanderte er 1933 nach Großbritannien aus, wo er u. a. die Festspiele von Edinburgh gründete. Ab 1950 wurde Bing Direktor der New Yorker Metropolitan Opera.

> „Darmstadt war eine sehr hübsche Stadt mit gepflegten Häusern und rund 100.000 Einwohnern. [...] In Darmstadt gab es zwei Theater, die einander gegenüber an einem mit rotem Sandstein gepflasterten Platz lagen. [...] Ferner gab es an diesem Platz ein gemütliches altes Kaffeehaus. [...] Hinter der Oper lag ein hübscher Park mit herrlich alten Bäumen."[557]

Eberhard schien sich mit seiner Familie in Darmstadt ebenfalls wohlzufühlen und pflegte schon bald nach seinem Umzug einen freundschaftlichen Umgang mit seinen Kollegen. So kam es, dass er gemeinsam mit seiner Frau die Professoren Fritz Limmer (1881–1947), Friedrich Martin (1885–1951) und Wilhelm Moldenhauer (1874–1933),[558] jeweils mit Gattinnen, im Januar 1921 zu sich nach Hause zum Abendessen einlud. Trotz der immer noch angespannten Versorgungslage bewirteten die Eberhards ihren Besuch mit Ragout fin, Tee und belegten Broten. Der unterhaltsame Abend, an dem es zwischen den Gästen zu hitzigen politischen Diskussionen kam, endete gegen 22 Uhr.[559]

---

[557] Vgl. R. BING (1980), S. 330f.

[558] Vgl. C. WOLF / M. VIEFHAUS (1977), S. 132.
Friedrich Martin stammte aus Zweibrücken und kam 1913 als Privatdozent für Chemie an die TH Darmstadt. Hier unterrichtete er u. a. Architekten und Ingenieure in Chemie und erhielt 1920 eine Professur;
sowie C. WOLF / M. VIEFHAUS (1977), S. 143.
Wilhelm Moldenhauer kam in Solingen zur Welt. Nach Studium, Promotion und Habilitation in Darmstadt wurde er 1906 Privatdozent für anorganisch-chemische Technologie und Elektrochemie. Die Ernennung zum außerplanmäßigen Professor für allgemeine Elektrochemie erfolgte 1921.

[559] Vgl. StadtA DA: F. LIMMER (1921). Tagebucheintrag vom 19.01.1921.

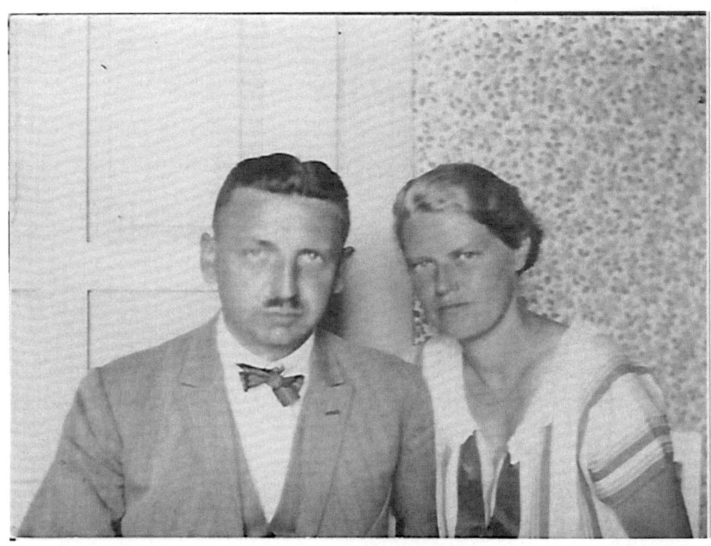

Abbildung 28: August und Grete Eberhard, um 1924.[560]

Geselligkeit und Interesse an den unterschiedlichsten Themen bewies Eberhard auch als Mitglied in diversen Vereinen und Gesellschaften.

Tabelle 7: Eberhards Mitgliedschaften in Vereinen[561]

Verein	Funktion	Eintritt Eberhards (soweit bekannt)	Besondere Aufgabe Eberhards
Deutscher Apothekerverein	Vertretung der Apotheker	1920	
Deutsche Pharmazeutische Gesellschaft	Repräsentation der pharmazeutischen Wissenschaften	1920	Landesgruppenvorsitzender der Bezirksgruppe Hessen 1925; Beiratsmitglied von 1939 bis

[560] Privatarchiv Ernst-Eberhard Kopf.

[561] Vgl. A. ADLUNG / G. URDANG (1935), S. 256f.; G. DRUM (1990), S. 51 und S. 603; C. FRIEDRICH / W.-D. MÜLLER-JAHNCKE (2005), S. 789–792 und S. 816f.; GESELLSCHAFT DEUTSCHER CHEMIKER e. V. (2011); A. HELMSTÄDTER / J. HERMANN / E. WOLF (2001), S. 106; HESSISCHE FAMILIENGESCHICHTLICHE VEREINIGUNG e. V. (2020); D. HEYMANN (2016), S. 96f.; A. SCHANBACHER (2016), S. 15; C. SCHLICK (2008), S. 105 und S. 107; StadtLexDa (2006), S. 394f., S. 534f. und S. 671; UniA DA 103 Nr. 144 / 9. Personalakte August Eberhards. Fragebogen des Military Government of Germany: Mitgliedschaften, verfasst von August Eberhard am 11.12.1945; sowie WILINABURGIA (1929), S. 13.

			1944; Vorsitz der Bezirksgruppe Hessen-Darmstadt seit 1943.
Verein Deutscher Chemiker	Vertretung der Chemiker v. a. in der Industrie		
Deutsche Chemische Gesellschaft	Vereinigung der chemischen Wissenschaften	1922	
Gesellschaft für Geschichte der Pharmazie	Verein zur Förderung und Pflege der Pharmaziegeschichte	1926 (Gründung)	Bezirksobmann für Hessen von 1938–1944.
Vereinigung deutscher Naturforscher und Ärzte	Forum zur Diskussion und Weiterentwicklung naturwissenschaftlicher Zusammenhänge	1925	
Vereinigung der Vertreter der wissenschaftlichen Pharmazie an deutschen Hochschulen	Zusammenschluss der pharmazeutischen Hochschullehrer	Gründung	
Naturwissenschaftlicher Verein Darmstadt	Verein zur Erhaltung der heimischen Naturkunde; Vorträge, Exkursionen	1920	
Kunstverein für Hessen	Vereinigung Kunstinteressierter; Ausstellungen, Jahresgaben	1920	
Historischer Verein für Hessen	Geschichtsverein; Vorträge, Publikationen, museale Sammlungen, Exkursionen	1940	

Hessische Familiengeschichtliche Vereinigung	Erforschung und Pflege der hessischen Familienkunde	1940	
Rodenstein-Klub	Vereinigung ähnlich einer Studentenverbindung; gemeinsame Ausflüge, Treffen	1931	
Christliche Verbindung Wingolf	Studentenverbindung	1909	
Wilinaburgia	Verein ehemaliger Angehöriger des Gymnasiums zu Weilburg		

Die Vereine, denen Eberhard angehörte, besaßen meist einen naturwissenschaftlichen Hintergrund oder standen im Zusammengang mit seiner Vergangenheit und seinen persönlichen Interessen. So fand zum Beispiel jeden ersten Freitag im Monat ein Treffen der Ortsgruppe Darmstadt des Vereins Wilinaburgia statt, einem Zusammenschluss von ehemaligen Schülern des Gymnasiums in Weilburg,[562] auf dem Eberhard 1907 sein Abitur gemacht hatte.[563]

Nach einigen Jahren in der Gutenbergstraße im Martinsviertel[564] zog Familie Eberhard Ende der 1920er-Jahre in die Hobrechtstraße.[565] Diese befand sich im Paulusviertel, das zu den jüngeren Stadtteilen Darmstadts gehörte. Um die Jahrhundertwende war der Architekt Friedrich Pützer (1871–1922), ebenfalls Hochschullehrer an der TH Darmstadt,[566] damit beauftragt worden, einen Bebauungsplan für das Gebiet im Südosten Darmstadts zu entwerfen. Er sah eine gehobene Villengegend vor, die ländlich-rustikalen Charme ausstrahlen sollte und über Alleen miteinander verbunden war. Im Volksmund war bald die Rede vom „Tintenviertel“, weil sich hier hauptsächlich „mit dem Füllfederhalter arbeitende“ Akademiker und höhere Beamte niederließen. Dem anfangs zügig

562 Vgl. WILINABURGIA (1929), S. 4.

563 Vgl. HHStAW 429 / 7 Nr. 769. Reifeprüfung.

564 Vgl. BÜRO DES HESSISCHEN POLIZEIAMTS (1921). Adressbuch der Stadt Darmstadt, S. 406; sowie TECHNISCHE HOCHSCHULE DARMSTADT (1919). Lehrplan für das Studienjahr 1919 / 20, S. 9.

565 Vgl. N. N. (1929). Adressbuch der Stadt Darmstadt, S. 396.
James Hobrecht (1825–1902) baute das Darmstädter Wasserwerk und wurde Ehrenbürger der Stadt.

566 Vgl. C. WOLF / M. VIEFHAUS (1977), S. 160.

voranschreitenden Bauen folgte nach dem Ersten Weltkrieg ein Brachliegen der Baustellen. Die Wohnungsnot war so groß geworden, dass die Pläne geändert werden mussten. Besonders in der Hobrechtstraße waren nun mehrgeschossige Mietshäuser erlaubt.[567] Hier bewohnte August Eberhard mit Frau und Tochter die Wohnung im ersten Stock des Hauses Nr. 10.[568] Sein Vermieter war der Darmstädter Kaufmann Isidor Blumenfeld, der in der Innenstadt einen Manufakturladen betrieb und im zweiten Stock über Eberhard lebte.[569] Der Bewohner der obersten Etage hieß Leonhard Schüler (1899–1974).[570] Er arbeitete als Schriftsteller und war in Darmstadt kein Unbekannter. Schüler hatte Jahre zuvor zu den Mitgliedern der Vereinigung „Die Dachstube" gehört und einige Gedichte in der gleichnamigen Zeitung veröffentlicht, die als Wiege des Darmstädter Expressionismus gilt und auch mit Kritik am Zeitgeschehen nicht gespart hatte.[571] Ob sich durch diese Nachbarschaft zwischen Eberhard und Schüler angeregte Diskussionen über Kunst und Politik im Treppenhaus ergaben, bleibt Spekulation.

Anfang der 1930er-Jahre stand erneut ein Umzug der Familie Eberhard an. Sie blieb dem Viertel treu und bezog eine Wohnung in der Ohlystraße 31, nur ca. acht Gehminuten von ihrer alten Adresse entfernt.[572] Am 10. Dezember 1938 heiratete August Eberhards Tochter Doris in der benachbarten Pauluskirche den Postreferendar Diplom-Ingenieur Ernst Gottwald Kopf.[573]

Inzwischen hatte die angespannte Vorkriegssituation auch in Darmstadt Einzug gehalten. Ab 1936 war es zur Aufstellung neuer Regimenter und zur Errichtung mehrerer Kasernen gekommen. Der Reichsluftschutzbund, dem auch Eberhard angehörte, veranstaltete Schulungen, um die Menschen für den Fall eines Luftangriffs vorzubereiten. Diese begannen im Sommer 1940 und dauerten bis zum März 1945. Trauriger Höhepunkt war die sogenannte Brandnacht vom 11. auf den 12. September 1944, in der fast 12.000 Menschen in Darmstadt starben und 78 Prozent der Kernstadt völlig zerstört wurde.[574] Auch August Eberhard und seine Frau verloren in dieser Nacht ihr gesamtes Hab und

[567] Siehe hierzu P. ENGELS (2019), S. 125; sowie StadtLexDa (2006), S. 701f.

[568] Vgl. N. N. (1929). Adressbuch der Stadt Darmstadt, S. 396.

[569] Vgl. E. HOLZ (2017); sowie N. N. (1929). Adressbuch der Stadt Darmstadt, S. 396.

[570] Vgl. N. N. (1929). Adressbuch der Stadt Darmstadt, S. 396; sowie StadtLexDa (2006), S. 803.

[571] Siehe hierzu P. ENGELS (2019), S. 130; sowie StadtLexDa (2006), S. 132f, S. 634, S. 803 und S. 924f.
Im August 1915 gründeten fünf Schüler die Vereinigung „Die Dachstube". Der Name bezog sich auf ihren Versammlungsort in der Dachstube des Elternhauses eines Mitglieds. Etwas später stieß Leonhard Schüler dazu. Sie tauschten sich literarisch-politisch aus und brachten Flugblätter bzw. die Zeitschrift „Die Dachstube" heraus. Der Kreis vergrößerte sich u. a. um den Schriftsteller und späteren Politiker Carlo Mierendorff (1897–1943), der ab 1919 die Zeitschrift „Das Tribunal. Hessische radikale Blätter" herausgab und damit dem eher intellektuellen Ansinnen der „Dachstube", für Frieden, Freiheit und Völkerverständigung einzustehen, einen starken politischen Anstrich gab.

[572] Vgl. N. N. (1933). Adressbuch der Stadt Darmstadt, S. 325.
Albrecht Ohly (1829–1891) war von 1874 bis 1891 Oberbürgermeister von Darmstadt.

[573] Vgl. Privatarchiv Ernst-Eberhard Kopf. Tagebucheintrag Doris Kopf, 10.12.1938.

[574] Siehe hierzu P. ENGELS (2019), S. 140–142.

Gut.[575] Für kurze Zeit kamen sie in einer Wohnung in der Hobrechtstraße unter, um dann wenig später einige Räume oberhalb der Hirsch-Apotheke in Ober-Ramstadt zu beziehen.[576] Der dortige Apotheker, Gustav Breitwieser (1877–1955), war der Vater eines ehemaligen Studenten Eberhards.[577] Gut möglich, dass so der Kontakt zustande gekommen war. Nicht nur das Ehepaar Eberhard konnte in Ober-Ramstadt Zuflucht finden, auch Tochter Doris, die mit Ehemann und inzwischen zwei Kindern aus dem Sudetenland vertrieben worden war, zog übergangsweise samt Familie in die Wohnung über der Apotheke mit ein.[578]

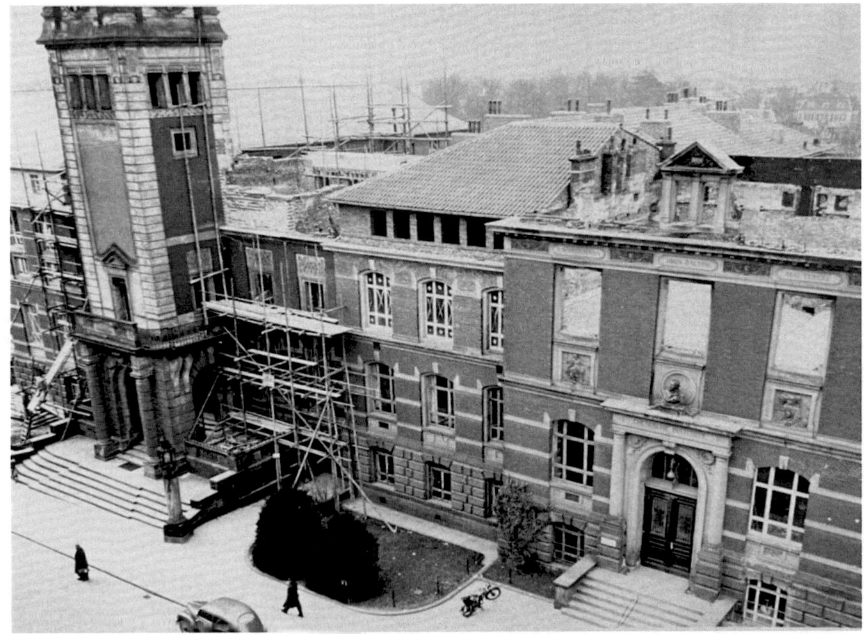

Abbildung 29: Das beschädigte Gebäude der Anorganischen Chemie, Eberhards einstiger Arbeitsplatz, 1952.[579]

[575] Vgl. UniA DA 103 Nr. 144 / 10. Schreiben August Eberhards an den Hessischen Innenminister vom 07.08.1953.

[576] Vgl. Persönliche Mitteilung Ernst-Eberhard Kopfs vom 27.02.2020.

[577] Vgl. Persönliche Mitteilung Klaus Mangolds vom 11.03.2021; TECHNISCHE HOCHSCHULE CAROLO-WILHELMINA ZU BRAUNSCHWEIG (1944), S. 26; sowie UniA DA 101 Nr. 81. Kassenbuch der TH Darmstadt 1931 / 32.
Kurt Breitwieser (1910–1947) hatte Anfang der 1930er-Jahre bei August Eberhard Pharmazie studiert und war später Dozent für Pharmakognosie und Botanik an der TH Braunschweig.

[578] Vgl. Persönliche Mitteilung Ernst-Eberhard Kopfs vom 27.02.2020.

[579] UniA DA F 101 Nr. 490.

Nach Kriegsende arbeitete Eberhard temporär als praktischer Apotheker in der Frankenstein-Apotheke in Darmstadt sowie kurze Zeit in der Apotheke des dortigen Stadtkrankenhauses.[580] Vermutlich kamen ihm hier freundschaftliche Beziehungen zugute, denn der Oberapotheker der Krankenhausapotheke, Oskar Mencke, war wie Eberhard ein ehemaliger Schüler des Weilburger Gymnasiums Philippinum und ebenfalls Mitglied im Verein Wilinaburgia.[581]

In dieser Zeit verlor August Eberhard im Herbst 1945 auf Anordnung der Militärregierung wegen seiner Zugehörigkeit zur NSDAP seine Anstellung an der TH Darmstadt. Einen Anspruch auf Ruhegehalt und Hinterbliebenen-Versorgung wurde ihm verwehrt, ebenso der Zutritt zu seinen ehemaligen Diensträumen.[582] Eberhard, der inzwischen die Stelle des Krankenhausapothekers in Gießen angenommen hatte, erhob sofort Einspruch.[583]

7.8 Diskussion

Obgleich bekannt ist, dass August Eberhard als Professor für Pharmazie in Darmstadt wirkte, findet sich in der Literatur nichts Genaues über seine Zeit als Hochschullehrer. Dies ist umso verwunderlicher, als doch die Darmstädter Zeit einen großen Teil seines Lebens ausmachte. Uns ist es gelungen, seine Jahre an der Technischen Hochschule näher zu beleuchten und diese vor allem im Kontext zu politischen und wirtschaftlichen Entwicklungen darzustellen.

Erstmals sind die Umstände, die zu Eberhards Berufung an die TH geführt hatten, untersucht worden. So konnte zweifelsfrei belegt werden, dass Eberhard auf Empfehlung seines Doktorvaters Ernst Schmidt (1845–1921) in Darmstadt als potenzieller Nachfolger Georg Heyls (1866–1942) in Betracht gezogen worden war.[584] Es gelang, auch kleinste Verbindungen ausfindig zu machen, die mit hoher Wahrscheinlichkeit die Berufung Eberhards gefördert hatten. Hierzu zählten zum einen die wissenschaftlichen Kontakte zwischen der TH Darmstadt und der Philipps-Universität Marburg. Heyl hatte sich ebenso wie Ernst Schmidt und Johannes Gadamer (1867–1928) mit Alkaloidchemie

---

[580] Vgl. UniA DA 103 Nr. 144 / 10. Schreiben August Eberhards an den Hessischen Innenminister vom 07.08.1953.

[581] Vgl. WILINABURGIA (1929), S. 25.

[582] Vgl. I. SCHMIDT (2015), S. 179; sowie UniA DA 103 Nr. 144 / 10. Entlassungsverfügung des Regierungspräsidenten Hessen vom 20.11.1945.

[583] Vgl. UniA DA 103 Nr. 144 / 10. Einspruch Eberhards vom 29.11.1945; sowie UniA DA 103 Nr. 144 / 10. Schreiben August Eberhards an den Regierungspräsidenten in Hessen vom 15.12.1945.

[584] Vgl. UniA DA 103 Nr. 144 / 9. Bericht des Ausschusses für die Neuordnung des Pharmazeutischen Unterrichts an der Technischen Hochschule vom 19.02.1919.

beschäftigt.[585] Zum anderen war sicher auch die persönliche Verbundenheit zwischen den Brüdern Heinrich Schenck (1860–1927) und Martin Schenck (1876–1960) hilfreich gewesen. Der eine nahm am Ausschuss für die Neuordnung des Pharmazeutischen Unterrichts in Darmstadt teil, der andere zählte zu den ehemaligen Hochschullehrern Eberhards in Marburg.[586]

Die allgemein in der Bevölkerung vorherrschenden Schwierigkeiten, wie sie auch die TH Darmstadt im Laufe der Krisenzeiten – Nachkriegssituation, Inflation – bewältigen musste, konnten wir mit unseren Forschungsergebnissen bestätigen. Im Zuge dessen gelang es uns, Details zu Ausstattung und Ausbauplänen der Pharmazeutischen Chemie in Darmstadt zusammenzutragen[587] und in diesem Kontext die Rolle Eberhards herauszuarbeiten. Er hatte sich in der Regel mit der gegebenen Situation arrangiert und versucht, Defizite im pharmazeutischen Unterricht im Rahmen seiner Möglichkeiten auszugleichen, indem beispielsweise Vorlesungen doppelt abgehalten wurden.[588]

Während Ernst Schmidt in Marburg eine wissenschaftliche Schule begründet hatte,[589] konnte im Falle von August Eberhard gezeigt werden, dass er zwar eine fundierte pharmazeutische Ausbildung anbot, diese allerdings von den Studierenden nicht genutzt wurde, um in der pharmazeutischen Wissenschaft tätig zu werden, wie die Analyse des Werdegangs zahlreicher Pharmaziestudierenden aus Darmstadt aufweist.

Anhand eines Vergleichs der Vorlesungsverzeichnisse der Universität Marburg mit den Studienplänen der TH Darmstadt konnten wir bestätigen, dass es sich in beiden Instituten um einen formal gleichwertigen pharmazeutischen Unterricht handelte.[590]

Wenig erforscht war bisher die Besoldungssituation der Hochschullehrer in Darmstadt. Die Personalakten Eberhards, die auch seine Gehaltsabrechnungen enthalten, boten die Möglichkeit, seine Einkommensverhältnisse detailliert nachzuvollziehen.[591] Mittels der schwankenden Gehaltskurve konnten die jeweiligen politischen bzw. wirtschaftlichen Einflüsse auf die Beamtenbesoldung veranschaulicht werden.

---

[585] Vgl. G. HEYL (1903), S. 313 und S. 316f.

[586] Vgl. I. AUERBACH (1979), S. 359f.; A. EBERHARD (1914); G. MOISEL (1998), S. 610, S. 615–617 und S. 622f.; sowie StadtLex DA, S. 777.

[587] Siehe hierzu A. EBERHARD (1936), S. 400; R. SCHMITZ (1969), S. 92; W. STAEDEL (1908), S. 5–11; sowie UniA DA 103 Nr. 144 / 9. Schreiben des Hessischen Landesamts für das Bildungswesen vom 26.04.1919.

[588] Vgl. UniA DA 103 Nr. 144 / 9. Schriftliche Bitte August Eberhards vom 09.05.1919; UniA DA 103 Nr. 144 / 9. Mitteilung Lothar Wöhlers – Chemisches Institut – vom 08.07.1920; sowie UniA DA 103 Nr. 144 / 9. Antwortschreiben des Hessischen Landesamts für das Bildungswesen vom 01.12.1922 und 23.12.1924.

[589] Siehe hierzu C. FRIEDRICH (2001), S. 2410–2418; sowie C. FRIEDRICH / G. MELZER (1988).

[590] Vgl. N. N. (1904), S. 434; H. RANKENBURG (1996), S. 229; TECHNISCHE HOCHSCHULE DARMSTADT (1920–1938). Lehrpläne für die Studienjahre 1920 bis 1938; sowie UniA MR 312 / 6 Nr. 7–10. Vorlesungsverzeichnisse für die Studienjahre 1921 bis 1936.

[591] Vgl. UniA DA 103 Nr. 144 / 9. Bescheide über das Diensteinkommen 1920 bis 1932.

1938 mussten zehn pharmazeutische Ausbildungsstätten in Deutschland auf Anordnung der Regierung schließen, so auch die Pharmazeutische Abteilung in Darmstadt.[592] Die Korrespondenz Eberhards gewährte uns einen Einblick in diese Entwicklung und in die persönliche Konfliktsituation, in der sich die damaligen Pharmazieprofessoren befanden.[593] Während von Carl August Rojahn (1889–1938) in Halle bekannt war, dass er fast gleichgültig dem nahenden Ende entgegensah,[594] versuchte Eberhard, das Bestmöglichste aus der jeweiligen Situation zu machen. Wie wir zeigen konnten, hatte Eberhard trotz des Wissens um die drohende Schließung der Pharmazie, den Unterricht der neuen Prüfungsordnung von 1934 angepasst und um neue Lehrfächer erweitert. Dennoch war das Ende der Pharmazie in Darmstadt nicht mehr aufzuhalten, beispielsweise im Unterschied zur TH Braunschweig. Während die pharmazeutischen Hochschullehrer in Braunschweig sich schon früh dem Nationalsozialismus angeschlossen hatten und beste Kontakte zum Reichsapothekerführer Albert Schmierer (1899–1974) pflegten,[595] konnten wir eine solch enge Verbindung zwischen August Eberhard und der nationalsozialistischen Führung nicht nachweisen. Er hatte sich zwar – wie der Großteil der Hochschullehrer[596] – im Laufe der Zeit dem nationalsozialistischen Regime angepasst, allerdings geschah dies laut eigener Aussage zum einen aus Protest gegenüber der demagogischen Hetze Joseph Goebbels (1897–1945) gegen Akademiker und zum anderen aus der Sorge, sonst seinen Verpflichtungen als Hochschullehrer und Regierungsapotheker nicht mehr nachgehen zu können.[597] Wir konnten bestätigen, dass es Regierungsgegner tatsächlich schwieriger hatten, in Dienst und Würden zu bleiben, wie es die Beispiele Theodor Sabalitschkas (1889–1971) und Carl Mannichs (1877–1947) in Berlin zeigten.[598] Unsere Recherchen kommen daher bezüglich der nationalsozialistischen Zugehörigkeit Eberhards zu dem gleichen Schluss wie die Spruchkammer Gießen Stadt 1946 im Entnazifizierungsverfahren:[599] Er war ein Mitläufer, der durch die Parteimitgliedschaft keine Karriere machen wollte – Referent für das Apothekenwesen war er schon 1931 gewesen. Stattdessen versuchte er, durch Anpassung das Angebot eines Pharmaziestudiums in Darmstadt so lange wie möglich fortzusetzen.

Schließlich erhielten wir erstmals einen Einblick in die Persönlichkeit Eberhards. Er setzte sich mit Leidenschaft für eine qualifizierte pharmazeutische Ausbildung ein und

---

[592] Vgl. REICHSMINISTERIUM FÜR WISSENSCHAFT, ERZIEHUNG UND VOLKSBILDUNG UND DER UNTERRICHTSVERWALTUNGEN DER LÄNDER (1938), S. 107f.

[593] Siehe hierzu UniA DA 103 Nr. 144 / 9. Eingabe August Eberhards an den Reichsminister für Wissenschaft, Erziehung und Volksbildung vom 12.05.1938.

[594] Vgl. C. FRIEDRICH (2002), S. 25.

[595] Siehe hierzu B. WAHRIG (2011), S. 23–55.

[596] Vgl. B. KINTZEL (1993), S. 110f.

[597] Vgl. UniA DA 103 Nr. 144 / 10. Schreiben August Eberhards an den Regierungspräsidenten in Hessen vom 15.12.1945, S. 2.

[598] Vgl. B. KINTZEL (1993), S. 36f.

[599] Vgl. HHStAW 504 Nr. 11894. Abschrift des Urteils der Spruchkammer Gießen Stadt über August Eberhard vom 04.09.1946.

ließ sich von Rückschlägen und Widrigkeiten nicht entmutigen.[600] Neben dem guten Verhältnis zu seinen Kollegen war Eberhard Mitglied in zahlreichen Vereinen. Hier vertrat er vor allem seine naturwissenschaftlichen Interessen.[601] Wie wir nachweisen konnten, gelang es ihm – nicht zuletzt dank dieser guten Kontakte –, eine Bleibe für sich und seine Familie nach dem Verlust der Wohnung zu organisieren und übergangsweise beruflich wieder Fuß zu fassen,[602] bevor seine Zeit als Krankenhausapotheker in Gießen anbrach.

---

[600] Siehe hierzu UniA DA 103 Nr. 144 / 9. Schriftliche Bitte August Eberhards vom 09.05.1919; UniA DA 103 Nr. 144 / 9. Mitteilung Lothar Wöhlers – Chemisches Institut – vom 08.07.1920; sowie UniA DA 103 Nr. 144 / 9. Antwortschreiben des Hessischen Landesamts für das Bildungswesen vom 01.12.1922 und 23.12.1924.

[601] Vgl. StadtA DA: F. LIMMER (1921). Tagebucheintrag vom 19.01.1921; sowie UniA DA 103 Nr. 144 / 9. Personalakte August Eberhards. Fragebogen des Military Government of Germany: Mitgliedschaften, verfasst von August Eberhard am 11.12.1945.

[602] Vgl. Persönliche Mitteilung Ernst-Eberhard Kopfs vom 27.02.2020; sowie UniA DA 103 Nr. 144 / 10. Schreiben August Eberhards an den Hessischen Innenminister vom 07.08.1953.

8 August Eberhard als Regierungsapotheker 1931 bis 1945

Neben seiner Tätigkeit als Hochschullehrer übte August Eberhard von 1931 bis 1945 das Amt des Referenten für das Apothekenwesen aus.[1]

Hauptaufgabe war die Apothekenvisitation, das heißt „die Kontrolle von Apothekenbetrieben durch behördlich beauftragte Amtspersonen."[2] Der Visitator hatte zu überprüfen, ob die Vorschriften des Arzneimittelverkehrs eingehalten wurden,[3] um die Qualität und die Sicherheit der Arzneimittelversorgung zu gewährleisten. Dazu gehörte unter anderem die Kontrolle der Besitzverhältnisse, des Zustands der Apothekenräumlichkeiten inklusive Mobiliar, Gefäße und Gerätschaften, der Qualität der Drogen bzw. Arzneistoffe sowie der Ausbildung der Lehrlinge.[4]

Eberhard war damit für den ordnungsgemäßen Betrieb von über 150 Apotheken verantwortlich,[5] die geografisch einem weitläufigen Gebiet angehörten. Der Volksstaat Hessen gliederte sich nach dem Ende des Ersten Weltkriegs in zwei größere, getrennt voneinander liegende Teile: Oberhessen mit Alsfeld, Gießen, Friedberg und dem Vogelsberg sowie der südliche Teil mit Rheinhessen und der Provinz Starkenburg rund um Darmstadt bis hin zum Odenwald.[6]

---

[1] Vgl. N. N. (1931/a), S. 948; sowie N. N. (1931/b), S. 1006.

[2] R. D. HORSTMANN (2017), S. 1.

[3] Vgl. R. D. HORSTMANN (2017), S. 1.

[4] Vgl. J. WEINGARTEN (1989), S. 126f.

[5] Vgl. HHStAW 504 Nr. 11894. Bewerbung August Eberhards vom 24.06.1945 um die Stelle des Leiters der Apotheke des Universitätsklinikums Gießen mit Stellungnahme zu seinem Werdegang.

[6] Vgl. H. BOEHNCKE / H. SARKOWICZ (2021), S. 350.

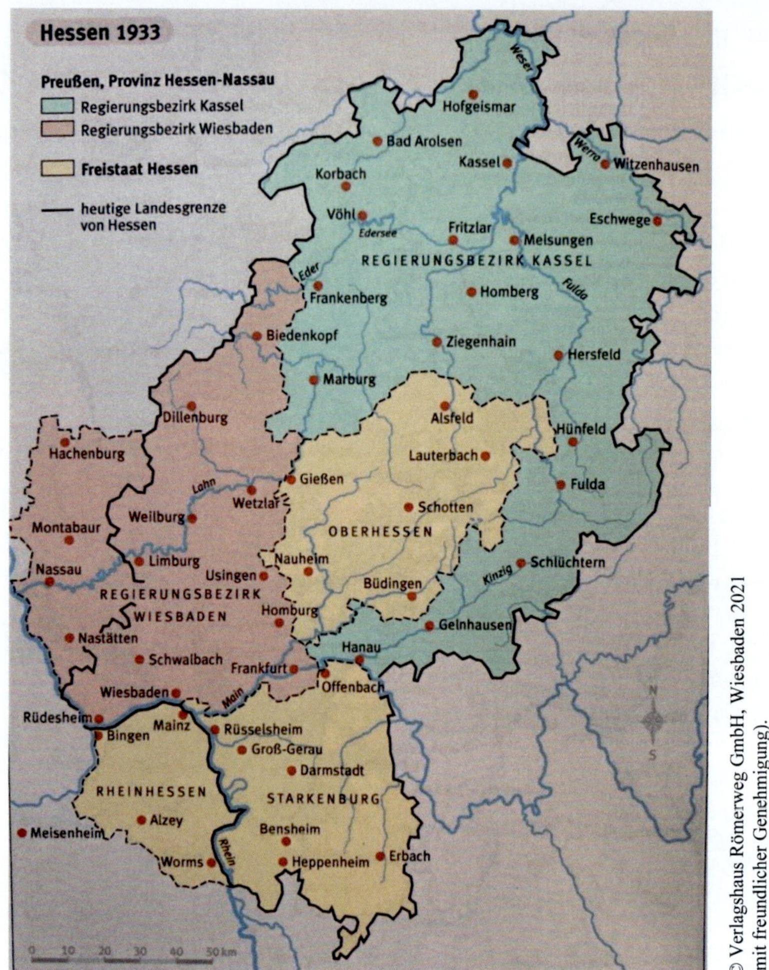

Abbildung 30: Hessen 1933 (die gelben Gebiete entsprechen dem Zuständigkeitsbereich August Eberhards).[7]

[7] H. BOEHNCKE / H. SARKOWICZ (2021), S. 350.

8.1 Geschichte der Apothekenvisitation

Früheste gesetzliche Bestimmungen zum Medizinal- und Apothekenwesen fanden sich in dem umfangreichen Regelwerk, das Friedrich II von Hohenstaufen (1194–1250) in den Jahren 1231 bis 1241 für das Königreich Sizilien erstellen ließ.[8] Die „Constitutiones von Melfi“ formulierten in vier Paragrafen wesentliche Bestimmungen, die das Apothekenwesen betrafen und die in ihren Grundzügen auch heute noch Gültigkeit haben.[9] Sie regelten die

A. Persönliche und sachliche Trennung zwischen Arzt und Apotheker
B. Behördliche Überwachung der Apotheken
C. Bestimmung, dass die Apotheker die Arzneien unter Aufsicht der Ärzte herstellen sollen
D. Behördliche Preisfestsetzung der Arzneimittel (Arzneitaxe)
E. Beschränkung der Apothekengründung auf bestimmte Orte.[10]

Obwohl das Gesetzbuch Friedrichs II nur im Süden Italiens gültig war, konnte man von einem Vorbildcharakter für die deutsche Gesetzgebung sprechen.[11] Handelsbeziehungen führten zu einem regen Austausch zwischen den Städten und somit auch zur Adaption gewisser Vorgehensweisen und Vorschriften.[12]

Die Verpflichtung zur Einhaltung der Gesetze und zur Duldung behördlicher Überprüfungen wurde häufig in Form eines Apothekereids abgenommen, der vor Eintritt ins Berufsleben feierlich geleistet wurde.[13] Einer der ältesten Apothekereide entstand in Nürnberg Mitte des 14. Jahrhunderts, vermutlich unter dem Einfluss der venezianischen Gesetzgebung[14] – Nürnberg pflegte vor allem im Gewürzhandel enge Kontakte zu Venedig.[15] Eine amtliche Besichtigung, wie sie schon in den „Constitutiones von Melfi“ vorgeschrieben war, konnte in Nürnberg allerdings erst viel später, Mitte des 15. Jahrhunderts, festgestellt werden.[16] Dennoch war der Nürnberger Apothekereid beispielhaft für ganz Deutschland, sodass Nürnberg als „Vorort pharmazeutischer Gesetzgebung“ bezeichnet werden kann.[17] Nach und nach entstanden in zahlreichen Städten Ordnungen und Eidformeln, die das Medizinalwesen regelten.

---

[8] Vgl. R. D. HORSTMANN (2017), S. 13.
[9] Siehe hierzu R. SCHMITZ (1998), S. 508–514.
[10] Vgl. R. SCHMITZ (1998), S. 513.
[11] Vgl. R. D. HORSTMANN (2017), S. 13.
[12] Vgl. R. SCHMITZ (1998), S. 514.
[13] Vgl. R. D. HORSTMANN (2017), S. 14.
[14] Vgl. R. SCHMITZ (1998), S. 516.
[15] Vgl. U. FISCHER-MAUCH (1995), S. 10; sowie A. HELMSTÄDTER / J. HERMANN / E. WOLF (2001), S. 97.
[16] Vgl. R. D. HORSTMANN (2017), S. 17f.; sowie R. SCHMITZ (1998), S. 518.
[17] Vgl. R. SCHMITZ (1998), S. 516.

Der Baseler Apothekereid, der zwischen 1309 und 1321 niedergeschrieben wurde, und damit sogar noch etwas älter war als der Nürnberger, schrieb erstmals die Kontrolle der Apotheken durch Ärzte vor. Dieser Eid begründete damit die Apothekenvisitation im deutschsprachigen Raum.[18]

Der Rat der Stadt Frankfurt erließ 1500 eine Visitationsordnung für Apotheken, die in vielen Einzelheiten die behördlichen Besuche in Apotheken regelte. Mindestens einmal im Jahr, vorzugsweise im Herbst, sollte die Apotheke von zwei Angehörigen des Rats in Begleitung von Stadtärzten inspiziert werden. Der Kontrollbesuch, der ohne Arglist zu erfolgen hatte, musste vom Apotheker vorbehaltlos unterstützt werden. Das Medizinalwesen der Stadt Frankfurt erfreute sich eines derart guten Rufs, dass die Städte Basel und Konstanz Ende des 15. Jahrhunderts um Abschriften der Medizinalgesetze baten, um nach Frankfurter Vorbild eigene Ordnungen anfertigen zu lassen.[19]

Ein Grund, warum immer wieder neue Vorschriften zur Regelung des Gesundheitswesens erlassen wurden, war das Zusammenspiel aus Not- bzw. Missständen und dem wissenschaftlichen Fortschritt. Als beispielhafte Ereignisse seien hier die Entdeckung Amerikas (1492) mit dem Import von Arzneidrogen aus der Neuen Welt, die Herstellung chemiatrischer Arzneimittel nach Paracelsus (1493–1541) und der Dreißigjährige Krieg (1618–1648) genannt.[20] Neue Erkenntnisse in Medizin und Pharmazie wurden in neuen Gesetzen berücksichtigt, deren Beschluss durch Betrügereien, Kriege oder Seuchen erforderlich geworden war.[21] Auch in unserer Zeit hat sich daran nichts geändert, denkt man an die Corona-Pandemie, die eine Vielzahl von Regeln und Bestimmungen zur Folge hatte und hat.

Waren zunächst vor allem in den freien Reichsstädten Medizinalordnungen zu finden, so wurden ab Mitte des 16. Jahrhunderts von Landesherren Anweisungen für größere Gebiete verabschiedet.[22]

Von Bedeutung war 1725 das Preußische Medizinal-Edikt, das das Apothekenwesen einheitlich regelte und unter die Leitung des Collegium Medicum in Berlin als wissenschaftliche Behörde stellte.[23]

Die 1801 erlassene „Revidierte Apothekerordnung" in Preußen wurde Vorbild auf dem Gebiet der Medizinalgesetzgebung.[24] In dem Versuch, die Verwaltung zu vereinheitlichen, entstand unter Mitarbeit angesehener Apotheker eine fortschrittliche Apothekerordnung, die in einem eigenen Abschnitt auch die Apothekenaufsicht und den Ablauf der Apothekenvisitationen regelte.[25] Zuvor hatte bereits der Erfurter Apotheker Johann

---

[18] Vgl. R. D. HORSTMANN (2017), S. 17; sowie R. SCHMITZ (1998), S. 519.
[19] Vgl. R. D. HORSTMANN (2017), S. 24f.
[20] Vgl. R. D. HORSTMANN (2017), S. 48.
[21] Siehe hierzu R. SCHMITZ (1998), S. 521–525; sowie R. D. HORSTMANN (2017), S. 107.
[22] Vgl. A. HELMSTÄDTER / J. HERMANN / E. WOLF (2001), S. 99; R. D. HORSTMANN (2017), S. 44 und S. 105; sowie J. WEINGARTEN (1989), S. 40.
[23] Vgl. J. WEINGARTEN (1989), S. 47f.
[24] Vgl. A. HELMSTÄDTER / J. HERMANN / E. WOLF (2001), S. 99.
[25] Vgl. C. FRIEDRICH / W.-D. MÜLLER-JAHNCKE (2005), S. 822; sowie R. D. HORSTMANN (2017), S. 145.

Bartholomäus Trommsdorff (1770–1837) Kritik an den vorherrschenden Zuständen geäußert. Er forderte „strengere Apothekenvisitationen anstelle der meist mit [Ess- und Trink-] Gelagen einhergehenden Begehungen.“[26] Einige Apotheken waren seit vielen Jahren gar nicht mehr kontrolliert worden.[27]

Die neue Preußische Apothekerordnung legte nun fest, dass ein Arzt und ein Apotheker gemeinsam mindestens alle drei Jahre die Apotheken zu überprüfen hatten und dabei nach einem bestimmten Schema vorgehen sollten.[28] Die zunächst erfolgte Anmeldung des Besuchs hatte gemäß einer Verfügung ab 1810 zu unterbleiben.[29] Man versprach sich durch die unangekündigte Visitation einen realistischeren Blick in die Abläufe der Apotheke. Folgende Punkte mussten von den Visitatoren kontrolliert bzw. ihnen vorgelegt werden:[30]

1. Beleg für das Apotheken-Privileg
2. Nachweis der Approbation
3. Fachliteratur (z. B. Arzneibuch, Arzneitaxe)
4. Elaborationsbuch
5. Giftscheine
6. Herbarium
7. Exemplarisch einige taxierte Rezepte
8. Apothekenzustand
9. Personal

Die Überprüfung der Apothekenräume, der Arzneimittel, der Gerätschaften und der Abgabegefäße erfolgte nach dem dritten Abschnitt der Preußischen Apothekerordnung, der sozusagen eine Apothekenbetriebsordnung darstellte und alle entsprechenden Anforderungen zusammenfasste. Peinlichst genau wurde hier von den Prüfern auf die Einhaltung von Gesetzen und auf Ordnung bzw. Sauberkeit geachtet.[31]

Die Preußische „Revidierte Apothekerordnung“ von 1801 wurde regelmäßig durch behördliche Anweisungen ergänzt[32] und bildete die Grundlage des Preußischen Apothekenwesens.[33] Sie gilt als Vorläufer für spätere Apothekenbetriebsordnungen in Deutschland.[34] Gleichzeitig hielt sich der Brauch, dem Apotheker zur Wahrung seiner Rechte und Pflichten den Apothekereid abzunehmen.[35]

---

[26] C. FRIEDRICH / W.-D. MÜLLER-JAHNCKE (2005), S. 821.
[27] Vgl. C. FRIEDRICH / W.-D. MÜLLER-JAHNCKE (2005), S. 821.
[28] Vgl. R. D. HORSTMANN (2017), S. 146.
[29] Vgl. W. BAUER (1990), S. 70.
[30] Vgl. W. BAUER (1990), S. 70; sowie R. D. HORSTMANN (2017), S. 146f.
[31] Vgl. C. FRIEDRICH / W.-D. MÜLLER-JAHNCKE (2005), S. 825.
[32] Vgl. R. D. HORSTMANN (2017), S. 182f. und S. 218.
[33] Vgl. C. FRIEDRICH / W.-D. MÜLLER-JAHNCKE (2005), S. 822 und S. 826.
[34] Vgl. R. D. HORSTMANN (2017), S. 147.
[35] Vgl. J. WEINGARTEN (1989), S. 53.

Fast ein Jahrhundert später, 1893, wurde in Preußen eine neue Ordnung erlassen. Sie trug den Namen „Vorschriften über Einrichtung und Betrieb der Apotheken, Zweig- (Filial-) Apotheken, Krankenhaus-Apotheken (Dispensieranstalten) und ärztlichen Hausapotheken sowie die Anweisung zur amtlichen Besichtigung der Apotheken". Inoffiziell bezeichnete die Apothekerschaft sie als „Preussische Apothekenbetriebs- und Revisionsordnung."[36] Für Apothekenvisitatoren gab es zu dieser Zeit viel zu tun. Zum einen war die Anzahl der Apotheken gegen Ende des 19. Jahrhunderts um fast ein Drittel gestiegen, zum anderen gehörte zu ihren Aufgaben auch die nun gesetzlich vorgeschriebene Besichtigung von Krankenhausapotheken und ärztlichen Hausapotheken.[37]

Die Visitationsbestimmungen wurden in einem eigenen Abschnitt zusammengefasst, Begriffe wie „Instruction" und „Visitation" änderte man in die deutschen Bezeichnungen „Anweisung" und „amtliche Besichtigung". Zwar entfiel die bis dahin übliche Teilnahme eines Würdenträgers der Stadt, allerdings hatte die Ortspolizei im Vorfeld über den Besuch informiert zu werden.[38] Inhaltlich wurden im Vergleich zu der Ordnung von 1801 nicht wirklich neue Themen behandelt, allerdings waren die Vorschriften nun viel präziser formuliert.[39] So hatte beispielsweise die bis zu zwei Tage dauernde Apothekenbesichtigung bei Tageslicht ab acht Uhr morgens mit einem kurzen Rundgang zu beginnen, der einen ersten Eindruck von Ordnung und Sauberkeit vermitteln sollte. Erstmals wurden detaillierte Angaben zu den einzelnen Apothekenräumen gemacht.[40] Die in mehreren Paragrafen genau beschriebenen Anforderungen an Betrieb und Ausstattung der Apotheke veranlassten einige Apotheker zu erheblichem Protest. In der Pharmazeutischen Zeitung beklagte 1894 ein nicht näher bekannter Pharmazeut:

> „Eine neue Fessel für den leider schon so viel regierten Apothekerstand. Die ganze Verordnung scheint von der Voraussetzung auszugehen, dass die Apotheker unerfahrene Kinder sind, welche des Gängelbandes bei jeder Gelegenheit bedürfen. [...] Es gibt doch eine Grenze der staatlichen Beaufsichtigung, und diese Grenze ist hier entschieden überschritten. [...] Jedenfalls ist es jetzt hohe Zeit, dass der bisher stets geduldige Apothekerstand sich einmal ermannt und offenbarem Unfug entgegentritt."[41]

Trotz seiner Empörung betonte der Autor aber, dass der Beruf des Apothekers verantwortungsvoll sei, und eine Revision durch Sachverständige zur Staatsaufsicht gehöre. Allerdings wünschte er sich eine möglichst baldige Abänderung der Apothekerordnung von 1893.[42]

---

[36] W. BAUER (1990), S. 94.
[37] Vgl. R. D. HORSTMANN (2017), S. 240.
[38] Vgl. R. D. HORSTMANN (2017), S. 225–227.
[39] Vgl. R. D. HORSTMANN (2017), S. 225.
[40] Siehe hierzu W. BAUER (1990), S. 95–102.
[41] N. N. (1894), S. 600.
[42] Vgl. N. N. (1894), S. 600.

Gleich zu Beginn des neuen Jahrhunderts kam es tatsächlich 1902 zum Erlass der nun auch offiziell so bezeichneten „Preußischen Apothekenbetriebsordnung“[43] sowie einer „Anweisung für die amtliche Besichtigung der Apotheken“.[44]

Die neue Apothekenbetriebsordnung orientierte sich allerdings inhaltlich sehr an der Ordnung von 1893.[45] Viele kleine Änderungen erwiesen sich als marginal, da sie kaum ins Gewicht fielen, wie eine genauere Beschriftung von Rezepturen oder ein spezieller Porzellanmörser für Morphium-Zubereitungen.[46] Neu war jedoch die Verpflichtung, eine Tablettenmaschine in der Apotheke bereitzuhalten.[47] Diese längst überfällige Vorschrift war bezeichnend für die „Schwerfälligkeit der Gesetzgebung“, da der Vormarsch der Tablette bereits Jahrzehnte zuvor begonnen hatte.[48]

Mit der Preußischen Apothekenbetriebsordnung von 1902, an der sich sämtliche deutsche Apothekenvorschriften orientierten,[49] hatte die pharmazeutische Gesetzgebung in Preußen einen Höhepunkt erreicht.[50] Sie stand für Qualität und Arzneimittelsicherheit und gewährleistete so die ordnungsgemäße Versorgung der Bevölkerung mit Arzneimitteln. Mit Hilfe der Revisionsvorschriften, die sich aus der beigefügten „Anweisung für die amtliche Besichtigung von Apotheken“ ergaben,[51] gestaltete sich die Apothekenaufsicht Anfang des 20. Jahrhunderts in Preußen effizient und leistungsfähig.[52] Jede Apotheke sollte innerhalb von drei Jahren unangekündigt besucht werden. Die Besichtigungskommission setzte sich aus einem Medizinalreferenten, einem pharmazeutischen Beauftragten und dem Kreisarzt zusammen. Am eigenen Wohnort durften Revisionen nur durchgeführt werden, wenn dieser mehr als 100 000 Einwohner hatte. Zusätzlich war der Kreisarzt angehalten, die Apotheken einmal jährlich ebenfalls unangemeldet zu kontrollieren. Der Apothekereid wurde in gekürzter Form beibehalten.[53]

Beispielhaft sei hier der Hessische Apothekereid aufgeführt, den der Apotheker Albert Sartorius (1852–1932) leisten musste, um 1914 die Urlaubsvertretung der Apotheke in

---

[43] Vgl. R. D. HORSTMANN (2017), S. 243.

[44] Vgl. J. WEINGARTEN (1989), S. 51.

[45] Vgl. C. FRIEDRICH / W.-D. MÜLLER-JAHNCKE (2005), S. 911; sowie R. D. HORSTMANN (2017), S. 243.

[46] Vgl. W. BAUER (1990), S. 106; sowie R. D. HORSTMANN (2017), S. 243 und S. 245.

[47] Vgl. C. FRIEDRICH / W.-D. MÜLLER-JAHNCKE (2005), S. 911; sowie R. D. HORSTMANN (2017), S. 243.

[48] Vgl. W. BAUER (1990), S. 106; sowie C. FRIEDRICH / W.-D. MÜLLER-JAHNCKE (2005), S. 497. William Brockedon (1787–1854) entlehnte die Technik der Tablettenherstellung der Ziegel- und Brikettfertigung und entwickelte 1843 aus Natron, Natriumchlorid oder Kaliumchlorid sogenannte „shaping pills“. Knapp 20 Jahre später ließ sich die englische Firma Burroughs, Wellcome & Co. den Namen „Tablet“ schützen. 1874 begann in Deutschland erstmalig Isidor Rosenthal (1836–1915) mit der Produktion von Tabletten.

[49] Vgl. R. D. HORSTMANN (2017), S. 250.

[50] Vgl. R. D. HORSTMANN (2017), S. 246.

[51] Vgl. J. WEINGARTEN (1989), S. 56.

[52] Vgl. R. D. HORSTMANN (2017), S. 247.

[53] Vgl. J. WEINGARTEN (1989), S. 56.

Altenstadt zu übernehmen.[54] Sartorius, der August Eberhards Lehrherr in der Trauben-Apotheke in Marburg gewesen war, galt als erfahrener Apotheker, dessen Vereidigung allerdings nur Gültigkeit im Königreich Preußen besaß. Für die Leitung einer Apotheke im hessischen Altenstadt war eine erneute Vereidigung nötig.

Erscheint Apotheker Albert Sartorius und wird verpflichtet, indem ihm Folgendes eröffnet wurde:
„Nachdem Sie zum Stellvertreter des Apothekers W. Sartorius in Altenstadt bestellt worden sind, sollen Sie geloben und einen leiblichen Eid zu Gott dem Allmächtigen und Allwissenden schwören, daß Sie bei Verwaltung der von Ihnen übernommenen Apotheke alle hierdurch auf Sie übergegangenen Pflichten Ihres Berufs, namentlich die in der Medizinalordnung, den bereits bestehenden, sowie den weiter ergehenden folgenden Instruktionen, Verordnungen und Verfügungen enthaltenen, auf Ihren Beruf als Apotheker sich beziehenden Bestimmungen und Vorschriften in ihrem ganzen Umfange stets treu und gewissenhaft erfüllen und überhaupt Alles das tun und lassen wollen, was einem gewissenhaften und diensteifrigen Apotheker zu tun oder zu unterlassen obliegt .
Hierauf leistete er den Eid mit den Worten: „Ich schwöre es, so wahr mir Gott helfe."
urkundlich seiner Unterschrift .

Abbildung 31: Abschrift des Apothekereids von Albert Sartorius, der 1914 als Urlaubsvertretung die Leitung der Apotheke in Altenstadt übernahm.[55]

[54] Vgl. HStAD G 15 Büdingen Nr. P 21. Schriftwechsel zwischen Albert Sartorius und dem Großherzoglichen Kreisgesundheitsamtes Büdingen im Juli 1914.
[55] HStAD G 15 Büdingen Nr. P 21.

Die gesetzlichen Vorschriften stellten hohe Ansprüche an Apotheker und Aufsichtspersonen. Ständige Änderungen und Ergänzungen sollten dazu beitragen, dieses Niveau zu halten,[56] was erst mit Ausbruch des Ersten Weltkrieges nicht mehr gelang.[57]

Zusammenfassend kann festgestellt werden, dass die Pharmazeutische Gesetzgebung in Deutschland auf den Verordnungen von 1801, 1893 und 1902 basierte. Letztere war mit entsprechenden Änderungen bis 1968 gültig.[58]

8.1.1 Apothekenvisitatoren

Dass August Eberhard als Apotheker die Verantwortung für die Apothekenvisitationen übernahm, wäre über viele Jahrhunderte hinweg undenkbar gewesen. Ab dem 13. Jahrhundert fiel diese Aufgabe zunächst amtlichen Würdenträgern bzw. Mitgliedern des Stadtrats zu. Weil diesen in der Regel medizinische Kenntnisse fehlten, wurden sie im Laufe der Zeit von behördlich beauftragten Ärzten begleitet. Man erreichte so eine Kombination aus Obrigkeit und fachlicher Kompetenz.[59] In Universitätsstädten wie Heidelberg oder Marburg wurde die Apothekenüberwachung den Professoren der Medizinischen Fakultät übertragen.[60] Dabei besaßen die Visitatoren Exekutivgewalt, sie konnten beispielsweise Geldbußen verhängen oder verfügen, dass der Apotheker mangelhafte Ware umgehend vernichtete.[61] Obwohl es Ausnahmen gab – in der Stadt Basel waren ab 1648 auch Apotheker als Visitatoren zugelassen[62] – spiegelte das Revisionsgeschehen deutlich den Konflikt zwischen den Berufsgruppen der Ärzte und Apotheker wider.[63] Ärzte unterstellten den Apothekern mitunter Profitgier und einen Hang zum Betrug. Sie rechtfertigten so eine strengere Überwachung. Die Pharmazeuten dagegen wünschten sich Anerkennung ihrer fachlichen Fähigkeiten und größere Eigenverantwortung.[64] Die von ihnen als Bevormundung empfundene ärztliche Kontrolle sollte allerdings noch lange andauern.[65]

So lagen beispielsweise der Medizinalgesetzgebung in Hessen-Darmstadt im 17. Jahrhundert Entscheidungen des Collegium medicum in Gießen zu Grunde, das ausschließlich aus Medizinern bestand. Die erlassenen Medizinalordnungen galten zwar für alle

[56] Vgl. R. D. HORSTMANN (2017), S. 247 und S. 249.
[57] Vgl. R. D. HORSTMANN (2017), S. 247.
[58] Vgl. R. D. HORSTMANN (2017), S. 249.
[59] Vgl. R. D. HORSTMANN (2017), S. 13, S. 108 und S. 111.
[60] Vgl. C. FRIEDRICH / W.-D. MÜLLER-JAHNCKE (2005), S. 221.
[61] Vgl. R. D. HORSTMANN (2017), S. 26 und S. 29.
[62] Vgl. R. D. HORSTMANN (2017), S. 45.
[63] Vgl. C. FRIEDRICH / W.-D. MÜLLER-JAHNCKE (2005), S. 217; sowie R. D. HORSTMANN (2017), S. 28.
[64] Vgl. U. FISCHER-MAUCH (1995), S. 47f.; sowie R. D. HORSTMANN (2017), S. 28f.
[65] Vgl. J. WEINGARTEN (1989), S. 37.

Heilberufe, konnten aber von der Ärzteschaft nach ihren eigenen Interessen gestaltet werden.[66] Die Professionalisierung der Pharmazie hinkte eindeutig hinter der der Medizin hinterher. Den Ärzten war es geglückt, mit dem Entstehen der Universitäten höchste Ausbildung und Prestige zu erlangen und so die Führung unter den Heilberufen zu übernehmen.[67]

Das 1725 in Preußen erlassene Medizinaledikt regelte die Ausbildung der Apotheker neu: Um in einer größeren preußischen Stadt eine Apotheke führen zu können, mussten Apothekergesellen vor der Apothekerprüfung mindestens sieben Jahre lang in einer Apotheke gearbeitet und Vorlesungen am „Collegium medico-chirurgicum" in Berlin besucht haben. Diesen „Apothekern Erster Klasse", die demnach eine vorgeschriebene praktisch-theoretische Ausbildung absolviert hatten, standen die „Apotheker Zweiter Klasse" gegenüber. Letztgenannte legten die Prüfung nicht in Berlin, sondern vor Provinzialkollegien ab und waren nur befugt, in kleineren Städten oder auf dem Land eine Apotheke zu leiten.[68]

Erst mit der landesweiten Entwicklung eines standardisierten pharmazeutisch-wissenschaftlichen Unterrichts, die ihren Anfang in Pharmazeutischen Privatinstituten wie das von Johann Christian Wiegleb (1732–1800) in Langensalza nahm,[69] erhielten immer mehr angehende Apotheker die Möglichkeit für eine wissenschaftliche Ausbildung. Johann Bartholomäus Trommsdorff (1770–1837), der das wohl angesehenste Pharmazeutische Privatinstitut 1795 in Erfurt gegründet hatte,[70] vertrat die Ansicht, dass „ohne wissenschaftliche Bildung ein Apotheker seinen Beruf nie ganz erfüllen könne."[71]

Hatte die Apothekenaufsicht im 17. Jahrhundert noch fest in ärztlicher Hand gelegen, so nahm ab dem 18. Jahrhundert der Einfluss der Pharmazeuten auch bei Apothekenvisitationen stetig zu. Die Preußische Medizinalordnung von 1725 sah vor, dass jedem Collegium medicum zwei Apotheker angehören sollten. Damit waren sie gemeinsam mit ihren ärztlichen Kollegen zuständig für die Apothekenaufsicht.[72] Die nun erfolgte Berücksichtigung von Pharmazeuten innerhalb der Prüfungskommissionen bewies die Anerkennung ihrer Leistungen.[73] Bayern beschloss 1808 als erster deutscher Staat, ein obligatorisches Pharmaziestudium einzuführen.[74]

Hessen ging 1867 zeitweilig dazu über, die Überwachung der Apotheken ausschließlich der Verantwortung von Pharmazeuten zu überlassen. Diese Regelung konnte sich allerdings nicht endgültig durchsetzen. Wie andere Nachbarländer, so orientierte sich

---

[66] Vgl. U. FISCHER-MAUCH (1995), S. 20f.
[67] Vgl. U. FISCHER-MAUCH (1995), S. 37; sowie R. D. HORSTMANN (2017), S. 106.
[68] Vgl. C. FRIEDRICH / W.-D. MÜLLER-JAHNCKE (2005), S. 400–402.
[69] Siehe hierzu C. FRIEDRICH / W.-D. MÜLLER-JAHNCKE (2005), S. 594–614.
[70] Vgl. C. FRIEDRICH / W.-D. MÜLLER-JAHNCKE (2005), S. 603.
[71] U. FISCHER-MAUCH (1995), S. 43.
[72] Vgl. U. FISCHER-MAUCH (1995), S. 49; sowie J. WEINGARTEN (1989), S. 47f.
[73] Vgl. R. D. HORSTMANN (2017), S. 112.
[74] Vgl. C. FRIEDRICH / W.-D. MÜLLER-JAHNCKE (2005), S. 616f.

auch Hessen an den Gesetzen Preußens und verfügte 1935 nach preußischem Vorbild, dass die Apothekenvisitationen der Kontrolle durch Ärzte und Apotheker unterstanden.[75]

Es bestand in der Regel eine Arbeitsteilung zwischen dem ärztlichen und dem pharmazeutischen Revisor. Während der Arzt die Formalia einsah (Personalien, Konzession, Giftbuch etc.), prüfte der Apotheker die Qualität der Arzneimittel.[76]

Der Großteil der pharmazeutischen Kontrolleure war zumeist selbst Eigentümer einer Apotheke, die selbstverständlich zu jeder Zeit tadellos geführt sein musste.[77] Im Gegensatz dazu besaß August Eberhard keine eigene Apotheke. Dennoch – oder gerade deswegen – weisen die Lebensläufe einiger bekannter Revisoren deutliche Parallelen zum Werdegang Eberhards auf, ohne eine direkte Vergleichbarkeit der Personen anzunehmen.

Der Apotheker Martin Heinrich Klaproth (1743–1817) war in seinem Apothekenlaboratorium in Berlin als Wissenschaftler derart erfolgreich, dass er 1810 zum ersten Professor für Chemie an der Universität Berlin ernannt wurde. Er gehörte dem Obercollegium Medicum an, war Mitglied der Prüfungskommission für Pharmazeuten und arbeitete als Apothekenrevisor. 1800 hatte Klaproth seine Apotheke verkauft, um sich ganz den Aufgaben als Wissenschaftler und Lehrer zu widmen. Zuvor war er 1799 maßgeblich an der Erstellung der ersten Pharmacopoea Borussica beteiligt gewesen, in die seine Erfahrungen als vorbildlicher Apotheker und Apothekenrevisor einflossen. Ebenfalls unter seiner Mitarbeit entstand 1801 die „Revidierte Apothekerordnung".[78] Natürlich liegt es fern, das Wirken Eberhards mit den Verdiensten Klaproths gleichsetzen zu wollen, allerdings wirkten beide Wissenschaftler auf dem Gebiet der Pharmazeutischen Chemie, gingen einer Hochschultätigkeit nach und arbeiteten zusätzlich als Apothekenrevisor.

1836 habilitierte sich der Apotheker Johann Maximilian Alexander Probst (1812–1842) für Pharmazie und Chemie. Drei Jahre später gelang ihm auf dem Gebiet der Alkaloidchemie die Darstellung des Chelidonins aus dem Schöllkraut. Als außerordentlicher Professor für Pharmazie eröffnete Probst 1841 in Heidelberg ein privates pharmazeutisches Institut und widmete sich bis zu seinem frühen Tod der Lehre. Daneben wirkte er als Apothekenvisitator im badischen Unterrheinkreis.[79]

Heinrich Wilhelm Ferdinand Wackenroder (1798–1854) hatte sich ebenso wie Probst und Eberhard mit alkaloidchemischen Themen beschäftigt. Nach seiner Habilitation 1828 folgte er einem Ruf als Professor für Pharmazie an die Universität Jena. Ab 1836 war er zuständig für Apothekenvisitationen.[80] Die Parallelen zu August Eberhard sind offensichtlich. Auch für Wackenroder war es nicht einfach gewesen, seine Arbeit als Hochschullehrer mit seinen Verpflichtungen als Apothekenrevisor zu vereinbaren. So mussten Apothekenvisitationen häufig in die Semesterferien gelegt werden, um seine Vorlesungstätigkeit nicht zu beeinträchtigen. Dennoch versprach man sich von der

[75] Vgl. U. FISCHER-MAUCH (1995), S. 49f.
[76] Vgl. J. WEINGARTEN (1989), S. 129.
[77] Vgl. R. D. HORSTMANN (2017), S. 268.
[78] Vgl. DApoBio (1975), Bd. 1, S. 322–324; sowie R. D. HORSTMANN (2017), S. 138–140.
[79] Vgl. DApoBio (1978), Bd. 2, S. 508f.
[80] Vgl. C. FRIEDRICH / A.-S. HONIG (1993), S. 459; DApoBio (1978), Bd. 2, S. 717–719; sowie R. D. HORSTMANN (2017), S. 204–207.

Apothekeninspektion durch einen hochrangigen pharmazeutischen Gelehrten wie Wackenroder, dass etwaige Probleme im Apothekenwesen zuverlässig gelöst werden konnten.[81] Auch verlangten die pharmazeutisch-chemischen Anforderungen in der Apotheke inzwischen fachspezifische Kenntnisse, wie sie beispielsweise ein Mediziner nicht in diesem Maße vorweisen konnte.[82] Die Ernennung August Eberhards zum Apothekenreferenten dürfte aus ähnlichen Beweggründen erfolgt sein.

8.1.2 Visitationsfrequenz und -kosten

Die Häufigkeit der Apothekenbesuche schwankte erheblich. Sie änderte sich im Laufe der Jahrhunderte, sowohl was die diesbezüglichen Vorschriften als auch deren tatsächliche Umsetzung betraf.

Im Mittelalter unterstanden Apotheken mitunter einer täglichen Visitation durch den Stadt- oder Leibarzt. Nach und nach wurde den Apothekern bei der Herstellung der Composita mehr Selbständigkeit zugestanden, sodass sich die Besuche reduzierten.[83] Im 16. Jahrhundert sollten Apotheken einmal jährlich inspiziert werden. Hierbei waren in größeren Städten zuweilen so viele Revisoren beschäftigt, dass eine zeitgleiche Untersuchung aller ortsansässigen Apotheken erfolgen konnte. Mit der Zeit vergrößerte sich der Abstand zwischen den Apothekenbesichtigungen auf zwei bis drei Jahre, eine Frequenz, die dennoch in Krisenzeiten oft nicht eingehalten werden konnte.[84]

Der Zeitpunkt des Besuchs ergab sich durch die Aufgaben der Revisoren: Neben der Überprüfung des Personals und der Arzneitaxen stand die Kontrolle der Arzneistoffe an erster Stelle. Bis ins 17. Jahrhundert hinein durften Simplicia nur in Anwesenheit der Visitatoren in die Standgefäße abgefüllt werden. Daher richtete sich der Besuchstermin häufig nach der Ernte- oder Messezeit.[85] Je nach Warenlager konnte die Überprüfung zwischen wenigen Tagen und sogar Wochen dauern, da lange Zeit nicht nur Stichproben erlaubt waren, sondern die Kontrolle des gesamten Bestands zu erfolgen hatte.[86]

Spätestens ab dem 19. Jahrhundert ging die Apothekenaufsicht ganz in staatliche Hand über. Der niedergelassene Apotheker unterstand zunächst dem Kreisphysikus, der

---

[81] Vgl. R. D. HORSTMANN (2017), S. 207.

[82] Vgl. H. HELLMUTH (1985), S. 110.

[83] Vgl. A. WANKMÜLLER (1954), S. 81.

[84] Vgl. A. WANKMÜLLER (1954), S. 84f.

[85] Vgl. C. FRIEDRICH / W.-D. MÜLLER-JAHNCKE (2005), S. 194.
Der Frankfurter Stadtarzt Joachim Strupp (1530–1606) schlug 1573 Verbesserungen im Medizinalwesen vor. Er empfahl, die Apothekenvisitationen zeitlich so zu legen, dass frisch geerntete einheimische Pflanzen und auf Messen erworbene ausländische Produkte sogleich begutachtet werden konnten; R. D. HORSTMANN (2017), S. 112;
sowie A. WANKMÜLLER (1954), S. 82.

[86] Vgl. R. D. HORSTMANN (2017), S. 114.

der Medizinalabteilung der Bezirksregierung Bericht erstattete. Diese informierte wiederum das Ministerium und empfing bei Bedarf von dort Anweisungen. Die Koordinierung der Kommunikation übernahm der Medizinalrat. Er bestimmte auch die Zusammensetzung der Prüfungskommission und beaufsichtigte die Umsetzung der gesetzlichen Bestimmungen.[87]

Wie bereits erwähnt, war Preußen in apothekenrechtlichen Fragen Vorbild für die Nachbarländer. So ergab sich mit der Zeit für die behördliche Visitation aller deutschen Apotheken eine Dreijahresfrist und eine Prüfdauer von ein bis zwei Tagen.[88]

Die Revisionskosten fielen im Laufe der Jahrhunderte unterschiedlich hoch aus. Es gab Regionen, in denen die Apothekenbesichtigung auf Staatskosten erfolgte, während andernorts beträchtliche Aufwandsentschädigungen oder Gebühren an die Visitatoren bezahlt werden mussten. Die Mitglieder der Prüfungskommission erwarteten häufig eine Verköstigung durch den zu prüfenden Apotheker. Mussten Waren aufgrund mangelnder Qualität vernichtet oder neu angeschafft werden, so war auch das mit erheblichen Ausgaben verbunden. Im ungünstigsten Fall galt es, Strafen zu begleichen oder sogar die Schließung der Apotheke und damit den Verlust der Existenzgrundlage hinzunehmen.[89]

Ab dem 19. Jahrhundert hatten die Apotheker keine Revisionsgebühren mehr zu zahlen. Bei drohender Vernichtung eventuell verdorbener Ware erhielten sie ein Mitspracherecht. Festgestellte Mängel führten allerdings nach Ablauf einer Frist zu einer kostenpflichtigen Nachrevision, in der überprüft wurde, ob die Beanstandungen behoben worden waren.[90]

8.1.3 Visitationsliteratur bzw. -protokolle

Apothekenvisitationen zeichneten sich stets durch einen amtlichen Charakter aus. Es musste überprüft werden, ob behördliche Vorgaben und Anordnungen erfüllt waren.

In der Frühen Neuzeit revolutionierte der Buchdruck auch das Medizinalwesen. Es entstanden gedruckte Arzneibücher, die bald gesetzlich vorgeschrieben waren. Sie behandelten auch die Lagerung der Simplicia und die Herstellung der Composita. Die Arzneibücher waren in lateinischer Sprache verfasst, was entsprechende Sprachkenntnisse der lange eher handwerklich orientierten Apotheker erforderte. Sie dienten zum einen dem Apotheker, verantwortungsvoll sichere Arzneimittel anzubieten und zum anderen den Apothekenvisitatoren, die erforderlichen Maßnahmen entsprechend zu überprüfen.[91] Die erste amtlich vorgeschriebene Pharmakopöe war das Dispensatorium des Wittenberger

[87] Vgl. R. D. HORSTMANN (2017), S. 145 und S. 186f.
[88] Vgl. R. D. HORSTMANN (2017), S. 185 und S. 187.
[89] Siehe hierzu R. D. HORSTMANN (2017), S. 126–130.
[90] Vgl. R. D. HORSTMANN (2017), S. 192f.
[91] Vgl. C. FRIEDRICH / W.-D. MÜLLER-JAHNCKE (2005), S. 195f.

Arztes Valerius Cordus (1515–1544), das 1546 in Nürnberg erschien.[92] Jedem Arzt und jedem Apotheker wurde ein Exemplar zugeteilt, dessen Benutzung ein Jahr später offiziell angeordnet wurde.[93]

Obwohl während der nächsten Jahrhunderte immer wieder neue oder angepasste Apothekerordnungen und Arzneibücher folgten, liefen die eigentlichen Apothekenvisitationen eher formlos ab. Erst im 18. Jahrhundert entwickelten sich in Preußen allmählich standardisierte Revisionsabläufe.[94] In Visitationsprotokollen, die von den Visitatoren und dem zu prüfenden Apotheker unterschrieben werden mussten, hielt man die Ergebnisse der Überprüfung fest. Sie bildeten die Grundlage für eventuelle Nachrevisionen.[95]

Einen Beitrag zur Normierung der Apothekenbesuche und deren Dokumentation leistete 1836 Heinrich Wilhelm Ferdinand Wackenroder (1798–1854) mit der Entwicklung[96] sogenannter „Protokoll-Netze zum Gebrauch bei Apotheken-Visitationen für Medicinalbehörden, Apothekenrevisoren, Physiker und Apotheker."[97] In vorgedruckten Tabellen waren die zu untersuchenden Sachgebiete nach den behördlichen Anforderungen aufgeführt. Der Revisor trug seine Beurteilung und mögliche Beanstandungen in Spalten ein. Damit vermied er zeit- und platzraubende Wiederholungen.[98] Diese Art der Berichterstattung erleichterte die Arbeit des Revisors und führte zu einer übersichtlichen Bestandsaufnahme während eines strukturierten Revisionsablaufs.

Der neuen Apothekenbetriebsordnung von 1893 war im Anhang ein Vordruck für das Visitationsprotokoll beigefügt, das damit den Vorschlag Wackenroders aufgriff und die Verwendung dieses Protokolls nun gesetzlich vorschrieb.[99] Die präzise Dokumentation während der Revisionen erleichterte dem Regierungspräsidium eine detaillierte Schilderung der Verhältnisse im jährlichen Bericht an das zuständige Ministerium. Dieses reagierte im Bedarfsfall mit Erlassen, die in Amtsblättern veröffentlicht wurden, um etwaige Mängel zu beseitigen. In den 1890er-Jahren kam es so zur Einführung der Rezeptpflicht und zu einem Erlass zur Feuersicherheit in Apothekenlaboratorien.[100]

---

[92] Vgl. C. FRIEDRICH (2022/b), S. 1916.

[93] Vgl. C. FRIEDRICH / W.-D. MÜLLER-JAHNCKE (2005), S. 201f.; sowie J. WEINGARTEN (1989), S. 118.

[94] Vgl. R. D. HORSTMANN (2017), S. 115.

[95] Vgl. R. D. HORSTMANN (2017), S. 125.

[96] Vgl. H. HELLMUTH (1985), S. 110f.

[97] H. W. F. WACKENRODER (1836).

[98] Vgl. R. D. HORSTMANN (2017), S. 205.

[99] Vgl. R. D. HORSTMANN (2017), S. 260f.

[100] Vgl. R. D. HORSTMANN (2017), S. 228f.

8.2 August Eberhard als Pharmaziereferent

1931 trat der Darmstädter Ministerialrat Georg Heyl (1866–1942) aus Altersgründen in den Ruhestand. Zum neuen Referenten für das Apothekenwesen ernannte das Hessische Innenministerium August Eberhard. Dieser hatte schon 1919 die Aufgaben Heyls als Hochschullehrer für Pharmazeutische Chemie an der TH Darmstadt übernommen und folgte ihm nun auch auf die Stelle des Regierungsapothekers.[101]

Viele Jahre später, 1954, schrieb Eberhard in einem Lebenslauf: „Zum 1. August 1931 hatte mir die Hessische Regierung [...] gegen meinen Wunsch nebenamtlich das Referat für das Apothekenwesen [...] übertragen."[102] Sicherlich spielte er auf die große Arbeitsbelastung an, die ihm zusätzlich zu seinen Aufgaben als Hochschullehrer auferlegt worden war.

8.2.1 Ernennung zum Referenten für das Apothekenwesen 1931

Eberhards Amtsantritt fiel in schwierige Zeiten. Zu Beginn der 1930er-Jahre hatte der Zerfall der Weimarer Republik längst begonnen. Die Gesellschaft litt unter der Weltwirtschaftskrise, die mit einer hohen Arbeitslosigkeit einherging.[103]

Die schwierigen wirtschaftlichen Verhältnisse trafen auch die Apotheken. Schon seit dem Ersten Weltkrieg waren die Visitatoren angehalten worden, die Revisionen mit Nachsicht durchzuführen. Aufgrund von Personalmangel und Versorgungsengpässen konnten die Bedingungen, die die gültige Apothekenbetriebsordnung von 1902 forderte, bis Ende der 1920er-Jahre nicht erfüllt werden.[104] Während der Inflation kam es vor allem für die Besitzer kleinerer Apotheken zu erheblichen Einkommens-und Vermögensverlusten.[105] Im Bericht über das Gesundheitswesen 1930 hieß es zu den Apotheken: „Die wirtschaftliche Lage der Apotheken ist [...] ungünstiger geworden."[106] Hiervon waren besonders die Landapotheken betroffen, während es den Apotheken in Groß- bzw. Kreisstädten noch verhältnismäßig gut ging. Die Ursachen für diese schwierige Lage sah man auch in der Überschwemmung des Marktes mit Fertigarzneimitteln, weshalb die Wiederbelebung der Rezeptur später vor allem von der nationalsozialistischen Regierung gefordert und gefördert wurde. Letzteres nahm die Ärzteschaft in ihre Verordnungen allerdings nur sehr

[101] Vgl. HStAD H 3 Giessen Nr. 82739. Meldeblatt für die polizeiliche Registrierung 1946; N. N. (1931/a), S. 948; sowie N. N. (1931/b), S. 1006.

[102] UniA DA 103 Nr. 144 / 10. Personalakte Eberhards, Lebenslauf.

[103] Siehe hierzu H.-U. WEHLER (2003), S. 257–262.

[104] Vgl. R. D. HORSTMANN (2017), S. 277; C. SCHLICK (2008), S. 202; sowie J. WEINGARTEN (1989), S. 132.

[105] Vgl. L. MENTRUP (1988), S. 194.

[106] MINISTERIUM FÜR VOLKSWOHLFAHRT (1932), S. 137.

schleppend bis gar nicht auf. Zusätzlich herrschte besonders unter der Landbevölkerung ein großer Bargeldmangel, sodass sich finanziell schlechter gestellte Einwohner oft an Drogerien, Reformhäuser oder Hausierer wandten, in der Hoffnung, günstiger an Heilmittel zu gelangen. Die angespannte wirtschaftliche Situation der Krankenkassen trug ihr Übriges zur eher schleppenden Verbesserung der Lage kleinerer Apotheken bei.[107]

Mit staatlicher Hilfe konnte um 1930 in Anbetracht der nur sehr begrenzt zur Verfügung stehenden Mitteln kaum gerechnet werden, obwohl doch aufgrund der großen Distanzen zwischen Landapotheken gerade dort die Versorgung der Bevölkerung mit Arzneimitteln gesichert sein sollte. Neu gegründete Apotheken litten unter der hohen Zinslast für die in vielen Fällen aufgenommenen Kredite. Viele Apothekerpraktikanten suchten vergeblich eine Anstellung, die Nachfrage überstieg bei weitem das Angebot an freien Plätzen. Besonders in Krisenzeiten besaßen die Apotheker weder die finanziellen Mittel noch die Muße, sich um die Ausbildung eines Praktikanten zu kümmern.[108] Gleichzeitig war dort, wo ein Praktikant eine Anstellung erhielt, häufig auf die Beschäftigung eines erfahrenen Apothekers verzichtet worden, der ungleich teurer gewesen wäre. Anfang 1933 war jeder fünfte Apotheker entweder in Kurzarbeit oder sogar arbeitslos.[109]

Auf dem Gebiet der Apothekenüberwachung verbesserte sich dagegen allmählich die Lage. Während noch bis Mitte der 1920er-Jahre an eine ordentliche Apothekenvisitation kaum zu denken gewesen war – vielerorts hatten kriegsbedingt intakte Straßen oder Zugverbindungen gefehlt[110] –, konnten inzwischen wieder regelmäßige Apothekenrevisionen aufgenommen werden. Diese ergaben gemäß dem Bericht des Ministeriums für Volkswohlfahrt für das Jahr 1930 kaum Beanstandungen, was verwundern mag, aber wohl dem erwähnten Umstand geschuldet war, bei den Besuchen in schwierigen Zeiten nicht allzu streng vorzugehen. Auch herrschte unter den Revisoren erheblicher Personalmangel. Viele standen einer eigenen Apotheke vor und waren dort unabkömmlich, sodass die verbliebenen Visitatoren entgegen den gesetzlichen Vorgaben häufig mehrere Apotheken an einem Tag besichtigen mussten.[111] Der damit verbundene Zeitdruck lag auf der Hand.

Als Georg Heyl (1866–1942) im August 1931 in den Ruhestand ging, wurde sein Referat, das er bis dahin hauptamtlich versehen hatte, aus Ersparnisgründen in ein Nebenamt umgewandelt.[112] August Eberhard übernahm daraufhin zusätzlich zu seiner Hochschultätigkeit die verantwortungsvolle Aufgabe des Referenten für das Apothekenwesen, sicherlich mit dem ihm eigenen Anspruch, sein Bestmögliches zu geben. Schon Heinrich Wackenroder (1798–1854) war hundert Jahre zuvor bewusst gewesen, dass Apothekenvisitationen auch einen akademischen Sinn beinhalteten: Er konnte vor Ort den in der

---

[107] Vgl. Ministerium des Innern (1935), S. 102; sowie Ministerium des Innern (1936), S. 110.

[108] Vgl. Ministerium für Volkswohlfahrt (1932), S. 137–139.

[109] Siehe hierzu G. Schröder (1988), S. 37–51.

[110] Vgl. J. Weingarten (1989), S. 132.

[111] Vgl. R. D. Horstmann (2017), S. 277 und S. 282; sowie Ministerium für Volkswohlfahrt (1932), S. 140.

[112] Vgl. UniA DA 103 Nr. 144 / 9. Schreiben des Reichstatthalters in Hessen vom 22.07.1936.

Offizin tätigen Apothekern seine wissenschaftlichen Erfahrungen vermitteln und so die praktische Pharmazie verbessern.[113]

Eberhards Gehalt unterlag einer Sonderregelung. Eigentlich hätte ihm für das Nebenamt nur eine Vergütung von 1200 Reichsmark zugestanden. Da den Verantwortlichen aber durchaus bewusst war, dass August Eberhard mit der Tätigkeit als Regierungsapotheker einer erheblichen Mehrbelastung ausgesetzt war und ihm damit wissenschaftliche Arbeiten bzw. eine Berufung zum ordentlichen Professor schwierig bis unmöglich gemacht wurden, entschied man sich, ihm die Differenz zwischen dem Gehalt eines ordentlichen und eines außerordentlichen Professors zu zahlen. Somit erhielt Eberhard für seine Regierungstätigkeit 3000 Reichsmark, von denen 1000 Reichsmark für ruhegehaltsfähig erklärt wurden.[114] Als Jahre später genau diese Regelung dem Reichsminister der Finanzen in Berlin missfiel, setzte sich der Hessische Reichsstatthalter Jakob Sprenger (1884–1945)[115] mit Erfolg für eine fortdauernde höhere Bezahlung Eberhards ein. Er betonte, dass dieser zwar nominell ein Nebenamt versehe, der Arbeitsaufwand aber eindeutig einem Hauptamt entspräche. Würde die Regierung das Gehalt stark kürzen, sei Eberhard wohl gezwungen, sein Amt niederzulegen. In der Folge müssten neue Arbeitskräfte zur Bearbeitung der Apothekenangelegenheiten eingestellt werden, deren Entlohnung weit höher wäre als 3000 Reichsmark.[116] Sprenger zog daher folgendes Fazit: „Dies würde sich also für die Staatsfinanzen nur nachteilig auswirken."[117] Das Reichsministerium für Finanzen nahm daraufhin den Einspruch zurück.[118]

8.2.2 Apothekenvisitation nach 1933

Auch im Nationalsozialismus besaß die Kontrolle des Apothekenwesens einen hohen Stellenwert. Der Dienst an der Volksgesundheit zählte zu den wichtigen öffentlichen Aufgaben.[119] Selbst im normalerweise eher sachlich gehaltenen Report des Innenministeriums über das Gesundheitswesen[120] wurde 1933 im Vorwort nationalsozialistische

[113] Vgl. H. HELLMUTH (1985), S. 112.

[114] Vgl. UniA DA 103 Nr. 144 / 9. Schreiben des Reichstatthalters in Hessen vom 22.07.1936; sowie UniA DA 103 Nr. 144 / 10. Schreiben August Eberhards an den Hessischen Innenminister vom 07.08.1953.

[115] Siehe hierzu E. KLEE (2003), S. 593.

[116] Vgl. UniA DA 103 Nr. 144 / 9. Schreiben des Reichstatthalters in Hessen vom 22.07.1936.

[117] UniA DA 103 Nr. 144 / 9. Schreiben des Reichstatthalters in Hessen vom 22.07.1936.

[118] Vgl. UniA DA 103 Nr. 144 / 9. Schreiben des Reichsministers der Finanzen vom 07.08.1936.

[119] Vgl. J. WEINGARTEN (1989), S. 62f.

[120] Vgl. J. WEINGARTEN (1989), S. 73 und S. 75.
Die zentrale Medizinalverwaltung in Berlin erlebte im Laufe der Jahre eine Umorganisation bzw. Umbenennung. Nach dem Ersten Weltkrieg ging die Medizinalabteilung aus dem

Propaganda betrieben.[121] Oberstes Ziel der behördlichen Prüfungen war die Erhöhung der Arzneimittelsicherheit für die Bevölkerung.[122]

Die Visitatoren gaben mit ihren Berichten ein Bild der tatsächlichen Situation der Apotheken wieder, die besonders in den 1930er-Jahren zahlreichen Umbrüchen unterlag. Noch in den Jahren zuvor war die Rezepturanfertigung in der Apotheke vorherrschend gewesen. Sie wurde allerdings immer mehr durch die bereits erwähnte Abgabe von Fertigarzneimitteln abgelöst. Diese Umstellung war kostenintensiv und stellte die Apotheker vor größere Herausforderungen. Mit ihrer Arbeit konnten die Visitatoren auf Probleme und Missstände aufmerksam machen und trugen so nicht selten zur Verbesserung der Situation und sogar zum Erhalt einzelner Apotheken bei.[123]

Die Apothekenaufsicht basierte im Wesentlichen auf der Einführung einer einheitlichen Gesundheitsaufsicht 1934 durch Verabschiedung des „Gesetzes zur Vereinheitlichung des Gesundheitswesens" (GVG)[124] und auf den Bestimmungen der Apothekenbetriebsordnung von 1902 bzw. deren Ergänzungen durch Runderlasse und Bescheide.[125] Die Reichsapothekerordnung von 1937, die die Berufs- und Standesverhältnisse der Apotheker einheitlich regelte, brachte keine nennenswerten Neuerungen auf dem Gebiet der Apothekenvisitation.[126]

8.2.2.1 Gesetz zur Vereinheitlichung des Gesundheitswesens (GVG)

Mit dem Gesetz zur Vereinheitlichung des Gesundheitswesens (GVG) wurden 1934 staatliche Gesundheitsämter geschaffen, die unter der Leitung eines Amtsarztes standen.[127] Das Führerprinzip war offensichtlich. Die „Dritte Durchführungsverordnung" vom 30. März 1935 ermächtigte den Amtsarzt, einmal jährlich die Apotheken unangekündigt auf Ordnung und Sauberkeit zu mustern und die genaue Einhaltung der gesetzlichen Bestimmungen zu überwachen. In der Regel begleitete der Amtsarzt die alle drei Jahre stattfindenden Apothekenvisitationen und konnte in Ausnahmefällen den Medizinalrat vertreten.[128] Daneben überprüften die Gesundheitsämter, ob die bei einer Visitation

---

Ministerium des Innern in das neu gegründete Ministerium für Volkswohlfahrt über. Nach der Wirtschaftskrise erforderten Sparmaßnahmen 1932 eine Schließung des Ministeriums für Volkswohlfahrt und die Medizinalverwaltung wurde erneut dem Ministerium des Innern anvertraut.

121 Vgl. R. D. HORSTMANN (2017), S. 281; sowie MINISTERIUM DES INNERN (1935), Vorwort.

122 Siehe hierzu C. SCHLICK (2008), S. 200–206.

123 Vgl. R. D. HORSTMANN (2017), S. 283.

124 Vgl. J. WEINGARTEN (1989), S. 62f.

125 Vgl. R. D. HORSTMANN (2017), S. 284.

126 Vgl. R. D. HORSTMANN (2017), S. 288.

127 Vgl. J. WEINGARTEN (1989), S. 62.

128 Vgl. R. D. HORSTMANN (2017), S. 287; C. SCHLICK (2008), S. 200f.; sowie J. WEINGARTEN (1989), S. 95.

gegebenenfalls festgestellten Mängel korrigiert wurden. Die Korrespondenz mit der Aufsichtsbehörde der Regierung wurde über die Gesundheitsämter abgewickelt. Auch waren sie dafür verantwortlich, dass die Anzahl der Apotheken zur Versorgung der Bevölkerung mit Arzneimitteln ausreichte. Im Bedarfsfall konnte das Gesundheitsamt die Gründung neuer Apotheken beantragen.[129]

Die nationalsozialistischen Reformen bestimmten reichseinheitlich eine kombinierte Überwachung der Apotheken durch einen Vertreter der Medizinalbehörde und einen Apotheker. Das Festhalten an der Apothekenüberprüfung durch einen Standeskollegen war den Apothekern wichtig. Sie erhofften sich von ihm ein größeres Verständnis bei fachspezifischen Problemen, als sie dies vielleicht von berufsfremden Kontrolleuren erwarten konnten. Zuvor war es in einigen deutschen Ländern – auch in Hessen – sogar üblich gewesen, die Kontrolle der Apotheken ausschließlich einem Pharmazeuten zu überlassen.[130] Kollegiale Ratschläge eines Fachmanns waren in der Regel willkommen und bewirkten oft mehr als bloße Kritik. Diese Vorgehensweise hatte sich auch August Eberhard zu eigen gemacht.[131]

8.2.2.2 Die Apothekenbetriebsordnung von 1902

Die Apothekenbetriebsordnung von 1902 bildete auch 30 Jahre später noch die Grundlage für Apothekenvisitationen.[132]

Sie gliederte sich in folgende fünf Abschnitte:[133]

A. Einrichtung
B. Betrieb
C. Personal
D. Zweig-, Krankenhaus- und ärztliche Hausapotheken
E. Homöopathische Apotheken und ärztliche homöopathische Hausapotheken

Abschnitt A beschrieb die geforderte Beschaffenheit der Räume, die eine Apotheke zu besitzen hatte. Ein ordentlicher, sauberer und baulich einwandfreier Zustand war Grundvoraussetzung.

Die Offizin war mit einem Rezeptier- und Handverkaufstisch ausgestattet, die voneinander deutlich getrennt sein mussten. Warengestelle, Schränke, Regale und Standgefäße

---

[129] Vgl. R. D. HORSTMANN (2017), S. 287.
[130] Vgl. J. WEINGARTEN (1989), S. 133.
[131] Vgl. HHStAW 520 / 16 Nr. 1102. Mitteilung des Apothekers Reinhold Welcker vom 19.08.1946.
[132] Vgl. R. D. HORSTMANN (2017), S. 284f.
[133] Siehe hierzu C. v. STUDT (1902), S. 193–195. Apothekenbetriebsordnung 1902.

unterlagen bestimmten Bedingungen (belüftbar, leicht zu reinigen, geruchloses Holz, keine Papierbeutel als Einlagen in Kästen, genaue Bezeichnung mit dauerhafter Schrift). Für die Rezeptur hatten erforderliche Geräte parat zu liegen. Arzneispezialitäten konnten vorrätig gehalten werden, wenn sie in abgeschlossenen Packungen und einzeln beschriftet lagerten. Die Bestimmungen zu „vorsichtig" und „sehr vorsichtig" aufzubewahrenden Mitteln waren sehr genau gefasst und mussten streng beachtet werden (z. B. verschließbares Giftbehältnis, genaue Aufschrift, gesonderte Waage bzw. Löffel oder Mörser). Der tadellose Zustand der Arzneimittel hatte jederzeit gewährleistet zu sein. Dies betraf selbstverständlich auch die Lagerung lichtempfindlicher Substanzen in Braungläsern.

Die Material- und Kräuterkammer diente der Vorratshaltung trocken zu lagernder Substanzen und Drogen. Hier war auch die Giftkammer untergebracht, die natürlich besonderer Absicherung bedurfte.

Im Arzneikeller lagerten kühl aufzubewahrende Mittel. Er sollte hell, trocken und luftig sein und – nun neu in die Bestimmungen aufgenommen – eine Möglichkeit zur Unterbringung des tierischen Impfstoffs bieten. Phosphor und alle Phosphorzubereitungen wurden feuersicher in einer Mauernische des Arzneikellers aufbewahrt, die mit einer besonders bezeichneten eisernen Tür verschlossen war.[134]

[134] Vgl. C. v. STUDT (1902), S. 193f. Apothekenbetriebsordnung 1902.

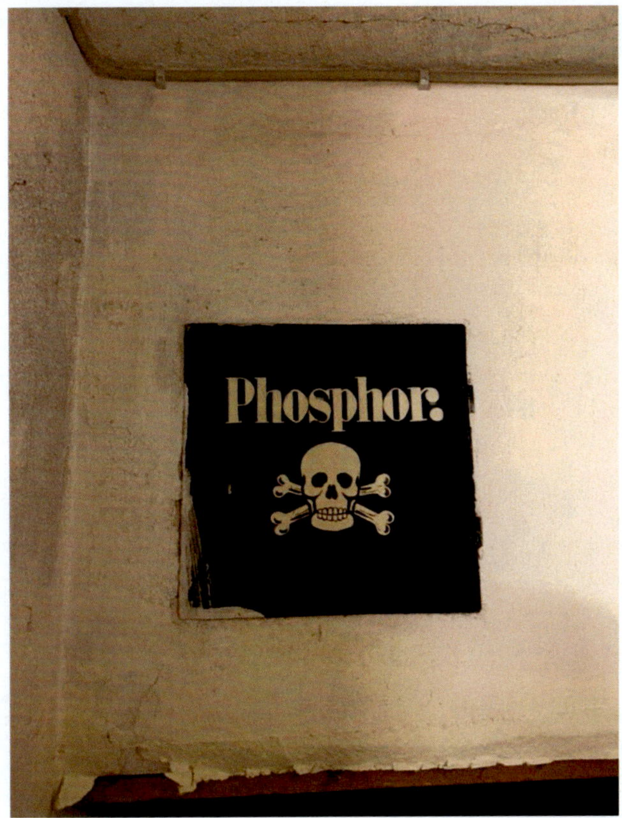

Abbildung 32: Tür des Phosphorschranks im Keller einer Apotheke um 1950.[135]

Das Laboratorium sollte nach Ausstattung und Größe dem Apothekenbetrieb entsprechen und musste über eine feuerfeste Decke sowie einen wasserdichten Fußboden verfügen. Neben den erforderlichen Geräten hatten die Reagenzien vorrätig zu sein, die die im Arzneibuch vorgeschriebenen Untersuchungen verlangten.

Die Stoßkammer diente dem Zerkleinern von Arzneimitteln und Drogen und war demnach zweckmäßig ausgestattet mit Mörsern, Wiege- oder Stampfmessern und Sieben.

Alle Waagen in der Apotheke mussten der Eichordnung entsprechen und waren alle zwei Jahre zu überprüfen.

Des Weiteren sollten in jeder Apotheke vorschriftsmäßig vorhanden sein: Das Arzneibuch, die Arzneitaxe, gesetzliche Bestimmungen über das Apothekenwesen,

[135] Privatarchiv Christina Linzbach. Aufnahme vom 22.11.2019.

behördliche Verfügungen in einem Aktenordner (chronologisch geordnet), Bescheid über die letzte amtliche Besichtigung, ein Giftverkaufsbuch nebst Giftscheinen, wissenschaftliche Bücher zur Fortbildung, ein Herbarium bzw. einen entsprechenden Pflanzenbildband.[136] Dazu hieß es:

> „Vorstehend bezeichnete Bücher usw. und die Urkunden über die Befähigung, Betriebs- und Besitzberechtigung, sowie das Arbeitstagebuch (Elaborationsbuch), das Buch mit den Eintragungen über den Empfang und die Abgabe von thierischem Impfstoff und die vorhandenen Rezepte sind bei Besichtigungen auf Erfordern vorzulegen."[137]

Abschnitt B der Apothekenbetriebsordnung behandelte die Vorschriften zum Betrieb der Apotheke und hob die Verantwortung des Apothekenvorstands besonders bezüglich Qualität und Identität der Arzneimittel hervor. Einige Paragrafen bezogen sich auf die Handhabung ärztlicher Verordnungen und die genaue Signatur von Rezepturen.

Die Ausübung der Heilkunst war den Apothekern untersagt; nur in lebensbedrohlichen Situationen und wenn ein Arzt nicht rechtzeitig zur Stelle war, konnten Mittel selbstständig verabreicht werden.

Plante der Apotheker einen Nebenerwerb, so musste dieser durch den Regierungspräsidenten genehmigt werden und in von der Apotheke klar getrennt liegenden Räumen erfolgen.

Ferner regelte dieser Teil der Apothekenbetriebsordnung die Dienstbereitschaft, auch an Sonn- und Feiertagen. Sollte der Apothekenvorstand verhindert sein, so hatte er für eine geeignete Vertretung zu sorgen und dies ab einer Dauer von drei Tagen anzuzeigen.

In Abschnitt C wurde näher auf die Belange des Personals eingegangen, vornehmlich auf die Ausbildung der Lehrlinge und die Beschäftigung von Gehilfen. Nicht beim Kreisarzt angemeldeten Personen war es untersagt, in der Apotheke zu arbeiten.

Die beiden letzten Passagen erläuterten die Bedingungen für die Führung einer Apotheke als Zweigstelle, in einem Krankenhaus, als ärztliche Hausapotheke oder mit homöopathischer Ausrichtung. Bei homöopathischen Apotheken galten besonders für die Lagerung der Urstoffe und Urtinkturen bzw. für Zubereitungen bis zur dritten Dezimalpotenz die Bestimmungen des Arzneibuchs.[138]

---

[136] Vgl. C. v. STUDT (1902), S. 193f.
[137] C. v. STUDT (1902), S. 194.
[138] Vgl. C. v. STUDT (1902), S. 194f.

8.2.2.3 Anweisung für die amtliche Besichtigung der Apotheken

Die Vorschrift „Anweisung zur amtlichen Besichtigung der Apotheken“ war Teil der Apothekenbetriebsordnung von 1902. Sie beschrieb detailliert die Vorgehensweise bei Visitationen und enthielt im Anhang Vordrucke, in die der Apothekenreferent seine Ergebnisse zeitsparend eintragen konnte. Dieses Visitationsprotokoll musste von allen Beteiligten unterschrieben werden und hielt Mängel bzw. mögliche Einsprüche des Apothekenbesitzers fest.[139] Konnten Fehler schon während der Besichtigung behoben werden, so wurde deren Beseitigung im Protokoll vermerkt. Spätestens nach zwei Wochen mussten die Visitationsaufzeichnungen bei der Aufsichtsbehörde vorliegen.[140]

Einleitend verwies der allgemeine Teil der Anweisung darauf, dass jede Apotheke alle drei Jahre mindestens einmal besucht werden sollte. Der Termin war geheim, musste aber dem zuständigen Kreisarzt angezeigt werden, der sich nach Möglichkeit der Besichtigung anschloss. Die Besichtigungskommission setzte sich außerdem aus einem Medizinalrat und einem Apothekenbesitzer als pharmazeutischen Bevollmächtigten zusammen. Alle trugen in gleichem Maße die Verantwortung für die jeweiligen Einzelbefunde. Benachbarte Apotheken durften auf keinen Fall direkt nacheinander besucht werden.

Der Ablauf der Besichtigung war wie folgt geregelt: Bei Tageslicht, allerdings nicht vor acht Uhr morgens, verschaffte sich die Prüfungskommission mit einem kurzen Rundgang durch die Räumlichkeiten einen ersten Überblick. Wurden hierbei Mängel entdeckt, begann genau dort die eigentliche Besichtigung, ansonsten in der Offizin. Während der pharmazeutische Bevollmächtigte vor allem die Arzneimittel und Drogen einer Kontrolle auf Güte und Brauchbarkeit unterzog, überprüfte der Medizinalrat die rechtlichen Unterlagen der Apotheke sowie die korrekte Funktionsfähigkeit der Waagen und Gewichte. Verdorbene oder unzulässige Substanzen mussten mit Zustimmung des Apothekenleiters sofort vernichtet werden. In Einzelfällen war das Umarbeiten von Arzneimitteln in wieder brauchbare Formen erlaubt. In der Apotheke vorhandene Literatur wurde ebenso in Augenschein genommen, wie auch das Personal. Sowohl Apothekenvorstand als auch Mitarbeiter hatten die Kommission nach bestem Wissen zu unterstützen. Die Besichtigung dauerte in der Regel einen Tag, bei größeren Apotheken unter Umständen auch zwei. Die Kosten der Visitation trug der Staat, nur bei Nachrevisionen musste der Apothekenvorstand dafür aufkommen.[141]

---

[139] Vgl. C. v. STUDT (1905), S. 29–48.
[140] Vgl. C. SCHLICK (2008), S. 202.
[141] Vgl. C. v. STUDT (1905), S. 29–48.

8.2.2.4 Runderlasse

Wie bereits erwähnt, hatten die Nationalsozialisten die Apothekerordnung von 1902 sowie die Anweisung zur Besichtigung der Apotheken im Kern kaum verändert. Immer wieder verabschiedete Verordnungen und Erlasse bezogen sich lediglich auf kleinere Korrekturen, wie das Bereithalten eines Lageplans der Apotheke, neue Bestimmungen zu Impfstoffen oder eine erweiterte Liste der benötigten Gerätschaften im Labor. Damit wurde unter anderem dem Fortschritt der Wissenschaft und in der Arzneibuchanalytik Rechnung getragen.[142]

Paragrafen, die die Ausbildung und Beschäftigung der Apothekenhelferinnen regelten, erweiterten nachträglich die Bestimmungen der Apothekenbetriebsordnung. Pharmazeutisch nicht geschultes weibliches Personal war während des Ersten Weltkriegs aufgrund des Arbeitermangels vermehrt eingestellt worden und sollte vor allem nichtpharmazeutische Hilfsarbeiten erledigen. Auch die Helferinnen unterstanden der staatlichen Aufsicht.[143] In den 1920er-Jahren stellten sie dann für die Apotheker aufgrund ihrer geringeren Entlohnung eine erhebliche Konkurrenz dar. Die Arbeitslosigkeit unter den Pharmazeuten erreichte mit der Inflation und Weltwirtschaftskrise einen Höhepunkt. Um dem entgegenzuwirken, wurde im Februar 1933 ein Erlass verabschiedet, der die Aufgaben der Helferinnen in der Apotheke stark einschränkte. Pharmazeutische Tätigkeiten durften kaum und nur unter Aufsicht eines Apothekers ausgeübt werden.[144]

1939 verfügten Erlasse eine Ausdehnung der Vertretungsbefugnis auf weibliche Vorexaminierte – in Anbetracht des Kriegsausbruchs nicht weiter verwunderlich.[145] Der gleiche Grund führte zu einem Verzeichnis mit Arznei- und Verbandstoffen, die in der Apotheke in einer Menge vorrätig gehalten werden mussten, der einem dreimonatigen Bedarf entsprach.[146]

---

[142] Vgl. R. D. HORSTMANN (2017), S. 285f.

[143] Vgl. W. BAUER (1990), S. 113; R. D. HORSTMANN (2017), S. 286f.; sowie D. SCHIERHORN (2003), S. 161f.
Zu Beginn des 20. Jahrhunderts hatten sich die anfallenden Tätigkeiten in der Apotheke verändert. Der zunehmende Anteil an Fertigarzneimitteln, ein größeres Nebensortiment und ein gesteigerter Medikamentenverbrauch innerhalb der Bevölkerung führten zu einem größeren Warenlager. Die Warenlogistik sowie kaufmännische Tätigkeiten und Reinigungsarbeiten wurden vermehrt von nicht pharmazeutisch geschultem, weiblichem Personal übernommen, den Helferinnen.

[144] Vgl. C. FRIEDRICH / W.-D. MÜLLER-JAHNCKE (2022), S. 1224f.

[145] Vgl. W. BAUER (1990), S. 113.

[146] Vgl. W. BAUER (1990), S. 117.

8.2.2.5 Weitere Apotheken- bzw. Visitationsliteratur

Neben den Gesetzestexten, die offiziell das Apothekenwesen regelten und nach § 26 der Apothekenbetriebsordnung von 1902 in jeder Apotheke vorhanden sein mussten,[147] verfassten zahlreiche Autoren oder Organisationen Schriften, die entweder die eben erwähnten Gesetzestexte thematisch zusammenfassten oder Erfahrungen und Ratschläge zur ordnungsgemäßen Führung einer Apotheke enthielten. An dieser Stelle sei auf eine kleine Auswahl eingegangen.

Sämtliche gesetzlichen Bestimmungen über den Verkehr mit Betäubungsmitteln befanden sich 1931 übersichtlich auf 40 Seiten in einem kleinen Heft. Es diente dazu, alle Personen aus Handel oder Industrie, aber auch Ärzte und Apotheker, die berufsbedingt mit Betäubungsmitteln zu tun hatten, über die entsprechende Gesetzeslage zu informieren. Die Broschüre war zum Preis von einer Mark erhältlich.[148]

Die „Deutsche Apothekerschaft", 1935 als Vertretung aller Pharmazeuten gegründet, gab von 1936 bis 1945 jährlich das „Handbuch der Deutschen Apothekerschaft" heraus,[149] dessen „laufender Bezug im Januar eines jeden Jahres den Berufskameraden zur Vervollständigung ihrer Gesetzessammlung dringend empfohlen"[150] wurde. Hierin wurden sämtliche Neuerungen und Änderungen der Gesetze, Erlasse, Verordnungen, Bescheide und Vereinbarungen zum Apothekenwesen veröffentlicht. Es ging unter anderem um Sachverhalte zur Apothekenbetriebsordnung, zum Arzneimittelverkehr, zur Kriegswirtschaft und auch zu Apothekenbesichtigungen.[151]

Der Jurist und Ministerialrat im Innenministerium Waldemar Kahler verfasste 1937 einen Band über das Apothekenwesen, der in der Reihe „Handbücherei für den öffentlichen Gesundheitsdienst" erschien. Seine Ausführungen richteten sich an praktische Apotheker, aber auch an alle, die sich entweder aus privatem Interesse oder amtlich mit Fragen des Apothekenwesens beschäftigten. Er bezeichnete sein Werk als „Hilfsmittel und Wegweiser",[152] und behandelte u. a. Fragen zur Apothekerausbildung, zur Apothekerordnung, zur Arzneitaxe, aber auch zum Arbeits- und Dienstverhältnis des angestellten Apothekers. Dabei verzichtete er größtenteils auf einen Abdruck der Gesetze, Verordnungen und Erlasse, sondern versuchte, unter Verweis auf die jeweiligen Paragrafen, deren wesentliche Inhalte wiederzugeben. Dies bezog sich auch auf den Abschnitt zur Apothekenaufsicht, in dem er es aus Gründen der Klarheit ausdrücklich begrüßte, dass allmählich reichseinheitliche Vorschriften galten, und „die bisher mit Recht beklagte

---

[147] Vgl. C. v. STUDT (1902), S. 194.
[148] Vgl. N. N. (1931/c).
Das der Autorin vorliegende Exemplar enthält den handschriftlichen Preisvermerk: M. 1.-, der wohl im Februar 1931 notiert worden war.
[149] Siehe hierzu C. SCHLICK (2008), S. 55–58.
[150] DEUTSCHE APOTHEKERSCHAFT (1940). Werbung im Anhang.
[151] Vgl. DEUTSCHE APOTHEKERSCHAFT (1940), S. 3–10.
[152] W. KAHLER (1937). Vorwort.

Unübersichtlichkeit und Vielgestaltigkeit auf dem Gebiete des Apothekenwesens immer mehr beseitigt“[153] werden konnten.[154]

Ebenfalls 1937 schrieb der Oberregierungs- und Obermedizinalrat i. R. Fritz Kurt Rathmann (1871–1945)[155] einen Bericht über seine Erfahrungen als ärztlicher Bevollmächtigter bei Apothekenvisitationen, der in den „Veröffentlichungen aus dem Gebiete des Volksgesundheitsdienstes“ abgedruckt wurde, die die Abteilung Volksgesundheit des Innenministeriums herausgab. Rathmanns Darstellungen sollten der Information und der Anleitung anderer Visitatoren dienen.[156]

Er betonte die unbedingte Notwendigkeit, zur Apothekenüberwachung einen pharmazeutischen Sachverständigen hinzuzuziehen. Diesem allein konnte die fachmännische Beurteilung der Qualität der Arzneimittel anvertraut werden. Der Pharmazierat musste daher zwingend über ein großes pharmazeutisches Wissen verfügen und besonnen reagieren, falls es zu Konflikten kommen sollte. Die Möglichkeit zu Streitigkeiten mit Berufskollegen war durchaus gegeben, da der pharmazeutische Bevollmächtigte in erster Linie staatliche und allgemeine Interessen vertrat, die nicht immer im Einklang mit den Zielen der Apothekenleiter standen. Hierbei dienten zunächst die Anforderungen des DAB 6 als Grundlage, allerdings sollte der Visitator nicht zu buchstabengetreu vorgehen, sondern stets das Allgemeinwohl im Sinne des Gesetzes im Blick haben. Das machte ihn in vielen Fällen auch zu einem Vertrauten der niedergelassenen Apotheker, die sich bei Problemen kollegial an ihn wenden konnten.[157]

Bei der Zeitspanne, die zwischen den Besichtigungen einer Apotheke liegen sollte, empfahl Rathmann von den vorgeschriebenen drei Jahren abzuweichen, weil dies aufgrund der großen Zuständigkeitsgebiete und der damit verbundenen Arbeitsbelastung schwer umzusetzen war. Stattdessen plädierte er dafür, nur diejenigen Apotheken öfter aufzusuchen, die einer „besonders scharfen Aufsicht“[158] bedurften. Letztere waren der Aufsichtskommission in der Regel hinlänglich bekannt.[159]

Um gleich zu Beginn der Besichtigung Missverständnissen vorzubeugen, sollten sich sowohl der Medizinal- als auch der Pharmazierat mit entsprechenden Ausweisen vorstellen. Rathmann hielt beim anfänglichen Rundgang schon allein den ersten Blick auf den Rezeptiertisch für aufschlussreich. Herrschten hier Ordnung und Sauberkeit, so sprach das meist auch für den Rest der Räumlichkeiten. Auch riet er zur Suche und Kontrolle von Geheimfächern, die häufig schon ab Werk in den Schubladen eingebaut waren, inzwischen aber erfreulicherweise immer weniger zur Aufbewahrung unzulässiger Mischungen genutzt wurden.[160]

---

[153] W. KAHLER (1937). S. 92f.
[154] Siehe hierzu W. KAHLER (1937).
[155] Siehe hierzu H. KOLLING (2020), S. 154–157.
[156] Vgl. R. D. HORSTMANN (2017), S. 297.
[157] Vgl. F. K. RATHMANN (1937), S. 3f. und S. 37.
[158] F. K. RATHMANN (1937), S. 4.
[159] Vgl. F. K. RATHMANN (1937), S. 4.
[160] Vgl. F. K. RATHMANN (1937), S. 5.

Beanstandete Mittel durften von den Visitatoren nicht beschlagnahmt werden, dies stand nur dem Gericht bzw. der Staatsanwaltschaft zu. Stattdessen musste eine Probe entnommen, mit dem Siegel des Apothekers und dem Dienstsiegel des Medizinalrats versehen und an die Ortspolizei übergeben werden. Eine abschließende offizielle Analyse erfolgte beispielsweise in einem staatlich anerkannten Untersuchungsamt. Rathmann betonte aber, dass sich der Apotheker und die Kommission bei Reklamationen in aller Regel einigen konnten, und es nur in seltenen Fällen zum Einsenden einer Probe kam.[161]

Im Besichtigungsprotokoll vermerkte die Kommission einzeln alle etwaigen Mängel. Bei tadelloser Führung und kaum vorhandenen Beschwerden erhielt die Apothekenleitung ein Lob. Bei leichteren Mängeln wurde eine Frist festgesetzt, innerhalb der diese abgeschafft sein sollten. Der Amtsarzt hatte dies zu überprüfen. Fanden die Visitatoren grobe Fehler, so musste eine Nachbesichtigung stattfinden. Grundsätzlich war das Protokoll von allen Beteiligten zu unterschreiben. Eine Weigerung des Apothekers – weil er vielleicht mit Kritik nicht einverstanden war – änderte nichts am Ergebnis und am weiteren Verlauf der Überprüfung. Waren die Zustände trotz Nachbesichtigung immer noch unzulässig, gab es drei Möglichkeiten:

1. Im Besichtigungsbescheid wurde ein Tadel vermerkt und eine Abschrift an den Amtsarzt und an die Ortspolizeibehörde gesandt. Letztere war befugt, ein Strafgeld zu verhängen.
2. Nötigenfalls kam es zu einer Schließung der Apotheke, die so lange andauerte, bis der mangelhafte Zustand beseitigt worden war.
3. Der Regierungspräsident konnte bei der Deutschen Apothekerschaft, d. h. beim Berufsgericht, beantragen, dass dem betreffenden Apotheker die Befugnis zur Leitung einer Apotheke entzogen wurde. Für den weiteren Betrieb der Apotheke war dann ein Verwalter oder Pächter erforderlich.[162]

Fritz Kurt Rathmann bezog sich außerdem in seinem Bericht auf weitere Punkte, die es bei den Apothekenvisitationen zu beachten galt. So monierte er beispielsweise, dass des Öfteren eine Ausgabe des Arzneibuches fehlte. Erklärungen der Apotheker, ein Exemplar des DAB sei zunächst vergriffen gewesen und dann vergessen worden, zweifelte er an. Bei der Inspektion der Waagen und Gewichte empfahl er, auf den entsprechenden Eichungsstempel auf jedem Gerät zu achten. Nur die Einsicht in das Eichungsbuch gab keinen Aufschluss, welches Instrument genau geeicht worden war. In diesem Zusammenhang war zudem die Überprüfung der zum Verkauf angebotenen Fieberthermometer notwendig.[163]

Eine peinlichst genaue „Gift- und Betäubungsmittel-Dokumentation" verstand sich von selbst. Erlaubnisscheine für den Erwerb von Gift durften nicht älter als 14 Tage sein. Um den Betäubungsmittelverkehr nachzuvollziehen, bedurfte es zweier

161 Vgl. F. K. RATHMANN (1937), S. 6.
162 Vgl. F. K. RATHMANN (1937), S. 8-12.
163 Vgl. F. K. RATHMANN (1937), S. 16–18.

Betäubungsmittelbücher: In dem einen wurden die rezeptmäßig hergestellten Mittel festgehalten, während man im zweiten Buch die Spezialitäten (Fertigarzneimittel) eintrug. Betäubungsmittelrezepte durften nur innerhalb eines Zeitraums von fünf Tagen nach Ausstellung beliefert werden. Bei Missbrauchsverdacht war der Amtsarzt mit Nachforschungen zu beauftragen.

Das Arbeitstagebuch konnte von Apotheke zu Apotheke ganz unterschiedlich ausfallen, je nachdem ob die Arzneizubereitungen primär selbst angefertigt worden waren, oder ob hauptsächlich Fertigarzneimittel zum Verkauf standen. Allerdings sollten die Einträge plausibel zum offensichtlichen Apothekenbetrieb sein und keinen falschen Arbeitseifer vermitteln.[164]

Das Verzeichnis der Arzneimittel nach DAB 6 (Series medicaminum) enthielt 172 Präparate, die mit einem Stern gekennzeichnet waren und unbedingt in der Apotheke vorrätig gehalten werden mussten.[165] Der Visitator hatte gemäß eines Erlasses die Series stets dabei zu haben. Rathmann kritisierte allerdings die Zusammenstellung dieser Liste. Sie war inzwischen so veraltet, dass auch das Vorhandensein aller „Sternmittel" keine alltagstaugliche Warenausstattung der Apotheke darstellte. Sämtliche modernen und häufig verordneten Arzneimittel waren noch nicht berücksichtigt worden. Dies konnte im Einzelfall zur Besichtigung einer Apotheke aufgrund von Kundenbeschwerden führen, die das ständige Fehlen verordneter Medikamente monierten.[166] Eine Überarbeitung der Series medicaminum war also längst überfällig.

Fritz Kurt Rathmann trat vehement für die gesetzmäßige Beschäftigung von nicht pharmazeutischem Personal ein, vornehmlich Helferinnen und Helfer. Ihre Aufgaben durften aber in keinem Fall in der Abgabe von Arzneimitteln an Kunden bestehen. Dies würde sogar „dem Ansehen des Standes"[167] schaden. Eine Ausnahme ließ er bei der Mithilfe von Ehefrauen allein arbeitender Apotheker zu.[168]

Von großer Wichtigkeit war der Vermerk auf den Rezepten, wer die Rezeptur angefertigt bzw. das Arzneimittel abgegeben hatte. Nur so war bei Reklamationen ein Nachvollziehen des Falls möglich.[169]

Natürlich wurde auch der bauliche Zustand der Apotheke überprüft. Rathmann legte besonderes Augenmerk auf den Eingangsbereich. Hier hatte deutlich der Name der Apotheke zu stehen, ein Hinweis auf die nächste dienstbereite Apotheke war anzubringen und die funktionsfähige Nachtglocke musste auch im Dunkeln problemlos gefunden werden.[170] Bezüglich der Innenräume galten selbstverständlich die Bestimmungen der Apothekenbetriebsordnung. Rathmann ergänzte hierzu einige persönliche Anmerkungen: Die Offizin sollte bei kalter Witterung aus Rücksicht auf kranke Kunden und auf die Mitarbeiter geheizt sein. Die Feuersicherheit im Labor war in Mietshäusern unter Umständen

[164] Vgl. F. K. RATHMANN (1937), S. 18–20.
[165] Vgl. G. KLEMPERER / E. ROST (1929), S. 755.
[166] Vgl. F. K. RATHMANN (1937), S. 20f.
[167] F. K. RATHMANN (1937), S. 21.
[168] Vgl. F. K. RATHMANN (1937), S. 21f.
[169] Vgl. F. K. RATHMANN (1937), S. 22f.
[170] Vgl. F. K. RATHMANN (1937), S. 23f.

nicht ordnungsgemäß umsetzbar. Hier sollten wenigstens gefährdete Stellen, z. B. die Position des Dampfapparats, durch ein Eisenblech geschützt werden. Geräte wie der Sterilisationsapparat oder der Trockenschrank mussten auf Tauglichkeit geprüft werden. Es kam durchaus vor, dass Attrappen installiert worden waren. Die Stoßkammer betrachtete Rathmann als „Stiefkind" der Apotheken. Sie wurde des Öfteren zu anderen Zwecken genutzt, war aber absolut notwendig, wenn Präparate mit hoher Staubentwicklung hergestellt werden mussten, wie beispielsweise Pulver zur Viehernährung.[171] Außerdem gab er zu bedenken, dass die Stoßkammer „meist ein unglaublicher Raum [war] und so feucht, daß oft die Schneideinstrumente und Siebe wegen Rostgefahr gar nicht darin aufgehoben werden"[172] konnten.

Bei der Besichtigung von Krankenhaus- und Zweigapotheken, sowie von Dispensieranstalten, Drogenhandlungen und ärztlichen Hausapotheken (allopathisch und homöopathisch) war grundsätzlich genauso sorgfältig vorzugehen, wie bei der Visitation der öffentlichen Apotheken. Allerdings hatte man einige Bestimmungen an die entsprechend anderen Rahmenbedingungen angepasst. Krankenhausapotheken durften Arzneimittel und Verbandstoffe nur an stationäre Patienten oder an Personal zum Eigenbedarf abgeben. Die Zweigapotheke unterstand grundsätzlich der Verantwortung eines Verwalters, aber Arzneimittel mussten ausschließlich von der Mutterapotheke bezogen werden. Ärzte erwarben die Medikamente für ihre Hausapotheke bei einer der zehn im näheren Umkreis gelegenen Apotheken. Für die Führung einer allopathischen Hausapotheke benötigte ein Arzt interessanterweise keine Zusatzausbildung, für die Einrichtung einer homöopathischen dagegen schon.[173]

Abschließend empfahl Rathmann, sich stets am DAB 6 zu orientieren, dabei aber mit Sinn und Sachverstand die Gesamtsituation zu betrachten, ohne „über Kleinigkeiten zu stolpern."[174]

8.2.3 Qualifikationen eines Apothekenvisitators

Gemäß des Runderlasses von 1935 wurde der mit der Apothekenüberwachung betraute pharmazeutische Bevollmächtigte für die Dauer von fünf Jahren in sein Amt berufen.

Er erhielt den Titel „Pharmazierat" und sollte von hoher fachlicher Eignung sein. Die Ausübung seines Amtes musste nach bestem Wissen und Gewissen erfolgen. Außerdem wurden nur Apotheker in Betracht gezogen, die das 32. Lebensjahr vollendet hatten und

---

[171] Vgl. F. K. RATHMANN (1937), S. 24–32.
[172] F. K. RATHMANN (1937), S. 32.
[173] Vgl. F. K. RATHMANN (1937), S. 33–37.
[174] F. K. RATHMANN (1937), S. 37.

„arischer“ Abstammung waren.[175] Vermutlich zu diesem Zweck hatte August Eberhard am 25. Oktober 1935 eine eidesstattliche Erklärung abgeben müssen, nicht von „volljüdischen“ Großeltern abzustammen.[176]

Der Besitz einer eigenen Apotheke war nicht mehr zwingend notwendig und traf in Eberhards Fall auch nicht zu. Nach Ablauf der fünf Jahre konnte der Pharmazierat weiter im Amt bleiben, allerdings durfte er das 65. Lebensjahr noch nicht vollendet haben.[177]

8.3 Eberhards Verpflichtungen als Regierungsapotheker

Mit dem Amt August Eberhards als Pharmaziereferent war ein hohes Maß an schriftlicher Kommunikation und Dokumentation verbunden. Kriegseinwirkungen und die dabei erfolgte fast völlige Zerstörung der Innenstadt Darmstadts führten dazu, dass sämtliche Dokumente auf Behördenseite vernichtet wurden.[178] Dies betraf unter anderem auch die Visitationsunterlagen. Von den Apotheken, die August Eberhard besucht hatte, existieren ein großer Teil nach knapp hundert Jahren nicht mehr. Dennoch vermitteln die wenigen aus drei Apotheken[179] überlieferten Visitationsprotokolle aus den Jahren 1931 bis 1944 einen Eindruck davon, wie Eberhard gearbeitet hatte und was ihm im Apothekenbetrieb besonders wichtig erschien.

Bei der Durchsicht der im Folgenden näher beschriebenen Visitationsprotokolle fällt auf, dass Eberhard ein besonderes Augenmerk auf die Betäubungsmitteldokumentation und den Umgang mit empfindlichen bzw. gefährlichen Substanzen legte.[180] Außerdem war ihm selbstverständlich die Qualität der beurteilten Arzneimittel wichtig. Das bedeutete, verdorbene oder veraltete Ware musste unverzüglich entsorgt werden.[181] Gab es auffällige bauliche Mängel, die die ordnungsgemäße Arzneimittelversorgung der Bevölkerung oder die Sicherheit der Kunden und des Personals gefährdeten, so forderte Eberhard, umgehend Abhilfe zu schaffen.[182] Wie es der Gesetzgeber verlangte, zogen erhebliche

---

[175] Vgl. R. D. HORSTMANN (2017), S. 284f.; C. SCHLICK (2008), S. 201 und S. 203; sowie J. WEINGARTEN (1989), S. 86 und S. 133.

[176] Vgl. UniA DA 103 Nr. 144 / 9. Personalakte August Eberhards.

[177] Vgl. R. D. HORSTMANN (2017), S. 285; sowie C. SCHLICK (2008), S. 201 und S. 203.

[178] Vgl. HHStAW 504 Nr. 11894. Mitteilung August Eberhards an die Deutsche Regierung der Provinz Starkenburg vom 24.06.1945.

[179] Siehe hierzu Privatarchiv Apotheke am Marktplatz Ortenberg; Privatarchiv Sprudel-Apotheke Bad Nauheim; sowie StadtA Worms 202 Nr. 216. Visitationsprotokolle.

[180] Vgl. StadtA Worms 202 Nr. 216. Visitationsprotokoll vom 15.07.1936; sowie Privatarchiv Sprudel-Apotheke Bad Nauheim. Visitationsprotokoll vom 18.10.1932.

[181] Vgl. StadtA Worms 202 Nr. 216. Visitationsprotokoll vom 15.07.1936.

[182] Vgl. Privatarchiv Sprudel-Apotheke Bad Nauheim. Visitationsprotokoll vom 06.10.1938.

Mängel eine weitere behördliche Kontrolle nach sich.[183] Über die jeweiligen Gesundheitsämter veranlasste Eberhard die Kontaktaufnahme zu niedergelassenen Ärzten, falls diese Rezepte nicht korrekt ausgefüllt hatten. Fehlende Angaben mussten nachgetragen werden.[184] Natürlich notierte er nicht nur Kritikpunkte, sondern auch etwaige Verbesserungen, die der jeweilige Apotheker vorgenommen hatte.[185]

Insgesamt entsteht der Eindruck, dass August Eberhard ein gewissenhafter Visitator gewesen war, der Fehler aufzeigte, ohne zu kleinlich zu sein. Dies bescheinigten ihm auch Jahre später einige von ihm besuchte Apotheker. Der Pächter der Löwen-Apotheke in Rüsselsheim, Willi Müller, schrieb 1946, dass sowohl er als auch Paul Spiess, Besitzer der Adler-Apotheke in Mainz, die Ansicht vertraten, dass „August Eberhard sienen [!] nicht immerleichten [!] Regierungsdienst immer korrekt und ohne Beeinflussung ausgeübt"[186] hatte. Carl Capellen, Apotheker der Löwen-Apotheke in Bad Nauheim erklärte: „Außerdem hat er [August Eberhard] sein Amt rücksichtsvoll geführt."[187] Als der Hofheimer Apotheker Julius Kraffert sich „ein Vergehen in der Apotheke zu schulden [!] kommen ließ, [...] gab [Eberhard] sich mit einer väterlichen Verwarnung zufrieden."[188]

Damit schien August Eberhard ganz im Sinne der Empfehlungen Fritz Kurt Rathmanns (1871–1945) seinen Dienst als Regierungsapotheker zu versehen. Dass er dessen Ausführungen in den „Veröffentlichungen aus dem Gebiete des Volksgesundheitsdienstes" von 1937 gelesen hatte,[189] ist gut möglich, allerdings deuten die Protokolle aus den Jahren davor schon auf seine verantwortungsvolle, aber nicht pedantische Arbeitsweise hin.

---

[183] Vgl. Privatarchiv Sprudel-Apotheke Bad Nauheim. Mitteilung des Reichstatthalters in Hessen – Landesregierung – an den Apotheker Friedrich Böhler vom 12.10.1938.

[184] Vgl. HStAD G 15 Büdingen Nr. P 158. Mitteilungen an das Staatliche Gesundheitsamt Büdingen vom 08.02.1939 und 09.02.1939.
Bei der Revision der Apotheke in Nidda waren einige Rezepte nicht korrekt beschriftet. Es fehlte z. B. die Angabe „Arzt", der Name des Mediziners war unzulässigerweise abgekürzt oder eine genaue Ordination nicht notiert worden.

[185] Vgl. StadtA Worms 202 Nr. 216. Visitationsprotokoll vom 15.07.1936; sowie Privatarchiv Apotheke am Marktplatz Ortenberg. Visitationsprotokoll vom 13.09.1932.

[186] HHStAW 520 / 16 Nr. 1102. Mitteilung des Apothekers Willi Müller, Löwen-Apotheke Rüsselsheim am Main, vom 01.09.1946.

[187] HHStAW 520 / 16 Nr. 1102. Mitteilung des Apothekers Carl Capellen vom 27.08.1946.

[188] HHStAW 504 Nr. 11894. Julius Kraffert gegenüber dem Ermittlungsbeamten der Polizei. Abschrift vom 06.07.1945.

[189] Siehe hierzu F. K. RATHMANN (1937); sowie Kapitel 8. 2. 2. 5.

8.3.1 Apothekenvisitationen an Beispielen

Wie bereits erwähnt, war das Anfertigen eines Visitationsprotokolls ab 1893 nach einem im Anhang der Apothekenbetriebsordnung vorgegebenen Formular bindend. Damit lief nicht nur die Apothekenüberprüfung in klar gegliederten Schritten ab, sondern die Dokumentationsarbeit des Visitators wurde auch wesentlich erleichtert. Daneben boten die einheitlichen Visitationsprotokolle eine gute Vergleichbarkeit und Übersicht[190] und der Nachwelt eine verlässliche Quelle zu apothekengeschichtlichen Hintergründen.[191]

8.3.1.1 Apotheke in Pfeddersheim

Gleich zu Beginn seiner Tätigkeit als Regierungsapotheker besuchte August Eberhard die Apotheke im rheinhessischen Pfeddersheim bei Worms. Der dortige Apotheker Hermann Welcker (1872–1937)[192] besaß die Apotheke schon seit fast dreißig Jahren und näherte sich allmählich seinem Ruhestand. Eberhard hatte nur einige Kleinigkeiten zu bemängeln:[193] Die Beschriftung der im Arzneikeller gelagerten Substanzen war teilweise zu erneuern, desgleichen die konzentrierte Phosphorsäure. Einige Drogen mussten abgesiebt, andere hingegen ganz entsorgt werden und der Salmiakgeist war zu schwach, d. h. zu gering konzentriert.[194] Unzulässigerweise enthielt das Gefäß für Gereinigten Honig (Mel depuratum) stattdessen Rohhonig (Mel crudum). Außerdem wurde Apotheker Welcker darauf hingewiesen, dass in Schubladen keine Papierbeutel eingelegt werden durften.[195]

Schon ein Jahr später kontrollierte August Eberhard erneut die Apotheke in Pfeddersheim.[196] Dies hing offensichtlich mit dem Eigentümerwechsel zusammen, weil Hermann Welckers Schwiegersohn August Eugen Wagner (1894–1944) die Apotheke im Februar 1932 übernommen hatte.[197] Wagner war für August Eberhard kein Unbekannter, da er als

---

[190] Vgl. R. D. HORSTMANN (2017), S. 260–263.

[191] Vgl. R. D. HORSTMANN (2017), S. 193.

[192] Vgl. HStAM 917 Nr. 745. Heiratsurkunde; sowie HStAM 901 Nr. 439. Sterbeurkunde.

[193] Vgl. StadtA Worms 202 Nr. 216. Visitationsprotokoll vom 04.09.1931.

[194] Vgl. M. BIECHELE / R. BRIEGER (1929), S. 395f.
Liquor ammonii caustici musste vorschriftsmäßig einen Gehalt von 9,94 bis 10 % Ammoniak aufweisen.

[195] Vgl. C. v. STUDT (1905), S. 7.
Die Apothekenbetriebsordnung von 1902 bezeichnete in § 9 Papierbeutel als Einlage in Kästen als „unstatthaft“.

[196] Vgl. StadtA Worms 202 Nr. 216. Visitationsprotokoll vom 29.11.1932.

[197] Vgl. HStAM 917 Nr. 1010. Geburtsurkunde; StadtA Worms 202 Nr. 216. Erteilung der Erlaubnis zum Weiterbetrieb der Apotheke durch Apotheker August Eugen Wagner gemäß Erlass des Ministeriums des Innern Darmstadt vom 26.02.1932; sowie StadtA Worms 01 / 02 Nr. 054. Heiratsurkunde.

ausgebildeter Chemiker Ende der 1920er-Jahren bei ihm noch zusätzlich Pharmazie studiert hatte.[198] In der kurzen Zeit, die seit der letzten Besichtigung 1931 vergangen war, hatte Wagner einige Änderungen in der Apotheke vorgenommen. Eberhard vermerkte im Visitationsprotokoll, dass das Laboratorium ins Nebenzimmer verlegt worden war und sich in der Stoßkammer nun der Destillierapparat befand. Auch die Material- und Kräuterkammer lag nicht mehr im dritten Stock des Gebäudes, sondern im Parterre. Die Beurteilung Eberhards fiel durchweg positiv aus, er zeigte sich zufrieden mit der Einrichtung, Reinlichkeit und Ordnung. Lediglich in der Offizin musste der Apotheker noch etwas „nachbessern". Es fehlte der Lichtschutz für das Jodtinktur-Gefäß und die Nitroglycerin-Lösung hatte im Giftschrank aufbewahrt zu werden, dessen Inneneinrichtung allerdings noch ergänzt werden musste. Ansonsten verlief die Visitation ohne Beanstandung.[199]

Der gute Eindruck, den die Apotheke 1932 gemacht hatte, trug dazu bei, dass sie in der Folge zur „Lehrapotheke" ernannt wurde und außerdem zur Ableistung des sozialen Berufshalbjahres zugelassen war.[200]

Gemäß der Prüfungsordnung für Apotheker von 1934 legte der Reichminister des Innern fest, welche „Vollapotheken" zu Lehrapotheken bestimmt wurden.[201] Dies traf zunächst nur auf ca. 5 % aller Apotheken zu.[202] Der Leiter einer Lehrapotheke musste über einen tadellosen Ruf verfügen und fachlich dazu in der Lage sein, die Lehrlinge vorschriftsmäßig auszubilden. Dazu gehörte auch die einwandfreie Ausstattung der Apotheke, die sich selbstverständlich auf dem neusten Stand der Wissenschaft zu befinden hatte. Die Zahlung eines Lehrgelds an den Lehrherrn war unzulässig.[203]

Im Anschluss an das Studium und die bestandene pharmazeutische Prüfung arbeitete der Kandidat der Pharmazie für ein Jahr praktisch in einer Apotheke. Dabei sollten laut §46 der Prüfungsordnung mindestens sechs Monate auf Orte mit nur einer Apotheke (Landapotheken) entfallen, in der der Apothekenleiter ohne pharmazeutische Angestellte auskommen musste.[204] Dieses sogenannte „Landhalbjahr" oder auch „Soziales Berufshalbjahr"[205] kam ab Änderung der Bestallungsordnung 1939 vor allem den Landapotheken zugute, die weniger als 40.000 RM Jahresumsatz erwirtschafteten. Die pharmazeutischen Kandidaten erhielten kein Gehalt, ihnen standen aber freie Kost und Logis zu.[206]

[198] Vgl. UniA DA 101 Nr. 80. Kassenbuch der TH Darmstadt Sommersemester 1929.
[199] Vgl. StadtA Worms 202 Nr. 216. Visitationsprotokoll vom 29.11.1932.
[200] Vgl. StadtA Worms 202 Nr. 216. Visitationsprotokoll vom 15.07.1936.
[201] Siehe hierzu N. N. (1934), S. 1285–1289.
[202] Vgl. C. Schlick (2008), S. 120f. und S. 124.
Bis zum Jahr 1943 stieg der Anteil der Lehrapotheken auf über 30 %. Das hatte vor allem mit dem Ausbruch des Krieges und mit dem damit verbundenen Personalmangel zu tun.
[203] Vgl. C. Schlick (2008), S. 121; sowie C. Skibbe (1934), S. 397.
[204] Vgl. N. N. (1934), S. 1287.
[205] Vgl. Deutsche Apothekerschaft (1940), S. 222f.
[206] Siehe hierzu C. Schlick (2008), S. 129–131.

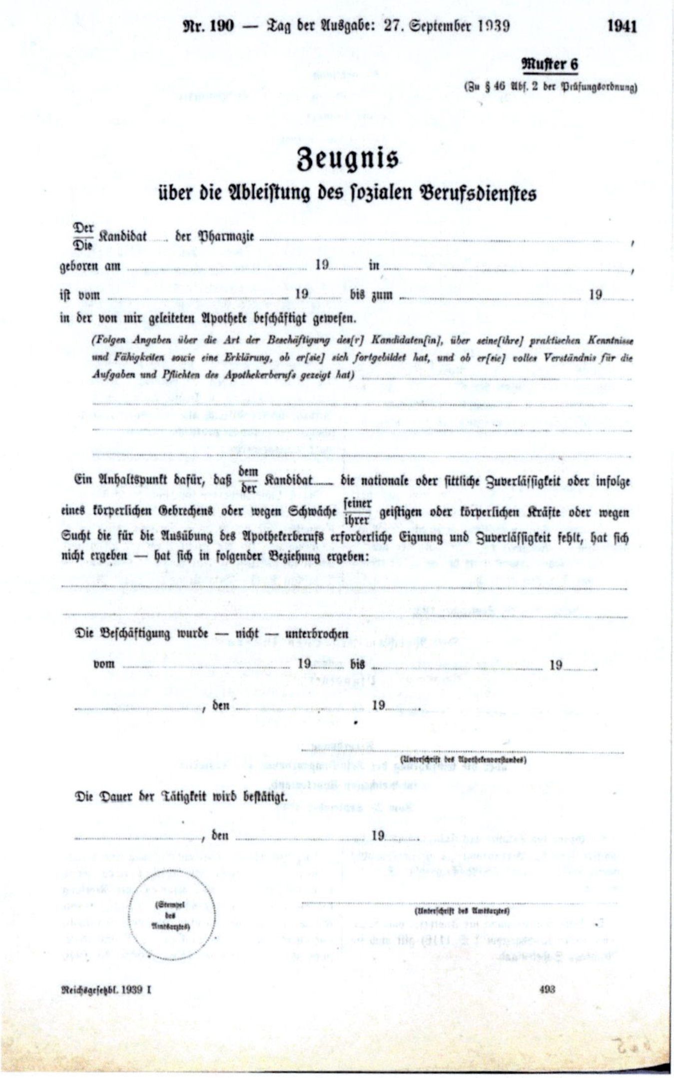

Nr. 190 — Tag der Ausgabe: 27. September 1939 1941

Muster 6

(Zu § 46 Abs. 2 der Prüfungsordnung)

Zeugnis

über die Ableistung des sozialen Berufsdienstes

Der/Die Kandidat ..... der Pharmazie ....,

geboren am .... 19...... in ....,

ist vom .... 19...... bis zum .... 19......

in der von mir geleiteten Apotheke beschäftigt gewesen.

(Folgen Angaben über die Art der Beschäftigung des[r] Kandidaten[in], über seine[ihre] praktischen Kenntnisse und Fähigkeiten sowie eine Erklärung, ob er[sie] sich fortgebildet hat, und ob er[sie] volles Verständnis für die Aufgaben und Pflichten des Apothekerberufs gezeigt hat) ....

Ein Anhaltspunkt dafür, daß dem/der Kandidat...... die nationale oder sittliche Zuverlässigkeit oder infolge eines körperlichen Gebrechens oder wegen Schwäche seiner/ihrer geistigen oder körperlichen Kräfte oder wegen Sucht die für die Ausübung des Apothekerberufs erforderliche Eignung und Zuverlässigkeit fehlt, hat sich nicht ergeben — hat sich in folgender Beziehung ergeben:

....

Die Beschäftigung wurde — nicht — unterbrochen

vom .... 19...... bis .... 19......

......................, den .... 19......

....

(Unterschrift des Apothekenvorstandes)

Die Dauer der Tätigkeit wird bestätigt.

......................, den .... 19......

(Stempel des Amtsarztes)

....

(Unterschrift des Amtsarztes)

Reichsgesetzbl. 1939 I 493

Abbildung 33: Formblatt für ein Zeugnis über die Ableistung des Sozialen Berufsdienstes.[207]

[207] HStAD G 23 H Nr. P 2626.

Im damals nicht ungewöhnlichen Abstand von knapp vier Jahren erfolgte 1936 der nächste offizielle Besuch Eberhards in der Apotheke in Pfeddersheim.[208] Die in der „Anweisung für die amtliche Besichtigung der Apotheken" geforderten drei Jahre, die maximal zwischen den Visitationen liegen sollten,[209] waren für Eberhard aus Gründen der Arbeitsbelastung bedingt durch die Größe des zu betreuenden Gebiets und durch den Personalmangel vermutlich nicht umzusetzen.

Das positive Bild von 1932 blieb bei der erneuten Visitation 1936 nicht ganz erhalten. August Eberhard monierte beispielsweise eine unzureichende Betäubungsmittel-Dokumentation.[210] Vereinzelt fehlte die Berufsbezeichnung des verordnenden Mediziners (Arzt, Zahnarzt oder Tierarzt) sowie der Vermerk „eingetragene Verschreibung".[211] Außerdem hatten im Giftbuch sowohl Abholender als auch Erwerber eine Unterschrift zu leisten, sofern es sich nicht um dieselbe Person handelte.[212] Im DAB 6 wurde ausdrücklich darauf hingewiesen, dass Wein den gesetzlichen Bestimmungen des Weingesetzes von 1909 entsprechen musste,[213] und daher der Apotheker zur Führung eines Weinbuches verpflichtet war.[214] Letzteres fehlte und sollte nachträglich eingerichtet werden.[215]

Eberhard erwähnte den hellen Anstrich, den die Offizin in der Zwischenzeit bekommen hatte, sowie den Umbau einiger Nebenräume. Nicht zufrieden war er mit dem Zustand und der Ausstattung des Arzneikellers.[216] Aufgrund der Feuchtigkeit, die ihm schon gleich negativ auffiel, war es zwingend notwendig, die Regalgestelle mit einem wasserfesten Anstrich zu versehen.[217] Einige Zubereitungen waren veraltet, wie z. B. Honigessig (Oxymel simplex) und Lebertran (Oleum jecoris aselli).[218] Verdorbene Ware, darunter

---

[208] Vgl. StadtA Worms 202 Nr. 216. Visitationsprotokoll vom 15.07.1936.

[209] Vgl. C. v. STUDT (1905), S. 29.

[210] Vgl. StadtA Worms 202 Nr. 216. Visitationsprotokoll vom 15.07.1936.

[211] Siehe hierzu N. N. (1931/c), S. 20–32.
Die „Verordnung über das Verschreiben Betäubungsmittel enthaltender Arzneien und ihre Abgabe in den Apotheken" von 1930 schrieb vor, dass auf den Rezepten neben der Angabe der Bestandteile der Arznei und ihrer Mengen u. a. auch der Name des Arztes sowie seine Berufsbezeichnung und seine Anschrift vermerkt sein mussten. In Ausnahmefällen konnte der Arzt die zulässigen Höchstmengen an verordneten Opiaten überschreiten. Dann war er zu einer besonderen Dokumentation im Morphinbuch verpflichtet und hatte dies dem Apotheker mit dem Vermerk „Eingetragene Verschreibung" anzuzeigen.

[212] Vgl. StadtA Worms 202 Nr. 216. Visitationsprotokoll vom 15.07.1936.

[213] Vgl. DAB 6, S. 749.

[214] Vgl. H. BÖTTGER (1910), S. 188.

[215] Vgl. StadtA Worms 202 Nr. 216. Visitationsprotokoll vom 15.07.1936.

[216] Vgl. StadtA Worms 202 Nr. 216. Visitationsprotokoll vom 15.07.1936.

[217] Vgl. C. v. STUDT (1905), S. 10 und S. 12.
Gemäß Apothekenbetriebsordnung hatte der Arzneikeller in ähnlicher Weise eingerichtet zu sein, wie die Materialkammer, in der dauerhaft gestrichene Warengestelle gefordert wurden.

[218] Vgl. DAB 6, S. 469f.
In einer Ergänzung des Abschnitts zu Lebertran wurde ausdrücklich darauf hingewiesen, dass frischer Lebertran nicht zu älteren Lebertranresten gefüllt werden durfte. Außerdem musste verharzter oder krustig gewordener Lebertran vernichtet werden.

Schleimrezepturen (Mucilago)[219] und Eisenalbuminatlösung (Liquor Ferri albuminati), wurde ebenfalls entsorgt. Eberhard wies im Visitationsprotokoll darauf hin, dass der Lichtschutz für die Fingerhuttinktur (Tinctura Digitalis) zu erneuern war[220] und dass der Säuregrad des Schweineschmalz (Adeps suillus) mit 30 viel zu hoch lag (erlaubt war maximal ein Säuregrad von 2).[221] Die Aufbewahrung des Bleiessigs (Liquor Plumbi subacetici) war nur „in kleinen, dem Verbrauch angemessenen Gefäßen“ [222] zulässig.

Da es sich bei den Beanstandungen um keine gravierenden Mängel handelte, bestand die Apotheke in Pfeddersheim dennoch die Besichtigung. Insgesamt war August Eberhard mit der Reinlichkeit und Ordnung zufrieden.[223]

8.3.1.2 Sprudel-Apotheke in Bad Nauheim

Die Sprudel-Apotheke war 1838 gegründet worden und ist damit die älteste Apotheke in Bad Nauheim. Sie bezog 1913 unter der Leitung des Apothekers Friedrich Böhler neue Räumlichkeiten in der Hauptstraße 2, dem heutigen Standort. 1940 pachtete Christoph Hetzel die Apotheke auf Lebenszeit und führte diese bis 1963.[224]

Im Herbst 1932 besichtigte August Eberhard die Apotheke in der Wetterau im Beisein des Apothekeninhabers Friedrich Böhler.

Eberhard bemerkte, dass „die Nummerierung der Betäubungsmittelbücher […] nur die zurückbehaltenen (Nicht-Kassenrezepte) Rezepte umfassen und in einer Zahlenreihe geführt werden“[225] sollte. Damit bezog er sich auf folgende in der Betäubungsmittelverordnung von 1930 formulierte Paragrafen:

---

[219] Vgl. DAB 6, S. 432f. und S. 726f.
Besonders der Salepschleim (Mucilago Salep), der aus den getrockneten Knollen verschiedener Orchidaceae-Arten hergestellt wurde, musste vor Abgabe stets frisch zubereitet werden.

[220] Vgl. DAB 6, S. 701. Für die Aufbewahrung von Fingerhuttinktur schrieb das Arzneibuch Braunglasflaschen vor.

[221] Vgl. O. ANSELMINO / E. GILG (1928), Bd. 1, S. 178–192.
Wenn Fette ranzig werden, geht das mit der Trennung der Fettsäuren von Glycerin einher. Mit dem Säuregrad wird die Menge an freien Fettsäuren bestimmt;
sowie DAB 6, S. 38.

[222] DAB 6, S. 409.

[223] Vgl. StadtA Worms 202 Nr. 216. Visitationsprotokoll vom 15.07.1936.

[224] Vgl. M. SCHMITT (2021).

[225] Privatarchiv Sprudel-Apotheke Bad Nauheim. Visitationsprotokoll vom 18.10.1932.

> „§26 […] Die Verschreibungen sind in den Apotheken zurückzubehalten, ausgenommen die Verschreibungen, die die Apotheke einem Träger der Reichsversicherung oder einer Ersatzkasse zurückzugeben hat. Die zurückbehaltenen Verschreibungen sind für jedes Kalenderjahr mit fortlaufenden, dem Zeitpunkt der Abgabe der Arzneien entsprechenden Nummern zu versehen.
>
> §27 […] Über die Abgabe der Arzneien ist Buch zu führen. Hierzu dienen die mit fortlaufenden Seitenzahlen versehenen Betäubungsmittelbücher für Apotheken.“[226]

Besondere Aufmerksamkeit schenkte August Eberhard den Salvarsanpräparaten.[227] Diese Arsenobenzolverbindungen kamen nur nach zuvor erfolgter staatlicher Prüfung im Staatsinstitut für experimentelle Therapie in Frankfurt am Main in zugeschmolzenen Glasampullen in den Handel.[228] Sie hatten sehr vorsichtig, kühl, aber frostfrei und vor Licht geschützt aufbewahrt zu werden. Wärmequellen, wie direkte Sonneneinstrahlung oder Heizöfen durften sich nicht in der Nähe der Salvarsane befinden. Die Verwahrung in Kästchen aus Holz oder Blech war zulässig, allerdings mussten diese mit der deutlichen Aufschrift „Salvarsanpräparate“ in weiß auf schwarzem Grund gekennzeichnet sein.[229] Eberhard wies Apotheker Böhler auf die besonderen Vorschriften zu den Salvarsanen hin und betonte, dass diese zudem „gut verschlossen“[230] aufbewahrt werden sollten.

Im Arzneikeller galt es, den Lichtschutz der ätherischen Öle und der Jodtinktur zu gewährleisten und die Tür des Phosphorschranks mit einer entsprechenden Aufschrift zu versehen. Noch während der Besichtigung war der Phosphor aus Sicherheitsgründen in ein besonders verschließbares Gefäß gefüllt und dieses in Kieselgur eingebettet worden.[231]

Bezüglich des Laboratoriums und der Material- bzw. Kräuterkammer hatte Eberhard nichts zu beanstanden. Das gleiche galt für die Stoßkammer.[232] Zu Reinlichkeit und Ordnung notierte er den Vermerk „durchweg gut“.[233]

---

226 N. N. (1931/c), S. 30f.

227 Siehe hierzu E. MUTSCHLER / C. FRIEDRICH (2020), S. 29–37.
Paul Ehrlich (1854–1915) entwickelte zusammen mit Mitarbeitern die Arsen-Verbindung Arsphenamin mit dem Handelsnamen Salvarsan©. Damit war erstmalig ab 1910 ein systematisch synthetisiertes Chemotherapeutikum auf dem Markt. Es wurde erfolgreich gegen Syphilis eingesetzt;
sowie Privatarchiv Sprudel-Apotheke Bad Nauheim. Visitationsprotokoll vom 18.10.1932.

228 Vgl. DAB 6, S. 595f.

229 Siehe hierzu O. ANSELMINO / E. GILG (1928), Bd. 2, S. 408–433.

230 Privatarchiv Sprudel-Apotheke Bad Nauheim. Visitationsprotokoll vom 18.10.1932.

231 Vgl. Privatarchiv Sprudel-Apotheke Bad Nauheim. Visitationsprotokoll vom 18.10.1932; sowie C. v. STUDT (1905), S. 13.
Phosphor musste unter Wasser in einer durch einen Glasstöpsel verschlossenen Flasche aufbewahrt werden, die auf Sand oder Asbest (oder Kieselgur, siehe oben) in einer entsprechend gekennzeichneten Eisenblechkapsel stand, die wiederum gut verschlossen im Phosphorschrank lagerte.

232 Vgl. Privatarchiv Sprudel-Apotheke Bad Nauheim. Visitationsprotokoll vom 18.10.1932.

233 Privatarchiv Sprudel-Apotheke Bad Nauheim. Visitationsprotokoll vom 18.10.1932.

Lediglich bei der Beschaffenheit der Arzneimittel gab es bezüglich einiger Drogen und pharmazeutischer Präparate Nachbesserungsbedarf. Sowohl der Tollkirschenextrakt (Extractum Belladonnae) als auch der Bilsenkrautextrakt (Extractum Hyoscyami) waren noch nach dem DAB 5 hergestellt worden.[234] Hier hatte man gereinigten Süßholzsaft verwendet, um den Gehalt an Hyoscyamin einzustellen.[235] Nach dem DAB 6 erfolgte dies nun durch Zugabe von Dextrin.[236] Eberhard hielt dazu im Visitationsprotokoll fest, dass die neue Ware bereits eingetroffen war. Narkotische Extrakte durften außerdem nicht in gelöster Form, sondern nur als Trockenextrakt vorrätig gehalten werden.[237]

1938 – die Sprudel-Apotheke bestand inzwischen seit einhundert Jahren – überprüfte August Eberhard wieder die Bad Nauheimer Apotheke.[238] Ob der Abstand zur vergangenen Visitation tatsächlich sechs Jahre betrug, oder zwischenzeitlich ein Besuch stattgefunden hatte, muss verborgen bleiben. Aus den Jahren 1933 bis 1937 sind keine Visitationsbelege überliefert.

Bei der Analyse des Visitationsprotokolls von 1938 fällt schon auf den ersten Blick auf, dass August Eberhard sehr viele Anmerkungen gemacht hatte und den Platz in den einzelnen Abschnitten fast restlos ausnutzte. Er kritisierte zunächst eine lückenhafte Dokumentation im Betäubungsmittelverkehr. Auf den Rezepten fehlte vielfach die Berufsbezeichnung des Arztes, bei Spezialitäten die Menge der Betäubungsmittel, die Gebrauchsanweisung, die Anschrift des Patienten und der Vermerk „eingetragene Verordnung". Zurückbehaltene Betäubungsmittelrezepte konnten nicht nach Vorschrift belegt werden. Auch das Giftbuch wies Unvollständigkeiten auf.

Die Mängelliste setzte sich in der Offizin und im Arzneikeller fort. Insgesamt beklagte Eberhard einen veralteten Zustand der Inneneinrichtung. Das Emaille-Schild an der Nachtglocke musste erneuert werden, genauso die Aufschriften an einigen Schubladen. Flaschen waren angeschlagen, Papierschilder vergilbt und der Nebenraum eignete sich nicht zur Unterbringung der Spezialitäten.[239] Eberhard empfahl, „neue Schränke zu beschaffen und die unwürdigen Schubladengestelle zu entfernen."[240] Die fehlenden Blecheinsätze in den Schubladen verhinderten eine ordnungsgemäße Aufbewahrung der Drogen, die ätherische Öle enthielten.

Wie schon bei der Besichtigung 1932 war der Umgang mit Phosphor in der Sprudel-Apotheke nicht regelgerecht. Zudem bemängelte Eberhard die nicht vorhandene Ventilation im sogenannten „Aetherkeller", den fehlenden Trockenschrank im Laboratorium, den verdreckten großen Mörser, den ungenügenden Lichtschutz zahlreicher Öle und den schlechten Zustand einiger Drogen, die größtenteils abgesiebt werden sollten. Er vermisste eine Vielzahl von Apparaten wie Zylinder mit Stopfen und Kolben aus Jenaer

[234] Vgl. Privatarchiv Sprudel-Apotheke Bad Nauheim. Visitationsprotokoll vom 18.10.1932.
[235] Vgl. DAB 5, S. 173–176 und S. 195–197.
[236] Vgl. DAB 6, S. 218–220 und S. 228–230.
[237] Vgl. DAB 6, Vorwort S. 21; sowie Privatarchiv Sprudel-Apotheke Bad Nauheim. Visitationsprotokoll vom 18.10.1932.
[238] Vgl. Privatarchiv Sprudel-Apotheke Bad Nauheim. Visitationsprotokoll vom 06.10.1938.
[239] Vgl. Privatarchiv Sprudel-Apotheke Bad Nauheim. Visitationsprotokoll vom 06.10.1938.
[240] Privatarchiv Sprudel-Apotheke Bad Nauheim. Visitationsprotokoll vom 06.10.1938.

Glas. Hinzu kam, dass er hinsichtlich der Beschaffenheit der Arzneimittel insgesamt mehr als zehn „Rohe Arzneimittel“ und fast genauso viele pharmazeutische bzw. pharmazeutisch-chemische Präparate beanstanden musste,[241] und so fiel das Gesamturteil für die Visitation nicht besonders gut aus. Daher erhielt der Apotheker Friedrich Böhler auch wenige Tage später eine Nachricht von der Hessischen Landesregierung, in der er unter Erwähnung von Strafbestimmungen darauf hingewiesen wurde, dass „die Vorschriften der Verordnung über das Verschreiben Betäubungsmittel enthaltender Arzneien und ihre Abgabe in den Apotheken vom 19. Dezember 1930 vielfach nicht beachtet waren.“[242] Die Behörden erwarteten diesbezüglich in Zukunft eine Änderung. Was die fehlende Ventilation im „Feuerkeller“ und eine modernere äußere Kennzeichnung der Apotheke (Nachtglocke) anging, so sollte sich Apotheker Böhler mit dem Bürgermeister der Stadt Bad Nauhcim in Verbindung setzen.[243]

Ob es jemals dazu kam, ist fraglich. Friedrich Böhler, der schon seit fast 40 Jahren eine Apotheke leitete – knapp 30 Jahre davon die Sprudel-Apotheke – wurde 1940 als Apothekenvorstand von dem Pächter Christoph Hetzel abgelöst.[244]

Das nächste, inzwischen mit der Schreibmaschine vorgeschriebene Visitationsprotokoll, dokumentierte die amtliche Besichtigung im Juli 1944. Neu war der Vermerk gleich zu Anfang, dass demnächst Apothekenhelferinnen eingestellt werden sollten.[245] Hier war es in den vergangenen Jahren zu einem Paradigmenwechsel gekommen. Die große Arbeitslosigkeit unter den Pharmazeuten Anfang der 1930er-Jahre hatte die Nationalsozialisten nach der Machtübernahme 1933 dazu veranlasst, die Tätigkeitsbereiche der Helferinnen stark einzuschränken, was zur Kündigung vieler Apothekenhelferinnen führte. Diese benötigte man allerdings ab Kriegsbeginn wieder dringend, da zahlreiche Pharmazeuten zum Kriegsdienst einberufen bzw. „nicht-arische“ Fachkräfte entlassen worden waren.[246] Der sogenannte Helferinnenerlass vom 15. April 1940 bestimmte, dass fortan „nichtpharmazeutische Arbeiten nur noch von Apothekenhelferinnen übernommen werden [sollten], um die Apotheker zu entlasten und deren wertvolle Arbeitskraft zu schonen.“[247] Somit waren Helferinnen in der Apotheke ab 1940 nicht nur erwünscht, deren Einstellung wurde sogar gefordert.[248] Dem versuchte der Bad Nauheimer Apotheker Hetzel zeitnah zu entsprechen.

August Eberhard wies darauf hin, dass seit „der letzten Besichtigung […] noch keine Verbesserung vorgenommen worden“[249] war, was die Kennzeichnung und den Zustand

---

[241] Vgl. Privatarchiv Sprudel-Apotheke Bad Nauheim. Visitationsprotokoll vom 06.10.1938.

[242] Privatarchiv Sprudel-Apotheke Bad Nauheim. Mitteilung des Reichstatthalters in Hessen – Landesregierung – an den Apotheker Friedrich Böhler vom 12.10.1938.

[243] Vgl. Privatarchiv Sprudel-Apotheke Bad Nauheim. Mitteilung des Reichstatthalters in Hessen – Landesregierung – an den Apotheker Friedrich Böhler vom 12.10.1938.

[244] Vgl. Privatarchiv Sprudel-Apotheke Bad Nauheim. Visitationsprotokoll vom 20.07.1944.

[245] Vgl. Privatarchiv Sprudel-Apotheke Bad Nauheim. Visitationsprotokoll vom 20.07.1944.

[246] Vgl. C. SCHLICK (2008), S. 146f.

[247] C. SCHLICK (2008), S. 147.

[248] Vgl. D. SCHIERHORN (2004), S. 89f.; sowie C. SCHLICK (2008), S. 147.

[249] Privatarchiv Sprudel-Apotheke Bad Nauheim. Visitationsprotokoll vom 20.07.1944.

des Gebäudes betraf. Ebenso entbehrte der Feuerkeller nach wie vor einer adäquaten Ventilation und im Laboratorium fehlte ein Sterilisierapparat. Abgesehen von einigen weiteren kleineren Beanstandungen, die die Betäubungsmitteldokumentation und die Beschriftungen betrafen, verlief die Visitation jedoch ohne größere Kritik und damit zufriedenstellender als vor sechs Jahren. [250] Offensichtlich hatte Christoph Hetzel als neuer Apothekenleiter einige Verbesserungen veranlasst. Außerdem waren die Visitatoren generell in Kriegszeiten dazu angehalten, aufgrund von Personal- und Materialmangel nachsichtiger zu sein.[251] Hinzu kamen auf Seiten der Regierungsapotheker die bereits erwähnte Arbeitsüberbelastung,[252] kriegsbedingte Reiseschwierigkeiten und eine von den Nationalsozialisten grundsätzlich erwartete eher geschönte Darstellung der Ergebnisse.[253] Dies alles mag in der Summe ebenfalls zu dem günstigen Gesamturteil der Besichtigung 1944 beigetragen haben.

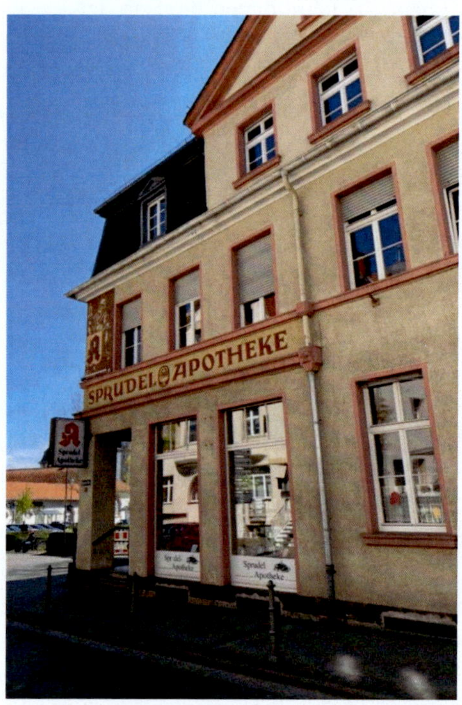

Abbildung 34: Die Sprudel-Apotheke in Bad Nauheim, 2022.[254]

[250] Vgl. Privatarchiv Sprudel-Apotheke Bad Nauheim. Visitationsprotokoll vom 20.07.1944.

[251] Vgl. R. D. HORSTMANN (2017), S. 277.
Horstmann bezieht sich hier zwar auf den Ersten Weltkrieg, allerdings dürften die Umstände während des Zweiten Weltkrieges vergleichbar gewesen sein.

[252] Vgl. F. K. RATHMANN (1937), S. 4.

[253] Vgl. R. D. HORSTMANN (2017), S. 282 und S. 335f.

[254] Privatarchiv Christina Linzbach. Aufnahme vom 19.04.2022.

8.3.1.3 Apotheke in Ortenberg

Die Apotheke in Ortenberg, am südlichen Rand des Vogelsbergs, wurde 1769 gegründet. Nach häufigem Besitzerwechsel erwarb 1906 Emil Ott (1873–1955) diese Offizin, die er durch einen Anbau erweiterte. Sein Sohn Hans Ott (geb. 1906) trat 1937 die Nachfolge als Pächter an.[255]

August Eberhard besuchte im September 1932 zum ersten Mal als Regierungsapotheker die Apotheke. Die Visitation verlief nahezu ohne jede Beanstandung. Lediglich einige Aufschriften waren zu erneuern, die Gefäße für ätherische Öle sollten mit einem Lichtschutz versehen werden und der Borax-Weinstein (Tartarus Boraxatus) war zu feucht.[256] Zu Reinlichkeit und Ordnung notierte Eberhard: „Durchweg ausgezeichnet."[257]

Sechs Jahre später, am 10. Oktober 1938, verlief die Visitation der Apotheke ebenfalls gut, allerdings mit einigen kleineren Einschränkungen. Wie schon häufig in anderen Apotheken moniert, galt es auch in der Ortenberger Apotheke, die Betäubungsmitteldokumentation zu vervollständigen. Die monatlichen Abschlüsse im Betäubungsmittelbuch II sollten nachgeholt werden.[258] Die Betäubungsmittelverordnung schrieb vor, dass der Apothekenleiter „am Schlusse eines jeden Kalendermonats in dem Betäubungsmittelbuch einen Sichtvermerk anzubringen [hat], und zwar [...] in dem Betäubungsmittelbuch II hinter der letzten Eintragung."[259] Einige Arzneimittel waren zu schwach, wie Ameisenspiritus (Spiritus Formicarum), oder noch nach dem DAB 5 zubereitet, so zum Beispiel die Spanischfliegentinktur (Tinctura Cantharidum).[260]

Neben der erwähnten Kritik hielt August Eberhard allerdings auch anerkennend die vollständige Renovierung des Laboratoriums fest.[261] Dass nach wie vor die Apotheke in Ortenberg vorbildlich geführt wurde, bewies ihre Aufnahme in das Verzeichnis der Lehrapotheken nur ein Jahr später, im Dezember 1939.[262]

---

[255] Vgl. Privatarchiv Apotheke am Marktplatz Ortenberg. Die Apotheke zu Ortenberg.
Nach Angaben des Apothekers Hans Ott verfasste August Eberhard selbst den kurzen Abriss zur Geschichte der Ortenberger Apotheke.

[256] Vgl. Privatarchiv Apotheke am Marktplatz Ortenberg. Visitationsprotokoll vom 13.09.1932.

[257] Privatarchiv Apotheke am Marktplatz Ortenberg. Visitationsprotokoll vom 13.09.1932.

[258] Vgl. Privatarchiv Apotheke am Marktplatz Ortenberg. Visitationsprotokoll vom 10.10.1938.

[259] N. N. (1931/c), S. 31.

[260] Vgl. DAB 5, S. 520; DAB 6, S. 694f.
Nach dem DAB 5 wurde die Spanischfliegentinktur mit Weingeist hergestellt, wohingegen das DAB 6 Aceton als Grundlage vorschrieb. Das Lösungsmittel konnte unproblematisch über den Geruch überprüft werden;
sowie Privatarchiv Apotheke am Marktplatz Ortenberg. Visitationsprotokoll vom 10.10.1938.

[261] Vgl. Privatarchiv Apotheke am Marktplatz Ortenberg. Visitationsprotokoll vom 10.10.1938.

[262] Vgl. HStAD G 15 Büdingen Nr. P 158. Mitteilung an das Staatliche Gesundheitsamt des Landkreises Büdingen, Nebenstelle Schotten vom 27.12.1939.

8.3.2 Weitere Aufgaben

Selbstverständlich umfasste die Überwachung des Apothekenwesens mehr als nur die Apothekenvisitationen, obwohl diese wohl zu den Haupttätigkeiten August Eberhards in seinem Amt als Apothekenreferent zählten.

Eberhard besaß zwar keine eigene Apotheke und war in seiner Funktion als Hochschulprofessor mehr mit der pharmazeutischen Lehre und Wissenschaft betraut, dennoch hatte er stets ein offenes Ohr für die Anliegen der niedergelassenen Apotheker. Er nahm dabei nach Möglichkeit Rücksicht auf die persönlichen Verhältnisse und die wirtschaftliche Situation und wandte sich zuweilen auch gegen die Meinung Höhergestellter.[263] Der Apotheker Reinhold Welcker aus Lollar bemerkte dazu:

> „Ich habe das öfters angenehm empfunden und weiß, daß er [Eberhard] zum Nutzen der Apotheker mildernd und ausgleichend gewirkt hat, zumal wenn es galt, allzuharte [!] Urteile des Berufsgerichtes abzubiegen oder Differenzen zu beseitigen, die durch die polternden Ausfälle des Bezirksapothekerführers häufig entstanden."[264]

Die Sekretärin Elisabeth Schmidt, der August Eberhard die meisten seiner Verfügungsentwürfe diktierte, berichtete von seinem Einsatz für die sachliche Behandlung von Angelegenheiten, auch dann, wenn sein Standpunkt von dem Vorschlag der Apothekerkammer abwich. Beispielhaft nannte sie seine wahrheitsgetreue Darstellung der besonders gegen Kriegsende oft verzweifelten Situation der Arzneimittelversorgung, die nicht zum „rosigen Bericht des medizinischen Referenten"[265] passte. Eberhards Ausführungen wurden daraufhin lediglich als „Anlage", also unter seiner eigenen Verantwortung, dem Reichsinnenminister zugesandt.[266]

An anderer Stelle verwies man auf viele dienstliche Schwierigkeiten, die Eberhard erdulden musste, da manche „Entscheidung beim Gauleiter lag und da der Leiter der Apothekerkammer bei diesem in grossem Ansehen stand."[267]

---

263 Vgl. HHStAW 520 / 16 Nr. 1102. Mitteilung des Apothekers Reinhold Welcker vom 19.08.1946.

264 HHStAW 520 / 16 Nr. 1102. Mitteilung des Apothekers Reinhold Welcker vom 19.08.1946.

265 HHStAW 520 / 16 Nr. 1102. Mitteilung der Schreibkraft Elisabeth Schmidt vom 02.09.1946.

266 Vgl. HHStAW 520 / 16 Nr. 1102. Mitteilung der Schreibkraft Elisabeth Schmidt vom 02.09.1946.

267 HHStAW 520 / 16 Nr. 1102. Anwaltsschreiben an die Spruchkammer Gießen-Stadt vom 21.08.1946.

8.3.2.1 Besetzung der Apothekerstellen

Die einzelnen Belange der Apotheker und Gemeinden waren teilweise sehr unterschiedlich. Oberstes Gebot stellte für Eberhard die gesicherte Arzneimittelversorgung der Bevölkerung dar. Unabdingbar war daher die Besetzung der Apothekerstellen mit geeigneten Kandidaten. Hierbei berücksichtigte Eberhard vornehmlich die fachliche Kompetenz des Kollegen, ohne auf politische oder familiäre Hintergründe zu achten. So kam es auch, dass er 1939 entgegen den nationalsozialistischen Vorschriften sowohl in der Schwanen-Apotheke in Worms als auch in der Hirsch-Apotheke in Gießen „Halbjuden" einsetzte,[268] obwohl er damit seine Stellung und seine „Person aufs Spiel setzte."[269] Zu Beginn des Jahres waren die Approbationen sämtlicher „volljüdischen" Apotheker erloschen, bis Juni 1939 mussten alle jüdischen Apothekenbesitzer ihre Apotheke verkauft haben.[270] Dass Eberhard dennoch Apotheker mit ursprünglich jüdischen Wurzeln berief, wurde zwar geduldet, blieb aber trotzdem riskant.

8.3.2.2 Notdiensteinsatz

Die gesetzliche Grundlage für den Notdiensteinsatz von Apothekern bildete ab 1938 die „Verordnung zur Sicherstellung des Kräftebedarfs für Aufgaben von besonderer staatspolitischer Bedeutung". Einzelne Arbeitskräfte konnten jederzeit für einen bestimmten Zeitraum verpflichtet werden, staatspolitisch wichtige Aufgaben zu übernehmen.[271] Dazu gehörte auch der gesicherte Betrieb der Apotheken. Da häufig Apotheker zum Kriegsdienst eingezogen waren, musste der ordnungsgemäße Ablauf in den Apotheken anderweitig organisiert werden.[272] Der zu leistende Aushilfsdienst war entweder nur von kurzer Dauer, oder langfristig, wenn ein Zeitraum von mehr als drei Tagen und eine

---

[268] Vgl. HHStAW 520 / 16 Nr. 1102. Anwaltsschreiben an die Spruchkammer Gießen-Stadt vom 21.08.1946; HHStAW 520 / 16 Nr. 1102. Mitteilung des Apothekers Reinhold Welcker vom 19.08.1946; HStAM 905 Nr. 391. Sterbeurkunde;
sowie UniA DA 103 Nr. 144 / 10. Schreiben August Eberhards an den Regierungspräsidenten in Hessen vom 15.12.1945.
1939 übernahm Eugen Goldmann (1910–1945) die Leitung der Gießener Hirsch-Apotheke, bis er sich im Januar 1945 mit Zyankali das Leben nahm. In Worms wurde der Apotheker Hans Otterbach als Vorstand der Schwanen-Apotheke eingesetzt.

[269] UniA DA 103 Nr. 144 / 10. Schreiben August Eberhards an den Regierungspräsidenten in Hessen vom 15.12.1945.

[270] Vgl. F. LEIMKUGEL (1991), S. 66; sowie C. SCHLICK (2008), S. 136.

[271] Vgl. C. SCHLICK (2008), S. 148; sowie DEUTSCHE APOTHEKERSCHAFT (1939), S. 204–207.

[272] Vgl. C. SCHLICK (2008), S. 148–151.

hauptberufliche Tätigkeit des Verpflichteten angesetzt wurde.[273] Ledige wurden bevorzugt beauftragt.[274]

August Eberhard stellte für den Notdienst unter anderem Pharmazeuten ab, die – wie im Fall des Apothekers Peter Franke – als „Springer“ fungierten. Franke war zunächst 1939 in Büdingen eingesetzt worden, um 1943 nach Groß-Auheim zu wechseln. In Büdingen kehrte dagegen der Apothekenpächter Wilhelm Löhr an seinen Arbeitsplatz zurück, nachdem seine Freigabe von der Wehrmacht veranlasst worden war.[275]

Für die Aufrechterhaltung des Apothekenbetriebs in Altenstadt wurde im September 1939 der Apotheker Rudolf Roeder dringend benötigt. Dieser konnte dem Gesuch aber nicht nachkommen, weil er nahezu zeitgleich zum Heeresapotheker beim Reserve-Lazarett III in Bad Nauheim einberufen worden war. Mit Genehmigung der Regierung übernahm sein Schwiegervater Apotheker W. Wittekindt daraufhin die Leitung der Altenstädter Apotheke.[276]

In Ermangelung von approbierten Fachkräften musste Eberhard zur Sicherung der Arzneimittelversorgung auch Arbeitskräfte heranziehen, die entweder nicht pharmazeutisch geschult waren, oder ihre pharmazeutische Ausbildung noch nicht abgeschlossen hatten.[277] Zur ersten Gruppe zählte Liselotte Schlichting aus Urberach, die ihre Schwester Edda Esser bei den Tätigkeiten in der dortigen Apotheke auf Grund der Notdienstverordnung unterstützte und in erster Linie Büroarbeiten übernahm. Edda Esser selbst hatte 1923 das pharmazeutische Vorexamen bestanden und verpflichtete sich bis zum Kriegsende zur Führung der Apotheke, da ihr Mann, Apotheker Paul Esser, zum Kriegsdienst eingezogen worden war.[278]

Die Apothekenpraktikantin Loni Hahn konnte ebenfalls noch keine Approbation vorweisen, als sie im September 1939 gemäß Notdienstverordnung von August Eberhard in die Apotheke nach Reinheim gesandt wurde. Knapp zwei Jahre später, inzwischen war Loni Hahn Apothekenassistentin, versetzte Eberhard sie in die Apotheke nach Heppenheim, mit der Auflage, anfangs noch zwei bis drei Wochen in der Reinheimer Apotheke auszuhelfen.[279] Im Sommer 1942 kam es zu einem erneuten Stellenwechsel Loni Hahns, die im Sinne der Notdienstverordnung zur langfristigen Dienstleistung in die Engel-Apotheke nach Darmstadt beordert wurde.[280] Sicher zu ihrer Freude, hob August Eberhard im

[273] Vgl. [H.] GÖRING (1938), S. 1280f.
[274] Vgl. C. SCHLICK (2008), S. 148.
[275] Vgl. HStAD G 15 Büdingen Nr. P 7. Mitteilung August Eberhards an den Landrat des Landkreises Büdingen vom 28.12.1942.
[276] Vgl. HStAD G 15 Büdingen Nr. P 21. Mitteilung Rudolf Roeders an den Landrat des Landkreises Büdingen vom 18.09.1939.
[277] Vgl. HStAD G 15 Dieburg Nr. P 233. Mitteilung August Eberhards an den Landrat des Landkreises Dieburg vom 23.04.1941 und 24.04.1941.
[278] Vgl. Persönliche Mitteilung Hans Essers vom 18.07.2022; sowie E. REHN / J. ESSER (2017).
[279] Vgl. HStAD G 15 Dieburg Nr. P 233. Mitteilung August Eberhards an den Landrat des Landkreises Dieburg vom 24.04.1941.
[280] Vgl. HStAD G 15 Dieburg Nr. P 233. Mitteilung August Eberhards an den Landrat des Landkreises Dieburg vom 20.07.1942.

September 1943 die Notdienstbeorderung auf, sodass Loni Hahn ein pharmazeutisches Hochschulstudium aufnehmen konnte.[281]

8.3.2.3 Vermittlung von Pachtverträgen und Konzessionen

August Eberhard hatte in seiner Funktion als Regierungsapotheker den Überblick über freiwerdende Pachtverträge oder Konzessionen. Wenn es ihm sinnvoll erschien, machte er geeignete Kandidaten darauf aufmerksam bzw. half ihnen bei Bewerbungen.[282] Unterstützung erfuhren auch die „Apothekersfrauen [!], deren Männer im Feld standen."[283] So wusste Marta Bausch zu berichten, dass Eberhard ihr „bei der Führung und Verlegung der Apotheke in Griesheim b. Darmstadt und bei der Gründung einer neuen Existenz Rat erteilt und die Wege geebnet"[284] hatte.

8.3.2.4 Streitschlichtung

Bei Streitigkeiten, die gelegentlich zwischen Apothekern und Gemeinden aufkommen konnten, versuchte Eberhard, in seiner Funktion als pharmazeutischer Regierungsvertreter zu vermitteln.

Die Gemeindeapotheke in Rockenberg war Filialapotheke der Butzbacher Apotheke. Nach dem Tod des Apothekers Speth in Butzbach übernahm seine Witwe, Auguste Speth, die Verantwortung für die Filialapotheke. Sie schloss 1928 mit der Gemeinde Rockenberg einen Vertrag ab, der besagte, dass sie für die ordnungsgemäße Führung der Apotheke zu sorgen habe. Außerdem musste an die Gemeinde ein bestimmter Betrag gezahlt werden, der sich an den Einnahmen orientierte, sowie eine jährlich zu entrichtende

[281] Vgl. HStAD G 15 Dieburg Nr. P 233. Mitteilung August Eberhards an den Landrat des Landkreises Dieburg vom 25.09.1943; sowie OBERPOSTDIREKTION FRANKFURT (MAIN) (1951), S. 214.
Es ist anzunehmen, dass Loni Hahn erfolgreich das Studium beenden konnte, da spätestens ab 1951 in Raunheim eine Apothekerin gleichen Namens gemeldet war.

[282] Vgl. HHStAW 520 / 16 Nr. 1102. Mitteilung des Apothekers Carl Capellen, Löwen-Apotheke Bad Nauheim, vom 27.08.1946; sowie HHStAW 520 / 16 Nr. 1102. Mitteilung des Apothekers Willi Müller, Löwen-Apotheke Rüsselsheim am Main, vom 01.09.1946.

[283] HHStAW 520 / 16 Nr. 1102. Erklärung Marta Bauschs vom 20.08.1946.

[284] HHStAW 520 / 16 Nr. 1102. Erklärung Marta Bauschs vom 20.08.1946.
Marta Bausch erwähnte gleichfalls die Hilfe, die Eberhard ihr bei den Auseinandersetzungen mit ihrem Ehemann zukommen ließ, „obwohl er sich dadurch [dessen] Feindschaft [...] zuzog."

Reparaturpauschale.[285] Wenige Jahre später herrschte Unstimmigkeit zwischen beiden Parteien. Auguste Speth – vertreten durch ihren Sohn Apotheker Heinz Speth – bat aufgrund geringer gewordener Einkünfte, ihr einen Teil des zu zahlenden Pachtbetrags zu erlassen. Die Gemeinde Rockenberg warf ihr dagegen vor, mit der Pacht im Rückstand zu sein und zudem die wahre Höhe des Umsatzes zu verschweigen. Da das hinzugezogene Innenministerium die schwache wirtschaftliche Lage der Apotheke für erwiesen hielt,[286] versuchte August Eberhard einen Kompromiss zu erzielen. Hierzu reiste er mehrfach im März 1932 nach Rockenberg und erreichte schließlich eine Einigung.[287] Diese fiel eher zugunsten der Apothekerfamilie Speth aus, die noch ausstehenden Pachtbeträge für die Jahre 1931 bis 1933 wurden gestrichen.[288] Möglicherweise zeigte sich die Gemeinde Rockenberg aus Sorge um eine Schließung der Apotheke bereit, Zugeständnisse zu machen. Die Filialapotheke sollte bis auf Weiteres durch einen Verwalter weitergeführt werden und als Zeichen des Entgegenkommens machte Apotheker Heinz Speth folgenden Vorschlag: „Die Filiale vergiftet der Gemeinde Rockenberg kostenlos 5 Centner [!] Waizen [!] zur Mäusevertilgung."[289]

Offensichtlich war das Einvernehmen zwischen der Apothekenpächterfamilie und der Gemeinde Rockenberg aber nur von kurzer Dauer. Schon im Jahr darauf, 1933, teilte der Bürgermeister dem Ministerium mit, dass ein neuer Apothekenpachtvertrag mit dem Apotheker Hennemann aus Bad Nauheim in Aussicht stehen würde.[290]

Franz Hennemann (1870–1947), der die Löwen-Apotheke in Bad Nauheim leitete, betrieb daraufhin die Apotheke in Rockenberg bis 1942 als Filialapotheke.[291] Dann informierte August Eberhard ihn, dass durch den Mangel an Apothekern und den zurückgehenden Umsatz der Filialapotheke „die weitere Fortführung durch einen bestallten Apotheker nicht mehr verantwortet werden kann."[292] Das Gesundheitsamt in Friedberg teilte diese Ansicht. Die Versorgung der Einwohner in Rockenberg mit Arzneimitteln übernahm bis zur Wiedereröffnung der Filialapotheke 1945 ein Botendienst.[293]

---

[285] Vgl. HStAD G 15 Friedberg Nr. P 172. Vertrag zwischen dem Gemeindevorstand zu Rockenberg und der Apothekerwitwe Auguste Speth vom 26.01.1928; sowie HStAM 901 Nr. 95. Heiratsurkunde.

[286] Vgl. HStAD G 15 Friedberg Nr. P 172. Mitteilung des Hessischen Ministerium des Innern über die Apotheke in Rockenberg an das Kreisamt Friedberg vom 19.10.1931; sowie HStAD G 15 Friedberg Nr. P 172. Antwortschreiben an das Hessische Ministerium des Innern vom 25.11.1931.

[287] Vgl. HStAD G 15 Friedberg Nr. P 172. Abschrift der Verhandlungen im Rathaus in Rockenberg am 07.03.1932 und 22.03.1932.

[288] Vgl. HStAD G 15 Friedberg Nr. P 172. Schreiben des Apothekers Heinz Speth vom 30.03.1932.

[289] HStAD G 15 Friedberg Nr. P 172. Schreiben des Apothekers Heinz Speth vom 30.03.1932.

[290] Vgl. HStAD G 15 Friedberg Nr. P 172. Mitteilung des Hessischen Staatsministeriums an das Kreisamt Friedberg vom 23.12.1933.

[291] Vgl. HStAD G 15 Friedberg Nr. P 172. Schreiben August Eberhards vom 01.04.1942.

[292] HStAD G 15 Friedberg Nr. P 172. Schreiben August Eberhards vom 01.04.1942.

[293] Vgl. HStAD G 15 Friedberg Nr. P 172. Schreiben des Staatlichen Gesundheitsamtes vom 13.04.1942; sowie HStAD G 15 Friedberg Nr. P 172. Mitteilung des Reichsstatthalters in Hessen an Apotheker Franz Hennemann vom 06.02.1945.

8.3.2.5 Maßregelungen

Falls sich ein Apotheker grob fahrlässig verhielt, ergriff Eberhard entsprechende Strafmaßnahmen. Ein Vogelsberger Apotheker hatte fünf Jahre lang seine Schwester ungesetzmäßig in der väterlichen Apotheke angestellt, ohne sie fachlich zu unterrichten oder auf die pharmazeutische Vorprüfung vorzubereiten. Zudem wurde ihm regelmäßig Trunksucht vorgeworfen, sodass Eberhard entschied, ihm die Übernahme der Apotheke zu verwehren und ihm eine zweijährige Bewährungsfrist aufzuerlegen. Die weitere Beschäftigung seiner Schwester wurde wegen Ungesetzlichkeit verboten.[294]

8.3.2.6 Pharmaziehistorische Recherche

Neben all den Verpflichtungen, die wie in der letztgenannten Angelegenheit auch unerfreulich ausfallen konnten, nutzte August Eberhard gleichzeitig seine Stellung, um seinem pharmaziehistorischen Interesse nachzugehen. Im April 1939 wies er beispielsweise den Landrat des Landkreises Dieburg an, Akten aus seinem Dienstbereich über die Apotheken und Apotheker aus der Zeit vor 1832 zur Verfügung zu stellen. Sie sollten zur Vervollständigung einer Geschichte der hessischen Apotheken dienen. Wenig später erstattete der Landrat jedoch Fehlanzeige.[295]

8.3.3 Ende der Regierungstätigkeit

August Eberhards Arbeit als Referent für das Apothekenwesen endete am 15. Mai 1945. Obwohl er kurz darauf die Leitung der Krankenhausapotheke in Gießen übernommen hatte,[296] vertrat er noch im Oktober und November 1945 seinen Nachfolger, den Landesapotheker und Pharmazierat Walter Donat (1882–1960),[297] da dieser verunglückt

294 Vgl. HHStAW 520 / 16 Nr. 1102. Mitteilung der Schreibkraft Elisabeth Schmidt vom 02.09.1946.

295 Vgl. HStAD G 15 Dieburg Nr. P 233. Mitteilung August Eberhards an den Landrat des Landkreises Dieburg vom 19.04.1939; sowie HStAD G 15 Dieburg Nr. P 233. Antwortschreiben des Landrat des Landkreises Dieburg vom 31.05.1939.

296 Vgl. HHStAW 520 / 16 Nr. 1102. Anwaltsschreiben an die Spruchkammer Gießen-Stadt vom 21.08.1946.

297 Vgl. HStAD H 1 Nr. 9221; HStAD S 1 Nr. Nachweis 1. Fallakten Walter Donat; sowie DApo-Bio (1986), Erg.bd. 1, S. 92f.

war und das Amt zunächst nicht ausüben konnte.[298] Diese Vertretungsaufgabe und die Tatsache, dass man sich in den Folgejahren nach wie vor in apothekenrechtlichen Fragen an Eberhard wandte, [299] sprachen für seine Kompetenz und seine bisherige Amtsführung.

8.4 Diskussion

Über August Eberhards Tätigkeit als Regierungsapotheker war bisher nichts bekannt gewesen. Das lag nicht zuletzt an dem Verlust sämtlicher Akten im Ministerium in Darmstadt während des Zweiten Weltkrieges.

Uns ist es dennoch gelungen, seine Aufgaben in der staatlichen Apothekenüberwachung näher zu beleuchten. Nachdem Eberhard 1919 die Nachfolge Georg Heyls (1866–1942) als pharmazeutischer Hochschullehrer in Darmstadt angetreten hatte, übernahm er 1931 auch dessen Amt als Referent für das Apothekenwesen. Wie wir zeigen konnten, trat er damit in die Fußstapfen einiger pharmazeutischer Hochschullehrer, die ebenfalls Regierungsämter bekleidet hatten, wie zum Beispiel Martin Heinrich Klaproth (1743–1817)[300] und Heinrich Wilhelm Wackenroder (1798–1854).[301] Ob dies ganz freiwillig geschah, oder sich Eberhard vielmehr dazu verpflichtet fühlte, ist nicht mehr nachweisbar. Sicher ist aber, dass er dadurch zusätzlich zu seiner Hochschultätigkeit für ein großes Arbeitsgebiet verantwortlich war. Wir konnten die umfangreichen Aufgaben aufzeigen, die sich aus Eberhards Zuständigkeit für über 150 Apotheken ergaben. Besonders in Kriegszeiten erschwerte die eingeschränkte Infrastruktur regelmäßige Apothekenbesuche.

Unsere Arbeit ermöglichte erstmals die Analyse der unterschiedlichen Zuständigkeitsbereiche, die Eberhard in seiner Funktion als staatlich beauftragter Apotheker übernehmen musste. Den Schwerpunkt bildeten zweifelsfrei die Apothekenvisitationen. Die wenigen noch existierenden Visitationsprotokolle gestatteten uns einen Einblick in seine

Nach seinem Pharmaziestudium in Heidelberg übernahm Walter Donat 1910 die Leitung einer Apotheke, die er 1923 erwarb. Neben seiner Tätigkeit als Offizinapotheker und Referent für das Apothekenwesen interessierte er sich für historische Themen, die vor allem seine hessische Heimat und seinen Beruf betrafen.

298 Vgl. UniA DA 103 Nr. 144 / 10. Schreiben August Eberhards an den Regierungspräsidenten in Hessen vom 15.12.1945.

299 Vgl. HHStAW 504 Nr. 11894. Schreiben August Eberhards an den Landesapotheker Donat vom 26.03.1947; HHStAW 520 / 16 Nr. 1102. Anwaltsschreiben an die Spruchkammer Gießen-Stadt vom 21.08.1946; sowie UniA DA 201 Nr. 136. Schreiben August Eberhards an den Hessischen Minister für Erziehung und Volksbildung vom 09.07.1956.

300 Vgl. DApoBio (1975), Bd. 1, S. 322–324; C. Friedrich (2016), S. 3962f.; sowie R. D. Horstmann (2017), S. 138–140

301 Vgl. DApoBio (1978), Bd. 2, S. 717–719; sowie R. D. Horstmann (2017), S. 204–207.

Vorgehensweise bei Apothekenkontrollen. Hierbei konnten wir nachweisen, dass Eberhard seine Arbeit sehr gewissenhaft ausübte, dabei aber – wie es auch Kollegen schon empfohlen hatten[302] – nicht zu kleinlich vorging.

Bei der Besetzung der verschiedenen Apothekerstellen legte er seinen Fokus auf die fachliche Kompetenz des jeweiligen Kollegen, anstelle auf politische oder familiäre Umstände. Letztere hatten in unzähligen anderen Fällen aufgrund der nationalsozialistischen Gesetzgebung vor allem bei jüdischen Apothekern zum Verlust der Existenzgrundlage geführt.[303] Mit seiner ehrlichen und pragmatischen Herangehensweise entsprach Eberhard nicht immer den nationalsozialistischen Forderungen. Sein Beispiel zeigt, dass es sehr wohl möglich war, von staatlichen Richtlinien abzuweichen. Unserer Erkenntnis nach sah Eberhard sich eher als Apotheker denn als Beamter und traf daher Entscheidungen im Sinne der Arzneimittelsicherheit und -versorgung und nicht unbedingt nach politischen Vorgaben. Dabei handelte er im Rahmen seiner Möglichkeiten, mit dem Risiko, Unannehmlichkeiten zu bekommen.

Dass auch die neue Regierung ab 1945 August Eberhards Arbeit schätzte, beweist die Tatsache, dass er trotz Verlusts seiner Stelle als Regierungsapotheker die Geschäfte übergangsweise weiterführte, bis der neue Referent für das Apothekenwesen sein Amt aufnehmen konnte. Er galt weiterhin als angesehener Ratgeber bei apothekenrechtlichen Anfragen, denen er mit seiner ihm eigenen Verbindlichkeit nachkam.[304]

Obgleich Eberhard sein Amt als Pharmaziereferent zuverlässig ausübte und ganz von der Notwendigkeit einer Apothekenüberwachung überzeugt war, lassen unsere Studien den Schluss zu, dass er in seiner Tätigkeit als Regierungsapotheker auch einen Grund für das Ende seiner Laufbahn als pharmazeutischer Hochschullehrer sah. Die enorme Arbeitsüberlastung schränkte seine Forschungstätigkeit stark ein und verhinderte eine weitere Karriere auf pharmazeutisch-wissenschaftlichem Gebiet.[305]

Wie wir zeigen konnten, war er den regionalen Apotheken und Apothekern sehr verbunden. Dies verstärkte wohl sein pharmaziehistorisches Interesse, das besonders in späteren Lebensjahren einen großen Stellenwert einnehmen sollte.

---

[302] Vgl. F. K. RATHMANN (1937), S. 37.

[303] Siehe hierzu F. LEIMKUGEL / W.-D. MÜLLER-JAHNCKE (1999); sowie C. SCHLICK (2008), S. 135–137.

[304] Vgl. HHStAW 504 Nr. 11894. Schreiben August Eberhards an den Landesapotheker Donat vom 26.03.1947; sowie UniA DA 201 Nr. 136. Schreiben August Eberhards an den Hessischen Minister für Erziehung und Volksbildung vom 09.07.1956.

[305] Siehe hierzu Kapitel 7. 6. 6.

9 Eberhards Zeit als Klinikapotheker 1945 bis 1954

Als August Eberhard 1945 aus politischen Gründen den Hochschuldienst verlassen musste und auch sein Amt als Regierungsapotheker verlor, war er gezwungen, sich mit 58 Jahren beruflich neu zu orientieren.

Sein ehemaliger Student, der Hofheimer Apotheker Julius Kraffert, den Eberhard im Juni 1945 traf, beschrieb dessen zwar resignierende, aber gleichzeitig pragmatische Einstellung mit den Worten: „Bei einer Begegnung vor einigen Tagen erklärte mir Eberhard, er sei entlassen und wenn ich ihm eine Stellung besorgen könnte, vom Hausburschen aufwärts, wäre er mir sehr dankbar.“[1]

Den Auftrag der hessischen Regierung, die Klinikapotheke in Gießen als Leiter zu führen,[2] nahm Eberhard daher wenig später zweifellos erleichtert an und übte dieses Amt bis 1954 aus.[3]

9.1 Zur Entstehung von Krankenhausapotheken

Über lange Zeit nahm man an, Krankenhausapotheken wären aus klösterlichen Apotheken bzw. Hospitalapotheken hervorgegangen. Wie inzwischen aber bekannt ist, entstanden Krankenhausapotheken in Europa, wie wir sie heute kennen, erst mit dem Beginn des 19. Jahrhunderts.[4] Die Motivation, Pflegebedürftige in Klöstern oder Hospitälern

---

[1] HHStAW 504 Nr. 11894. Julius Kraffert gegenüber dem Ermittlungsbeamten der Polizei. Abschrift vom 06.07.1945.

[2] Vgl. HHStAW 504 Nr. 11894. Auftrag der Deutschen Regierung des Landes Hessen zur Führung der Apotheke der Universitätskliniken Gießen vom 20.07.1945; sowie HHStAW 504 Nr. 11894. Einverständniserklärung August Eberhards zur Weiterbeschäftigung als Oberapotheker bis 31.03.1954 in Gießen vom 03.09.1953.

[3] Vgl. HHStAW 504 Nr. 11894. Einverständniserklärung August Eberhards zur Weiterbeschäftigung als Oberapotheker bis 31.03.1954 in Gießen vom 03.09.1953.

[4] Vgl. C. Friedrich (2008), S. 3194.
Im arabischen Raum existierten bereits im Mittelalter Hospitalapotheken, so zum Beispiel um 872 in Kairo und 1156 in Damaskus. Ihnen oblag vornehmlich die Versorgung der Kranken im Hospital. Es handelte sich um reine Medizinalapotheken, die im Gegensatz zu den öffentlichen Apotheken (Dakakin al-Sayadilah) keine „Fremdwaren“ wie Gewürze oder Parfum im Sortiment führten;
H. Latsch (2009), S. 13; sowie R. Schmitz (1978), S. 792f.

aufzunehmen, unterschied sich von den Beweggründen, Kranke in Krankenhäusern zu therapieren.

Klöster richteten meist abgetrennte Bereiche ein, um erkrankte Klosterbewohner zu behandeln oder zu pflegen (Infirmarien). Mit der Zeit dehnte sich die Fürsorge auf Pilger oder andere Fremde aus.[5] Beides geschah auf Basis des christlichen Gebots der Nächstenliebe. Eine Bereicherung an Kranken oder Hilfsbedürftigen war unzulässig.[6]

Mit dem Beginn der Neuzeit und dem Emporstreben des Bürgertums entstanden in größeren Städten sogenannte Hospitäler (lat. hospes, Gast), die häufig auf eine an die Stadt übertragende Stiftung wohlhabender Bürger zurückzuführen waren.[7] Ebenfalls geprägt durch eine christliche Wertevorstellung, gaben sie so die Verantwortung zur Fürsorge für Arme und Kranke an die Stadt, d. h. an die Allgemeinheit ab.[8]

Eine der ersten Hospitalapotheken entstand 1498 mit dem Heilig-Geist-Spital in Nürnberg, verwaltet von einem Provisor, der einem Spitalarzt untergeordnet war.[9] Die Stadt geriet während des Dreißigjährigen Krieges in eine finanzielle Notlage und entschied sich, die Apotheke an den seinerzeit tätigen Provisor zu verkaufen und damit zu privatisieren.[10] Der Apothekenvorstand der nunmehr öffentlich geführten Apotheke war durch einen Eid verpflichtet, das Heilig-Geist-Spital mit Arzneimitteln zu beliefern.[11] Eine hospitaleigene Apotheke konnte in Nürnberg erst 1897 wieder eingerichtet werden.[12]

Es kam vor, dass Hospitalapotheken nicht nur das eigene Haus mit Medikamenten versorgten, sondern ihren Lieferbereich auch auf andere Spitäler oder Klöster ausdehnten, wie beispielsweise die schon bei Baubeginn eingeplante Apotheke des 1580 gestifteten Julius-Spitals in Würzburg.[13]

Das Beispiel der Spital-Apotheke in Würzburg verdeutlicht zwei von insgesamt vier möglichen Wegen der Arzneimittelversorgung im Hospital bzw. Krankenhaus:[14] Die Medikamente kamen entweder aus der hauseigenen Apotheke oder wurden von einer anderen Apotheke geliefert. Dies konnte auch eine öffentliche Apotheke aus dem Ort sein. Im „Belieferungsmodell" gab es in der Klinik weder pharmazeutisches Fachpersonal noch fand eine Bevorratung mit Medikamenten statt. Eine weitere Möglichkeit der Arzneimittelbereitstellung war die Einrichtung einer Dispensieranstalt. Hier wurden die gekauften Rohstoffe und Medikamente für die gesamte Einrichtung in eigens vorgesehenen Räumlichkeiten zentral gelagert und gegebenenfalls weiterverarbeitet. Die Leitung übernahm

[5] Vgl. A. HELMSTÄDTER (1995/a), S. 1475.
[6] Vgl. H. LATSCH (2009), S. 13; sowie R. SCHMITZ (1978), S. 793.
[7] Vgl. A. HELMSTÄDTER (1995/a), S. 1475; sowie H. LATSCH (2009), S. 14.
[8] Vgl. R. SCHMITZ (1978), S. 793.
[9] Vgl. P. BRAUN (2000), S. 313; sowie H. LATSCH (2009), S. 15.
[10] Vgl. A. HELMSTÄDTER (1995/a), S. 1478.
[11] Vgl. H. LATSCH (2009), S. 15.
[12] Vgl. A. HELMSTÄDTER (1995/a), S. 1478.
[13] Vgl. P. BRAUN (2000), S. 316f.; C. FRIEDRICH / W.-D. MÜLLER-JAHNCKE (2005), S. 165f.; sowie H. LATSCH (2009), S. 15.
[14] Siehe hierzu H. LATSCH (2009), S. 17–21.

kein approbierter Apotheker, sondern meist eine besonders ausgebildete Krankenschwester. Der vierte Weg der Arzneimittelversorgung war die Etablierung einer sogenannten Filialapotheke. Eine öffentliche Lieferapotheke pachtete Räumlichkeiten in der Klinik und stellte einen Apotheker an, um die Arbeiten in der Filialapotheke zu überwachen. Berühmtes Beispiel war hier die Apotheke der Berliner Charité, die bis 1824 von einem Provisor geleitet wurde, der der Berliner Hofapotheke unterstand. Von dort bezog man auch die meisten Arzneimittel.[15]

Die Versorgung des Hospitals mit Arzneimitteln aus der eigenen Hospitalapotheke erwies sich bald als besonders wirtschaftlich. Mit der Zeit ging die Apothekenleitung in die Hände eines Apothekers über, nachdem ursprünglich ausschließlich Spitalärzte die Verantwortung getragen hatten.[16]

Die Aufgaben eines Hospitalapothekers unterschieden sich zunächst kaum von denen eines Apothekers in einer öffentlichen Apotheke. Dies änderte sich erst mit der Gründung größerer Krankenanstalten im 19. Jahrhundert, den Krankenhäusern im heutigen Sinn. Hatte im Kloster bzw. im Hospital der caritative Gedanke überwogen, so rückte allmählich der ökonomische Faktor in den Vordergrund.[17] Ein größeres Krankenhaus, das bestehen wollte, musste rentabel sein. Dies schloss selbstverständlich die wirtschaftlich sinnvolle Bereitstellung von Arzneimitteln und Verbandstoffen ein, was nicht zuletzt besondere Fähigkeiten des Krankenhausapothekers erforderte.[18] Er hatte mit den gestiegenen Anforderungen der Behandlung im Krankenhaus „medizinische, pharmazeutische und ökonomische Kriterien“[19] zu verbinden.

Ein weiteres Novum in den Krankenhäusern des 19. Jahrhunderts war ihre durch die Zeit der Aufklärung und dem Voranschreiten der Wissenschaft veränderte Ausrichtung. Während in Klöstern und Hospitälern die Aufnahme und Pflege der Armen und Hilfsbedürftigen an erster Stelle gestanden hatte, dominierte nunmehr das Streben nach einer medizinischen Heilbehandlung.[20]

---

[15] Vgl. A. HELMSTÄDTER (1995/a), S. 1475f.
[16] Vgl. H. LATSCH (2009), S. 15.
[17] Siehe hierzu R. SCHMITZ (1978), S. 793f.
[18] Vgl. H. KAISER (1930), S. 151; sowie R. SCHMITZ (1978), S. 793f.
[19] P. BRAUN (2000), S. 311.
[20] Vgl. P. BRAUN (2000), S. 308; A. HELMSTÄDTER (1995/a), S. 1479; sowie D. JETTER (1977), S. 1.

9.1.1 Gründe für die Etablierung von Krankenhausapotheken

Mit der Einrichtung von Krankenhausapotheken waren erhebliche Vorteile verbunden.[21] Die hauseigene Arzneimittelversorgung gewährleistete eine gewisse Autarkie[22] und verhinderte beispielsweise die Abhängigkeit von öffentlichen Lieferapotheken, deren Rabatte sehr unterschiedlich ausfallen konnten und häufig langwierige Verhandlungen erforderten.[23]

Die Kostensenkung durch eine eigene Arzneimittelherstellung in größerem Maßstab verbesserte die Wirtschaftlichkeit der Krankenhausapotheke.[24] Nicht unwichtig war in diesem Zusammenhang die Zahl der Patienten, die im Krankenhaus versorgt werden mussten. Vor dem Ersten Weltkrieg genügte eine Bettenanzahl von mindestens 250, um die Einrichtung einer Krankenhausapotheke als rentabel anzusehen. Nach dem Krieg musste diese Zahl aus wirtschaftlichen Gründen auf 400 bis 500 Betten erhöht werden.[25] Das hatte zur Folge, dass fast nur größere Krankenanstalten über eine eigene Apotheke verfügten.[26] Ökonomisch besonders vorteilhaft war die Versorgung mehrerer Krankenhäuser durch eine Krankenhausapotheke,[27] wie dies schon früh die Apotheke des Julius-Spitals in Würzburg praktizierte.[28]

Einsparungen erhoffte man sich von sogenannten Hausarzneibüchern bzw. Arzneimittellisten, deren Vorläufer die Armen-Pharmakopöen – mit Richtlinien für die staatliche Fürsorge der Bevölkerung – gewesen waren.[29] Neben den ökonomischen Gründen für ein Hausarzneibuch stieg bei dessen Verwendung auch die Therapiesicherheit, da die zur Verfügung stehenden Arzneimittel begrenzt waren. Gleichzeitig konnten auf Basis des Hausarzneibuches die Abläufe zwischen den Ärzten innerhalb der Abteilungen und der Krankenhausapotheke optimiert werden.[30]

Schon 1858 hatten sich im „Allgemeinen Krankenhaus Hamburg" Ärzte und Apotheker auf bestimmte Arzneimittel geeinigt, die bei der Therapie ausschließlich berücksichtigt werden sollten.[31] Abweichungen von diesen Vorgaben musste der jeweilige Oberarzt genehmigen. Ähnliche Listen bzw. Rezeptformelbücher entstanden 1893 in Leipzig und

[21] Siehe hierzu P. BRAUN (2000), S. 323f.
[22] Vgl. C. FRIEDRICH / W.-D. MÜLLER-JAHNCKE (2005), S. 705f.
[23] Vgl. A. HELMSTÄDTER (1995/a), S. 1478.
Die Bayerische Arzneitaxe von 1842 legte bei der Belieferung von Hospitälern durch öffentliche Apotheken einen Maximalrabatt von zehn Prozent fest. Davor waren über 30 Prozent Nachlass üblich gewesen.
[24] Vgl. C. FRIEDRICH / W.-D. MÜLLER-JAHNCKE (2005), S. 706.
[25] Vgl. H. KAISER (1930), S. 151f.
[26] Vgl. E. LAVES (1902), S. 831.
[27] Vgl. H. KAISER (1930), S. 152.
[28] Vgl. H. LATSCH (2009), S. 15.
[29] Vgl. A. HELMSTÄDTER (1995/a), S. 1479f.
[30] Vgl. P. BRAUN (2000), S. 371.
[31] Siehe hierzu G. GLEICHE (1998), S. 85–87.

1932 an der Charité in Berlin.[32] Erst mit dem steigenden Erwerb industriell hergestellter Arzneimittel lösten später wieder Rabatte bei Großabnahmen die Einsparmöglichkeiten durch selbst hergestellte Präparate ab.[33]

Weiterhin wirkte sich die räumliche Nähe zwischen Apotheke und Stationen positiv auf die Versorgung der Patienten und die Kommunikation zwischen Pharmazeuten und Ärzten aus. Eine Behandlung konnte unter Umständen schneller und auch individueller erfolgen, da die Lieferzeiten von Arzneimitteln flexibel waren. Der Wegfall langer Transportwege[34] bedingte zudem eine bessere Arzneimittelqualität. Dabei waren die gesetzlichen Anforderungen an die Ausstattung der Krankenhausapotheke in der Regel weniger streng als für die Einrichtung einer öffentlichen Apotheke. In § 47 der preußischen „Vorschriften über Einrichtung und Betrieb der Apotheken, Zweig-(Filial-) Apotheken, Krankenhausapotheken (Dispensieranstalten) und ärztlichen Hausapotheken“ hieß es 1893 hierzu lediglich: „Für eine [...] Krankenhausapotheke genügt eine vorschriftsmässig, entsprechend den örtlichen Verhältnissen eingerichtete Offizin mit einem Vorrathsraume, in welchem auch kleinere Arbeiten vorgenommen werden können.“[35] Nicht zwingend vorgeschrieben waren eine Material- und Kräuterkammer, ein Arzneikeller bzw. Laboratorium oder eine Stoßkammer.[36] Ob diese reduzierten Anforderungen an die Apothekenräumlichkeiten im Krankenhaus als zweckmäßig angesehen werden konnten, bleibt fraglich, allerdings stellten die bescheidenen Raumansprüche auch keinen großen Hinderungsgrund dar, eine Apotheke einzurichten. Dennoch gab es bis 1900 trotz aller Vorteile einer hauseigenen Apotheke nach wie vor zahlreiche Krankenhäuser, die nur eine Dispensieranstalt besaßen bzw. von öffentlichen Apotheken beliefert wurden.[37]

9.1.2 Erste Krankenhausapotheken in Deutschland

Als erste allgemeine Krankenanstalt in Deutschland gilt das 1789 in Bamberg eröffnete Krankenhaus. Nachdem zuvor das Wiener Krankenhaus nicht wie geplant einen Neubau, sondern das ehemalige Armenhaus bezogen hatte, konnten in Bamberg die Wiener Entwürfe für die Errichtung des Krankenhauses umgesetzt werden.[38] Obwohl hier bereits der Bau einer Apotheke berücksichtigt wurde,[39] erfolgte die Belieferung mit

[32] Vgl. A. HELMSTÄDTER (1995/a), S. 1479f.
[33] Vgl. C. FRIEDRICH / W.-D. MÜLLER-JAHNCKE (2005), S. 706.
[34] Vgl. C. FRIEDRICH / W.-D. MÜLLER-JAHNCKE (2005), S. 708; sowie A. HELMSTÄDTER (1995/a), S. 1479.
[35] J. R. BOSSE (1894), S. 21.
[36] Vgl. A. HELMSTÄDTER (1995/a), S. 1479.
[37] Vgl. C. FRIEDRICH / W.-D. MÜLLER-JAHNCKE (2005), S. 706.
[38] Vgl. H. LATSCH (2009), S. 16.
[39] Vgl. H. BECKER (1977), S. 17f.

Arzneimitteln zunächst durch die öffentlichen Apotheken Bambergs. Erst 1798 übernahm ein Provisor in der eigenen Krankenhausapotheke die Geschäfte, die allerdings schon vier Jahre später wieder eingestellt werden mussten. In Ermangelung eines neuen Provisors verpflichtete sich bis auf Weiteres die Bamberger Stadtapotheke zur Arzneimittelversorgung und zur Bereitstellung eines Apothekers für täglich anfallende Arbeiten.[40]

In München entstand von 1809 bis 1813 aus ehemals ordensgeführten Einrichtungen das öffentliche „Allgemeine Krankenhaus",[41] das sich zur Aufgabe gemacht hatte, Patienten, die „nicht an unheilbaren und sehr langwierigen körperlichen Krankheiten"[42] litten, zu behandeln. Konzipiert war das Krankenhaus für 700 bis 800 Kranke und berücksichtigte dabei neben der zweckmäßigen Anordnung der unterschiedlichen Bereiche wie Operationssaal, Apotheke mit Laboratorium und Kräutergarten, vor allem schon Anforderungen an Belüftung, Heizung und Hygiene.[43] Dieser umsichtigen Planung und dem Können des ersten Apothekenleiters Johann Andreas Buchner (1783–1852)[44] war es zu verdanken, dass sich die Apotheke des „Allgemeinen Krankenhauses München" eines guten Rufs erfreute.[45] Buchner war sogar bemüht gewesen, die wirtschaftlichen Verhältnisse der Krankenhausapotheke zu verbessern. Hierzu formulierte er bereits 1813 den Plan[46] „Entwurf der vorteilhaften Einrichtung der Zentral Kranken Anstalts Apotheke alhier"[47]. Darin schlug er u. a. vor, von der Apotheke hergestellte Arzneimittel an andere Apotheken in der Stadt zu liefern[48] und untermauerte dies mit Berechnungen zur angespannten finanziellen Lage der Krankenhausapotheke.[49] Der Antrieb für seine Ausführungen bestand sicherlich zum einen in Buchners wissenschaftlichen Ambitionen, die ihn eine verbesserte Arzneimittelqualität in den Apotheken wünschen ließen, zum anderen strebte er eine Autonomie und damit wirtschaftliche Absicherung der Klinikapotheke an.[50] Dass

---

Becker beschreibt die Apotheke wie folgt:

> „Der Grundriß des Erdgeschosses zeigte eine relativ kleine Apotheke, die aus zwei Räumen bestand. Sie hatte nur ein Fenster und war nicht größer als ein Krankenzimmer mit fünf Betten. Ihre Ausdehnung betrug etwa 12 Schuh [1 Schuh = ca. 30 cm] in der Breite und 35 Schuh in der Länge. Sie kann wohl besser als eine Apothekenkammer bezeichnet werden."

[40] Vgl. H. LATSCH (2009), S. 16.

[41] Siehe hierzu H. BECKER (1977), S. 34, S. 42 und S. 59–61; sowie H. LATSCH (2009), S. 16.

[42] H. BECKER (1977), S. 60.

[43] Vgl. H. BECKER (1977), S. 60.

[44] Siehe hierzu C. FRIEDRICH (2008), S. 3195; sowie M. SPRINGER (1978).
Buchner wurde als besonders geeignet angesehen, die Leitung der Münchner Krankenhausapotheke zu übernehmen. Er hatte im Gegensatz zu seinen eher handwerklich ausgebildeten Kollegen ein Studium am Privatinstitut von Johann Bartholomäus Trommsdorff (1770–1837) in Erfurt absolviert und war damit außerordentlich qualifiziert.

[45] Vgl. H. BECKER (1977), S. 42; sowie A. HELMSTÄDTER (1995/a), S. 1478.

[46] Siehe hierzu H. BECKER (1977), S. 61–72.

[47] H. BECKER (1977), S. 61.

[48] Vgl. H. BECKER (1977), S. 62.

[49] Vgl. H. BECKER (1977), S. 64.

[50] Vgl. H. BECKER (1977), S. 70; sowie C. FRIEDRICH (2008), S. 3195.

dies zu erheblicher Kritik unter den niedergelassenen Apothekern führte und auch Fabrikanten und Materialienhändler eine zusätzliche Konkurrenz fürchteten, ist naheliegend. Die Regierung lehnte den Plan Buchners daher schließlich ab.[51]

In den Folgejahren wurden überall in Deutschland weitere Krankenhausapotheken gegründet, die meisten davon allerdings erst in der letzten Hälfte des 19. Jahrhunderts, so zum Beispiel in Stuttgart (1874), Heidelberg (1876), Magdeburg (1894) und Frankfurt (1899).[52]

9.1.3 Aufgaben einer Krankenhausapotheke

Zu Beginn des 20. Jahrhunderts gab es drei Hauptaufgaben, denen sich die Krankenhausapotheke widmete: An erster Stelle stand die Arzneimittelversorgung, gefolgt von klinisch-chemischen Analysen und lebensmittelchemischen Untersuchungen.[53] In den Bereich der Arzneimittelbereitstellung gehörte die wirtschaftliche Beschaffung von Medikamenten und Rohstoffen, deren Verarbeitung (Rezeptur und Defektur), Prüfung, Lagerung und Verteilung.[54] Die zu dieser Zeit innerhalb Deutschlands nur etwa 20 existierenden Krankenhausapotheken[55] waren vor allem in größeren Kliniken angesiedelt, die die Vorzüge einer schnellen, sicheren und preiswerten Arzneimittellieferung durch eine eigene Apotheke zu schätzen wussten.[56]

Wenn die Krankenhausapotheke einer Universität angeschlossen war, also gleichzeitig als Universitätsapotheke diente, so band man sie mit steigender Bedeutung der Chemie für den medizinischen Beruf in die Ausbildung der angehenden Ärzte und Apotheker mit ein.[57]

Die Gesamtkosten der Krankenhausapotheke beliefen sich auf 11.000 Taler. Buchner hoffte, diese mit dem zentralen Verkauf von Arzneimitteln an andere Apotheken zu erwirtschaften.

[51] Vgl. H. BECKER (1977), S. 70f.; sowie C. FRIEDRICH (2008), S. 3195.

[52] Vgl. Vgl. C. FRIEDRICH / W.-D. MÜLLER-JAHNCKE (2005), S. 706; sowie A. HELMSTÄDTER (1995/a), S. 1478.

[53] Vgl. A. HELMSTÄDTER (1995/b), S. 217; E. LAVES (1902), S. 831f.; sowie C. STICH (1902), S. 781.

[54] Vgl. G. SCHRAMM (1987), S. 287.

[55] Vgl. A. HELMSTÄDTER (1995/b), S. 217.

[56] Vgl. E. LAVES (1902), S. 831.

[57] Vgl. C. FRIEDRICH (1988), S. 428.
Man unterschied drei verschiedene Arten von Universitätsapotheken, die mitunter ineinander übergehen konnten. Entweder diente die Apotheke tatsächlich der Versorgung der Universitätsklinik oder sie befand sich nur in deren räumlicher Nähe, ohne in die universitären Abläufe eingebunden zu sein. Die dritte Möglichkeit bezog sich auf die Aufgabe des Apothekers, Studenten zu unterrichten;
sowie C. FRIEDRICH (1992), S. 542.

Hatte die eigene Arzneimittelherstellung ursprünglich einen sehr hohen und vor allem geschätzten Stellenwert eingenommen, wurde dieser Platz mehr und mehr von Fertigarzneimitteln aus pharmazeutischen Fabriken abgelöst. Dies führte nicht selten dazu, dass das Labor in Krankenhausapotheken einen kleineren Raum bezog bzw. im Keller untergebracht wurde. Durch diese Entwicklung drohte den Pharmazeuten im Krankenhaus ein Verlust ihrer Wichtigkeit und Wertschätzung.[58] Um dem entgegenzuwirken, bemühten sich die Krankenhausapotheker um 1900, ihre analytischen Dienstleistungen auszubauen, die ihnen vor allem in größeren Krankenhäusern eine moderne Labortechnik ermöglichte. Dazu gehörte sowohl die Analyse selbst hergestellter oder erworbener Arzneimittel als auch die von Giften und sogenannten Geheimmitteln, was nicht selten eine forensische Seite beinhaltete.[59] Außerdem erfolgten Untersuchungen von Nahrungsmitteln und von Körperflüssigkeiten u. a. mit Bestimmungen von Harnsäure oder Stickstoff.[60] Obwohl mehrfach auf die logistischen und wirtschaftlichen Vorteile verwiesen wurde, die ein analytischer Schwerpunkt innerhalb der Krankenhausapotheke mit sich bringen würde, übernahmen ab den 1930er-Jahren häufig Ärzte dieses Aufgabenfeld.[61] Vergeblich hatten Vertreter der Krankenhauspharmazie versucht, die Zweckmäßigkeit einer diesbezüglichen Zusammenarbeit zwischen Arzt und Apotheker nachzuweisen.[62] Damit schwand auch die Hoffnung, über Tätigkeiten im chemischen Labor die Verluste auszugleichen, die der immer größer werdende Anteil an Spezialitäten (Fertigarzneimitteln) und damit der Wegfall an Rezeptur und Defektur mit sich brachte.[63]

Seit ungefähr der gleichen Zeit war es dem Apothekenleiter in der Krankenanstalt erlaubt, einen Apothekerpraktikanten für den Zeitraum von einem Jahr auszubilden. Die Stelle im Krankenhaus bot dem angehenden Apotheker die Möglichkeit, Erfahrungen auf dem Gebiet der Rezeptur und Defektur zu sammeln. Außerdem standen ihm im Labor meist modernste technische Geräte zur Verfügung.[64]

Der Krankenhausapotheker galt in der Regel innerhalb der „Klinikgemeinde" lange Zeit als einziger „chemisch vorgebildeter" Mitarbeiter.[65] Daher übertrug man ihm mitunter sämtliche Arbeiten, die im weitesten Sinne mit Chemie zu tun hatten. Hierzu zählte auch die Kontrolle der Lieferverträge für Nahrungsmittel und Gebrauchsgegenstände sowie deren Begutachtung. Da das Krankenhaus als Betrieb in der Regel große Mengen bezog, bestand die Gefahr des Erwerbs gefälschter oder minderwertiger Ware. Der Apotheker musste neben diversen Lebensmitteln (Milch, Butter, Konserven, Fleisch) auch den Zustand von Waschpulver, Kohle, Leinen, Lösungen für das Röntgen oder Nährböden für bakteriologische Untersuchungen überprüfen.[66] In Heidelberg trug der Apotheker

---

58 Vgl. E. LAVES (1902), S. 831.
59 Vgl. C. STICH (1902), S. 781.
60 Vgl. E. LAVES (1902), S. 832.
61 Vgl. A. HELMSTÄDTER (1995/a), S. 1480–1482.
62 Vgl. P. FISCHER (1926), S. 487.
63 Vgl. P. FISCHER (1928), S. 621.
64 Vgl. H. KAISER (1930), S. 155.
65 Vgl. E. LAVES (1902), S. 831.
66 Vgl. H. KAISER (1930), S. 155; sowie E. LAVES (1902), S. 831f.

sogar „für die Instandhaltung der elektrischen Batterien für die Telegraphenleitung des academischen Krankenhauses“[67] die Verantwortung. Als besonderer Beitrag zur Wirtschaftlichkeit galt außerdem die Herstellung von Mineralwässer, deren Verbrauch im Krankenhaus meist sehr hoch war. Auch diese Tätigkeit übernahmen Apotheker.[68]

Bei der Untersuchung der Aufgaben eines Krankenhausapothekers muss explizit auf die Verantwortlichkeiten hingewiesen werden. Für den Einkauf von Arzneimitteln oder anderen Gütern hatte sich der Apotheker in den meisten Fällen die Genehmigung des Direktors zu holen. Er zeichnete damit nur für die Rechtzeitigkeit der Bestellung verantwortlich, nicht aber für deren Wirtschaftlichkeit. Ausnahmen bildeten Krankenhäuser in Hannover und Frankfurt, in denen dem Apotheker ein gewisses Budget zugestanden wurde, das ihm in diesem Rahmen das eigene Disponieren erlaubte.[69]

Grundsätzlich erließ die Krankenhausleitung sogenannte Dienstanweisungen, die Angaben zu den Rechten und Pflichten eines Krankenhausapothekers enthielten.[70] Seine wenigen Rechte bezogen sich auf seine Position als Apothekenleiter und Vorgesetzter des übrigen pharmazeutischen Personals. In Einzelfällen konnte er bei der Einstellung oder Entlassung von Apothekergehilfen mitentscheiden.[71]

Wie bereits angedeutet, überwogen aber die verpflichtenden Bestimmungen deutlich.[72] So durfte eine Arzneimittelanfertigung nur auf Verschreibung des Arztes erfolgen, dieser bestimmte auch den Umfang medizinisch-chemischer Untersuchungen. Neben der üblichen staatlichen Revisionspflicht galten nicht selten regionale Zusatzbestimmungen. In der Charité hatte beispielsweise eine monatliche Inventur wichtiger Arzneimittel zu erfolgen, um das Ergebnis dem Polizeipräsidium mitzuteilen.[73]

Daneben sollte der Apothekenvorstand regelmäßig in Begleitung eines Arztes die Arzneimittelvorräte auf den Stationen überprüfen, um verdorbene Medikamente auszusortieren bzw. nicht genutzte Präparate anderen Abteilungen zukommen zu lassen.[74]

Die administrativen Aufgaben des Krankenhausapothekers – genaue Buchführung über Inventar, Verbrauch, Abrechnungen, aber auch das Führen eines Laborjournals und Giftbuchs – bildeten die Grundlage für eine Verbrauchsanalyse und sollten so eine wirtschaftliche Betriebsführung sichern.[75] Wenn beispielsweise alle Rezepturen nach dem

---

[67] A. HELMSTÄDTER (1995/b), S. 219.

[68] Vgl. P. BRAUN (2000), S. 382f.
Als erster Fabrikant eines künstlich hergestellten Mineralwassers gilt der Arzt und Apotheker Friedrich Adolph August Struve (1781–1840). Seine in Dresden gegründete Mineralwasserfabrik gab für viele Apotheker den Anstoß, ebenfalls Mineralwasser im Nebengeschäft zu produzieren. Besonders die Charité in Berlin wie auch das Krankenhaus St. Georg in Leipzig verzeichnete durch die Mineralwassereigenproduktion erhebliche Einsparungen;
sowie H. KAISER (1930), S. 154.

[69] Vgl. A. HELMSTÄDTER (1995/b), S. 218.

[70] Vgl. A. HELMSTÄDTER (1995/b), S. 217.

[71] Vgl. A. HELMSTÄDTER (1995/b), S. 219.

[72] Siehe hierzu A. HELMSTÄDTER (1995/b), S. 217–219.

[73] Vgl. A. HELMSTÄDTER (1995/b), S. 217f.

[74] Vgl. H. KAISER (1930), S. 157.

[75] Vgl. A. HELMSTÄDTER (1995/b), S. 218f.

gleichen einheitlichen Schema taxiert wurden, erhöhte das die Vergleichbarkeit und ermöglichte nach einer Gegenüberstellung von Gesamtumsatz und Ausgaben eine Aussage zur Rentabilität.[76] Des Weiteren bot sich das Anlegen einer Kartei über die Einkäufe an, die die Mengen und die jeweilig gezahlten Preise festhielt. Damit schuf man eine sinnvolle Basis für mögliche Rabattverhandlungen.[77] Eine sorgfältige Buchführung erlaubte dem Apotheker zudem, jederzeit einen Tätigkeitsbericht verfassen zu können.[78]

Schlussendlich verlangte man von dem Krankenhausapotheker eine fachlich einwandfreie Ausübung seiner Arbeit unter Berücksichtigung aller gesetzlichen Bestimmungen. Er unterstand dabei der Anordnung durch Ärzte[79] – eine echte Zusammenarbeit zwischen beiden Professionen entwickelte sich erst langsam.[80] Im Idealfall trug der Apotheker mit Schulungen über pharmazeutische Zusammenhänge zur Weiterbildung der Mediziner bei.[81] Von einem wirklich eigenverantwortlichen Arbeiten konnte allerdings in der Krankenhausapotheke zu Beginn des 20. Jahrhunderts noch nicht gesprochen werden.

9.1.4 Ausstattung einer Krankenhausapotheke

Die preußische Verordnung mit „Vorschriften über Einrichtung und Betrieb der Apotheken, Zweig-(Filial-) Apotheken, Krankenhausapotheken (Dispensieranstalten) und ärztlichen Hausapotheken“ von 1893 verlangte für das Betreiben einer Krankenhausapotheke lediglich eine Offizin und einen Vorratsraum, in dem auch kleinere Arbeiten verrichtet werden konnten.[82] Daran änderte sich auch 1902 nichts, als eine Apothekenbetriebsordnung erlassen wurde, die die gleichen räumlichen Voraussetzungen für eine Klinikapotheke festlegte.[83]

Der Krankenhausapotheker Hans Kaiser (1890–1977) vertrat 1930 in seinem Aufsatz „Die Krankenhausapotheke“[84] jedoch eine andere Meinung.[85] Grundsätzlich hätte sich die Ausstattung und das Ausmaß der Räume nach den Bedürfnissen des Krankenhauses zu richten.[86] In Kliniken brauchte man meist größere Gebinde und Standgefäße. Das sollte

76 Vgl. H. KAISER (1930), S. 156.
77 Vgl. H. KAISER (1930), S. 157.
78 Vgl. H. KAISER (1930), S. 158.
79 Vgl. A. HELMSTÄDTER (1995/b), S. 218f.
80 Vgl. P. BRAUN (2000), S. 323.
81 Vgl. C. STICH (1902), S. 781.
82 Vgl. J. R. BOSSE (1894), S. 21; sowie A. HELMSTÄDTER (1995/a), S. 1479.
83 Vgl. C. v. STUDT (1902), S. 195.
84 H. KAISER (1930), S. 150.
85 Siehe hierzu H. KAISER (1930), S. 150–166.
86 Vgl. H. KAISER (1930), S. 158.

bei der Raumauswahl berücksichtigt werden. Um die Kranken auch längerfristig optimal versorgen zu können, erschienen zukünftige Erweiterungsmöglichkeiten sinnvoll.[87]

Neben den gesetzlich geforderten Räumen für die Offizin und die Vorräte riet Kaiser unter anderem zur Einrichtung[88]

- eines Untersuchungslaboratoriums mit Gas-, Wasser- und elektrischen Leitungen und verschiedenen Apparaten wie z. B. Spektroskop, Polarisationsgerät und Zentrifuge
- eines Pharmazeutischen Laboratoriums mit Destillationsmöglichkeit, Vakuumapparat, Autoklav, Trockenschrank, Dreiwalzenstuhl u. s. w.
- eines Dienstzimmers, evtl. mit Vorzimmer für eine Sekretärin und Literatur
- eines Aufenthaltsraums für die Mitarbeiter
- gesonderter Räume für die Mineralwasserfabrikation, die Tablettenmaschine, die Pulvermischmaschine oder die Gewürzmühle (Maschinenraum)
- eines Spülraums, evtl. mit Flaschenspülmaschine
- einer Dunkelkammer, falls fotografische Arbeiten ausgeführt wurden
- eines feuerfesten Kellers zur Aufbewahrung von Benzin und Äther.

Kaiser empfahl ferner Wohnräume für den Apotheker im Gebäude der Krankenhausapotheke. Obwohl die Öffnungszeiten im Allgemeinen von 8 bis 12 Uhr und von 14 bis 18 Uhr täglich acht Stunden betrugen, war die Erreichbarkeit des Apothekers in Notfällen wichtig. Nachts wurden dessen Dienste in der Regel nicht benötigt, da die einzelnen Abteilungen über einen entsprechenden Arzneimittelvorrat verfügten. Für den Sonntagsdienst sollte eine Stunde am Vormittag ausreichen.[89]

Abschließend verwies Kaiser darauf, dass eine Krankenhausapotheke auch immer eine Forschungseinrichtung sein sollte. Ergaben sich bei der praktischen Labortätigkeit neue Erkenntnisse oder Vorschläge für Verbesserungen, profitierten davon mitunter auch andere wissenschaftliche Institutionen. Daher befürwortete er in jedem Fall eine gute apparative Ausrüstung sowie eine zeitgemäße Bibliothek.[90]

---

[87] Vgl. H. KAISER (1930), S. 162.
[88] Siehe hierzu H. KAISER (1930), S. 158–164.
[89] Vgl. H. KAISER (1930), S. 164f.
[90] Vgl. H. KAISER (1930), S. 165f.

9.1.5 Qualifikation eines Krankenhausapothekers

Aus den Aufgaben einer Krankenhausapotheke ergaben sich Anforderungen, die an einen Klinikapotheker gestellt wurden. Neben dem abgeschlossenen Pharmaziestudium hatten vor allem die meisten Apothekenleiter einer Krankenhausapotheke auch das Examen als Lebensmittelchemiker abgelegt.[91] Hierzu bemerkte der Leipziger Krankenhausapotheker Conrad Stich (1864–1953) in seinem Jahresbericht 1902: „Selbstverständlich gehört zur Leitung dieser Betriebe eine weitergehende Ausbildung als die üblich pharmazeutische. [...] Der Studiengang der Nahrungsmittelchemiker dürfte die geeignete Vorbildung für die Vorstände der Krankenhaus-Apotheken sein."[92]

Grundsätzlich war eine hohe wissenschaftliche Ausbildung wünschenswert, um den vielschichtigen Aufgaben in einer Klinikapotheke gewachsen zu sein und eine optimale Krankenversorgung zu gewährleisten. Hier kam den Bewerbern eine vorangegangene Assistenztätigkeit an einer Hochschule besonders zugute.[93] Vermehrt traten zur Abgabe von Arzneimitteln auch analytische Untersuchungen und technische Dienstleistungen hinzu,[94] die entsprechende Kenntnisse und Fertigkeiten erforderten.

Um 1900 herrschte reges Interesse an Stellen des Krankenhausapothekers. Sie bildete eine beliebte „Warteposition", bis eine Konzession zur Führung einer eigenen Apotheke genehmigt wurde.[95] War dies nicht schon von vorneherein die Absicht des jungen Krankenhausapothekers gewesen, so führte in den meisten Fällen das Streben nach mehr Selbständigkeit, Anerkennung und nach einer besseren Bezahlung zum Gesuch für die Leitung einer öffentlichen Apotheke.[96]

Neben einer entsprechenden Aus- und Vorbildung sollten den Krankenhausapotheker bestimmte Charaktereigenschaften auszeichnen. Besonders wichtig waren dabei Sauberkeit und Genauigkeit. Mit penibler Präzision musste die Apotheke streng nach den Gesetzen geführt werden. Es wurde erwartet, dass die Arzneimittelabgabe unverzüglich erfolgte, oder vorher vereinbarte Lieferzeiten eingehalten wurden. Der Apothekenvorstand haftete persönlich für die Qualität der Arzneimittel und sollte für einen dem Verbrauch angemessenen Vorrat sorgen.[97]

Damit unterschied sich die berufliche Verantwortung, die ein Krankenhausapotheker trug, kaum von der des Offizinapothekers, mit einer Ausnahme: Die wirtschaftliche Zuständigkeit lag – wie bereits erwähnt – nicht in seinen Händen, sondern bei der Leitung des Krankenhauses.

---

[91] Vgl. A. HELMSTÄDTER (1995/a), S. 1483.
[92] C. STAIGER / C. FRIEDRICH (2002), S. 231.
[93] Vgl. E. LAVES (1902), S. 831f.
[94] Vgl. C. STAIGER / C. FRIEDRICH (2002), S. 231.
[95] Vgl. E. LAVES (1902), S. 831.
[96] Vgl. A. HELMSTÄDTER (1995/a), S. 1482; sowie E. LAVES (1902), S. 831.
[97] Vgl. A. HELMSTÄDTER (1995/b), S. 218.

9.1.6 Zusammenschluss der Deutschen Krankenhausapotheker

Das Aufgabenfeld eines Klinikapothekers passte sich allmählich immer mehr den Bedürfnissen eines Krankenhauses an. Diese Spezialisierung innerhalb der Pharmazeuten konnte als „Binnenprofessionalisierung der Krankenhausapotheker“[98] bezeichnet werden.

Dass die Klinikapotheker mit der Zeit an beruflichem Selbstbewusstsein dazugewannen, zeigt 1911 der Vorschlag Rudolf Rapps (1866–1941),[99] eine Vereinigung von Anstaltsapothekern als gemeinsame Interessensvertretung zu gründen.[100]

Zuvor hatte Rapp öffentlich vor allem den steigenden Verbrauch von Arzneispezialitäten (Fertigarzneimittel) kritisiert. Diese enthielten seiner Meinung nach häufig gleiche Wirkstoffe oder waren sogar veraltet und wären damit nicht nur teuer, sondern auch zuweilen nutzlos. Wenn gerade der Krankenhausapotheker seiner pharmazeutischen „Urdisziplin“, der Arzneimittelherstellung, nicht mehr nachgehen könnte, drohte ihm, laut Rapp, ein Kompetenzverlust. Daher plädierte er für die Gründung eines Vereins, der sich für die Belange der Klinikapotheker einsetzte.[101]

Seinem Aufruf waren zwölf süddeutsche Krankenhausapothekenleiter gefolgt. So kam es dann auch nicht wie geplant, zu einem gesamtdeutschen Zusammenschluss von Klinikapothekern, sondern zu einer entsprechenden Gruppierung mit regionalem Schwerpunkt im Südwesten des Landes.[102] Zu diesem Beispiel gesellten sich bald weitere Bündnisse in anderen Gegenden Deutschlands. Alle hatten sich in etwa die gleichen Themen und Ziele gesetzt, die auf den regelmäßigen Treffen diskutiert wurden:

- Herstellungsvorschriften für Rezepturen,
- der Bezug preiswerter Fertigarzneimittel,
- die zentrale Herstellung galenischer Präparate,
- die Eigenproduktion von Mineralwässern sowie
- arbeits- und sozialrechtliche Themen.

Über die Beschlüsse, die auf diesen regionalen Treffen erzielt wurden, setzte man in der Regel Rudolf Rapp in Kenntnis, der so als Initiator den Überblick behielt.[103]

[98] R. STEFFENS (1995), S. 82.

[99] Vgl. DApoBio (1978), Bd. 2, S. 513.
Rudolf Rapp, dessen Vater Arzt war, studierte von 1889 bis 1892 Pharmazie in München. Ab 1894 arbeitete er als Assistent am Hygienischen Institut der Universität München. Nach dem Examen als Nahrungsmittelchemiker und der Promotion übernahm er 1899 zunächst die Stelle des Oberapothekers im Krankenhaus München rechts der Isar, um dann von 1910 bis 1930 die Apotheke im Krankenhaus München links der Isar zu leiten.

[100] Vgl. H. LATSCH (2009), S. 33.

[101] Vgl. P. BRAUN (2000), S. 414.

[102] Vgl. H. LATSCH (2009), S. 33f.

[103] Vgl. H. LATSCH (2009), S. 35–37.

Nach wie vor war das Interesse an einer landesweiten Verbindung groß, allerdings scheiterten neue Versuche, einen gesamtdeutschen Verein zu gründen, am Ausbruch des Ersten Weltkriegs.[104]

Erst 1926 gelang es der „Vereinigung der Anstaltsapotheker Sektion Rheinland-Westfalen" sämtliche Krankenhausapotheker Deutschlands zu einer erneuten Zusammenkunft nach Düsseldorf einzuladen.[105] Auf diesem Treffen wurde die Gründung der „Vereinigung Deutscher Anstalts- und Krankenhausapotheker" beschlossen. Bereits im Gründungsjahr traten über 60 % der deutschen Krankenhausapotheker der Vereinigung bei.[106]

Mit der Machtübernahme durch die Nationalsozialisten 1933 löste sich die „Vereinigung Deutscher Anstalts- und Krankenhausapotheker" im Rahmen der Gleichschaltung auf, um erst 1949 als „Arbeitsgemeinschaft Deutscher Krankenhaus Apotheker (ADKA)" wiedergegründet zu werden.[107]

9.2 Geschichte der Universitätsapotheke Gießen

Erst mit der Gründung der Universität 1607 erhielt Gießen seine erste Apotheke.[108] Zuvor war Gießen zu klein und unbedeutend gewesen, als dass sich die Einrichtung einer Apotheke gelohnt hätte. Die Einwohner mussten stattdessen den Weg nach Marburg, Wetzlar oder Friedberg auf sich nehmen, um dringend benötigte Arzneimittel zu beschaffen.[109]

Der Landgraf von Hessen-Darmstadt, Ludwig V. (1577–1626) hatte 1607 das kaiserliche Privileg für die Errichtung einer Universität zu Gießen erwirkt.[110] Diese führte zu einem Anstieg der Bevölkerungszahl und zu einem erheblichen wirtschaftlichen Aufschwung.[111] Bereits 1611 konnte das Universitätsgebäude fertiggestellt werden und bald entsprach das Lehrangebot dem anderer kleinerer bis mittlerer Universitäten Deutschlands. Schon in den Anfangsjahren wurde ein Botanischer Garten und ein Chemisches Labor angelegt. Die früh eingerichtete Universitätsbibliothek wies durch den Ankauf einer Straßburger Büchersammlung sogar mehr Bände auf als die benachbarte Marburger Bibliothek.[112]

---

[104] Vgl. H. LATSCH (2009), S. 38.
[105] Vgl. P. BRAUN (2000), S. 417; sowie H. LATSCH (2009), S. 46.
[106] Vgl. H. LATSCH (2009), S. 46f.
[107] Vgl. P. BRAUN (2000), S. 420 und S. 422f.; sowie H. LATSCH (2009), S. 64f. und S. 74.
[108] Vgl. A. EBERHARD (1951), Nr. 1.
[109] Vgl. C. LIND (1998), S. 22f. und S. 25.
[110] Vgl. P. MORAW (1982), S. 19.
[111] Vgl. C. LIND (1998), S. 22f.
[112] Vgl. P. MORAW (1982), S. 20 und S. 23.

Der Apotheker, der in dem Privileg von 1607 ausdrücklich erwähnt wurde, gehörte der Universität an und genoss wie andere Universitätsmitglieder gewisse Freiheiten und Vorrechte. Dazu zählte vor allem die Befreiung von bürgerlichen Abgaben (Steuern und Zölle) und die juristischen Vorteile als akademisches Mitglied – die Universität verfügte über eine eigene Rechtsprechung.[113]

Dafür verpflichtete sich der Universitätsapotheker durch Eid unter anderem dazu, den Bestimmungen der Universität und der Ärzte zu folgen, die Qualität der Arzneimittel zu gewährleisten und Studenten an der Herstellung von Präparaten zu beteiligen.[114]

August Eberhard schilderte in einem Beitrag über die Geschichte der Gießener Apotheken die Anfangssituation im 17. Jahrhundert folgendermaßen:

> „Erst die Universität gab ihm [dem Apotheker] die Existenzmöglichkeit. Sie gab ihm noch viel mehr: Sie nahm ihn als Beisassen auf und gab ihm damit persönliche und steuerliche Sonderrechte, sie befreite ihn von allen bürgerlichen Lasten und vom Oktroi für Wein und Bier. Erst diese Vergünstigungen sicherten die Existenz einer Apotheke, und die Zugehörigkeit zur Universität schuf den wünschenswerten Kundenkreis und schützte vor Konkurrenz."[115]

Der erste Universitätsapotheker war Erasmus Murarius (?–1640). Obgleich die Bedingungen für das erfolgreiche Führen einer Apotheke unter dem Schutz der Universität gut waren, mussten sich die Gießener Bürger erst an die zwar bequemere, aber zugleich teurere Beschaffung von Arzneimitteln aus der ortseigenen Apotheke gewöhnen. Um die mageren Anfangseinkünfte etwas aufzubessern, bot Murarius als Nebengewerbe einen Weinausschank an, begünstigt durch seinen zollfreien Bezug von Spirituosen.[116] Dies missfiel natürlich der Stadt, die Beschwerde beim Landgrafen einlegte. Daraufhin wurde dem Apotheker der Weinverkauf verboten. Mit der Zeit liefen die Geschäfte besser, nicht zuletzt bedingt durch Seuchen und die Nöte des Dreißigjährigen Krieges.[117]

Einschneidend für die Universität Gießen war das Jahr 1625. Ein zuvor verkündetes Urteil im schon lange schwelenden Erbschaftsstreit unter den hessischen Landgrafen

---

[113] Vgl. C. LIND (1998), S. 20 und S. 30.

[114] Vgl. C. LIND (1998), S. 21.

[115] A. EBERHARD (1951), Nr. 1; siehe hierzu DUDEN (2019), S. 285.
Als Beisassen bezeichnete man vom Mittelalter bis ins 19. Jahrhundert einen Einwohner ohne oder mit geringen Bürgerrechten. Vermutlich benutzte Eberhard diesen Ausdruck aber eher positiv im Sinne von „Mitglied", da man als Angehöriger der Universität mehr Rechte und weniger Pflichten besaß als der „gewöhnliche" Bürger;
sowie DUDEN (2019), S. 1311.
Oktroi ist ein früherer Ausdruck für die Steuer auf eingeführte Lebensmittel.

[116] Vgl. A. EBERHARD (1951), Nr. 1; sowie C. LIND (1998), S. 32.
In einer verloren gegangenen Akte soll der Vermerk gestanden haben, dass der Universitätsapotheker 1611 umgerechnet sogar über 20.000 Liter Hopfen im Keller gelagert hatte.

[117] Vgl. A. EBERHARD (1951), Nr. 1.

führte zu einer Verlegung der Universität nach Marburg.[118] Murarius entschied sich aber gegen einen Umzug und blieb als „gewöhnlicher Apotheker“ ohne Sonderrechte in Gießen. Die Errichtung einer weiteren Apotheke in der Stadt führte 1631 zu einer Konkurrenzsituation.[119] Um wirtschaftliche Verluste auszugleichen, bewarb sich Murarius auf die Stelle des Hofapothekers, allerdings ohne Erfolg.[120] 1640 erbte sein Sohn Philipp Murarius die Apotheke. Dieser scheiterte jedoch an der Apothekerprüfung und verkaufte 1643 die Apotheke an Bernhard Schumacher aus Korbach, der zugleich die Stadtapotheke erworben hatte. Schumacher konzentrierte seine Geschäfte auf letztere und schloss die einstige Universitätsapotheke.[121]

Es sollte bis zur Wiedereröffnung der Universität in Gießen im Jahre 1650 dauern, bis erneut eine Universitätsapotheke vor Ort existierte. Der aus Friedberg stammende Apotheker Johann Philipp Gießwein (1623–1702)[122] verfügte über die nötigen finanziellen Mittel und gründetet kurz vor der Frankfurter Messe im Herbst 1650 die Universitätsapotheke „Zum goldenen Engel“,[123] die seit nunmehr über 370 Jahren in Gießen Bestand hat.

Gießen verfügte mit der Gießwein'schen Engelapotheke und der Stadtapotheke unter Schumacher nun erneut über zwei Apotheken, die offensichtlich beide gut liefen. Schumacher, der 1651 unter ärztlicher Aufsicht sogar öffentlich Theriak hergestellt hatte, erfreute sich in Gießen eines sehr guten Rufs und tatsächlich kam es zu einem friedlichen Nebeneinander von Universitäts- und Stadtapotheke, bis Schumacher aufgrund persönlicher Schicksalsschläge die Apotheke verkaufte und Gießen verließ.[124]

Mit dessen Nachfolger kam Gießwein nicht gut zurecht, sodass er 1662 gemeinsam mit dem inzwischen in Gießen ansässigen dritten Apotheker, Johannes Köppel, Inhaber der Pelikan-Apotheke, ein Schutzprivileg für die Dauer von acht bis neun Jahren erwirkte. Gleichzeitig erwarb er mit behördlicher Genehmigung die Stadtapotheke und verlegte wegen der günstigeren Lage dorthin die Geschäftsräume der Engel-Apotheke.[125]

Dass Gießwein nicht nur geschäftstüchtig, sondern auch wissbegierig war, zeigte seine Ambition, Arzt werden zu wollen.[126] Er übergab die Universitätsapotheke in die

---

[118] Vgl. P. MORAW (1982), S. 24.

[119] Vgl. A. EBERHARD (1951), Nr. 1.

[120] Vgl. DApoBio (1975), Bd. 1, S. 206–209; A. EBERHARD (1951), Nr. 1; C. LIND (1998), S. 25; sowie U. RAUSCH (1978), S. 139.
Zwischen 1631 und 1646 hielt sich der Hof häufig in Gießen auf, sodass der Landgraf eine eigene Hofapotheke etablierte. Einer der Hofapotheker war Johann Rudolph Glauber (1604–1670) gewesen, nach dem das heute noch bekannte „Glaubersalz“ (Natriumsulfat) benannt wurde.

[121] Vgl. A. EBERHARD (1951), Nr. 1.

[122] Siehe hierzu DApoBio (1975), Bd. 1, S. 204f.

[123] Vgl. A. EBERHARD (1951), Nr. 2.

[124] Vgl. A. EBERHARD (1951), Nr. 1.

[125] Vgl. A. EBERHARD (1951), Nr. 2 und Nr. 3.

[126] Siehe hierzu C. LIND (1998), S. 43.

Hände eines Verwalters,[127] studierte Medizin in Gießen[128] und hielt 1665 seine Disputatio.[129]

Da er nicht beide Berufe gleichzeitig ausüben konnte, entschied er sich zunächst, die Geschäfte als Universitätsapotheker wieder zu übernehmen, bis 1678 sein Schwiegersohn Joachim Snell schließlich die Nachfolge antrat.[130] Als knapp zehn Jahre später, 1687, die Hirsch-Apotheke in Gießen eröffnet wurde, verstand Snell es, Umsatzeinbußen mit zusätzlichen Tätigkeiten im chemischen Laboratorium der Universität aufzufangen.[131]

Lange Zeit befand sich die Universitätsapotheke in Gießen im Zentrum von Zuständigkeitsstreitigkeiten zwischen der Universität, der Landesregierung und den städtischen Behörden.[132] Es hatte bei Gründung der Apotheke 1607 kein eigentliches Apothekenprivileg gegeben, das Privileg zur Errichtung einer Universitätsapotheke lag vielmehr bei der Universität selbst.[133] So entbrannten beispielsweise regelmäßig Diskussionen zu Steuerfragen oder ob Visitationen in den Verantwortungsbereich der Stadt oder der Universität fielen.[134]

Für klarere Verhältnisse sorgte zunächst ein Erlass, der 1713 der Universitätsapotheke „Zum Engel" das Realprivileg zusprach. Dieses zog allerdings einen Konflikt zwischen dem Nachfolger Snells, seinem Schwiegersohn Engelbert Rittershausen, und den Snell'schen Erben nach sich, die eine Bezahlung für das Privileg verlangten.[135] Rittershausen verstand es hier, die Spannungen zwischen Universität und Regierung zu seinen Gunsten zu nutzen, indem er einen Kompetenzkonflikt heraufbeschwor.[136] Nach jahrelangen Verhandlungen ging er 1732 als Universitätsapotheker aus diesem Streit als Sieger hervor.[137]

Als Rittershausen wenige Jahre später verstarb, stand die Apotheke zunächst unter der Leitung mehrerer Provisoren, bis sein Sohn Amandus Rittershausen 1755 alt genug war, die Verantwortung zu übernehmen. Lange Zeit konnte dieser sich über gut gehende Geschäfte freuen, bis er in erneute Streitigkeiten zwischen der Universität und der Regierung verwickelt wurde. Die Schulden Rittershausens mehrten sich und 1792 musste die Apotheke schließlich versteigert werden.[138]

---

[127] Vgl. A. EBERHARD (1951), Nr. 2.
[128] Vgl. DApoBio (1975), Bd. 1, S. 204.
[129] Vgl. A. EBERHARD (1951), Nr. 2; sowie C. LIND (1998), S. 43.
[130] Siehe hierzu A. EBERHARD (1951), Nr. 2.
Johann Philipp Gießwein ging 1678 an den Hof nach Butzbach und wirkte dort bis an sein Lebensende 1702 als Leibarzt.
[131] Vgl. A. EBERHARD (1951), Nr. 2.
[132] Vgl. C. LIND (1998), S. 1f.
[133] Vgl. A. EBERHARD (1951), Nr. 2; sowie C. LIND (1998), S. 28f.
[134] Vgl. C. LIND (1998), S. 2.
[135] Vgl. C. LIND (1998), S. 29.
[136] Vgl. C. LIND (1998), S. 60f.
[137] Vgl. C. LIND (1998), S. 30.
[138] Vgl. A. EBERHARD (1951), Nr. 2.

Dem kaufmännischen Geschick des Apothekers Franz Gottfried Kunhardt[139] aus der Nähe von Bremen war es zu verdanken, dass die Universitätsapotheke Ende des 18. Jahrhunderts wieder einen Aufschwung erlebte. Ihm folgte Wilhelm Brüel als Apothekeninhaber. Dieser behielt 1829 die Bezeichnung „Universitätsapotheke zum goldenen Engel“ bei, obwohl zu diesem Zeitpunkt die rechtliche Zuständigkeit durch die Universität längst geendet hatte.[140]

In der zweiten Hälfte des 19. Jahrhunderts wechselte die Apotheke häufig den Besitzer. Unter Ludwig Roth, der die Apotheke ab 1883 führte, ging die Zuständigkeit der Apotheke für die universitäre Versorgung endgültig verloren.[141] Grund hierfür war 1890 die Errichtung einer Krankenhausapotheke, die allein die Arzneimittelversorgung der Universität, besonders die der Kliniken, übernahm.[142]

Zuvor hatte sich in der Stadt Gießen viel verändert. Die Einwohnerzahl war in der Zeit von 1810 bis 1860 um fast das Doppelte auf 9.000 Bürger gestiegen und die Anbindung an die Eisenbahn konnte 1850 fertiggestellt werden. Es vollzog sich langsam eine Umstellung von ländlichen Gepflogenheiten hin zu einer Kleinstadt, in der Gewerbe und Bildung immer mehr im Zentrum standen. Die Raumnot war allgegenwärtig und machte sich vor allem im Bereich der Krankenbehandlung bemerkbar. Um mit anderen Universitäten konkurrieren zu können, nahm die Ludwigs-Universität in Gießen ab 1825 das Angebot der Regierung an und richtete in der ehemaligen Kaserne ein Klinikum ein, das aus den drei Abteilungen Medizinische Klinik, Chirurgie und Augenheilkunde bestand.[143] Ende des 19. Jahrhunderts wurden jedoch die Zustände in den Kasernenräumlichkeiten immer unerträglicher. Der Seltersberg, etwas erhöht gelegen, bot sich als idealer Standort für den Bau eines modernen Klinikviertels an. Es gelang der Stadt Gießen, die dafür notwendigen Grundstücke von Privateigentümern zu erwerben.[144] 1890 konnte die neue Medizinische Klinik und die Frauenklinik eröffnet werden, gefolgt von Hygiene-Institut und Psychiatrischer Klinik. Zu Beginn des neuen Jahrhunderts nahmen weitere Kliniken ihren Dienst auf, unter ihnen die Chirurgische und die Augenklinik sowie die Kinderklinik.[145]

Wie bereits erwähnt, wurde gleich mit den ersten medizinischen Einrichtungen auf dem Seltersberg 1890 die universitätseigene Krankenhausapotheke gegründet.[146] Sie befand sich an gleicher Adresse wie die Medizinische Klinik und damit an zentraler

---

[139] Vgl. A. EBERHARD (1951), Nr. 2; sowie C. LIND (1998), S. 34.

[140] Vgl. A. EBERHARD (1951), Nr. 2.

[141] Vgl. A. EBERHARD (1951), Nr. 2.

[142] Vgl. A. EBERHARD (1951), Ausklang.

[143] Vgl. J. BENEDUM (1982), S. 98; sowie P. MORAW (1982), S. 149f.
In direkter Nachbarschaft bezog in etwa zeitgleich Justus Liebig (1803–1873) das westliche Wachhaus der Kaserne, um dort sein Chemisches Laboratorium einzurichten.

[144] Siehe hierzu J. BENEDUM (1982), S. 103f.
Die Stadt Gießen stellte für den Neubau der Kliniken eine Fläche von über 30.000 m^2 zur Verfügung, die auf einer Anhöhe zwar frei gelegen war, aber dennoch eine geringe Entfernung zur Stadt hatte;
W. BINGSOHN (2007), S. 230–234; sowie P. MORAW (1982), S. 182.

[145] Vgl. P. MORAW (1982), S. 182.

[146] Vgl. A. EBERHARD (1951), Ausklang.

Stelle.[147] Der erste Krankenhausapotheker war Otto Buchheim (1857–?),[148] der zuvor als Assistent am Pharmakologischen Institut gearbeitet hatte. Schon ein Jahr später löste ihn Karl Völcker ab.[149] Es folgten als Apothekenleiter Ludwig Ackermann, Alfred Gabriel, Heinrich Rahn, Max Hochstätter[150] und schließlich 1919 Arthur Prybill (1887–1944),[151] der Vorgänger August Eberhards.

1914 hatte Prybill als Gehilfe in der Klinikapotheke angefangen,[152] um dann während des Ersten Weltkriegs seinen im Heeresdienst stehenden Vorgesetzten Hochstätter zu vertreten.[153] Dabei hatte er sich offenbar bewährt, sodass man ihn 1919 zum Oberapotheker ernannte.[154] Warum Hochstätter, der mittlerweile aus dem Krieg zurückgekehrt war, aus der Klinikapotheke ausschied, ist unklar.[155]

Prybill baute die Apotheke im Laufe der Jahre „zu einem umfangreichen Betrieb mit Ampullenfabrikation und Großsterilisationsanlage“[156] aus. Für letztere musste er sich lange einsetzen. Um die Sterilisationsmöglichkeiten zu verbessern, benötigte die Apotheke einen benachbarten Raum, den allerdings die Klinikverwaltung nutzte. Erst als diese auszog, konnte ein Durchbruch geschaffen werden, um eine Verbindung zu den Apothekenräumlichkeiten zu schaffen.[157] Prybill erhielt im Sommer 1939 endlich die Genehmigung für einen neuen Hochdruck-Dampfsterilisator.[158] Er plante, bei der Bestellung den Empfehlungen von Kollegen aus Krankenhausapotheken in Darmstadt und Berlin zu folgen, die das gleiche Gerät bereits seit Jahren verwendeten.[159]

Bekanntlich musste man als Leiter einer Krankenhausapotheke nicht nur fortschrittlich, sondern vor allem auch wirtschaftlich denken. In den 1930er-Jahren belieferte die Apotheke jährlich durchschnittlich 58.000 ärztliche Verordnungen. Allein 1935 befanden sich unter den im Apothekenlaboratorium hergestellten Präparaten und Arzneiformen 22.535 Ampullen, 13.050 Suppositorien, 134 Kilogramm handgerührte Salben und 11 Kilogramm Fluidextrakte. Um die Kosten so gering wie möglich zu halten, bezog Prybill die Arzneifertigwaren von pharmazeutischen Unternehmen überwiegend in Großpackungen. Erst in der Apotheke erfolgte dann das Umfüllen in handelsübliche Packungen, die von der Industrie mitgeliefert worden waren. Nach dem Verbrauch auf den Stationen,

---

147 Siehe hierzu PersLudUni (1890–1919).

148 Vgl. HStAM 905 Nr. 330. Heiratsurkunde; sowie PersLudUni (1890), S. 19. Wintersemester 1890 / 91.

149 Vgl. PersLudUni (1891), S. 21. Wintersemester 1891 / 92.

150 Vgl. A. EBERHARD (1951), Ausklang; sowie PersLudUni (1893–1914).

151 Vgl. PersLudUni (1919), S. 16. Wintersemester 1919 / 20; sowie HHStAW 520 / 16 Nr. 11606. Fallakte Arthur Prybill.

152 Vgl. PersLudUni (1914), S. 16. Sommersemester 1914.

153 Vgl. PersLudUni (1916), S. 18. Wintersemester 1916 / 17.

154 Vgl. PersLudUni (1919), S. 16. Wintersemester 1919 / 20.

155 Vgl. PersLudUni (1919), S. 16. Kriegsnotsemester Frühjahr 1919 und Sommersemester 1919.

156 A. EBERHARD (1951), Ausklang.

157 Vgl. UniA GI ZUV PrA Nr. 2307. Schreiben Arthur Prybills vom 02.05.1939.

158 Vgl. UniA GI ZUV PrA Nr. 2307. Genehmigung der Landesregierung Hessen vom 28.07.1939.

159 Vgl. UniA GI ZUV PrA Nr. 2307. Schreiben Arthur Prybills vom 27.06.1939.

kamen die Leerpackungen zurück in die Apotheke, wurden gereinigt und wieder neu befüllt. Dieser Kreislauf zwischen Apotheke und Kliniken trug erheblich zu Ersparnissen bei, erforderte allerdings stets einen ausreichenden Personalschlüssel, um einen reibungslosen Ablauf zu gewährleisten. Diesbezügliche Anfragen Prybills wurden von dem Pharmazeutischen Sachverständigen im Ministerium, August Eberhard, stets unterstützt.[160]

Als Vorsteher einer „vorbildliche[n] Apotheke“[161] gab Prybill 1941 schließlich dem Drängen des Bezirksapothekerführers nach, und erklärte sich bereit, aus der Krankenhausapotheke Gießen eine Lehrapotheke zu machen.[162] Hierzu bemerkte er in einem Schreiben an den Reichsstatthalter in Hessen: „Der Herr Referent für pharmazeutische Angelegenheiten Obermedizinalrat Professor Dr. Eberhard begrüßt es, daß wir bei der Ausbildung des Berufsnachwuchses mitwirken.“[163] Eine Tätigkeit, die Eberhard nur wenige Jahre später an gleicher Stelle fortführen sollte.[164]

Die Kriegsentwicklungen im Jahr 1941 veranlassten Prybill, weitere bauliche Maßnahmen in die Wege zu leiten. Aus Luftschutz- und Sicherheitsgründen forcierte er den Bau einer gesonderten Unterstellhalle für Sauerstoff- und Kohlensäureflaschen.[165] Als dies zwei Jahre später „für den Fall eines Bombentreffers“[166] auch nicht mehr sicher genug erschien, drängte er auf die „beschleunigte Errichtung eines Bunkers für gefüllte Sauerstoffbomben.“[167]

Alle Vorsichtsmaßnahmen konnten dennoch nicht verhindern, dass die Apotheke bei einem Bombenangriff im Dezember 1944 vollständig zerstört wurde und Oberapotheker Arthur Prybill dabei tragischerweise ums Leben kam.[168]

---

[160] Vgl. UniA GI ZUV PrA Nr. 2306. Schreiben Arthur Prybills vom 16.04.1936.
[161] A. EBERHARD (1951), Ausklang.
[162] Vgl. UniA GI ZUV PrA Nr. 2316. Antrag Arthur Prybills vom 04.11.1941.
[163] UniA GI ZUV PrA Nr. 2316. Antrag Arthur Prybills vom 04.11.1941.
[164] Vgl. UniA GI ZUV PrA Nr. 2316. Lehrvertrag zwischen August Eberhard und dem Praktikanten Karl Fink vom 07.05.1946.
[165] Vgl. UniA GI ZUV PrA Nr. 2307. Schreiben Arthur Prybills vom 24.06.1941.
[166] UniA GI ZUV PrA Nr. 2307. Schreiben Arthur Prybills vom 10.07.1943.
[167] UniA GI ZUV PrA Nr. 2307. Schreiben Arthur Prybills vom 10.07.1943.
[168] Vgl. A. EBERHARD (1951), Ausklang.

9.3 August Eberhard als Krankenhausapotheker

9.3.1 Arbeitsbeginn 1945

So wie für August Eberhard schon nach dem Ersten Weltkrieg 1919 ein neuer Lebensabschnitt als Hochschulprofessor in Darmstadt begonnen hatte,[169] bedeutete auch das Ende des Zweiten Weltkriegs für ihn einen beruflichen Neuanfang.

Diesmal waren die Bedingungen allerdings ungleich schwieriger. Neben den persönlichen Verlusten, die er in den letzten Kriegsmonaten in Darmstadt erlitten hatte,[170] stellte auch der Wegfall seines Arbeitsplatzes an der Hochschule eine besondere Demütigung dar.[171] Sicherlich war er daher umso dankbarer, als sein Nachfolger, der neue Referent im Apothekenwesen Pharmazierat Walter Donat (1882–1960),[172] ihn bei seiner Bewerbung um die Stelle des Klinikapothekers in Gießen unterstützte. Dieser bemerkte hierzu: „Die medizinische Fakultät der Uni Gießen wird sich beglückwünschen können, als ihren pharmazeutischen Sachverständigen einen Apotheker von der Bedeutung Prof. Eberhards zu erhalten, der hier bestimmt der beste Mann am Platz ist."[173] Am 20. Juli 1945 erhielt August Eberhard den Auftrag zur Führung der Gießener Klinikapotheke[174] und schon im darauffolgenden Monat zog er in den Raum Gießen, um dort am 07. August 1945 seinen Dienst anzutreten.[175]

Grundsätzlich gestaltete sich die Nachkriegssituation für Apotheken schwierig. Verkehrswege – Straßen, Brücken, Eisenbahnschienen – waren zerstört[176] und verhinderten eine ordentliche Belieferung mit Rohstoffen und Arzneimitteln, die zudem nicht in den erforderlichen Mengen zur Verfügung standen. Not machte erfinderisch, überall wurde nach Ersatz gesucht oder Verfalldaten großzügig verlängert, um beispielsweise dringend benötigte Sera und Impfstoffe weiter verwenden zu können. Schulklassen führten im Beisein ihrer Lehrer in der Natur gezielte Sammelaktionen durch und erreichten damit eine Aufstockung des Heilkräutervorrats. Bei all diesen Maßnahmen bedeuteten die Grenzen zwischen den einzelnen Besatzungszonen zusätzliche Barrieren.[177]

Die Bombenangriffe vom 06. und 11. Dezember 1944 hatten zwei Drittel der Stadt Gießen und die Hälfte der Universitätsgebäude vernichtet.[178] Nach ihrer Zerstörung

---

[169] Siehe hierzu Kapitel 7. 3.

[170] Vgl. UniA DA 103 Nr. 144 / 10. Schreiben August Eberhards an den Hessischen Innenminister vom 07.08.1953.

[171] Vgl. UniA DA 103 Nr. 144 / 10. Entlassungsverfügung des Regierungspräsidenten Hessen vom 20.11.1945.

[172] Vgl. HStAD H 1 Nr. 9221; sowie HStAD S 1 Nr. Nachweis 1. Fallakten Walter Donat.

[173] HHStAW 504 Nr. 11894. Schreiben Walter Donats vom 02.07.1945.

[174] Vgl. HHStAW 504 Nr. 11894. Auftrag zur Führung der Klinikapotheke der Universität Gießen vom 20.07.1945.

[175] Vgl. HHStAW 504 Nr. 11894. Mitteilung August Eberhards vom 23.08.1945.

[176] Vgl. J. GIMBEL (1980), S. 666; P. H. GRAEPEL (1999), S. 89; sowie P. MORAW (1982), S. 226.

[177] Siehe hierzu P. H. GRAEPEL (1999), S. 89–95.

[178] Vgl. P. MORAW (1982), S. 224.

konnte die Krankenhausapotheke in einem für monatlich 90 RM angemieteten Ladengeschäft in Lich, Braugasse 1, übergangsweise untergebracht werden.[179]

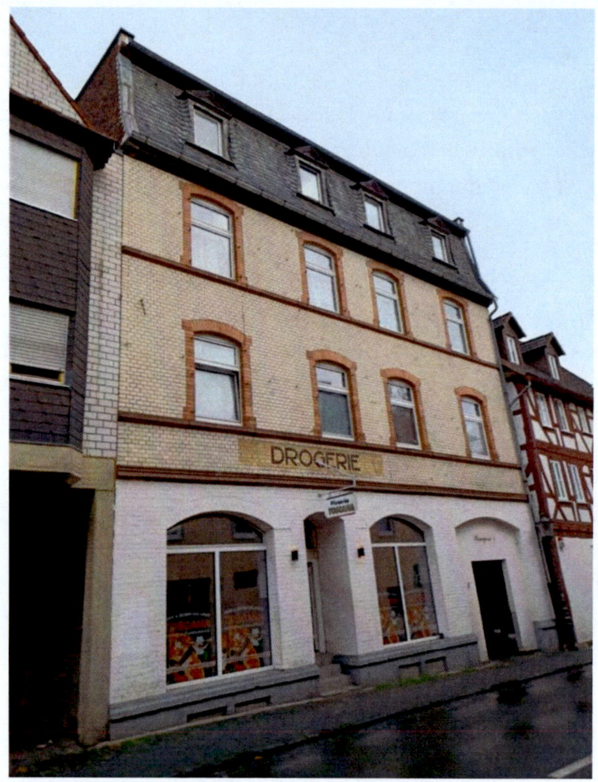

Abbildung 35: Braugasse 1, Lich, 2022.[180]
In dieses Haus zog die Klinikapotheke Gießen nach ihrer Zerstörung kurzfristig ein.

Sie befand sich damit in unmittelbarer Nähe zum Licher Schloss, in das ebenfalls behelfsmäßig einige Abteilungen der Universitätsklinik Gießen eingezogen waren.[181] Walter Donat äußerte sich wie folgt zu den Aufgaben der ausgelagerten Krankenhausapotheke: „Wie mir eine Kollegin erzählte, [...], versorgt die Apotheke die in und um Lich

[179] Vgl. HStAD O 61 Eberhard Nr. 20. Fragebogen „Vesters Archiv" zur Erforschung der Geschichte der deutschen Apotheken, Juli 1947; UniA GI ZUV PrA Nr. 2307. Mietvertrag für das Ladenlokal Braugasse 1, Lich, vom 16.08.1944; sowie UniA GI ZUV PrA Nr. 2307. Festsetzung der Ladenmiete zur Aufnahme der Apotheke vom 13.02.1945.
Bereits im Spätsommer 1944 war der Laden in Lich von der NSDAP angemietet worden. Auf diese Räume konnte die Universität im Februar 1945 zurückgreifen.

[180] Privatarchiv Christina Linzbach. Aufnahme vom 25.11.2022.

[181] Vgl. P. MORAW (1982), S. 224.

installierten Kliniken mit erheblichen Mengen von Arzneimitteln. Die gestellten Anforderungen nach der individuellen Behandlungsweise der Ärzte seien sehr große.“[182]

Für August Eberhard bestand die erste Aufgabe als Krankenhausapotheker in der Organisation und Überwachung der Apothekenrückverlegung nach Gießen.[183] Obwohl sich Eberhards Wohnung nicht in Lich selbst, sondern im benachbarten Eberstadt befand,[184] erlaubte ihm die überschaubare Distanz von knapp sieben Kilometern, sich vom ersten Tag an mit vollem Einsatz seinen Verpflichtungen zu widmen. Dabei war ihm ein kollegiales Auskommen wichtig, sodass er zum besseren Kennenlernen einige Angestellte der Apotheke nach Dienstschluss zu einer Flasche Wein in die Gastwirtschaft „Zur Stadt Gießen“[185] in Lich einlud. Dass dieser Abend anders als geplant verlief, dürfte ihn unangenehm überrascht haben. Eine Angestellte erschien gereizt und angetrunken zum Treffen. Als es zum Streit mit anderen Gästen kam, eskalierte die Situation. Wohl aus Sorge um ihr Wohlergehen, begleitete Eberhard die Kollegin nach Hause, um sie der Obhut ihrer Hauswirtin zu überlassen.[186] Der Ärger war damit allerdings noch nicht ausgestanden. Kurze Zeit später musste diese Apothekenmitarbeiterin nach offensichtlichem Alkoholmissbrauch aus den Apothekenräumlichkeiten in Lich in eine Klinik eingeliefert werden.[187] In einer anschließenden Anhörung, bei der Eberhard und andere Apothekenangehörige ihre Aussage zu Protokoll gaben, wurde die Untauglichkeit der Angestellten für den verantwortungsvollen Dienst in der Apotheke festgestellt. August Eberhard sprach ihr daraufhin die Kündigung aus.[188]

Nach diesem holprigen Start konnte er sich endlich ganz der Verlegung der Apotheke nach Gießen widmen. Unterstützung erhielt er von den übrigen Apothekenangestellten:[189]

1. Assistenzapotheker August Adolph (1890–1962)
2. Apothekerin zur Aushilfe Annemarie Soltau (1911–?)

---

[182] HHStAW 504 Nr. 11894. Schreiben Walter Donats vom 02.07.1945.

[183] Vgl. HHStAW 504 Nr. 11894. Schreiben August Eberhards vom 15.03.1946.

[184] Vgl. UniA GI ZUV PrA Nr. 2313. Mitteilung des Verwaltungsdirektors der Klinischen Universitätsanstalten vom 13.09.1945: Verzeichnis der bei der Apotheke der klinischen Universitätsanstalten in Gießen beschäftigten Personen.

[185] Vgl. N. N. (1937), Abschnitt V, S. 122; D. SCHARF (2017), S. 3f.
Der Fotograf August Hisgen, Betreiber des Restaurants „Stadt Gießen“, beschloss 1920, in der gegenüberliegenden Turnhalle Filmvorstellungen zu geben. 1936 eröffnete er einen Anbau an seiner Gaststätte, der fortan bis zum heutigen Tag die „Licher Lichtspiele“ beherbergt (heute „Kino Traumstern“). Während nach 1945 die Gastwirtschaft für alle geöffnet hatte, blieb das Kino zunächst den Angehörigen der amerikanischen Besatzungsmacht vorbehalten; sowie UniA GI ZUV PrA Nr. 2313. Aussage August Eberhards vom 11.09.1945.

[186] Vgl. UniA GI ZUV PrA Nr. 2313. Aussage August Eberhards vom 11.09.1945.

[187] Vgl. UniA GI ZUV PrA Nr. 2313. Aussage Annemarie Soltaus vom 09.09.1945.

[188] Vgl. UniA GI ZUV PrA Nr. 2313. Aussage August Eberhards vom 11.09.1945.

[189] Vgl. UniA GI ZUV PrA Nr. 2313. Aussage Annemarie Soltaus vom 09.09.1945; sowie UniA GI ZUV PrA Nr. 2313. Mitteilung des Verwaltungsdirektors der Klinischen Universitätsanstalten vom 13.09.1945: Verzeichnis der bei der Apotheke der klinischen Universitätsanstalten in Gießen beschäftigten Personen.

3. Apothekenhelferin Margot Glöckner (1922–?)
4. Hilfskraft (Putzfrau) Luise Korell (1890–?)
5. Hilfskraft (Apothekendiener) Friedrich Schöneweiß (1886–?).

August Adolph war zwei Jahre jünger als Eberhard und wohnte nur wenige Häuser neben ihm in Eberstadt.[190] Aus unbekannten Gründen betrug seine Arbeitsfähigkeit nur 50 Prozent.[191] Apothekerin Soltau galt als sehr zuverlässig. Sie hatte in der Vergangenheit schon mehrfach Vertretungsdienste übernommen, obwohl sie verwitwet war und sich um noch minderjährige Kinder kümmern musste.[192] Nach dem plötzlichen Tod Arthur Prybills (1887–1944) hatte sie kurzzeitig die Verantwortung für die Krankenhausapotheke getragen.[193]

Da die ursprünglichen Apothekenräume in Gießen in Schutt und Asche lagen, musste eine Alternative gefunden werden. Zunächst waren fünf Zimmer im Sockelgeschoss der Hautklinik im Gespräch.[194] Dazu scheint es allerdings nie gekommen zu sein, denn der Apotheke wurde das ehemalige Institut für Erb- und Rasseforschung in der Friedrichstraße 20 als neues Domizil zugewiesen.[195]

---

[190] Vgl. UniA GI ZUV PrA Nr. 2313. Mitteilung des Verwaltungsdirektors der Klinischen Universitätsanstalten vom 13.09.1945: Verzeichnis der bei der Apotheke der klinischen Universitätsanstalten in Gießen beschäftigten Personen.

[191] Vgl. HHStAW 504 Nr. 11894. Schreiben Walter Donats vom 02.07.1945.

[192] Vgl. UniA GI ZUV PrA Nr. 2310. Schreiben Arthur Prybills vom 28.12.1942, 22.03.1943 und 07.08.1944.

[193] Vgl. UniA GI ZUV PrA Nr. 2310. Schreiben des Reichsstatthalters in Hessen vom 27.02.1945; sowie UniA GI ZUV PrA Nr. 2313. Mitteilung des Verwaltungsdirektors der Klinischen Universitätsanstalten vom 13.09.1945: Verzeichnis der bei der Apotheke der klinischen Universitätsanstalten in Gießen beschäftigten Personen.

[194] Vgl. R. M. BOHNSTEDT (1957), S. 68.
Die Gonorrhoe-Station im Sockelgeschoss der Hautklinik war aufgrund der großen Fortschritte in der Gonorrhoe-Therapie überflüssig geworden. Statt des zunächst angedachten Einzugs der Krankenhausapotheke konnten hier neue Laboratorien und die Strahlenabteilung eingerichtet werden;
sowie HHStAW 504 Nr. 11894. Mitteilung August Eberhards vom 23.08.1945.

[195] Vgl. A. EBERHARD (1957/a), S. 76; sowie HHStAW 504 Nr. 11894. Mitteilung August Eberhards unter Nennung der Anschrift vom 23.12.1946.

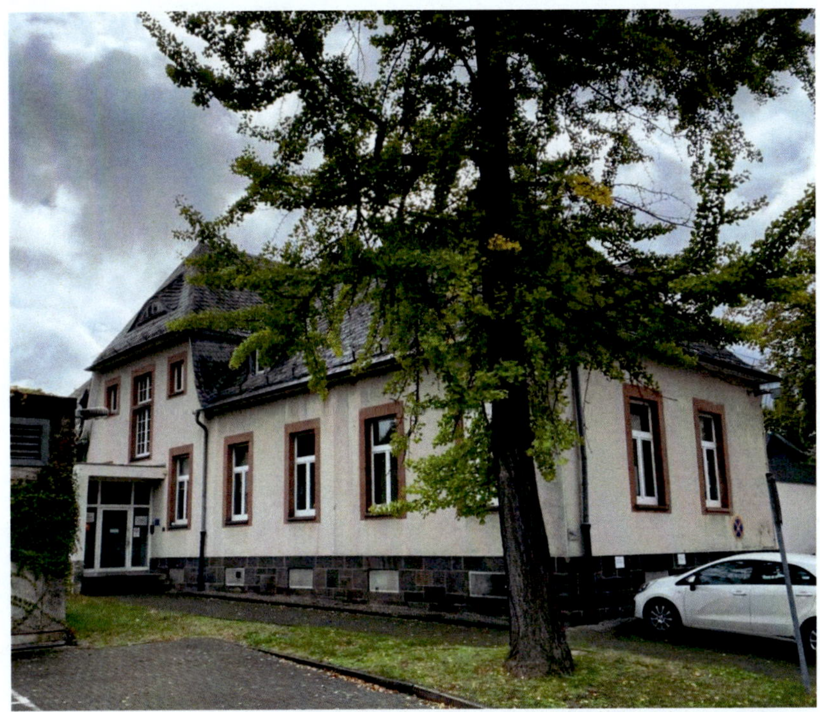

Abbildung 36: Die Alte Klinikapotheke in Gießen, Nordseite, 2022.[196]

Dieses Gebäude hatte in den knapp 40 Jahren seines Bestehens schon etliche Einrichtungen beherbergt. Ursprünglich mit der benachbarten Augenklinik 1907 als deren Isolierhaus gebaut, diente es nach 1925 als Ausweichstation für die Kinderklinik, um besonders infektiöse Patienten unterzubringen.[197] 1935 musste dieser Teil des Kinderkrankenhauses dem bereits erwähnten Institut für Erb- und Rasseforschung weichen.[198] Anfang 1946 konnte dann schließlich August Eberhard mit der Krankenhausapotheke in dieses Gebäude einziehen.[199]

Die unmittelbare Nachkriegszeit war in Gießen für das gesamte Universitätsklinikum von Provisorien geprägt. Kriegsflüchtlinge hatten Zuflucht in den Ruinen der Institutsgebäude gefunden und sich vor allem in den verbliebenen Parterreräumen häuslich eingerichtet; der Operationssaal diente als Kohlenlager. Erst im Verlauf der Jahre 1946 / 47 waren Aufräum- und Renovierungsarbeiten so weit vorangeschritten, dass an eine Aufnahme des normalen Klinikbetriebes gedacht werden konnte.[200] Die Stadt Gießen

[196] Privatarchiv Christina Linzbach. Aufnahme vom 28.09.2022.
[197] Vgl. H. HUNGERLAND (1957), S. 61; sowie W. RAUH (1957), S. 66.
[198] Vgl. S. OEHLER-KLEIN (2007), S. 226; sowie W. REHMANN (1957), S. 537.
[199] Vgl. A. EBERHARD (1957/a), S. 76.
[200] Vgl. W. RAUH (1957), S. 66.

beteiligte sich hieran mit 150.000 RM, um eine Weiterarbeit der Kliniken zu unterstützen.[201] Sicherlich kam für alle Bereiche der Universitätsklinik erschwerend hinzu, dass die Ludwigs-Universität im März 1946 offiziell geschlossen werden musste. Sie hatte im Konkurrenzkampf mit den anderen hessischen Hochschulen in der Amerikanischen Besatzungszone – Marburg, Frankfurt und Darmstadt – den Kürzeren gezogen. Lediglich die Agrarwissenschaften und die Tiermedizin sollten sich in Gießen einer weiteren Daseinsberechtigung erfreuen. So kam es dann auch im Sommer 1946 zur Gründung der „Justus Liebig-Hochschule für Bodenkultur und Veterinärmedizin". Die Humanmedizin lebte zunächst ausschließlich in den Kliniken weiter.[202]

Obgleich die Rückverlegung der Apotheke von Lich nach Gießen schon für den 1. Oktober 1945 geplant war – der Mietvertrag für die Räumlichkeiten in Lich endete zu diesem Termin[203] – zog sich der Einzug in das Gießener Gebäude Friedrichstraße 20 bis zum Februar 1946 hin.[204] Hierfür kommen einige Gründe in Betracht: Zum einen mussten im neuen Domizil dringende Reparaturen ausgeführt werden, um die schlimmsten Kriegsschäden zu beheben,[205] zum anderen war August Eberhard in den Monaten Oktober bis November 1945 von der Regierung damit beauftragt worden, seinen Nachfolger im Amt des Referenten für Apothekenangelegenheiten, Walter Donat, zu vertreten, weil dieser verunglückt war.[206]

Bereits im Dezember 1945 hatte Eberhard darauf hingewiesen, dass nach Verlegung der Klinikapotheke nach Gießen erhebliche Werte in dem alleinstehenden Gebäude lagern würden. Er warnte davor, insbesondere stark wirksame Arzneimittel und Betäubungsmittel ohne Aufsicht zu lassen und schlug daher vor, die Mansarde im zukünftigen Apothekengebäude sowie einen Nebenraum zu Wohnzwecken ausbauen zu lassen, um diese gemeinsam mit seiner Frau beziehen zu können.[207] Sein Vorschlag fand Zustimmung,[208] sodass auch Grete Eberhard nach Abdichtung des Daches am 15. März 1946 ihrem Mann nach Gießen folgen konnte.[209] Die Einrichtung dieser Dienstwohnung stellte

---

[201] Vgl. P. MORAW (1982), S. 226.

[202] Siehe hierzu P. MORAW (1982), S. 226–231.

[203] Vgl. UniA Gi, Personalabteilung, 1. Lieferung, Karton 7. Mitteilung der Klinikverwaltung Gießen vom 17.08.1945.

[204] Vgl. UniA Gi, Personalabteilung, 1. Lieferung, Karton 7. Schreiben August Eberhards vom 01.04.1946.

[205] Vgl. W. RAUH (1957), S. 66; sowie UniA Gi, Personalabteilung, 1. Lieferung, Karton 7. Schreiben August Eberhards vom 01.04.1946.

[206] Vgl. UniA DA 103 Nr. 144 / 10. Schreiben August Eberhards an den Regierungspräsidenten in Hessen vom 15.12.1945; UniA Gi, Personalabteilung, 1. Lieferung, Karton 7. Mitteilung der Landesregierung Hessen vom 01.10.1945; sowie UniA Gi, Personalabteilung, 1. Lieferung, Karton 7. Stellungnahme des Staatlichen Gesundheitsamtes für den Stadt- und Landkreis Gießen vom 22.05.1946.

[207] Vgl. UniA Gi, Personalabteilung, 1. Lieferung, Karton 7. Vorschlag August Eberhards vom 19.12.1945.

[208] Vgl. UniA Gi, Personalabteilung, 1. Lieferung, Karton 7. Mitteilung der Klinikverwaltung Gießen vom 21.12.1945.

[209] Vgl. UniA Gi, Personalabteilung, 1. Lieferung, Karton 7. Schreiben August Eberhards vom 01.04.1946.

für alle Beteiligten eine vorteilhafte Entwicklung dar. Den gesetzlichen Vorschriften, dass der Apothekenvorstand nach Möglichkeit im Apothekenhaus wohnen sollte,[210] war genüge getan, die Arzneimittel unterstanden auch nachts einer Überwachung und August Eberhard konnte seine übergangsweise bezogene Unterkunft in Eberstadt bei Lich kündigen und gemeinsam mit seiner Frau in Gießen einen Neuanfang wagen. Das Ehepaar Eberhard war nach mehreren Monaten wieder unter einer Adresse gemeldet und somit erübrigte sich die bis dahin geleistete Zahlung einer Trennungsentschädigung.[211] Diese wurde immer dann gewährt, wenn Angestellte der Universitätsklinik Gießen infolge der ausgelagerten Institute nicht in Gießen, sondern getrennt von ihren Familien wohnen mussten. Daran knüpfte sich die Erstattung der Zimmermiete für ein möbliertes Zimmer und eine Verpflegungspauschale von täglich bis zu 1,50 RM.[212]

---

[210] Vgl. UniA Gi, Personalabteilung, 1. Lieferung, Karton 7. Vorschlag August Eberhards vom 19.12.1945.

[211] Vgl. UniA Gi, Personalabteilung, 1. Lieferung, Karton 7. Schreiben August Eberhards vom 01.04.1946.

[212] Vgl. UniA GI ZUV PrA Nr. 2309. Mitteilung der Landesregierung Hessen vom 30.08.1945.

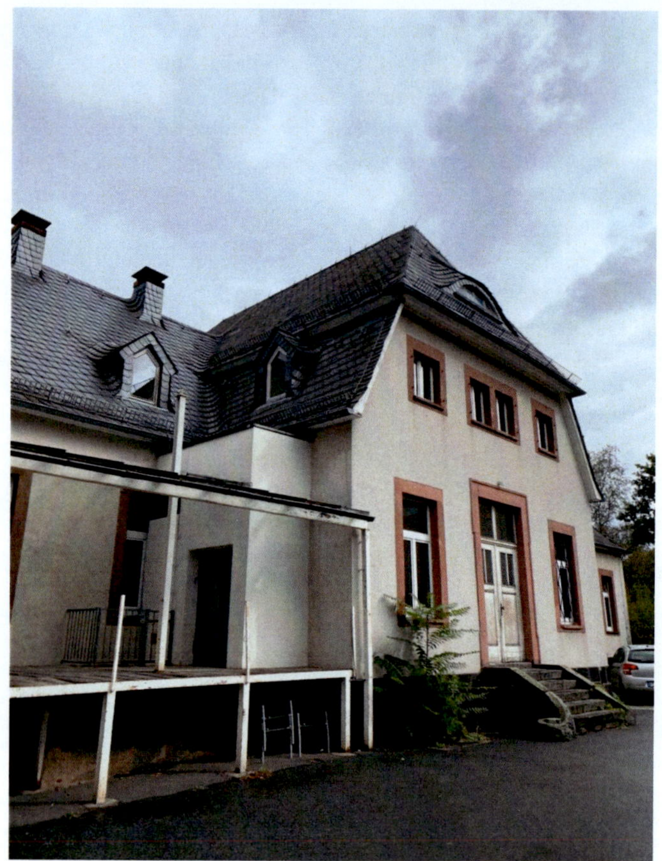

Abbildung 37: Die Alte Klinikapotheke in Gießen, Südseite, 2022.[213]
Im Dachgeschoss lag die Dienstwohnung August Eberhards.

Zu Beginn des Jahres 1946 schien trotz weiterhin schwieriger Bedingungen langsam Ruhe in August Eberhards Leben einzukehren. Ihm stand ein monatlicher Lohn von netto 667,40 RM nach Stufe III der TOA zu,[214] und er widmete sich umsichtig seinen neuen Aufgaben. Die Apotheke des Universitätsklinikums Gießen versorgte nicht nur die rund um Gießen teilweise weit verstreut liegenden Ausweichstellen der Humankliniken mit inzwischen wieder über 1100 Betten, sondern auch die veterinärmedizinischen

[213] Privatarchiv Christina Linzbach. Aufnahme vom 28.09.2022.

[214] Vgl. UniA Gi, Personalabteilung, 1. Lieferung, Karton 7. Dienstbezüge des Prof. Dr. August Eberhard. Mitteilung der Besoldungsstelle des Regierungspräsidenten Darmstadt vom 02.05.1946.

Einrichtungen und das V. D.-Hospital in Laubach.[215] Als sich ihm und der Krankenhausapotheke die Gelegenheit bot, die Bestände des Sanitätslagers Lauterbach zu übernehmen und so den Mangel an Arzneimitteln, Gefäßen und Gestellen etwas auszugleichen, scheute er nicht die damit verbundene Mehrarbeit, obwohl diese nicht zusätzlich vergütet wurde.[216]

Wenngleich also die Tätigkeit August Eberhards „im Interesse der Sicherung von Besatzung und Bevölkerung gegen gesundheitliche Schäden aller Art“[217] diente und er „in überzeugender Weise bewiesen [hatte], dass er eine wertvolle, nicht ersetzbare Fachkraft darstellt[e]"[218], holte ihn im Frühsommer 1946 seine Vergangenheit ein. Die amerikanische Militärregierung verfügte zum 19. Juni 1946 seine Entlassung als Leiter der Klinikapotheke wegen seiner Zugehörigkeit zur NSDAP während der Zeit des Nationalsozialismus.[219]

9.3.2 Vergleich mit anderen Klinikapotheken nach 1945

Der Neubeginn nach dem Krieg war für sämtliche Krankenhausapotheken in Deutschland schwierig. Trotz kleinerer Unterschiede ähnelten sich die Probleme, denen sich die Apothekenleiter mit ihren Beschäftigten stellen mussten.

Es galt, die zerstörte Apotheke wieder herzurichten oder gänzlich neue Räumlichkeiten zu beziehen. Die Beschaffung von Arzneimitteln hatte für alle oberste Priorität, nicht selten mussten neben der „eigenen“ Klinik auch andere medizinische Einrichtungen mitversorgt werden.[220] Dass dies nur mit einem entsprechenden Personalschlüssel zu bewältigen war, verstand sich von selbst. Gerade hier existierte allerdings häufig ein Problem,

---

[215] Vgl. Y. GERZ (2008), S. 91.
V. D. entspricht der Abkürzung für engl. venereal disease = Geschlechtskrankheit;
sowie UniA Gi, Personalabteilung, 1. Lieferung, Karton 7. Stellungnahme des Staatlichen Gesundheitsamtes für den Stadt- und Landkreis Gießen vom 22.05.1946.

[216] Vgl. UniA Gi, Personalabteilung, 1. Lieferung, Karton 7. Schreiben August Eberhards vom 08.12.1949.

[217] UniA Gi, Personalabteilung, 1. Lieferung, Karton 7. Stellungnahme des Staatlichen Gesundheitsamtes für den Stadt- und Landkreis Gießen vom 22.05.1946.

[218] HHStAW 504 Nr. 11894. Stellungnahme der Klinikverwaltung Gießen vom 28.10.1946.

[219] Siehe hierzu Kapitel 7. 6. 5; J. GIMBEL (1980), S. 668; sowie UniA Gi, Personalabteilung, 1. Lieferung, Karton 7. Mitteilung des Rektors der Universität Gießen vom 06.06.1946.

[220] Vgl. G. GLEICHE (1998), S. 294; sowie UniA Gi, Personalabteilung, 1. Lieferung, Karton 7. Stellungnahme des Staatlichen Gesundheitsamtes für den Stadt- und Landkreis Gießen vom 22.05.1946.

weil durch Kriegsgefangenschaft, Tod und auch durch die Entnazifizierungsmaßnahmen ausgebildete pharmazeutische Fachkräfte knapp waren.[221]

9.3.2.1 Universitätsapotheke bzw. Charité-Apotheke in Berlin

Wie in Gießen wurde auch in Berlin die Staatliche Universitätsapotheke, die sich im Schloss Monbijou befand, durch Kriegseinwirkungen vollständig zerstört. Um den Betrieb aufrecht zu erhalten, konnte in der Frauenklinik eine Notapotheke eingerichtet werden. 1950 kam es zu deren Schließung. Ab diesem Zeitpunkt übernahm die Charité-Apotheke die Versorgung aller Kliniken, die der Medizinischen Fakultät angehörten.

Die Gebäude der Charité waren ebenfalls im Zweiten Weltkrieg stark beschädigt worden. Im nördlichen Seitenflügel hatte sich seit 1901 die Klinikapotheke befunden. Während der zweite Stock und das Dach der Apotheke neu aufgebaut werden mussten, stand das Erdgeschoss noch, war aber derart demoliert, dass es zunächst nicht in Betrieb genommen werden konnte. Da man auf eine funktionierende Apotheke für die ordnungsgemäße Versorgung der Patienten auf keinen Fall verzichten konnte, gehörte sie zu den ersten Einrichtungen, die wieder aufgebaut wurden. Die Hauptaufgabe des Apothekenleiters – ob in Berlin oder Gießen – bestand also nicht nur in der Beschaffung von Medikamenten während dieser schwierigen Nachkriegszeit, sondern auch in der Wiederherstellung der Apothekeneinrichtung. Neben der Rekonstruktion der zerstörten Stockwerke erfolgte ab 1952 auch der Aufbau eines dritten Stockwerks. Diese Vergrößerung der Räume war mit den steigenden Anforderungen dringend erforderlich geworden.[222]

9.3.2.2 Die Heidelberger Universitätsapotheke

In Heidelberg wurde der Apothekenvorstand Paul Baumann 1945 wegen seiner Zugehörigkeit zur NSDAP in Zuge der Entnazifizierung entlassen. Als kommissarischer Leiter übernahm der seit 1940 in der Klinikapotheke angestellte Apotheker Hubert Conrad (1911–1973) die Verantwortung. Dieser sah sich nicht nur mit einer schwierigen Versorgungslage konfrontiert, sondern hatte auch zu wenig Personal, das aus zwei Approbierten, drei Apothekerassistenten und fünf Hilfskräften bestand.[223] Damit waren in

[221] Vgl. H. KLEINERT (2014), S. 27f.; sowie W. SCHAUDER (1957), S. 159.
Schauder bezog sich hier auf den Wiederaufbau des Lehrkörpers an der Hochschule Gießen, allerdings dürften dieselben Gründe auch für den Mangel an Personal in anderen Berufen gestanden haben.

[222] Vgl. G. AHRENS (1962), S. 1000.

[223] Vgl. M. SCHWALD (2010).

Heidelberg zwar fast doppelt so viele Personen wie in Gießen vorhanden,[224] allerdings betrug an Eberhards Wirkungsstätte die zu betreuende Bettenanzahl nur etwa ein Drittel (1100 Betten).[225] Die Heidelberger Kliniken mit rund 3000 Betten konnten kaum noch ordentlich versorgt werden und die Unzufriedenheit wuchs.

Conrad übergab 1948 die Leitung an Werner Heid, blieb aber der Klinikapotheke als Assistenzapotheker erhalten.

Die räumliche Situation war viel zu eng und verlangte unbedingt nach einem Umbau. Unter Heid konnte Anfang der 1950er-Jahre die Apotheke endlich erweitert und modernisiert werden.[226]

9.3.2.3 Die Apotheke im Allgemeinen Krankenhaus St. Georg, Hamburg

Die Apotheke im Hamburger Krankenhaus St. Georg hatte im Krieg schwere Schäden durch Luftangriffe erlitten. Einzelne Bereiche des Betriebs, wie die Ampullenfabrikation, waren ausgelagert worden.[227] Bis 1947 bezog sich die Belieferung mit Arzneimitteln nicht nur auf die Abteilungen innerhalb des Krankenhauses St. Georg, sondern auch auf diverse Ausweichkliniken.[228] 1942 mussten insgesamt 3234 Betten versorgt werden.[229]

1945 übertrug man dem Apotheker Carl-Wilhelm Paarmann (1898–1951) das Amt des Apothekenleiters, ein Jahr später wurde er zum Apothekendirektor ernannt. Gleichzeitig war er als Referent für sämtliche Arzneimittel- und Apothekenangelegenheiten zuständig und zeichnete damit verantwortlich für die Apothekenbesichtigungen in der gesamten Hansestadt Hamburg.[230] Das gleiche Amt hatte bekanntlich August Eberhard vor seinem Dienst als Klinikapotheker viele Jahre in Hessen ausgeübt.[231]

Wenngleich das Personal in den Nachkriegsjahren häufig wechselte – auch Paarmann schied schon nach relativ kurzer Zeit wohl aus gesundheitlichen Gründen aus der Apotheke aus –, so erwies sich die Personalstärke verglichen mit anderen Krankenhausapotheken durchaus als zufriedenstellend. Neben zehn Apothekern arbeiteten sechs

[224] Vgl. UniA GI ZUV PrA Nr. 2313. Mitteilung Annemarie Soltaus vom 09.09.1945; sowie UniA GI ZUV PrA Nr. 2313. Mitteilung des Verwaltungsdirektors der Klinischen Universitätsanstalten vom 13.09.1945: Verzeichnis der bei der Apotheke der klinischen Universitätsanstalten in Gießen beschäftigten Personen.
Nach dem Krieg zählte die Gießener Apotheke mit August Eberhard insgesamt drei Approbierte, eine Helferin und zwei Hilfskräfte, also in Summe sechs Mitarbeiter.

[225] Vgl. UniA Gi, Personalabteilung, 1. Lieferung, Karton 7. Stellungnahme des Staatlichen Gesundheitsamtes für den Stadt- und Landkreis Gießen vom 22.05.1946.

[226] Vgl. M. SCHWALD (2010).

[227] Vgl. G. GLEICHE (1998), S. 293.

[228] Vgl. G. GLEICHE (1998), S. 294 und S. 376.

[229] Vgl. G. GLEICHE (1998), S. 292.

[230] Vgl. G. GLEICHE (1998), S. 375.

[231] Siehe hierzu Kapitel 8.

Praktikanten, vier Bürokräfte und 26 Hilfskräfte in der Apotheke.[232] Als 1947 einige Stellen gestrichen werden sollten, bat der damalige Apothekenleiter Walter Hörning erfolgreich, es zunächst bei der Anzahl zu belassen, da die Beseitigung der Kriegsschäden noch nicht abgeschlossen war.[233] Bis in die 1950er-Jahre zogen sich die Auf- und Umbauarbeiten hin,[234] bei denen ständig versucht wurde, knappen Arbeits- oder Lagerraum zu optimieren.[235]

9.3.3 Übergangszeit nach der Entlassung

Die Entlassung im Zuge der Entnazifizierung kam für August Eberhard im Juni 1946 nicht ganz überraschend. Schon drei Monate zuvor hatte ihm der Verwaltungsdirektor vertraulich mitgeteilt, dass sowohl ihm als auch dem Assistenzapotheker August Adolph (1890–1962) die Kündigung drohe. Gleichzeitig versicherte er Eberhard, ihn unterstützen zu wollen.[236]

Zahlreiche klinische Institutionen sprachen sich ebenfalls für Eberhards Kompetenz und seine Verdienste um die Rückverlegung und die Leitung der Klinikapotheke aus.

Die Klinikverwaltung beschrieb Eberhard gegenüber dem Rektor der Universität als hochqualifiziert.[237] Besonders seine jahrelange Tätigkeit als Referent für das Apothekenwesen ermöglichte ihm beste Kontakte zur pharmazeutischen Industrie, ein Vorteil, von dem ein derart großer Klinikbetrieb wie das Universitätsklinikum Gießen gerade in den schwierigen Nachkriegszeiten profitierte, da er „auf den dauernden Zufluß von Apothekerwaren aller Art, Rohstoffen und Fertigfabrikaten angewiesen“[238] war. Eberhards frühere Arbeit als Regierungsapotheker trug außerdem nach Meinung der Verwaltung dazu bei, dass ihm die Aufgaben einer Krankenhausapotheke vertraut waren und er den gesteigerten Anforderungen besonders in der Aufbauphase der Kliniken gewachsen war.[239] Abschließend hieß es in der Erklärung des Verwaltungsdirektors:

[232] Vgl. G. GLEICHE (1998), S. 375.
[233] Vgl. G. GLEICHE (1998), S. 376.
[234] Vgl. G. GLEICHE (1998), S. 399.
[235] Vgl. G. GLEICHE (1998), S. 378.
[236] Vgl. UniA Gi, Personalabteilung, 1. Lieferung, Karton 7. Mitteilung der Klinikverwaltung Gießen vom 13.03.1946.
[237] Vgl. UniA Gi, Personalabteilung, 1. Lieferung, Karton 7. Stellungnahme der Klinikverwaltung Gießen vom 19.03.1946.
[238] UniA Gi, Personalabteilung, 1. Lieferung, Karton 7. Stellungnahme der Klinikverwaltung Gießen vom 19.03.1946.
[239] Vgl. UniA Gi, Personalabteilung, 1. Lieferung, Karton 7. Stellungnahme der Klinikverwaltung Gießen vom 19.03.1946.

> „Ich kann unter diesen Umständen im Interesse der Kliniken auf die Weiterbeschäftigung des Herrn Prof. Eberhard als verantwortlicher Leiter der Kliniksapotheke [!] unter keinen Umständen verzichten und bitte alles daran zusetzen [!], dass er an dieser seiner Stellung belassen wird."[240]

Der Landesapotheker Walter Donat (1882–1960) betonte, dass es einige Mühen gekostet hatte, August Eberhard als „bestgeeignete[n] Apotheker auf diesen für die Universität so überaus wichtigen Posten"[241] zu bekommen. Die Suche nach einem ebenbürtigen Ersatz erwies sich seiner Ansicht nach als fast unmöglich.[242]

Im Mai 1946 zog der Rektor der Universität Gießen einen Vergleich mit der Philipps-Universität Marburg.[243] Dort war die Weiterbeschäftigung von politisch belasteten Angestellten erfolgt, so zum Beispiel des stellvertretenden Direktors der Frauenklinik Hans Naujoks (1892–1959), der am 28. September 1945 entlassen worden war, um dann doch in Ermangelung eines Nachfolgers eine befristete Erlaubnis zur Fortführung seiner Tätigkeit zu erhalten.[244] Obgleich die Entnazifizierung in der Amerikanischen Besatzungszone höchste Priorität hatte, musste bald festgestellt werden, dass es in vielen Bereichen wegen der zahlreichen Kündigungen zu einem erheblichen Personalmangel kam.[245] Um wenigstens eine Grundversorgung zu sichern, ging man dazu über, die besondere berufliche Qualifikation einzelner Personen zu berücksichtigen.[246]

Eberhards zwischenzeitlicher Versuch, einen Ruf zum außerordentlichen Professor am Pharmazeutischen Institut der Universität Mainz zu erhalten, misslang.[247] Die Wahl fiel dort auf Hans Rochelmeyer (1907–1985),[248] der knapp zwanzig Jahre jünger war.[249]

Noch im Juni 1946 bekam Eberhard von der amerikanische Militärregierung die Genehmigung zur vorläufigen Weiterarbeit.[250] Offensichtlich war es gelungen, die Besatzungsmacht von der unbedingten Notwendigkeit zu überzeugen, Eberhard in seinem Amt als Leiter der Klinikapotheke zu belassen, allerdings nicht ohne jede Einschränkung.

---

[240] UniA Gi, Personalabteilung, 1. Lieferung, Karton 7. Stellungnahme der Klinikverwaltung Gießen vom 19.03.1946.

[241] HHStAW 504 Nr. 11894. Fürsprache Walter Donats vom 28.03.1946.

[242] Vgl. HHStAW 504 Nr. 11894. Fürsprache Walter Donats vom 28.03.1946.

[243] Vgl. HHStAW 504 Nr. 11894. Schreiben des Rektors der Universität Gießen vom 10.05.1946.

[244] Vgl. Y. GERZ (2008), S. 14 und S. 114.

[245] Vgl. H. KLEINERT (2014), S. 27f.

[246] Vgl. Y. GERZ (2008), S. 103; sowie H. KLEINERT (2014), S. 32.

[247] Vgl. HStAD O 61 Eberhard Nr. 25. Briefwechsel zwischen August Eberhard und Apotheker Hermann Keller in Mainz vom 01.06.1946 und 09.06.1946.

[248] Vgl. DApoBio (1986), Erg.bd. 1, S. 366.
Im Anschluss an sein Pharmaziestudium in München und Frankfurt a. M. wurde Rochelmeyer 1936 an der Universität Frankfurt a. M. promoviert. 1939 habilitierte er sich und erhielt nach dem Zweiten Weltkrieg einen Ruf auf den Lehrstuhl für Pharmazie an die Universität Mainz.

[249] Siehe hierzu F. MOLL / P. HEILMANN (2006), S. 48–55.

[250] Vgl. HHStAW 504 Nr. 11894. Schreiben des Verwaltungsdirektors der Universität Gießen vom 27.06.1946.

Anstelle seiner ursprünglichen Lohnzahlungen nach III TOA (667,40 RM), erhielt er ab sofort lediglich eine Pauschalvergütung von 300 RM (netto 282 RM).[251]

Im Dezember des Jahres 1946 zog die Militärregierung die Beschäftigungseinschränkung aufgrund des Urteils der Spruchkammer Gießen-Stadt vom 04. September 1946 schließlich zurück.[252] Eberhard, der sich nicht zuletzt wegen der starken Lohnkürzung in einer existenzbedrohenden Situation befand, hoffte daraufhin auf eine Anhebung seines Gehalts. Dies teilte er – zunächst erleichtert über die Entwicklung – dem Landesapotheker Donat kurz vor Weihnachten in einem Brief mit.[253]

Als sich in dieser Hinsicht aber monatelang nichts tat, sah sich Eberhard im Frühjahr 1947 gezwungen, über eine Konzessionsbewerbung zum Führen einer eigenen Apotheke nachzudenken.[254] Den Plan, als Apothekeninhaber seinen Lebensunterhalt zu verdienen, verfolgte er jedoch nicht weiter. Mit der erneuten Unterstützung sämtlicher Institutionen (Landesapotheker Walter Donat in Darmstadt sowie die Medizinische Fakultät, die Klinikverwaltung und die Veterinärmedizinischen Kliniken Gießen)[255] gelang es am 17. Juni 1947, August Eberhard wieder in das Amt des Vorstands der klinischen Anstalten Gießen unter Bezug eines Gehalts nach III TOA einzusetzen. Sein beruflicher Alltag normalisierte sich somit allmählich wieder. Einzig die Ausübung einer Lehr- und Forschungstätigkeit blieb ihm nach wie vor verwehrt.[256]

9.3.4 Erneute Berufung ins Beamtenverhältnis

August Eberhard konnte in den folgenden Jahren seine Fähigkeit als Leiter der Klinikapotheke unter Beweis stellen. Er hatte nicht nur "mit besonderer Umsicht und Tatkraft [...] die Rückverlegung der damals noch in Lich ausgelagerten Apotheke nach Gießen“[257] veranlasst, sondern seine Erfahrungen und seine „besten Beziehungen zur

---

[251] Vgl. HHStAW 504 Nr. 11894. Schreiben der Besoldungsstelle des Regierungspräsidenten Darmstadt vom 03.09.1946.

[252] Siehe hierzu Kapitel 7. 6. 5.
Eberhard war als Mitläufer eingestuft und zu einer Geldbuße verurteilt worden; HHStAW 504 Nr. 11894. Abschrift des Urteils der Spruchkammer Gießen Stadt über August Eberhard vom 04.09.1946; sowie HHStAW 504 Nr. 11894. Entscheidung des Office of Military Government for Greater Hesse vom 20.12.1946.

[253] Vgl. HHStAW 504 Nr. 11894. Schreiben August Eberhards vom 23.12.1946.

[254] Vgl. HHStAW 504 Nr. 11894. Mitteilung August Eberhards vom 26.03.1947.

[255] Vgl. HHStAW 504 Nr. 11894. Schreiben Walter Donats vom 02.04.1947; sowie HHStAW 504 Nr. 11894. Bitte des Rektors der Justus Liebig-Hochschule vom 22.04.1947.

[256] Vgl. HHStAW 504 Nr. 11894. Bestellung August Eberhards zum Vorstand der Apotheke der klinischen Universitätsanstalten Gießen vom 17.06.1947.

[257] HHStAW 504 Nr. 11894. Bitte des Verwaltungsdirektors der klinischen Anstalten Gießen vom 05.10.1949.

pharmazeutischen Industrie [...] in nutzbringender Weise bei dem Wiederaufbau der völlig darniederliegenden Apotheke in Anwendung kommen"[258] lassen. Ihm war es zu verdanken, dass die Apotheke knapp fünf Jahre nach Kriegsende „allen Anforderungen gewachsen [war und sich] zum Wohle der Kliniken [...] auf hohem Stand"[259] befand. Um die Leistung Eberhards zu würdigen, bat die Klinikverwaltung das Hessische Staatsministerium im Oktober 1949, ihn zum Oberapotheker und zum „Beamten auf Widerruf" zu ernennen.[260]

Der Bitte wurde entsprochen: Durch Kabinettsbeschluss berief der Hessische Ministerpräsident August Eberhard am 01. Februar 1950 zum Oberapotheker im Hessischen Staatsdienst im „Beamtenverhältnis auf Widerruf".[261] Damit verbunden war eine angemessenere Entlohnung nach der Besoldungsgruppe A2 C2.[262]

Schon ein gutes Jahr später konnte sich Eberhard über eine Umwandlung des „Beamtenverhältnisses auf Widerruf" in ein „Beamtenverhältnis auf Lebenszeit" freuen,[263] seine Rehabilitierung galt damit als abgeschlossen. Er hatte „durch gewissenhafte Erfüllung seiner Amtspflichten und durch sein Verhalten das [...] in ihn gesetzte Vertrauen gerechtfertigt."[264]

9.3.5 Lehrauftrag

Das Ende der Ludwigs-Universität 1946 bedeutete gleichzeitig das Aus für die Medizinische Fakultät. Die Humanmedizin beschränkte sich ab diesem Zeitpunkt nur noch auf die Krankenhäuser,[265] ein Zustand, der für Vertreter dieser Fachgruppe untragbar war. Besonders der Pathologe Georg Herzog (1884–1962) versuchte, die medizinische Fortbildung angehender Ärzte in Form von Kursen beizubehalten. Er war 1950 maßgeblich an der Gründung der „Akademie für medizinische Forschung und Fortbildung"

[258] HHStAW 504 Nr. 11894. Bitte des Verwaltungsdirektors der klinischen Anstalten Gießen vom 05.10.1949.

[259] HHStAW 504 Nr. 11894. Bitte des Verwaltungsdirektors der klinischen Anstalten Gießen vom 05.10.1949.

[260] Vgl. HHStAW 504 Nr. 11894. Bitte des Verwaltungsdirektors der klinischen Anstalten Gießen vom 05.10.1949.

[261] Vgl. HHStAW 504 Nr. 11894. Urkunde über die Ernennung zum Oberapotheker unter Berufung in das Beamtenverhältnis auf Widerruf vom 01.02.1950.

[262] Vgl. HHStAW 504 Nr. 11894. Mitteilung des Hessischen Ministeriums für Erziehung und Volksbildung vom 10.08.1950.

[263] Vgl. HHStAW 504 Nr. 11894. Entwurf der Berufung in das Beamtenverhältnisses auf Lebenszeit vom 01.03.1951.

[264] HHStAW 504 Nr. 11894. Entwurf der Berufung in das Beamtenverhältnisses auf Lebenszeit vom 01.03.1951.

[265] Vgl. P. MORAW (1982), S. 228 und S. 231.

beteiligt,[266] die die Nachfolge der Medizinischen Fakultät angetreten hatte.[267] Die Akademie organisierte den Unterricht für Studierende und nahm die ärztliche Abschlussprüfung ab. Außerdem verpflichtete sie sich zur Aus- und Fortbildung von Fachärzten[268] und war verantwortlich für die „Pflege der Volksgesundheit."[269]

Im September 1951 beantragte der Akademische Rat, August Eberhard einen unbesoldeten Lehrauftrag für Arzneiherstellung, -bewertung und -nomenklatur im Rahmen der „Akademie für Forschung und Fortbildung" zu erteilen.[270] Offenbar hatte man erkannt, dass man in Eberhard nicht nur einen qualifizierten Oberapotheker beschäftigte, sondern dieser auch ein erfahrener Hochschullehrer und Wissenschaftler war.
Der Direktor der „Medizinischen und gerichtlichen Veterinärklinik" Gießen bemerkte hierzu: „Diese große und sehr wertvolle Lehrerfahrung sowie seine [...] wissenschaftliche Tätigkeit lassen Herrn Prof. Eberhard für die Übernahme des beantragten Lehrauftrags in besonderer Weise geeignet erscheinen."[271] Dieser Meinung schloss sich der Chemiker und zukünftige Direktor des Chemischen Instituts Friedrich Krollpfeiffer (1892–1957)[272] an und ergänzte, dass ein solcher Lehrauftrag „auch im Interesse der Studierenden der Pharmazie [liegen würde], deren naturwissenschaftliche Grundausbildung während der ersten beiden Semester ihres Studiums"[273] in Gießen absolviert werden konnte.

Generell besaß der Wiederaufbau des Lehrkörpers nach 1945 hohe Priorität. Der Krieg hatte beträchtliche Lücken innerhalb der Dozentenschaft hinterlassen – Krankheit, Kriegsgefangenschaft und Nachkriegsbestimmungen spielten hier eine große Rolle.[274]

Anfang 1952 wurde August Eberhard schließlich der Lehrauftrag erteilt, der unbesoldet war[275] und für den „lediglich die tatsächlich aufkommenden Kolleggeldanteile gezahlt werden"[276] konnten. Dennoch dürfte sich August Eberhard glücklich geschätzt haben, endlich wieder einer Aufgabe als Hochschullehrer nachgehen zu können, wenn auch nur einstündig nach Vereinbarung. In der Vergangenheit hatte er deutlich darauf hingewiesen, dass er „mit Leib und Seele an der Hochschultätigkeit"[277] hing.

---

[266] Vgl. P. MORAW (1982), S. 231.
[267] Vgl. G. HERZOG (1957), S. 31.
[268] Vgl. G. HERZOG (1957), S. 91.
[269] G. HERZOG (1957), S. 91.
[270] Vgl. HHStAW 504 Nr. 11894. Antrag der Akademie für Medizinische Forschung und Fortbildung vom 14.09.1951.
[271] HHStAW 504 Nr. 11894. Schreiben des Direktors der Medizinischen und gerichtlichen Veterinärklinik der Justus Liebig-Hochschule Gießen vom 20.09.1951.
[272] Vgl. W. REHMANN (1957), S. 470.
[273] HHStAW 504 Nr. 11894. Stellungnahme Friedrich Krollpfeiffers vom 24.09.1951.
[274] Vgl. W. SCHAUDER (1957), S. 159.
[275] Vgl. HHStAW 504 Nr. 11894. Lehrauftrag für Arzneiherstellung, -bewertung und -nomenklatur vom 23.01.1952.
[276] HHStAW 504 Nr. 11894. Lehrauftrag für Arzneiherstellung, -bewertung und -nomenklatur vom 23.01.1952.
[277] UniA DA 103 Nr. 144 / 9. Anlage zu einem Schreiben August Eberhards an den Reichsminister für Wissenschaft, Erziehung und Volksbildung vom 12.05.1938.

Im Personal- und Vorlesungsverzeichnis der Justus Liebig-Hochschule für das Sommersemester 1952 ist August Eberhard erstmalig nach Kriegsende wieder mit einer Vorlesung aufgeführt.[278]

9.3.6 Letzte Jahre in Gießen und Suche nach einem Nachfolger

Bei Wiederaufnahme seiner Vorlesungstätigkeit 1952 war August Eberhard 64 Jahre alt. In regelmäßigen Abständen nahm er in den Sommermonaten drei bis vier Wochen Urlaub, um zur Erholung beispielsweise nach Oppenau in den Schwarzwald zu reisen. Die Apothekerin Annemarie Soltau (1911–?), die schon des Öfteren eingesprungen war, vertrat ihn dann in dieser Zeit.[279]

Kurz vor seinem 65. Geburtstag beantragte der Dekan der Justus Liebig-Hochschule beim Hessischen Ministerium für Erziehung und Volksbildung, dass August Eberhard über diese Altersgrenze hinaus die Leitung der Krankenhausapotheke behalten sollte. Sowohl sämtliche Klinik- und Institutsdirektoren als auch der Akademische Rat unterstützten dieses Anliegen.[280] Eberhard erklärte sich mit der Weiterarbeit einverstanden.[281] Er wurde als „äußerst wertvolle Kraft“[282] bezeichnet; sein Lehrauftrag für Arzneiherstellung, -bewertung und -nomenklatur stellte einen „unschätzbaren Wert“[283] für die Studierenden dar, „deren Kenntnisse gerade auf diesem Gebiet unbedingt gefördert werden“[284] müssten.

Obgleich gemäß Reichsbesoldungsgesetz von 1927 – das nach dem Zweiten Weltkrieg wieder Gültigkeit besaß[285] – der Beamte nach Vollendung des 65. Lebensjahres einen Anspruch auf Ruhegehalt hatte,[286] erteilte der hessische Erziehungsminister am 2. September 1952 eine Ausnahmegenehmigung zur Weiterbeschäftigung August

---

278 Vgl. JUSTUS LIEBIG-HOCHSCHULE GIESSEN (1952), S. 37.

279 Vgl. UniA Gi, Personalabteilung, 1. Lieferung, Karton 7. Schreiben August Eberhards vom 19.07.1951 und 05.08.1952; sowie UniA GI ZUV PrA Nr. 2310. Schreiben Arthur Prybills vom 28.12.1942, 22.03.1943 und 07.08.1944.

280 Vgl. HHStAW 504 Nr. 11894. Antrag des Dekans an das Hessische Ministerium für Erziehung und Volksbildung vom 21.05.1952.

281 Vgl. UniA Gi, Personalabteilung, 1. Lieferung, Karton 7. Schreiben der Klinikverwaltung Gießen vom 06.08.1952.

282 HHStAW 504 Nr. 11894. Antrag des Dekans an das Hessische Ministerium für Erziehung und Volksbildung vom 21.05.1952.

283 HHStAW 504 Nr. 11894. Antrag des Dekans an das Hessische Ministerium für Erziehung und Volksbildung vom 21.05.1952.

284 HHStAW 504 Nr. 11894. Antrag des Dekans an das Hessische Ministerium für Erziehung und Volksbildung vom 21.05.1952.

285 Vgl. N. GÜNTHER (1987), S. 65.

286 Vgl. H. VÖLTER (1932), S. 10f.

Eberhards als Oberapotheker für die Dauer eines Jahres.[287] Damit verbunden war die Erwartung, dass bis Ablauf des Wintersemesters 1952 / 53 Vorschläge für einen Nachfolger gemacht wurden.[288]

Im Frühling 1953 bezog August Eberhard in einem Schreiben an die Klinikverwaltung Stellung zur Frage des zukünftigen Apothekenleiters. Sehr ausführlich beschrieb er einerseits die Anforderungen, die an potenzielle Bewerber gestellt werden mussten, und andererseits das Angebot, das die Regierung aufbringen sollte, um einen geeigneten Nachfolger zu finden. Er empfahl, Stellenanzeigen in den üblichen Fachzeitschriften zu veröffentlichen und den Arbeitsbeginn für seinen Nachfolger so zu wählen, dass genügend Zeit zur Einarbeitung blieb. [289]

9.3.6.1 Profil eines Oberapothekers aus der Sicht Eberhards

Laut August Eberhard musste der Vorstand einer Klinikapotheke unbedingt eine überdurchschnittliche Ausbildung absolviert haben, damit er die erforderlichen Kenntnisse und Erfahrungen mitbrachte. Neben dem inzwischen sechssemestrigen pharmazeutischen Studium hielt er eine anschließende Hochschultätigkeit mit Promotion – nach Möglichkeit auf dem Gebiet der Pharmazeutischen Chemie – für sinnvoll. Der Erwerb eines Doktorgrades empfahl sich schon deshalb, um bei dienstlicher Kommunikation mit den etwa 130 Klinikärzten „auf Augenhöhe“ zu stehen.[290]

Es war dringend ratsam, die akademisch erworbenen Kenntnisse durch praktische Arbeit in „gut ausgestatteten, wirtschaftlich und wissenschaftlich geführten“[291] Krankenhausapotheken zu festigen. Nur so konnte der zukünftige Oberapotheker mit dem Fortschritt der Industrie und Wissenschaft mithalten.[292]

Das äußere Erscheinungsbild und die Charaktereigenschaften sollten in jedem Fall dem eines Apothekenvorstands entsprechen.[293] Der Apothekenleiter hatte mit seinem Sinn für Sauberkeit und Ordnung, seiner „Schaffensfreude, [der] Lust zu praktischen

---

[287] Vgl. HHStAW 504 Nr. 11894. Mitteilung des Hessischen Ministers für Erziehung und Volksbildung vom 23.09.1952.

[288] Vgl. UniA Gi, Personalabteilung, 1. Lieferung, Karton 7. Mitteilung des Hessischen Ministers für Erziehung und Volksbildung vom 03.10.1952.

[289] Siehe hierzu HHStAW 504 Nr. 11894. Ausführungen August Eberhards vom 15.05.1953, S. 1–4.

[290] Vgl. HHStAW 504 Nr. 11894. Ausführungen August Eberhards vom 15.05.1953, S. 1f.

[291] HHStAW 504 Nr. 11894. Ausführungen August Eberhards vom 15.05.1953, S. 1.

[292] Vgl. HHStAW 504 Nr. 11894. Ausführungen August Eberhards vom 15.05.1953, S. 1f.

[293] Vgl. HHStAW 504 Nr. 11894. Ausführungen August Eberhards vom 15.05.1953, S. 2.

Arbeiten […] und [dem] Geschick in kaufmännischen Dingen"[294] ein Vorbild für seine Mitarbeiter zu sein und stets Autorität auszustrahlen.[295]

Im Gegensatz zu der Zeit vor 1945 hatte der Arbeitsumfang der neuen Apotheke in Gießen zugenommen – wenn auch teilweise immer noch im provisorischen Zustand. Für Arzneien stand ein Etat von 400.000 DM zur Verfügung.[296] Während früher nur zwölf verschließbare Behälter mit Arzneikästen von der Apotheke verwaltet wurden, handelte es sich inzwischen um 89 Stationen und Institute, deren Arzneibestände überprüft und aufgefüllt werden mussten. Die Zahl der auf dem Markt befindlichen Arzneimittel hatte sich vervielfacht. Häufig spielten teure ausländische Präparate eine Rolle, die plötzlich in der Therapie angesetzt wurden, um dann genauso schnell wieder aus dem ärztlichen Portfolio zu verschwinden. Hier war eine besonders umsichtige Vorratshaltung angezeigt, um keine Verluste zu machen. Auch reichte nicht mehr eine Sammelbestellung für die nächsten Monate, die Apotheke musste vielmehr flexibel bleiben und mitunter mehrmals wöchentlich Aufträge für den Erwerb von Arzneimitteln und Rohstoffen erteilen.[297] Waren diese zeitweilig nicht lieferbar, sollte der Apothekenleiter in der Lage sein, Präparate zu therapeutischen oder analytischen Zwecken selbst herzustellen.[298] Oberstes Ziel blieb, „Patienten und Laboratorien raschest"[299] zu versorgen.

Bei aller Dringlichkeit stand selbstverständlich auch immer die Frage nach Wirtschaftlichkeit im Raum. Daher hatte der Apothekenvorstand stets auf der Suche nach Einsparmöglichkeiten zu sein, etwa durch Selbstherstellung von sterilen Lösungen. Dass er für jeden Handgriff eines Angestellten die Verantwortung trug, verstand sich von selbst.[300]

Eberhard fasste den Anspruch an den Apothekenleiter einer Klinikapotheke wie folgt zusammen:

> „Zu fordern ist demnach ein repräsentativer approbierter Apotheker, der über bestes Fachwissen und Können verfügt, praktisch veranlagt ist, Organisations- und Verhandlungstalent besitzt und nicht nur Erfahrung aus Tätigkeit in Krankenhausapotheken besitzt [!] sondern auch möglichst in pharmazeutischer Chemie promoviert haben soll."[301]

---

294 HHStAW 504 Nr. 11894. Ausführungen August Eberhards vom 15.05.1953, S. 1.

295 Vgl. HHStAW 504 Nr. 11894. Ausführungen August Eberhards vom 15.05.1953, S. 1.

296 Vgl. HHStAW 504 Nr. 11894. Ausführungen August Eberhards vom 15.05.1953, S. 2. Es ist anzunehmen, dass sich Eberhard hier auf den Jahresetat bezog.

297 Vgl. HHStAW 504 Nr. 11894. Ausführungen August Eberhards vom 15.05.1953, S. 2f.

298 Vgl. HHStAW 504 Nr. 11894. Ausführungen August Eberhards vom 15.05.1953, S. 1.

299 HHStAW 504 Nr. 11894. Ausführungen August Eberhards vom 15.05.1953, S. 3.

300 Vgl. HHStAW 504 Nr. 11894. Ausführungen August Eberhards vom 15.05.1953, S. 1.

301 HHStAW 504 Nr. 11894. Ausführungen August Eberhards vom 15.05.1953, S. 2.

9.3.6.2 Anerkennung und Entlohnung eines Oberapothekers

Die zuvor genannten Eigenschaften, die ein leitender Klinikapotheker mit sich bringen sollte, waren wichtig, damit ein Höchstmaß an Arzneimittelsicherheit in der Therapie von Patienten gewährleistet werden konnte. Um einen Bewerber mit derartiger Qualifikation für die Stelle des Oberapothekers in Gießen zu interessieren, musste sich nach Meinung Eberhards sowohl hinsichtlich der Dienstbezeichnung als auch bezüglich der finanziellen Entlohnung etwas ändern.[302]

Es war nur schwer einzusehen, warum in anderen Regionen Deutschlands der Apothekenleiter einer Krankenhausapotheke den Titel „Apothekendirektor" führen durfte,[303] während dieser in Gießen nur „Oberapotheker" war. Dem stand der „Oberarzt" gegenüber, der wiederum einem Klinikdirektor als Vorgesetztem unterstellt war. Der Oberapotheker hatte innerhalb seines Instituts keinen Höhergestellten und sollte daher auch als Direktor bezeichnet werden.[304]

Des Weiteren stand die Bezahlung eines Apothekenleiters im Krankenhaus in keinem Verhältnis zu seiner Arbeitsbelastung oder akademischen Vorbildung. Hier wünschte sich Eberhard eine leistungsentsprechende Entlohnung, zumal die Verdienste als niedergelassener Apotheker oder in der Industrie ungleich höher waren.[305]

Als Beispiel für die Schwierigkeit, den Posten des Leiters der Krankenhausapotheke zu besetzen, nannte Eberhard die Universitätsklinik Frankfurt, die im vergangenen Jahr monatelang vergeblich nach einem geeigneten Kandidaten gesucht hatte. Erst nachdem Abstriche in den Anforderungen an den zukünftigen Oberapotheker gemacht wurden – keine Erfahrung in leitender Stellung, nicht promoviert – konnte der Arbeitsplatz in Frankfurt vergeben werden.[306] Es war also zwingend notwendig, die Stelle des leitenden Klinikapothekers attraktiver zu gestalten.

---

[302] Vgl. HHStAW 504 Nr. 11894. Ausführungen August Eberhards vom 15.05.1953, S. 2–4.

[303] Vgl. G. GLEICHE (1998), S. 375; sowie HHStAW 504 Nr. 11894. Ausführungen August Eberhards vom 15.05.1953, S. 3.

[304] Vgl. HHStAW 504 Nr. 11894. Ausführungen August Eberhards vom 15.05.1953, S. 3.

[305] Vgl. HHStAW 504 Nr. 11894. Ausführungen August Eberhards vom 15.05.1953, S. 2f.

[306] Vgl. HHStAW 504 Nr. 11894. Ausführungen August Eberhards vom 15.05.1953, S. 4.

9.3.7 Ruhestandsversetzung August Eberhards 1954

Wie von August Eberhard bereits befürchtet, verzögerte sich der Amtsantritt eines geeigneten Nachfolgers.

Zwischenzeitlich versuchte er, die Geschäfte zum Besten der Apotheke weiterzuführen, nahm aber bei Entscheidungen Rücksicht auf die Tatsache, dass in absehbarer Zeit ein neuer Apothekenvorstand für die Abläufe verantwortlich sein würde.

Im Sommer 1953 bat er daher, den Zuschuss von 30.000 DM für die Renovierung der Apotheke ins kommende Rechnungsjahr 1954 übertragen lassen zu dürfen. Er wollte dem neuen Apothekenleiter nicht die Möglichkeit nehmen, die Inneneinrichtung der Apotheke maßgeblich mitzubestimmen.[307]

Seine Bitte hatte zudem noch einen pragmatischen Grund: Es stimmte, dass die Inneneinrichtung unbedingt erneuert werden musste – sie bestand nach wie vor aus den 1945 provisorisch errichteten Kellergestellen. Allerdings waren die damals bezogenen Räumlichkeiten inzwischen viel zu klein geworden, sodass auf Dauer kein vernünftiges Arbeiten mehr möglich war. Es fielen mittlerweile monatlich über 11.000 Bestellungen an, zu deren Erledigung ein vierter Rezeptiertisch angeschafft werden musste. In dem Arbeitsraum, der nur etwa halb so groß wie die Offizin der im Krieg zerstörten Apotheke war, herrschte daher erdrückende Raumnot. Aus diesem Grund schien eine zukünftige Vergrößerung der Räume unumgänglich und die Anschaffung maßgezimmerter Möbel für die jetzige Apotheke sinnlos.[308] Die Justus Liebig-Hochschule schloss sich der Meinung Eberhards an.[309]

Ende August 1953 war immer noch kein Nachfolger für August Eberhard in Sicht, dessen geplanter Ruhestandbeginn mit dem 1. November stetig näher rückte. Neben den bereits erwähnten Schwierigkeiten, die Stelle des Leiters einer Krankenhausapotheke für Pharmazeuten reizvoll zu gestalten, schien auch der Zeitpunkt zur Neubesetzung unglücklich gewählt. Eberhard selbst hatte darauf hingewiesen, dass Kündigungen und Arbeitsanfänge in der Regel mit Quartalsbeginn einhergingen. Mit seinem Einverständnis schlug daher der Kanzler der Hochschule eine erneute Verlängerung seines Arbeitsverhältnisses um fünf Monate vor.[310] Der Minister für Erziehung und Volksbildung in Wiesbaden sah sich in Ermangelung eines Nachfolgers förmlich gezwungen, diesem Vorschlag zu entsprechen. Allerdings hieß es auch: „Ausschreibung zum 1.4.54 muß jetzt mit Nachdruck betrieben werden, damit das Dienstverhältnis des Prof. E nicht immer wieder verlängert werden muß."[311]

---

[307] Vgl. HHStAW 504 Nr. 11894. Stellungnahme August Eberhards vom 24.06.1953.

[308] Vgl. HHStAW 504 Nr. 11894. Stellungnahme August Eberhards vom 24.06.1953.

[309] Vgl. HHStAW 504 Nr. 11894. Schreiben des Kanzlers der Justus Liebig-Hochschule Gießen vom 14.07.1953.

[310] Vgl. HHStAW 504 Nr. 11894. Schreiben des Kanzlers der Justus Liebig-Hochschule Gießen vom 24.08.1953.

[311] HHStAW 504 Nr. 11894. Handschriftliche Ergänzung vom 28.08.1953 auf dem Schreiben des Kanzlers der Justus Liebig-Hochschule Gießen vom 24.08.1953.

Aus gesundheitlichen Gründen stand einer Weiterbeschäftigung Eberhards nichts im Weg, vorausgesetzt, dass in der Klinikapotheke ausreichend Personal vorhanden war, um seine Arbeitsbelastung auf einem normalen Niveau zu halten. Ein Jahr zuvor hatte er sich nämlich wegen eines irreversiblen Herzmuskelschadens länger behandeln lassen müssen.[312]

Das Apothekenpersonal wurde aufgestockt und bestand im September 1953 aus:

- 1 Oberapotheker
- 3 Assistenzapothekern
- 1 Apothekerassistenten
- 3 weiteren Angestellten (nicht näher bezeichnet).[313]

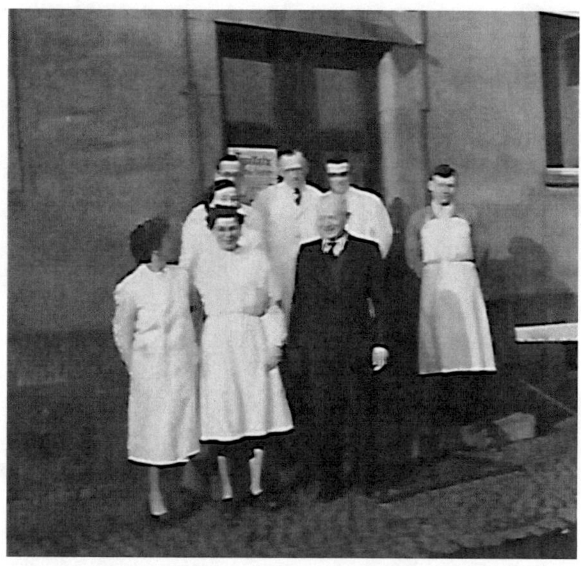

Abbildung 38: August Eberhard im Kreis seiner Angestellten vor dem Eingang zur Klinikapotheke, um 1950.[314]

Nachdem August Eberhards Arbeitsverhältnis als Oberapotheker der Klinikapotheke Gießen insgesamt zweimal verlängert worden war,[315] schied er offiziell zum 31. März

[312] Vgl. HHStAW 504 Nr. 11894. Untersuchungsbefund der Medizinischen Poliklinik Gießen vom 09.09.1953.

[313] Vgl. HHStAW 504 Nr. 11894. Handschriftliche Notiz vom 23.09.1953.

[314] Privatarchiv Ernst-Eberhard Kopf.

[315] Vgl. HHStAW 504 Nr. 11894. Schreiben des Hessischen Ministers für Erziehung und Volksbildung vom 30.09.1953.

1954 aus dieser Anstellung aus.[316] Da aber sein Nachfolger, der promovierte Apotheker Franz Schoinz aus Stuttgart erst in drei bis vier Monaten zum Dienstantritt erwartet wurde, erhielt Eberhard – beinahe schon nicht mehr überraschend – den Auftrag, die Geschäfte des Apothekenleiters aushilfsweise weiterzuführen.[317] Er blieb zudem bis nach der Übergabe der Apothekenleitung an Schoinz in seiner Dienstwohnung Friedrichstraße 20 über der Apotheke wohnen.[318]

In dieser Zeit kristallisierten sich Unklarheiten zur Berechnung seines Ruhegehalts heraus. Die Zuständigkeiten zwischen seinen ehemaligen Arbeitgebern – die Technische Hochschule in Darmstadt, die Justus Liebig-Hochschule in Gießen und das Hessische Innenministerium – mussten noch geklärt werden. Bis zur endgültigen Festsetzung seiner Bezüge bat Eberhard um die Auszahlung eines Überbrückungsbetrags.[319]

Abgesehen von diesen Unstimmigkeiten verlief das Ende der Gießener Zeit für August Eberhard sehr harmonisch. Er freute sich über die Anerkennung seiner Arbeit als Oberapotheker, die ihm der Erziehungsminister und die Hochschulverwaltung zollten. Gleichzeitig bedankte er sich für deren Unterstützung während seiner Aufbauarbeit in den Nachkriegsjahren. Dass aus der zerstörten Klinikapotheke zumindest wieder ein Provisorium errichtet werden konnte, um die Arzneimittelversorgung der medizinischen Einrichtungen sicherzustellen, war zudem auch das Verdienst seiner Mitarbeiter. Abschließend bat er, in gleicher Weise seinen Nachfolger Franz Schoinz zu unterstützen,[320] dem nun "die nicht leichte Aufgabe gestellt [war], das bisherige Provisorium in endgültige Formen zu bringen."[321]

Ab dem 1. Oktober 1954 zog August Eberhard wieder in seine Wahlheimat Darmstadt.[322]

Schon Anfang 1952 hatte er während eines Besuchs bei seiner Tochter verlauten lassen, dass die „Sehnsucht, nach der Pensionierung auch eine solch ideale Wohnung in Darmstadt zu haben,“[323] immer größer wurde. Seine Tochter hielt später in ihrem Tagebuch fest: „Direkt nach Weihnachten [1952] machen wir mit einem Makler einen Tripp an allen zu verkaufenden Ruinen im Tintenviertel vorbei. Viel ist nicht mehr, was uns

---

316 Vgl. UniA Gi, Personalabteilung, 1. Lieferung, Karton 7. Schreiben August Eberhards an den Regierungspräsidenten Darmstadt vom 08.07.1954.

317 Vgl. UniA Gi, Personalabteilung, 1. Lieferung, Karton 7. Mitteilung des Kanzlers der Justus Liebig-Hochschule Gießen vom 06.04.1954.

318 Vgl. HHStAW 504 Nr. 11894. Schreiben August Eberhards vom 19.09.1954.

319 Vgl. UniA Gi, Personalabteilung, 1. Lieferung, Karton 7. Schreiben August Eberhards an den Regierungspräsidenten Darmstadt vom 08.07.1954.

320 Vgl. HHStAW 504 Nr. 11894. Schreiben August Eberhards vom 19.09.1954.
Apotheker Schoinz nahm kurz nach dem Ausscheiden Eberhards die Renovierung der Apotheke in Angriff;
sowie UniA Gi, Personalabteilung, 1. Lieferung, Karton 7. Schreiben August Eberhards an den Kanzler der Justus Liebig-Hochschule Gießen vom 08.07.1954.

321 UniA Gi, Personalabteilung, 1. Lieferung, Karton 7. Schreiben August Eberhards an den Kanzler der Justus Liebig-Hochschule Gießen vom 08.07.1954.

322 Vgl. HHStAW 504 Nr. 11894. Schreiben August Eberhards vom 19.09.1954.

323 Persönliche Mitteilung Ernst-Eberhard Kopfs vom 02.02.2023.

imponieren kann. Das Besterhaltendste [!] scheint ein größeres Objekt, Roquetteweg 3, zu sein.“[324]

August Eberhard gelang es daraufhin, dieses Wohnhaus wieder aufbauen zu lassen,[325] um dort gemeinsam mit seiner Frau in der Nähe seiner Tochter und deren Familie seinen Lebensabend zu verbringen.

9.4 Diskussion

Mit dem Aufbau der Klinikapotheke in Gießen nach dem Ende des Zweiten Weltkriegs übernahm August Eberhard zweifellos eine große Verantwortung. Dennoch waren bisher keine Einzelheiten zu seiner Tätigkeit als Krankenhausapotheker bekannt.

Wir konnten erstmals die Umstände erforschen, die zum Stellenangebot in Gießen geführt haben. Ausschlaggebend waren hier sicher Eberhards akademischer Werdegang und seine langjährige Berufserfahrung auf verschiedensten Gebieten der Pharmazie. Diese zeichneten ihn als vielversprechenden Bewerber aus, stellten jedoch auch einen Unterschied zu anderen bekannten Krankenhausapothekern dar, die nicht am Ende ihrer beruflichen Laufbahn, sondern bereits im Anschluss an ihr Studium eine Stelle als Krankenhausapotheker angetreten hatten. Hierzu zählten Conrad Stich (1864–1953) in

[324] Persönliche Mitteilung Ernst-Eberhard Kopfs vom 02.02.2023.

[325] Vgl. HHStAW 504 Nr. 11894. Schreiben der Klinikverwaltung der Justus Liebig-Hochschule Gießen vom 14.09.1953; sowie HHStAW 504 Nr. 11894. Schreiben August Eberhards vom 19.09.1954.

Leipzig,[326] Arthur Hoger (1875–1951) in Heidelberg und später in Karlsruhe[327] und Walther Zimmermann (1890–1945) in Illenau.[328]

Die Unterstützung Eberhards durch seinen Nachfolger bei der Regierung, dem Referenten für das Apothekenwesen Walter Donat (1882–1960), konnte ebenfalls nachgewiesen werden. Dieser hatte sich sehr dafür eingesetzt, die Leitung der Klinikapotheke in Eberhards Hände zu geben.[329] Der rege Schriftverkehr zwischen beiden zeugte von einer respektvollen Kollegialität. Als Donat Ende des Jahres 1945 einen Unfall erlitt, vertrat Eberhard ihn für zwei Monate.[330] Damit konnten wir eindeutig zeigen, dass seine Kompetenzen groß waren – trotz seiner Entlassung aus dem Hochschuldienst wegen seiner ehemaligen Zugehörigkeit zur NSDAP. Dies belegt auch die Sondergenehmigung der amerikanischen Besatzungsmacht,[331] die ihn zur Weiterarbeit als Leiter der Klinikapotheke ermächtigte, bis seine Suspendierung nach Beendigung des Spruchkammerverfahrens aufgehoben wurde. Faktisch hatte Eberhard, wie wir erstmals nachweisen konnten, nie aufgehört, als Oberapotheker die Geschäfte der Apotheke zu führen.

Die Nachkriegssituation der Gießener Klinikapotheke war schwierig. Uns gelang es, hierzu bisher unbekannte Details zu recherchieren und Parallelen zu anderen Krankenhausapotheken aufzuzeigen, die ebenfalls schwere Kriegsschäden davongetragen hatten.

---

[326] Siehe hierzu C. FRIEDRICH (1995), S. 109–114.
Conrad Stich hatte seinen Vater früh verloren und entschied sich ähnlich wie August Eberhard wohl aus finanziellen Gründen für den Beruf des Apothekers. Eine schnelle wirtschaftliche Selbständigkeit, bereits als Apothekergehilfe, kam ihm sehr gelegen. Während seiner beruflichen Tätigkeit lag Stich die Aus- und Weiterbildung des pharmazeutischen Nachwuchses sehr am Herzen. Er unterrichtete zahlreiche Praktikanten und verfasste wissenschaftliche Publikationen. Von 1947 bis 1950 übernahm er an der Universität Leipzig – wie Eberhard seinerzeit in Darmstadt – einen Lehrauftrag für Bakteriologie, Hygiene und Sterilisation.

[327] Vgl. H. K[AISER] (1950), S. 368f.
Innerhalb seiner 45-jährigen Dienstzeit als Krankenhausapotheker – die meisten Jahre davon als Leiter – übernahm Hoger zahlreiche weitere Ämter. 1919 berief man ihn in die Prüfungskommission für das pharmazeutische Staatsexamen. Kurze Zeit später erhielt er erste Lehraufträge für Klinische und Gerichtliche Chemie sowie für Mikroskopie. Ab 1936 wirkte Hoger zusätzlich als Pharmazierat und als Apothekenvisitator – fast zeitgleich zu August Eberhard, der dieses Amt in Hessen versah.

[328] Siehe hierzu S. BOMAN-DEGEN (2015), S. 27, S. 30–39, S. 43, S. 98–101 und S. 114f.
Mangelnde Schulerfolge und finanzielle Schwierigkeiten innerhalb seiner Familie verhinderten für Walther Zimmermann sowohl eine längere Schullaufbahn als auch ein kostspieliges Studium. Er wählte wie August Eberhard die Ausbildung zum Apotheker. Im Unterschied zu Eberhard trat Zimmermann 1933 schon früh in die NSDAP ein und engagierte sich bis 1945 zum Teil auch auf Reichsebene mit aller Kraft für die nationalsozialistischen Ideologien und Organisationsstrukturen.

[329] Vgl. HHStAW 504 Nr. 11894. Schreiben Walter Donats vom 02.07.1945.

[330] Vgl. UniA DA 103 Nr. 144 / 10. Schreiben August Eberhards an den Regierungspräsidenten in Hessen vom 15.12.1945; UniA Gi, Personalabteilung, 1. Lieferung, Karton 7. Mitteilung der Landesregierung Hessen vom 01.10.1945; sowie UniA Gi, Personalabteilung, 1. Lieferung, Karton 7. Stellungnahme des Staatlichen Gesundheitsamtes für den Stadt- und Landkreis Gießen vom 22.05.1946.

[331] Vgl. HHStAW 504 Nr. 11894. Schreiben des Verwaltungsdirektors der Universität Gießen vom 27.06.1946.

Ähnlich wie die ehemalige Universitätsapotheke Berlin[332] oder die Apotheke des Städtischen Krankenhauses in Karlsruhe[333] musste auch die Gießener Klinikapotheke nach Bombenangriffen ausgelagert werden. Man beschloss, ins benachbarte Lich umzuziehen. Hier konnten wir anhand des Mietvertrags für die Übergangsräumlichkeiten zum ersten Mal eindeutig belegen, dass die Apotheke nicht im Licher Schloss untergekommen war, sondern in einem Ladengeschäft in der Nähe.[334]

Die Rückverlegung der Apotheke nach Gießen gestaltete sich problematisch. Die Stadt lag in Trümmern und es musste ein geeigneter Ort für die neue Krankenhausapotheke gefunden werden. Unseren Untersuchungen zufolge gab es zunächst Überlegungen, das Sockelgeschoss der Hautklinik zu beziehen.[335] Wahrscheinlich wegen Eigenbedarf schied diese Möglichkeit aber aus.[336] Stattdessen wurde das Nebengebäude der Augenklinik als neue Krankenhausapotheke wieder hergerichtet.[337]

Wir konnten erstmals schildern, mit welchen Herausforderungen August Eberhard in diesen ersten Jahren nach dem Krieg konfrontiert war: Das Dach der neuen Klinikapotheke musste repariert und abgedichtet werden, [338] außerdem galt es, Möbel und Arzneimittel zu beschaffen. Unseren Untersuchungen nach kam Eberhard dabei der ein oder andere glückliche Umstand entgegen. Als das Sanitätslager in Lauterbach aufgelöst wurde, konnte er dessen Bestände für den Ausbau der Gießener Apotheke übernehmen.[339] Ferner erwirkte er die Genehmigung für die Einrichtung einer Dienstwohnung unter dem Dach. Es gelang erstmalig, die Vorteile zu recherchieren, die damit verbunden waren: Eberhard und seine Frau hatten wieder ein gemeinsames Zuhause, die Trennungsentschädigung entfiel und auch nachts bedeutete seine Anwesenheit eine Überwachung der kostbaren Arzneimittelbestände in den unsicheren Nachkriegszeiten.[340]

Die Personalknappheit, wie sie in anderen Klinikapotheken beschrieben wurde, konnten wir auch für Gießen bestätigen. Als August Eberhard zum wiederholten Male gebeten worden war, über das 65. Lebensjahr hinaus als Oberapotheker die Apotheke zu leiten, erklärte er sich damit einverstanden. Sein Gesundheitszustand verlangte jedoch nach einem höheren Personalschlüssel, um die Arbeitsbelastung im normalen Bereich zu

---

332 Vgl. G. AHRENS (1962), S. 1000.

333 Vgl. H. K[AISER] (1950), S. 368f.

334 Vgl. UniA GI ZUV PrA Nr. 2307. Mietvertrag für das Ladenlokal Braugasse 1, Lich, vom 16.08.1944; UniA GI ZUV PrA Nr. 2307. Festsetzung der Ladenmiete zur Aufnahme der Apotheke vom 13.02.1945; sowie K. WERNER (2019).

335 Vgl. HHStAW 504 Nr. 11894. Mitteilung August Eberhards vom 23.08.1945.

336 Vgl. R. M. BOHNSTEDT (1957), S. 68.

337 Vgl. A. EBERHARD (1957/a), S. 76; sowie HHStAW 504 Nr. 11894. Mitteilung August Eberhards unter Nennung der Anschrift vom 23.12.1946.

338 Vgl. UniA Gi, Personalabteilung, 1. Lieferung, Karton 7. Schreiben August Eberhards vom 01.04.1946.

339 Vgl. UniA Gi, Personalabteilung, 1. Lieferung, Karton 7. Schreiben August Eberhards vom 08.12.1949.

340 Vgl. UniA Gi, Personalabteilung, 1. Lieferung, Karton 7. Vorschlag August Eberhards vom 19.12.1945; UniA Gi, Personalabteilung, 1. Lieferung, Karton 7. Mitteilung der Klinikverwaltung Gießen vom 21.12.1945; sowie UniA Gi, Personalabteilung, 1. Lieferung, Karton 7. Schreiben August Eberhards vom 01.04.1946.

halten.[341] In diesem Zusammenhang konnten nach Auffinden einer Stellungnahme Eberhards, seine Auffassung von den notwendigen Qualitäten eines Klinikapothekers und gleichzeitig seine deutliche Kritik an der finanziellen Entlohnung und der mangelnden Anerkennung erstmalig dargestellt werden.[342] Besonders Letzteres mag eine Erklärung dafür gewesen sein, warum viele junge Krankenhausapotheker nach geraumer Zeit in die Industrie abwanderten oder sich um die Konzession für eine Apotheke bewarben.[343] Obwohl Eberhard genau dies – wohl aus finanzieller Not – während seiner kurzfristigen Suspendierung für einen Moment im Sinn hatte,[344] kam eine eigene Apotheke für ihn nicht wirklich in Frage. Ein solcher Schritt lohnte sich vielleicht für junge Apotheker, für Eberhard wäre es aber wenige Jahre vor Erreichen des Rentenalters vermutlich nur der letzte Ausweg gewesen. Nachdem sich die Zeiten langsam normalisiert hatten, wurde er rehabilitiert und erhielt seinen Beamtenstatus zurück.[345]

Unsere Untersuchungen haben gezeigt, dass der Wissenschaftler, Hochschullehrer und Regierungsapotheker August Eberhard sich auch auf dem Gebiet der Krankenhauspharmazie bewährt hatte und die völlig zerstörte Gießener Krankenhausapotheke wieder zu einem florierenden Betrieb aufbauen konnte.

---

341 Vgl. HHStAW 504 Nr. 11894. Untersuchungsbefund der Medizinischen Poliklinik Gießen vom 09.09.1953; sowie HHStAW 504 Nr. 11894. Handschriftliche Notiz vom 23.09.1953.

342 Siehe hierzu HHStAW 504 Nr. 11894. Ausführungen August Eberhards vom 15.05.1953, S. 1–4.

343 Vgl. HHStAW 504 Nr. 11894. Ausführungen August Eberhards vom 15.05.1953, S. 2.

344 Vgl. HHStAW 504 Nr. 11894. Mitteilung August Eberhards vom 26.03.1947.

345 Vgl. HHStAW 504 Nr. 11894. Urkunde über die Ernennung zum Oberapotheker unter Berufung in das Beamtenverhältnis auf Widerruf vom 01.02.1950; sowie HHStAW 504 Nr. 11894. Entwurf der Berufung in das Beamtenverhältnisses auf Lebenszeit vom 01.03.1951.

10 Ruhestand und Pharmaziehistorische Forschung

Die Wohnung in Darmstadt, Roquetteweg 3, die August Eberhard 1954 gemeinsam mit seiner Frau Grete bezog,[1] lag im Paulusviertel. In diesem Stadtteil hatte er schon vor der Zerstörung Darmstadts 1944 gewohnt.[2] Offenbar fühlte er sich dort wohl, das Stadtzentrum war in nord-westlicher Richtung fußläufig zu erreichen. Außerdem schätzte er die Nähe zu seiner Tochter und deren Familie mit den inzwischen drei Enkelkindern.[3]

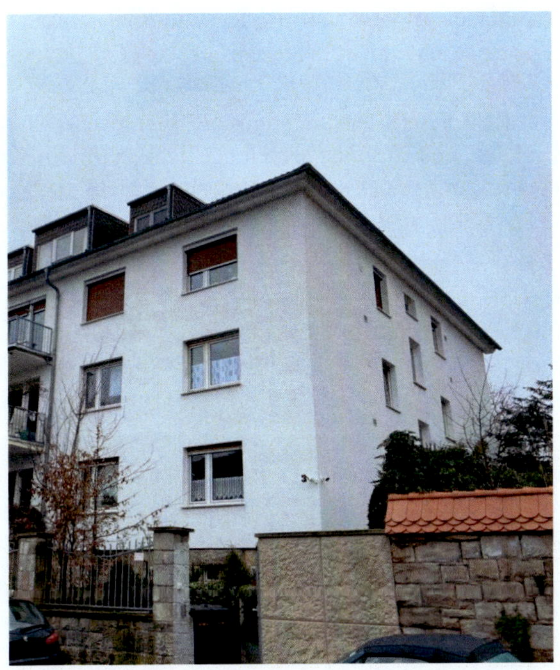

Abbildung 39: Roquetteweg 3, Darmstadt, 2020.[4]

[1] Vgl. Persönliche Mitteilung Ernst-Eberhard Kopfs vom 27.02.2020 und 02.02.2023. Mit in der Wohnung im ersten Stock wohnte Grete Eberhards ältere Schwester Ella Budde (1881–1980), die ledig war und dem Johanniterorden angehörte.

[2] Siehe hierzu Kapitel 7. 7.

[3] Vgl. Persönliche Mitteilung Ernst-Eberhard Kopfs vom 14.04.2020. Die Enkel August Eberhards sind Ernst-Eberhard (geb. 1942), Heidemargit (geb. 1943) und Wulf-Rüdiger (geb. 1950).

[4] Privatarchiv Christina Linzbach. Aufnahme vom 05.03.2020.

Ein ruhiger Lebensabend oder gar Müßiggang waren jedoch nicht Eberhards Ziel. Pharmaziehistorische Themen, die ihn auch zuvor schon interessiert hatten, wurden alsbald zu seiner bevorzugten Freizeitbeschäftigung.[5]

Daneben erreichten ihn immer wieder Anfragen zu Angelegenheiten des Arzneimittel- und Apothekenrechts. Sein Fachwissen, das er als Referent für das Hessische Apothekenwesen erworben hatte, wurde auch während seines Ruhestands sehr geschätzt.[6]

Das Bundesgesundheitsamt ernannte ihn zum Mitglied des Nomenklatur-Ausschusses für den Nachtrag zum Deutschen Arzneibuch.[7] Außerdem fühlte er sich dazu verpflichtet, Missstände in der Arzneigesetzgebung aufzudecken. In der „Verordnung über die Unterstellung weiterer Stoffe unter die Bestimmungen des Opiumgesetzes“[8] störten ihn unklare Formulierungen. Er vermisste „vor lauter exakt-wissenschaftliche[r] chemische[r] Bezeichnungen der Präparate“[9] den deutlichen Hinweis, dass es sich bei „Dihydrocodein“ um das in der Praxis allgemein gebräuchliche Paracodin® handelte. Um unabsichtliche Verstöße gegen geltendes Recht zu vermeiden, wünschte er sich eine Revision des Textes.[10]

Dass ihm auch in der Zeit der Pensionierung nicht langweilig wurde, kommentierte August Eberhard 1957 in einem Brief an seinen ehemaligen Mitarbeiter in der Gießener Klinikapotheke August Adolph (1890–1962) folgendermaßen: „Da glaubt man, im Ruhestand sein eigener Herr zu sein, und ist viel gebundener als je zuvor! Komische Welt!“[11]

---

[5] Vgl. HStAD O 61 Eberhard Nr. 11. Brief August Eberhards an Apotheker Roeder in Altenstadt vom 18.11.1956.

[6] Vgl. HStAD O 61 Eberhard Nr. 12. Anfrage zur Konzession der Apotheke in Groß-Felda vom 18.01.1956; sowie HStAD O 61 Eberhard Nr. 17. Schreiben des Regierungspräsidiums in Darmstadt vom 04.07.1955.

[7] Vgl. HHStAW 504 Nr. 11894. Schreiben an das Hessische Ministerium für Erziehung und Volksbildung in Wiesbaden vom 09.07.1956.

[8] Siehe hierzu BUNDESMINISTERIUM DER JUSTIZ (1953), S. 402–404.

[9] HStAD O 61 Eberhard Nr. 9. Stellungnahme August Eberhards vom 09.12.1955.

[10] Vgl. HStAD O 61 Eberhard Nr. 9. Stellungnahme August Eberhards vom 09.12.1955.

[11] HStAD O 61 Eberhard Nr. 33. Brief August Eberhards an August Adolph vom 24.02.1957.

10.1 Zur Entwicklung der Pharmaziegeschichte als eigenständige Zweigdisziplin

Bereits in medizinischen Abhandlungen des 16. Jahrhunderts finden sich Beiträge zur Geschichte der Pharmazie.[12] Etwa ab dieser Zeit wurde die Pharmazie systematisch betrieben, die Apotheke hatte sich innerhalb der Gesundheitsversorgung zu einer festen Institution entwickelt. Dennoch fielen Betrachtungen zur Pharmaziehistorie – wie sämtliche naturwissenschaftlichen Überlegungen – zunächst unter den Oberbegriff „Medizin".[13] Sowohl Arzneibücher als auch Kräuterbücher, die in der Frühen Neuzeit häufig Quellen aus der Antike neu erschlossen, enthielten mitunter pharmaziegeschichtliche Hinweise.[14]

Gegen Ende des 18. Jahrhunderts vollzog sich allmählich die Verselbständigung der pharmazeutischen Wissenschaft. Nun begannen auch Apotheker, sich mit der Geschichte ihres Berufstandes auseinanderzusetzen.[15] Einen Beitrag hierzu leistete Johann Christian Wiegleb (1732–1800), der 1779 in Langensalza das erste pharmazeutische Privatinstitut gründete und damit die wissenschaftliche Ausbildung angehender Apotheker auf ein akademisches Niveau hob.[16] In seinem Werk „Geschichte des Wachsthums und der Erfindungen in der Chemie in der neuern Zeit"[17] behandelte Wiegleb die Chemiegeschichte in der Zeit von 1650 bis 1790.[18]

In gleicher Weise gelang es Johann Bartholomäus Trommsdorff (1770–1837),[19] ebenfalls Begründer eines pharmazeutisch-chemischen Privatinstituts,[20] die historische Bedeutung der Pharmazie hervorzuheben. Sein „Versuch einer allgemeinen Geschichte der Chemie"[21] erschien im „Taschenbuch für Aerzte, Chemiker und Pharmaceuten"[22], einem Fachblatt, das nicht nur Gelehrte, sondern auch Ärzte und Apotheker in ländlichen Gebieten ansprechen sollte.[23] Trommsdorffs Darstellungen waren zwar vordergründig ebenfalls der Chemiegeschichtsschreibung zuzuordnen,[24] enthielten aber dennoch – weil aus der Sicht eines Apothekers verfasst – zahlreiche pharmaziehistorische Details.[25]

Mit der verbesserten pharmazeutischen Ausbildung stieg der Bedarf an entsprechenden Lehrbüchern. Werke dieser Art behandelten in der Regel den gesamten Lehrstoff, der

---

[12] Vgl. C. FRIEDRICH / W.-D. MÜLLER-JAHNCKE (2005), S. 679.
[13] Vgl. E. WOLF (1996), S. 1.
[14] Vgl. E. WOLF (1996), S. 3 und S. 12.
[15] Vgl. C. FRIEDRICH / W.-D. MÜLLER-JAHNCKE (2005), S. 679.
[16] Siehe hierzu C. FRIEDRICH / W.-D. MÜLLER-JAHNCKE (2005), S. 595–597.
[17] E. WOLF (1996), S. 52.
[18] Vgl. E. WOLF (1996), S. 52f.
[19] Vgl. C. FRIEDRICH / W.-D. MÜLLER-JAHNCKE (2005), S. 679f.
[20] Siehe hierzu C. FRIEDRICH / W.-D. MÜLLER-JAHNCKE (2005), S. 603–610.
[21] C. FRIEDRICH / W.-D. MÜLLER-JAHNCKE (2005), S. 680.
[22] E. WOLF (1996), S. 73.
[23] Vgl. E. WOLF (1996), S. 73.
[24] Vgl. E. WOLF (1996), S. 47f.
[25] Vgl. C. FRIEDRICH / W.-D. MÜLLER-JAHNCKE (2005), S. 680.

für die Ausbildung zum Apotheker erforderlich war.[26] Der ehemalige Krankenhausapotheker und Lehrer der Pharmazie Johann Andreas Buchner (1783–1852)[27] vertrat in seinem Lehrbuch „Vollständiger Inbegriff der Pharmacie in ihren Grundlehren und praktischen Theilen“[28] die Ansicht, dass zu dem gesamten Lehrstoff auch unbedingt die Pharmaziegeschichte dazugehört.[29] Der angehende Apotheker sollte sich bei seinen Studien mit den Wurzeln seines Berufsstandes vertraut machen.

Am Pharmazeutischen Institut Heinrich Wilhelm Ferdinand Wackenroders (1798–1854) in Jena wurde erstmals Unterricht in Geschichte der Pharmazie gegeben.[30] Bei manch späterem Pharmaziehistoriker dürfte so die Vorliebe für Pharmaziegeschichte schon in jungen Jahren während der Ausbildung geweckt worden sein. Ein Beispiel hierfür ist auch Hermann Schelenz (1848–1922),[31] der in Greifswald bei dem Apotheker und Professoren für Chemie Hugo Schwanert (1828–1902) Ausführungen zur Geschichte der Pharmazie hörte.[32] Seine Vorlesungsmitschrift zeugt von großem pharmaziehistorischem Interesse.[33]

August Eberhards Doktorvater Ernst Albert Schmidt (1845–1921) legte ebenfalls Wert auf historisches Verständnis. So hielt er noch vor seiner Berufung nach Marburg in Halle als Privatdozent für Chemie und Pharmazie eine Vorlesung über „Ausgewählte Kapitel der Geschichte der Chemie“.[34] Gut möglich, dass sich in der Folgezeit zwischen ihm und seinen Studenten manche pharmaziehistorische Diskussion entspann.

Von besonderer Bedeutung für die deutsche Pharmaziegeschichte[35] war das Wirken der drei sogenannten „Väter der Pharmaziegeschichtsschreibung“[36]: Julius Berendes

---

[26] Vgl. E. WOLF (1996), S. 78.

[27] Siehe hierzu M. SPRINGER (1978); sowie Kapitel 9. 1. 2.

[28] E. WOLF (1996), S. 84.

[29] Vgl. C. FRIEDRICH / W.-D. MÜLLER-JAHNCKE (2005), S. 680; sowie E. WOLF (1996), S. 84f.

[30] Vgl. C. FRIEDRICH / W.-D. MÜLLER-JAHNCKE (2005), S. 680.

[31] Siehe hierzu T. FUXIUS (2002), S. 15–41.
Hermann Schelenz, der 1848 in Kempen / Provinz Posen das Licht der Welt erblickte, wuchs in bescheidenen Verhältnissen auf. Vermutlich aus wirtschaftlichen Gründen beschloss er, Apotheker zu werden. Die Lehr- und Gehilfenzeit absolvierte Schelenz mit großem Fleiß. 1872 ging er zum Pharmaziestudium nach Greifswald. Hier kam er wohl das erste Mal in der Vorlesung Hugo Schwanerts mit Pharmaziegeschichte in Berührung. Nach bestandenem Staatsexamen und kurzer Assistenzzeit in Hannover, folgte ab 1874 eine Zeit als Apothekenbesitzer in Rendsburg. Wenig später entstanden neben seiner Tätigkeit als Apotheker erste schriftstellerische Arbeiten. 1893 verkaufte Schelenz die Apotheke, um sich ganz seinen pharmaziehistorischen Forschungen widmen zu können. 1904 verfasste er sein Hauptwerk „Geschichte der Pharmazie“.

[32] Vgl. C. FRIEDRICH / W.-D. MÜLLER-JAHNCKE (2005), S. 680f.

[33] Vgl. T. FUXIUS (2002), S. 22.

[34] Vgl. C. FRIEDRICH / G. MELZER (1988), S. 642.

[35] Siehe hierzu K. LICHTE (1992).

[36] C. FRIEDRICH / W.-D. MÜLLER-JAHNCKE (2005), S. 682.

(1837–1914),[37] Hermann Peters (1847–1920)[38] und Hermann Schelenz. Alle drei schrieben Monografien zur Geschichte der Pharmazie,[39] zeigten dabei jedoch unterschiedliche Herangehensweisen. Berendes, ein philologisch geschulter Apotheker, war darauf bedacht, Zusammenhänge zu erkennen,[40] während Peters in seinem Werk „eine Sammlung von Einzelaufsätzen [präsentierte], der die verknüpfende Zusammenfassung mangelt[e],“[41] aber von großer Ästhetik war. Letzterer pflegte seine künstlerischen Neigungen und ergänzte die pharmaziehistorischen Texte durch kunstvolle Abbildungen.[42] Schelenz zeichnete eine beträchtliche Sammelleidenschaft historischer Fakten aus, die er mit der Durchsicht zahlloser Bücher und weiterer Quellen gewonnen hatte.[43] Auch pflegte er ein ausgedehntes Netzwerk zu anderen Wissenschaftlern.[44] Seine 1904 erschienene „Pharmaziegeschichte“ stellt bis heute ein wichtiges Nachschlagewerk für pharmaziehistorische Studien dar.[45]

Zu Beginn des 20. Jahrhunderts entstand bei einigen Pharmaziehistorikern der Wunsch, die Pharmaziegeschichte zu institutionalisieren. 1926 wurde in Innsbruck die „Gesellschaft für Geschichte der Pharmazie“ gegründet.[46] Zu ihren Mitgründern gehörte auch der Apotheker Georg Urdang (1882–1960),[47] der sich – neben seinen Aufgaben als

---

[37] Siehe hierzu DApoBio (1975), Bd. 1, S. 44f.; M. HAARS / C. FRIEDRICH (2014), S. 2164–2166; sowie H. SALZMANN (1907), S. 225f.
Julius Berendes wurde 1837 in Paderborn geboren. Nach der Apothekerlehre verbrachte er die Gehilfenzeit in Apotheken in Paderborn und Gelsenkirchen. Im Anschluss studierte Berendes in Innsbruck zwei Semester Philosophie, Geschichte und Archäologie, um später in Bonn doch noch ein Pharmaziestudium zu absolvieren. Nach seiner Promotion erwarb er 1865 gemeinsam mit seinem Bruder die Apotheke in Ahaus. Bis 1887 wirkte Berendes als praktischer Apotheker, zuletzt in Hameln und Goslar. Danach widmete er sich vor allem der Pharmaziegeschichte und verfasste zahlreiche pharmaziehistorische und fachwissenschaftliche Arbeiten.

[38] Siehe hierzu DApoBio (1978), Bd. 2, S. 489f.
Der Pfarrerssohn Hermann Peters studierte nach der Lehr- und Gehilfenzeit Pharmazie in Leipzig. Anschließend arbeitete er fünf Jahre in einer Apotheke in Hannover. 1880 übernahm Peters in Nürnberg die Mohren-Apotheke. Nachdem er diese 1898 verkauft hatte, wandte er sich ganz seinen pharmaziehistorischen Arbeiten zu.

[39] Siehe hierzu J. BERENDES (1907): Das Apothekenwesen. Seine Entstehung und geschichtliche Entwicklung bis zum XX. Jahrhundert; H. PETERS (1886): Aus pharmazeutischer Vorzeit in Bild und Wort; sowie H. SCHELENZ (1904): Geschichte der Pharmazie.

[40] Vgl. C. FRIEDRICH / W.-D. MÜLLER-JAHNCKE (2005), S. 682; sowie G. URDANG (1924), S. 1000.

[41] G. URDANG (1924), S. 1000.

[42] Siehe hierzu C. FRIEDRICH / W.-D. MÜLLER-JAHNCKE (2005), S. 682; sowie H. PETERS (1886).

[43] Vgl. G. URDANG (1924), S. 1000.

[44] Vgl. T. FUXIUS (2002), S. 75f.

[45] Vgl. C. FRIEDRICH / W.-D. MÜLLER-JAHNCKE (2005), S. 683.

[46] Vgl. G. E. DANN (1936), S. 603; sowie C. FRIEDRICH / W.-D. MÜLLER-JAHNCKE (2005), S. 816–818.

[47] Siehe hierzu A. LUDWIG (2009).
Georg Urdang wurde 1882 als Sohn eines Kaufmanns und Rabbiners in Tilsit geboren. Nach der Lehr- und Gehilfenzeit studierte er in Leipzig Pharmazie und erwarb 1910 eine Apotheke

Redakteur der Pharmazeutischen Zeitung – der Pharmaziegeschichte verschrieben hatte. Gemeinsam mit Alfred Adlung (1875–1937) verfasste er 1935 den „Grundriß der Geschichte der deutschen Pharmazie", ein immer noch häufig zitiertes Werk.[48]

Die neue Prüfungsordnung von 1934 berücksichtigte erstmals das Fach Pharmaziegeschichte, das ab sofort offiziell Teil der pharmazeutischen Hochschulausbildung wurde.[49] Noch bevor ein Erlass 1940 vorschrieb, dass pharmaziegeschichtliche Inhalte von den naturwissenschaftlichen Dozenten in ihren Unterricht integriert werden sollten,[50] bot bereits 1936 in Königsberg Johannes (Hans) Valentin (1884–1959) an der dortigen Universität regelmäßig pharmaziehistorische Vorlesungen an.[51]

Auch einige Mitglieder der „Gesellschaft für Geschichte der Pharmazie" trugen durch Vorträge an Universitäten dazu bei, dass die Pharmaziegeschichte immer mehr in den akademischen Fokus rückte. Es erhielten zum Beispiel Ludwig Winkler (1873–1935) in Innsbruck, Otto Zekert (1893–1968) in Wien und Josef Anton Häfliger (1873–1954) in Basel einen Lehrauftrag für Geschichte der Pharmazie. Fritz Ferchl (1892–1953), der sich ebenfalls für dieses Fach habilitiert hatte, zeichnete 1937 mitverantwortlich für die Gründung des Apothekenmuseums in München, das später verlegt wurde.[52]

---

in Rosenberg, Westpreußen. Für erste pharmaziehistorische Forschungen fand er nur nachts Zeit. 1919 nahm Urdang die Stelle des Redakteurs der Pharmazeutischen Zeitung an, in der er bereits ab 1914 Aufsätze veröffentlicht hatte. Die Machtergreifung durch die Nationalsozialisten machte es für Urdang als Juden zusehends schwieriger bis unmöglich (1936), weiterzuarbeiten. Er emigrierte 1938 in die USA und konnte sich auch dort einen Namen als renommierter Pharmaziehistoriker machen. Ihm gelang in Madison / Wisconsin die Gründung des American Institute of the History of Pharmacy.

[48] Siehe hierzu C. FRIEDRICH / W.-D. MÜLLER-JAHNCKE (2005), S. 686f.; sowie A. LUDWIG (2009), S. 245–264.

[49] Vgl. N. N. (1934), S. 1286. Prüfungsordnung für Apotheker.

[50] Vgl. C. FRIEDRICH / W.-D. MÜLLER-JAHNCKE (2005), S. 645.

[51] Siehe hierzu DApoBio (1986), Erg.bd. 1, S. 435f.; sowie C. FRIEDRICH / H.-J. SEIDLEIN (1984), S. 262–269.

Johannes Valentin wurde 1884 in Preußisch Holland im ehemaligen Ostpreußen geboren. Schon im Jugendalter verlor er seinen Vater und musste die Schule vorzeitig verlassen. Nach der Apothekenlehr- und Gehilfenzeit holte Valentin das Abitur nach und studierte Pharmazie in Königsberg. Dortige Vorlesungen zur „Geschichte der Chemie" dürften ihn für seinen späteren Lebensweg nachhaltig beeinflusst haben. 1912 wurde er unter Erwin Rupp promoviert. Parallel zu seiner pharmazeutischen Ausbildung hatte Valentin sich für das höhere Lehramt u. a. in den Fächern Chemie, Botanik und Physik qualifiziert. Mehrere Jahre arbeitete er als Studienrat, bevor er 1936 einen Lehrauftrag für Pharmaziegeschichte in Königsberg annahm, ab 1944 als Honorarprofessor. Nach dem Zweiten Weltkrieg erhielt Valentin 1947 Lehraufträge für Pharmazeutische Chemie und Pharmaziegeschichte an der Universität Greifswald. Sechs Jahre später wurde er dort zum Direktor des Pharmazeutisch-Chemischen Instituts ernannt.

Nicht zuletzt dank zahlreicher Publikationen zur Pharmaziegeschichte galt Valentin im In- und Ausland als anerkannter Pharmaziehistoriker.

[52] Vgl. S. BUSECK (1997), S. 36–38 und S. 42f.; C. FRIEDRICH / W.-D. MÜLLER-JAHNCKE (2005), S. 686–688; sowie E. HUWER (2015), S. 8–11.

Die Zeit des Nationalsozialismus und der Zweite Weltkrieg bedeuteten für die Pharmaziegeschichte einen großen Einschnitt.[53] Erst ab 1945 konnte mit ihrer Etablierung an deutschen Hochschulen fortgefahren werden.[54] Georg Edmund Dann (1898–1979)[55] übernahm 1948 einen Lehrauftrag für Geschichte der Pharmazie an der Universität Kiel. Ihm verdankten Studierende neben zahlreichen pharmaziehistorischen Veröffentlichungen das Lehrbuch „Einführung in die Pharmaziegeschichte."[56] Es war Danns Verdienst, dass sich die „Gesellschaft für Geschichte der Pharmazie" nach dem Zweiten Weltkrieg – jetzt als Internationale Gesellschaft – wieder neu gründen konnte.[57] Ihr stand er von 1954 bis 1969 als Präsident vor.[58]

Aus der Vorlesung für Pharmaziegeschichte entwickelten sich an einigen Hochschulen Pharmaziehistorische Seminare. Wolfgang Schneider (1912–2007)[59] konnte in Braunschweig ein solches Seminar 1958 einrichten. Seine ihm eigene Forschungsweise, die sowohl geistes- als auch naturwissenschaftliche Methoden berücksichtigte, führte dazu, dass man von der sogenannten „Schneider-Schule"[60] sprach.[61]

---

[53] Vgl. A. LUDWIG (2009), S. 2.

[54] Vgl. C. FRIEDRICH / W.-D. MÜLLER-JAHNCKE (2005), S. 688.

[55] Siehe hierzu T. RÖTZ (2012).
Georg Edmund Dann, selbst Apothekersohn, studierte von 1920 bis 1922 in Marburg, Berlin und Rostock Pharmazie. Danach arbeitete er mit kurzer Unterbrechung als angestellter Apotheker, von 1927 an als Pächter und ab 1942 als Apothekenbesitzer in Zehden (heute Cedynia in Polen). Dort war er außerdem für die Verwaltung des Archivs und des Museums zuständig. Nach dem Zweiten Weltkrieg musste Dann flüchten. 1949 eröffnete er die Adler-Apotheke in Kronshagen bei Kiel.

[56] C. FRIEDRICH / W.-D. MÜLLER-JAHNCKE (2005), S. 688.

[57] Vgl. T. RÖTZ (2012), S. 216–218.

[58] Vgl. T. RÖTZ (2012), S. 229–232.

[59] Siehe hierzu DApoBio (2021), Erg.bd. 3, S. 493–495; sowie A. MARQUARDT (2022).
Wolfgang Schneider beschäftigte sich schon während seines Pharmazie- und Chemiestudiums mit der Pharmaziegeschichte. 1948 ging er als Assistent Friedrich von Bruchhausens (1886–1966) nach Braunschweig. Nachdem er bereits ein Jahr später einen Lehrauftrag für Geschichte der Pharmazie erhalten hatte, habilitierte er sich 1954 sowohl für dieses Fach als auch für Pharmazeutische Chemie.

[60] C. FRIEDRICH / W.-D. MÜLLER-JAHNCKE (2005), S. 689.

[61] Vgl. C. FRIEDRICH / W.-D. MÜLLER-JAHNCKE (2005), S. 689.

1955 übernahm Rudolf Schmitz (1918–1992)[62] an der Philipps-Universität in Marburg einen Lehrauftrag für Geschichte der Pharmazie.[63] Unter seiner Leitung entstand dort ebenfalls ein Pharmaziehistorisches Seminar, aus dem 1965 ein eigenständiges Institut für Geschichte der Pharmazie mit Schmitz als Ordinarius hervorging.[64] Die „Schmitz-Schule"[65] verfolgte das Ziel, die Pharmaziegeschichte als gleichberechtigte Disziplin neben den längst anerkannten pharmazeutischen Zweigdisziplinen – wie zum Beispiel der Pharmazeutischen Chemie – einzurichten. Die Basis hierfür stellte ein Aufbaustudium dar, in dem der bisher nur naturwissenschaftlich ausgebildete Pharmazeut die Arbeitsweise eines Historikers vermittelt bekam.[66]

In seiner Antrittsvorlesung, die Rudolf Schmitz 1957 in Marburg hielt,[67] verwies er darauf, dass das Besondere am Apothekerberuf eine Verknüpfung von Handwerk, akademischem Wissen und kaufmännischen Fähigkeiten ist. Das Befassen mit der Berufsgeschichte sorgte beim Apotheker zum einen für eine höhere Allgemeinbildung, zum anderen für ein verbessertes Ansehen in der Gesellschaft.[68] Schmitz plädierte dafür, die „Darstellung von Spezialgebieten dem Spezialisten [...] zu überlassen"[69], also die Pharmaziegeschichte dem Apotheker – natürlich ausgebildet in den dafür notwendigen historischen Fächern wie Paläografie, Heraldik, Sphragistik und Numismatik. Mit dem zweifelsfrei vorhandenen Bezug zum Beruf, den der pharmaziegeschichtebetreibende Apotheker vorwies, könnte dem Problem entgegengewirkt werden, dass bei allzu theoretischer Betrachtung der Kern der Sache verloren ginge.[70]

Die hohen Ansprüche, die Schmitz in der Folgezeit an seine Doktoranden stellte,[71] wie auch seine Zielstrebigkeit führten dazu, dass die Pharmaziegeschichte allmählich als

---

[62] Siehe hierzu C. FRIEDRICH / A. LÖHNERT / W.-D. MÜLLER-JAHNCKE (2018), S. 434–436; sowie A. LÖHNERT (2021).
Rudolf Schmitz wurde als Sohn eines Lehrers 1918 in Siegburg geboren. Während des Krieges hörte er per Fernimmatrikulation Vorlesungen in Geschichte. Im Anschluss entschied er sich aus wirtschaftlichen Überlegungen, die Apothekerlaufbahn einzuschlagen. Das Studium in Marburg beendete Schmitz 1950 mit dem Staatsexamen. 1952 wurde er unter Horst Böhme (1908–1996) zu einem pharmazeutisch-chemischen Thema promoviert. Bald darauf widmete er sich mit Nachdruck seinen pharmaziehistorischen Interessen. Dem Lehrauftrag für Geschichte der Pharmazie (s. o.) schloss sich 1957 seine Habilitation über das Apothekenwesen von Stadt- und Kurtrier an. In seiner Antrittsvorlesung analysierte er die moderne Bedeutung der Pharmaziegeschichte. Es gelang ihm, dieses Fach in Marburg zu etablieren und ab 1965 das „Institut für Geschichte der Pharmazie" aufzubauen. Rudolf Schmitz, der mehr als 120 Dissertationen betreute, zählt zu den bekanntesten Pharmaziehistorikern des 20. Jahrhunderts. Neun seiner Schüler wurden ebenfalls Hochschullehrer.

[63] Vgl. A. LÖHNERT (2021), S. 83.

[64] Vgl. A. LÖHNERT (2021), S. 135 und S. 137.

[65] Vgl. C. FRIEDRICH (2001), S. 2416; sowie A. LÖHNERT (2021), S. 262.

[66] Vgl. A. LÖHNERT (2021), S. 220f.

[67] Siehe hierzu R. SCHMITZ (1958).

[68] Vgl. R. SCHMITZ (1958), S. 220.

[69] R. SCHMITZ (1958), S. 224.

[70] Vgl. R. SCHMITZ (1958), S. 221 und S. 223.

[71] Vgl. A. LÖHNERT (2021), S. 223.

eigenständige Wissenschaft verstanden wurde und nicht mehr nur als Zeitvertreib pharmaziehistorisch interessierter Apotheker.[72]

10.2 August Eberhard als Pharmaziehistoriker

Schon in seiner Darmstädter Zeit als Hochschullehrer hatte sich August Eberhard mit pharmaziegeschichtlichen Themen beschäftigt. So verfasste er 1936 einen Aufsatz anlässlich des 100-jährigen Bestehens der Technischen Hochschule Darmstadt, der in der Süddeutschen Apotheker-Zeitung veröffentlicht wurde. Darin schilderte er zwar die Geschichte der gesamten Hochschule, er betonte aber gleichzeitig auch die dortige Etablierung der Pharmazie.[73] Ob Eberhard von der Hochschulleitung darum gebeten worden war, einen solchen Beitrag zu verfassen, oder in Eigeninitiative handelte, lässt sich nicht mehr feststellen. Sicher ist, dass etwa ab diesem Zeitpunkt in regelmäßigen Abständen pharmaziehistorische Veröffentlichungen von Eberhard folgten, unter anderem zu Justus Liebig[74], Emil von Behring[75] und hessischen Apotheken.[76]

1940 hielt er aus Anlass des 50-jährigen Bestehens der Deutschen Pharmazeutischen Gesellschaft (DPhG) auf deren Hauptversammlung in Berlin einen Vortrag über die historische Apothekenforschung in Hessen[77] und verfasste außerdem den Aufsatz „50 Jahre Deutsche Pharmazeutische Gesellschaft 1890–1940“[78], der 1941 erschien.[79]

---

[72] Vgl. A. LÖHNERT (2021), S. 1; sowie R. SCHMITZ (1958), S. 222.

[73] Siehe hierzu A. EBERHARD (1936), S. 398–400.

[74] Siehe hierzu A. EBERHARD (1938/b), S. 866–868.

[75] Siehe hierzu A. EBERHARD (1940/a), S. 472.

[76] Siehe hierzu A. EBERHARD (1938/a), S. 386–390.

[77] Vgl. N. N. (1940), S. 761f.

[78] A. EBERHARD (1941), S. 57.

[79] Siehe hierzu G. DRUM (1990), S. 123f.
Der Apotheker und damalige Geschäftsführer der DPhG Walther Zimmermann schrieb 1940 eine Vereinsgeschichte, die aber nicht veröffentlicht wurde. August Eberhard erhielt dieses Manuskript als Quelle für seine Chronik zu 50 Jahren DPhG;
sowie A. EBERHARD (1941), S. 57–86.

10.2.1 Motivation

August Eberhard war 1931 zum Referenten für das hessische Apothekenwesen ernannt worden.[80] Zu seinen Aufgaben zählte – wie bereits ausführlich beschrieben[81] – die Visitation sämtlicher hessischen Apotheken. Aus diesem Grund reiste er viel durch Oberhessen, die Provinz Starkenburg und Rheinhessen. Er war bald nicht nur mit den pharmazeutischen Verhältnissen in den hessischen Apotheken vertraut, sondern stand auch des Öfteren in bisweilen freundschaftlichem Kontakt mit den dortigen Apothekern.[82] Viele von ihnen präsentierten stolz während seiner Besuche Belege zur Vergangenheit „ihrer" Apotheke.[83] Eberhard zeigte sich interessiert an den zahlreichen oft sehr besonderen Geschichten, die sich um die Apotheken und ihre Apotheker rankten.[84] Schon seine Vorgänger, Wilhelm Uloth (1833–1895) und Georg Heyl (1866–1942), hatten umfangreiches historisches Material zur hessischen Apothekengeschichte zusammengetragen.[85]

Die Verbundenheit mit seiner hessischen Heimat und vor allem mit seinem Beruf als Apotheker ließ in Eberhard offenbar den Wunsch entstehen, sich mehr mit der lokalen Pharmaziehistorie zu beschäftigen. Jahre später gab er außerdem an, „erblich vorbelastet" zu sein, da er „mütterlicherseits mit 26 Apothekern und Chemikern im Stammbaum gesegnet"[86] wäre. Alle Unterlagen, die er im Laufe der Jahre vornehmlich zur Geschichte der hessischen Apotheken gesammelt und sorgfältig archiviert hatte, fielen allerdings

[80] Vgl. N. N. (1931/a), S. 948; sowie N. N. (1931/b), S. 1006.

[81] Siehe hierzu Kapitel 8. 3.

[82] Vgl. HStAD O 61 Eberhard Nr. 16. Widmung August Eberhards für Apotheker Burkardt in Bensheim anlässlich des silbernen Inhaberjubiläums 1944; sowie HStAD O 61 Eberhard Nr. 14. Schreiben des Apothekers Renneberg in Oppenheim an August Eberhard vom 16.04.1955.

[83] Vgl. HStAD O 61 Eberhard Nr. 12. Brief August Eberhards an Apothekerin Eva Heinisch in Nidda vom 20.01.1959.

[84] Vgl. HStAD O 61 Eberhard Nr. 11. Brief August Eberhards an Apotheker Brück in Assenheim vom 17.01.1951.
Es gab wohl in früherer Zeit einen Assenheimer Apotheker, der seine Landwirtschaft persönlich mit einem Kuhgespann betrieben hatte;
sowie HStAD O 61 Eberhard Nr. 12. Briefwechsel zwischen August Eberhard und Apotheker Kullmann in Lauterbach vom 15.01.1951, 17.01.1951 und 22.01.1951.
In Lauterbach kursierte lange das Gerücht, dass ein Apotheker zum Scherz ein Hufeisen vor seiner Apotheke im Pflaster angebracht hatte und sich amüsierte, wenn Passanten versuchten, es aufzuheben. Dem widersprach Apotheker Kullmann. Früher hatte neben der Apotheke das Stadtwirtshaus gelegen, vor dem die Postkutsche hielt. Um diese Haltestelle zu kennzeichnen, war wohl das Hufeisen im Pflaster eingelassen worden. Bei Pflasterarbeiten gelangte das Hufeisen irrtümlicherweise vor die benachbarte Apotheke, sodass die spätere Geschichte ins Reich der Legenden gehörte.

[85] Vgl. A. EBERHARD (1938/a), S. 386.

[86] HStAD O 61 Eberhard Nr. 13. Brief August Eberhards an Wilhelm Fischer in Ludwigshafen vom 26.09.1958.

während des Bombenangriffs auf Darmstadt im September 1944 den Flammen zum Opfer.[87]

Obgleich Eberhard auch während seiner Gießener Jahre der Pharmaziegeschichte nie ganz den Rücken gekehrt hatte,[88] konnte er sich dieser erst im Ruhestand wieder ausgiebig widmen. Nun hatte er Zeit für Recherchen in Bibliotheken und Archiven und erhielt so die Möglichkeit, als passionierter Pharmazeut seinem Beruf treu zu bleiben, ohne eine Offizin oder ein Laboratorium zu benötigen.

Neben dem persönlichen Interesse, das August Eberhard veranlasst hatte, sich der Pharmaziegeschichte zu widmen, ergaben sich hierfür weitere Beweggründe. Fast 14 Jahre lang war er als Regierungsapotheker in rechtlichen Fragen Ansprechpartner für Kollegen aber auch für die Landesregierung gewesen.[89] Auf diesen Erfahrungsschatz wollten viele nicht verzichten, sodass man sich ebenso in der Nachkriegszeit bis weit in die 1950er- Jahre hinein vertrauensvoll an ihn wandte, wenn es um die Klärung von Besitzverhältnissen oder Konzessionsproblemen ging.[90] Um eine verlässlich korrekte Antwort liefern zu können, musste Eberhard in den Akten – und damit historisch – recherchieren.

Dass August Eberhard auf dem Gebiet der Pharmaziegeschichte bewandert war, hatte sich allmählich herumgesprochen. Neben rechtlichen Anfragen ereilten ihn mit der Zeit immer mehr Bitten, bei pharmaziehistorischen Themen unterstützend zur Seite zu stehen. So erhoffte man sich 1950 Eberhards Mitarbeit an einer Geschichte über die Apotheken zu Worms. Aus Zeitmangel musste er aber bedauernd ablehnen.[91]

Im November 1951 erreichte ihn die Frage des Apothekers Rudolf Kullmann nach einem geeigneten lateinischen Wahlspruch für dessen neu gegründete Hirsch-Apotheke in Lauterbach. Anlässlich einer Apotheker-Versammlung in Gießen wenige Tage später konnte Eberhard seinem Kollegen einiges an Material zur Verfügung stellen. Dieser zog vor allem wegen seiner Kürze den Spruch „Sanitas recuperanda" in die engere Auswahl.[92]

Im April 1954 stand der Stadtrat von Karlstadt am Main mit August Eberhard in Verbindung. Grund dafür war die anstehende Feier anlässlich des 350. Geburtstag von Johann

---

[87] Vgl. HStAD O 61 Eberhard Nr. 1. Brief August Eberhards an August Jegel in Nürnberg vom 21.10.1956; sowie UniA DA 103 Nr. 144 / 10. Schreiben an den Hessischen Innenminister vom 07.08.1953.

[88] Vgl. HStAD O 61 Eberhard Nr. 14. Briefwechsel zwischen August Eberhard und Apotheker Reuland in Bingen vom 24.10.1949 und 28.10.1949.

[89] Siehe hierzu Kapitel 8.

[90] Vgl. HStAD O 61 Eberhard Nr. 12. Brief der Pächterwitwe Suffert in Homberg an August Eberhard vom 05.04.1950; sowie HStAD O 61 Eberhard Nr. 12. Anfrage zur Konzession der Apotheke in Groß-Felda vom 18.01.1956.

[91] Vgl. HStAD O 61 Eberhard Nr. 35. Brief des Apothekers Schwarz in Worms an August Eberhard vom 22.11.1950; sowie HStAD O 61 Eberhard Nr. 14. Antwortschreiben August Eberhards an Apotheker Schwarz in Worm vom 04.12.1950.

[92] Vgl. HStAD O 61 Eberhard Nr. 12. Briefe des Apothekers Rudolf Kullmann in Lauterbach an August Eberhard vom 06.11.1951 und 19.11.1951; sowie M. PETSCHENIG (1938), S. 649 und S. 681.
„Sanitas recuperanda" heißt sinngemäß „Die Gesundheit wiedererlangen".

Rudolph Glauber (1604– 1670),[93] der aus Karlstadt stammte und über dessen Vita Eberhard wertvolle Hinweise beisteuern konnte.[94]

Den Jahresbeitrag, den Eberhard 1951 als Mitglied der Gesellschaft Liebig-Museum[95] in Gießen zahlte, fiel zu seinem Bedauern klein aus.[96] Um dieses Manko ein wenig auszugleichen, bot er an, „gelegentlich einen Sonderbeitrag in Form eines Vortrags über Liebigs unbekannt gebliebene Tätigkeit als 'Visitations-Commissair' der oberhessischen Apotheken zu leisten."[97]

Nicht zuletzt gab auch das aktuelle Tagesgeschehen Eberhard Anlass, sich mit der Pharmaziegeschichte auseinanderzusetzen. Dies waren zum Beispiel wiederholte Fälle von Tollwut in Hessen[98] oder standespolitische Themen wie die heftig diskutierten „Gemeindeapotheken", ein hessisches Relikt, zu dem er sich ausführlich äußerte.[99]

1938 betonte August Eberhard in einem Beitrag in der Süddeutschen Apotheker-Zeitung die Bedeutsamkeit für den Apothekerstand, sich mit der Pharmaziegeschichte zu befassen:

> „Wenn wir uns in diese historischen Vorgänge hineinversetzen, so tun wir das nicht aus unproduktiver romantischer Empfindsamkeit, sondern aus dem Willen heraus, aus dem Verstehen der Vergangenheit Lehren für Gegenwart und Zukunft zu ziehen, und deshalb sollte jeder Berufskamerad sich mit der Vergangenheit seines Standes beschäftigen und an seinem Teil mitarbeiten, die noch vorhandenen Lücken zu füllen."[100]

---

[93] Siehe hierzu DApoBio (1975), Bd. 1, S. 206–209; sowie A. LINK (1993).
Der Apotheker Johann Rudolph Glauber, der über ein großes chemisches Wissen verfügte, wirkte im Laufe seines Lebens an verschiedenen Orten, u. a. in Wien, Paris, Frankfurt und Gießen. In Amsterdam gründete er schließlich ein eigenes chemisches Labor. Glauber verfasste zahlreiche chemische Schriften. Das nach ihm benannte Glaubersalz (Natriumsulfat) findet noch heute als Laxans Anwendung.

[94] Vgl. HStAD O 61 Eberhard Nr. 19. Briefwechsel zwischen August Eberhard und dem Stadtrat von Karlstadt am Main vom 06.04.1954, 12.04.1954 und 05.05.1954.

[95] Siehe hierzu G. K. JUDEL (2016).
Die 1910 in Gießen gegründete Gesellschaft Liebig-Museum hat die Aufgabe, das dortige Laboratorium Justus Liebigs zu erhalten und als Museum einzurichten. Die Firma E. A. Merck aus Darmstadt war maßgeblich an der Umsetzung und Finanzierung beteiligt, sodass 1920 die Eröffnung des Museums gefeiert werden konnte.

[96] Vgl. HStAD O 61 Eberhard Nr. 33. Schreiben August Eberhards an Fritz Merck, Gesellschaft Liebig-Museum Gießen, vom 09.02.1951.

[97] HStAD O 61 Eberhard Nr. 33. Schreiben August Eberhards an Fritz Merck, Gesellschaft Liebig-Museum Gießen, vom 09.02.1951.

[98] Vgl. HStAD O 61 Eberhard Nr. 10. Sammlung von Zeitungsartikeln zu Tollwutfällen aus den Jahren 1953 bis 1956.

[99] Siehe hierzu Kapitel 10. 2. 2. 3.

[100] A. EBERHARD (1938/a), S. 390.

10.2.2 Eberhards pharmaziehistorische Themen und Arbeitsweise

Georg Urdang (1882–1960) hielt im September 1924 auf der Versammlung deutscher Naturforscher und Ärzte in Innsbruck einen Vortrag über die pharmazeutische Geschichtsschreibung in Deutschland.[101] Er unterschied folgende pharmaziehistorischen Teilgebiete:

I. Das Apothekenwesen (z. B. Entwicklung des Apothekengewerbes, Veränderungen unter dem Einfluss immer neuer wissenschaftlicher Erkenntnisse).
II. Die Pharmazeutische Technik (Pharmazeutische Gerätschaften vom Altertum bis zur Gegenwart).
III. Die Pharmazeutische Kulturgeschichte (z. B. der Apotheker innerhalb der Gesellschaft, die Aufgaben der Apotheke in kulturgeschichtlicher Hinsicht).
IV. Die Pharmazeutische Biografik (Lebensbeschreibungen von Apothekern und Apothekerinnen).[102]

In seinem 1935 zusammen mit Alfred Adlung (1875–1937) herausgegebenen Werk „Grundriß der Geschichte der deutschen Pharmazie"[103] hielt sich Urdang im Wesentlichen an diese Einteilung. Er fügte lediglich noch einen weiteren Teil über den „Arzneischatz" hinzu.[104]

Obwohl August Eberhard bei pharmaziehistorischen Themen Vielseitigkeit bewies,[105] lag sein Hauptaugenmerk auf Untersuchungen zum Apothekenwesen, vornehmlich auf der Geschichte der Hessischen Apotheken.[106]

Unerlässlich war für ihn ein ausgiebiges Literaturstudium, um sich in das jeweilige Thema einzuarbeiten und Zusammenhänge zu erfassen. Hierfür lieh er sich regelmäßig Werke in der Hessischen Landes- und Hochschulbibliothek Darmstadt aus.[107] Von wichtigen Passagen fertigte er Abschriften an und vermerkte als Randnotiz die jeweilige Quelle.[108]

---

[101] Siehe hierzu G. URDANG (1924), S. 999–1001.
[102] Vgl. G. URDANG (1924), S. 1001.
[103] Vgl. C. FRIEDRICH / W.-D. MÜLLER-JAHNCKE (2005), S. 686.
[104] Siehe hierzu A. ADLUNG / G. URDANG (1935).
[105] Siehe hierzu HStAD O 61 Eberhard. Der im Hessischen Staatsarchiv Darmstadt verwahrte Nachlass Eberhards, der fast ausschließlich Dokumente aus der Zeit nach 1945 enthält, gibt Aufschluss über seine bevorzugt behandelten pharmaziehistorischen Themen und seine diesbezüglichen Arbeitsmethoden.
[106] Vgl. HStAD O 61 Eberhard Nr. 1. Brief August Eberhards an August Jegel in Nürnberg vom 21.10.1956.
[107] Vgl. HStAD O 61 Eberhard Nr. 2. Ausleihzettel für die Hessische Landes- und Hochschulbibliothek Darmstadt aus den Jahren 1954 bis 1957.
[108] Vgl. HStAD O 61 Eberhard Nr. 3; sowie HStAD O 61 Eberhard Nr. 10. Zusammenfassung von Literaturstellen.

Tabelle 8: Auswahl der von August Eberhard verwendeten Literatur.[109]

Autor / Herausgeber	Titel
Adlung, Alfred / Urdang, Georg	Grundriß der Geschichte der deutschen Pharmazie. Berlin 1935.
Baas, Karl	Mittelalterliche Gesundheitsfürsorge im Gebiete des heutigen Rheinhessens. Berlin 1931; Mittelalterliche Gesundheitsfürsorge im Gebiet der heutigen hessischen Provinzen Starkenburg und Oberhessen. Berlin 1933.
Becker, Eduard Edwin	Mitteilungen des Geschichts- und Altertumsvereins der Stadt Alsfeld. Alsfeld. 1913.
Berl, Ernst	Briefe von Justus Liebig nach neuen Funden. Gießen 1928.
Bibliographisches Institut	Meyers Konversationslexikon. 1877.
Buchner, Otto	Gießen vor 100 Jahren. Gießen 1879.
Büdinger Geschichtsverein	Kreis Büdingen Wesen und Werden. Büdingen 1956.
Dechend, Hertha von	Justus von Liebig in eigenen Zeugnissen und solchen seiner Zeitgenossen. Weinheim / Bergstraße 1953.
Dieckmann, Hans	Geschichte und Probleme der Apothekerausbildung. Frankfurt / Main 1954.
Diehl, Wilhelm	Hessische Volksbücher. Darmstadt 1937 und 1938.
Fuchs, Leonhard	Kräuterbuch. 1543, vermutlich Nachdruck.
Gießener freie Presse	Hessen in Wort und Bild. Zeitungsbeilage. Gießen 1951 und 1953.
Gießener freie Presse	Hessische Heimat – Aus Natur und Geschichte. Zeitungsbeilage. Gießen 1954.
Gilg, Ernst Friedrich / Schürhoff, Paul Norbert	Aus dem Reiche der Drogen. Dresden 1926.

[109] Siehe hierzu HStAD O 61 Eberhard.
Im gesamten Nachlass fanden sich immer wieder Hinweise auf Quellen, die Eberhard für seine Arbeit benutzt hatte. Die tabellarische Auflistung dient der Orientierung und stellt kein wissenschaftliches Literaturverzeichnis dar.

Hansemann, David von	Der Aberglaube in der Medizin und seine Gefahr für Gesundheit und Leben. Leipzig 1905.
Heuss, Theodor	Justus von Liebig: Vom Genius der Forschung. Hamburg 1949.
Hock, Lothar	Beitrag zur Geschichte der Chemie in Gießen. Gießen 1957.
Hornung, Heinrich	Apotheken- und Arzneimittelgesetzeskunde mit geschichtlicher Rückschau. Stuttgart 1955.
Kemkes, Berthold	Leitfaden der medizinischen Mikrobiologie und Parasitologie. Freiburg im Breisgau / Aulendorf 1949.
Knoll AG Ludwigshafen am Rhein	Vom Wirken berühmter Ärzte aus vier Jahrhunderten. Ludwigshafen am Rhein 1936.
Kopp, Hermann	Geschichte der Chemie. 4 Bde. Braunschweig 1843–1847.
Martin, Alfred	Geschichte der Tollwutbekämpfung in Deutschland. In: Hessische Blätter für Volkskunde 13 (1914).
Müller, Adolf	Beiträge zu einer hessischen Medizingeschichte des 15. – 18. Jahrhunderts, u. a. Krankheiten, Ärzte und Ammen. Darmstadt 1929.
Peters, Hermann	Aus pharmazeutischer Vorzeit. 2. Auflage. Berlin 1891.
Schelenz, Hermann	Frauen im Reiche Aeskulaps. Leipzig 1900; Geschichte der Pharmazie. Berlin 1904.
Soldan, Friedrich	Geschichte des Großherzogtums Hessen. Gießen 1896.
Sprengel, Kurt	Versuch einer pragmatischen Geschichte der Arzneykunde. Zweyter Teil. Halle 1823.
Volhard, Jakob	Justus von Liebig. Leipzig 1909.
Walden, Paul	Geschichte der Chemie. Bonn 1947.

Seine Literaturrecherche ergänzte Eberhard durch Beiträge aus der Deutschen Apotheker-Zeitung[110] und der Pharmazeutischen Zeitung[111] sowie mit dem Lesen der Tagespresse.[112]

Für seine Forschungen war er zudem auf verschiedene Archive angewiesen. So besuchte er des Öfteren das Archiv in Darmstadt[113] und nahm Verbindung zu diversen anderen Archiven, Rathäusern oder Stadtmuseen auf wie das Stadtmuseum in Alzey[114] oder Archive in Mainz,[115] Worms[116] und Münster.[117] Daneben recherchierte Eberhard in Kirchenbüchern, um Stammbäume von Apothekern erfassen zu können.[118]

Persönliche Kontakte zu hessischen Apothekern, alten Bekannten und anderen Historikern – er bezeichnete sich selbst als solchen[119] – lieferten ihm häufig wertvolle Details, sodass Eberhard einen lebhaften Briefwechsel unterhielt.[120] Für erwartete Rückantworten legte er in der Regel das Porto in Form von Briefmarken bei oder bat um eine Versendung per Nachnahme.[121]

---

[110] Vgl. HStAD O 61 Eberhard Nr. 3. Abschrift aus der DAZ über das Schweizerische Pharmaziehistorische Museum aus dem Jahr 1959.

[111] Vgl. HStAD O 61 Eberhard Nr. 17. Abschrift aus der PZ über die Engel-Apotheke bzw. die Firma E. Merck in Darmstadt aus dem Jahr 1918.

[112] Vgl. HStAD O 61 Eberhard Nr. 10. Sammlung von Zeitungsartikeln zu Tollwutfällen aus den Jahren 1953 bis 1956.

[113] Vgl. HStAD O 61 Eberhard Nr. 18. Brief August Eberhards an Conphilister Christian Müller in Erbach vom 28.10.1956. Eberhard bezeichnete das Archiv nicht näher. Sehr wahrscheinlich handelte es sich um das Hessische Staatsarchiv in Darmstadt.

[114] Vgl. HStAD O 61 Eberhard Nr. 14. Schreiben August Eberhards an den Leiter des Städtischen Museums in Alzey vom 21.05.1956.

[115] Vgl. HStAD O 61 Eberhard Nr. 14. Brief August Eberhards an Apotheker Josef Wiesmann in Bingen vom 16.12.1955.

[116] Vgl. HStAD O 61 Eberhard Nr. 35. Anfrage August Eberhards an das Stadtarchiv Worms vom 08.08.1956.

[117] Vgl. HStAD O 61 Eberhard Nr. 18. Schreiben August Eberhards an das Stadtarchiv in Münster/Westfalen vom 04.03.1958.

[118] Vgl. HStAD O 61 Eberhard Nr. 20. Auszüge aus den Beerdigungsprotokollen der Stadtkirche in Gießen.

[119] Vgl. HStAD O 61 Eberhard Nr. 33. Mitteilung August Eberhards an Amtsgerichtsdirektor [Wilhelm Jöckel] vom 07.10.1958.

[120] Vgl. HStAD O 61 Eberhard Nr. 11. Brief August Eberhards an Apotheker Brück in Assenheim vom 17.01.1951; HStAD O 61 Eberhard Nr. 13. Briefwechsel zwischen August Eberhard und Apothekerin Maria Leonhardt in Rimbach vom 11.11.1956, 25.11.1956 und 19.05.1957. Maria Leonhardt war eine ehemalige Studentin August Eberhards;
HStAD O 61 Eberhard Nr. 18. Brief August Eberhards an Conphilister Christian Müller in Erbach vom 28.10.1956; HStAD O 61 Eberhard Nr. 20. Schreiben des Apothekers Hermann Gittner in Halle an August Eberhard vom 08.12.1951; HStAD O 61 Eberhard Nr. 20. Brief der Studienrätin Elisabeth Kredel in Bad Nauheim an August Eberhard vom 29.03.1951; HStAD O 61 Eberhard Nr. 20. Brief des Apothekers Georg Bahr in Wetzlar an August Eberhard vom 30.03.1951; sowie HStAD O 61 Eberhard Nr. 21. Brief des Oberstudiendirektors i. R. Georg Faber in Gießen an August Eberhard vom 02.02.1958.

[121] Vgl. HStAD O 61 Eberhard Nr. 35. Schreiben August Eberhards an die Wormser Kulturinstitute vom 27.04.1955 und 31.10.1955.

Aus Sparsamkeit verwendete August Eberhard gerne die Rückseite von Kalenderblättern, Werbezetteln, alten Preislisten oder Briefumschlägen, um seine Notizen festzuhalten.[122] Wichtiges unterstrich er oft mit einem roten Buntstift.[123] In an ihn adressierten Briefen neigte er dazu, beim Durchlesen kurze Bemerkungen am Rand zu machen, die häufig seine Zustimmung oder Ablehnung ausdrückten – ein markantes „Nein!“ oder sarkastisches „Oho!“ konnten vorkommen.[124]

Trotz der großen Fülle an pharmaziehistorischem Material veröffentlichte Eberhard allerdings nur wenig.

10.2.2.1 Die Geschichte der Hessischen Apotheken

Flächendeckend sammelte August Eberhard zu nahezu jeder Apotheke, die bis 1945 in seinem Zuständigkeitsbereich als Regierungsapotheker lag, Informationen.[125] Die nachfolgende Tabelle gibt die Apothekenstandorte wieder, die er in seinen Aufzeichnungen berücksichtigte.

---

[122] Vgl. HStAD O 61 Eberhard Nr. 1. Briefumschlag, verwendet für Notizen; HStAD O 61 Eberhard Nr. 5. Beschriebene Rückseite einer alten Preisliste; HStAD O 61 Eberhard Nr. 10. Notizen auf Kalenderblättern; sowie HStAD O 61 Eberhard Nr. 10. Beschriebener Werbezettel.

[123] Vgl. HStAD O 61 Eberhard Nr. 12. Schreiben der Apothekerwitwe Suffert in Homberg an August Eberhard vom 05.04.1950; sowie HStAD O 61 Eberhard Nr. 34. Schreiben des Hessischen Innenministeriums vom 16.04.1955.

[124] Vgl. HStAD O 61 Eberhard Nr. 13. Schreiben des Apothekers Otto Custodis in Heppenheim an August Eberhard vom 22.04.1953; sowie HStAD O 61 Eberhard Nr. 34. Abschrift eines Schreibens der Stadtverwaltung Mainz an das Innenministerium Rheinland-Pfalz vom 12.07.1955.

[125] Siehe hierzu HStAD O 61 Eberhard.
Die von Eberhard zusammengetragenen Unterlagen machen heute den größten Teil seines Nachlasses aus, der im Hessischen Staatsarchiv Darmstadt aufbewahrt wird.

Tabelle 9: Standorte der Apotheken, die Eberhard pharmaziehistorisch untersuchte.[126]

Oberhessen	Provinz Starkenburg	Rheinhessen
Allendorf, Alsfeld, Altenschlirf, Altenstadt, Assenheim, Bad Nauheim, Bad Vilbel, Büdingen, Butzbach, Düdelsheim, Echzell, Freiensteinau, Friedberg, Gedern, Gießen, Grebenau, Grebenhain, Großen-Buseck, Großen-Linden, Groß-Felda, Groß-Karben, Grünberg, Herbstein, Heuchelheim, Homberg, Hungen, Kirtorf, Langgöns, Laubach, Lauterbach, Lich, Lollar, Mücke, Nidda, Nieder-Florstadt, Nieder-Ohmen, Nieder-Wöllstadt, Ober-Mörlen, Ortenberg, Reichelsheim, Reiskirchen, Rockenberg, Rodheim, Romrod, Schlitz, Schotten, Stockheim, Ulrichstein, Watzenborn-Steinberg, Wölfersheim.	Babenhausen, Bad König, Bad Wimpfen (Exklave), Beerfelden, Bensheim, Darmstadt, Dieburg, Erbach, Fürth/Odw., Gernsheim, Goddelau, Griesheim, Groß-Gerau, Groß-Umstadt, Hainstadt, Hausen b. Offenbach, Heppenheim, Heusenstamm, Hirschhorn/Neckar, Höchst, Hofheim (Ried), Jügesheim, Jugenheim, Klein-Auheim, Klein-Krotzenburg, Lampertheim, Langen, Laufen, Leeheim, Lindenfels, Lorsch, Michelstadt, Mörfelden, Mühlheim/Main, Münster, Nauheim bei Groß-Gerau, Neckar-Steinach, Neu-Isenburg, Neustadt/Odw., Nieder-Ramstadt, Ober-Ramstadt, Ober-Roden, Obertshausen, Offenbach, Pfungstadt, Raunheim, Reichelsheim, Reichenbach, Reinheim, Rimbach, Roßdorf, Rüsselsheim, Schaafheim, Seeheim, Seligenstadt, Sprendlingen, Steinheim, Trebur, Urberach, Viernheim, Waldmichelbach, Walldorf, Weiterstadt, Wixhausen, Zwingenberg.	Alzey, Biblis (damals Kreis Worms), Bingen, Bodenheim, Bürstadt (damals Kreis Worms), Flonheim, Gau-Algesheim, Gau-Odernheim, Guntersblum, Heidesheim, Ingelheim, Lampertheim (damals Kreis Worms), Mainz, Nieder-Olm, Nierstein, Ober-Flörsheim, Oppenheim, Osthofen, Pfeddersheim, Schwabenheim, Sprendlingen, Undenheim, Wiesbaden, Wöllstein, Wörrstadt, Worms.

[126] Siehe hierzu HStAD O 61 Eberhard Nr. 11 und 12. Apotheken in Oberhessen; HStAD O 61 Eberhard Nr. 13. Apotheken in Starkenburg; sowie HStAD O 61 Eberhard Nr. 14. Apotheken in Rheinhessen.

Dabei trug er – alphabetisch sortiert in Registermappen – alle Hinweise zusammen, die er zu den jeweiligen Apotheken fand. Das konnten entweder lediglich der Name des aktuellen Besitzers sowie das Gründungsdatum sein,[127] oder aber so detaillierte Informationen, dass sich hieraus die ganze Geschichte der Apotheke erschloss.[128] Sorgfältig archivierte er jede Korrespondenz, die er mit den betreffenden Apothekern geführt hatte[129] – sofern sie nicht in den teils wirren Zeiten verlorengegangen war.

Seine Notizen bestanden mitunter aus langen Jahreszahlkolonnen,[130] die den Besitzerwechsel einer Apotheke kennzeichneten oder aus Stammbäumen, die er handschriftlich über mehrere Seiten ausgearbeitet hatte.[131] Den Vornamen „Christian“ notierte er dabei meist mit „Xian“, aus „Christoph“ wurde „Xph“.[132]

Bei seiner Literaturrecherche rund um die hessischen Apotheken interessierte sich Eberhard nicht nur für die unmittelbare mit der jeweiligen Apotheke zusammenhängende Vergangenheit, sondern auch für die des Ortes. Er notierte historische Abläufe und Besonderheiten und war offenbar bemüht, auf diese Art ein möglichst „rundes Bild“ der Apothekengeschichte zu erstellen.[133] Um architektonische Details von Apothekenbauten und deren Lage innerhalb der Innenstadt für seine Unterlagen festzuhalten, pauste er – vermutlich aus geliehenen Quellen – gerne Abbildungen auf Transparentpapier ab[134] oder fertigte Skizzen an.[135] Außerdem widmete er sich Studien zur Heraldik, um die Genealogie der Apothekerfamilien näher zu erforschen.[136]

Üblicherweise nahm August Eberhard während der Bearbeitung einer Apothekengeschichte Kontakt zu dem aktuellen Apotheker bzw. Apothekerin auf.[137] Hier kam ihm, wie bereits erwähnt, seine Tätigkeit als Regierungsapotheker zugute. Viele Kollegen zeigten sich hilfsbereit und waren bemüht, Eberhards historische Fragen nach bestem

[127] Vgl. HStAD O 61 Eberhard Nr. 11. Notizen zur Apotheke in Altenschlirf.

[128] Siehe hierzu. HStAD O 61 Eberhard Nr. 19 und 20. Apotheken zu Gießen.

[129] Vgl. HStAD O 61 Eberhard Nr. 13. Brief des Apothekers Eugen Burkardt in Bensheim an August Eberhard vom 20.04.1945.

[130] Vgl. HStAD O 61 Eberhard Nr. 11. Jahreszahlen zu den Apotheken in Alsfeld und Butzbach; sowie HStAD O 61 Eberhard Nr. 16. Jahreszahlen zu der Apotheke in Bensheim.

[131] Vgl. HStAD O 61 Eberhard Nr. 2. Stammbäume u. a. zu Apotheken in Gießen und Friedberg.

[132] Vgl. HStAD O 61 Eberhard Nr. 11. Jahreszahlen zu der Apotheke in Alsfeld.

[133] Vgl. HStAD O 61 Eberhard Nr. 11. Notizen August Eberhards zur Landgrafschaft Hessen-Homburg und Zeitungsartikel zu Stadtgrundrissen in Oberhessen.

[134] Vgl. HStAD O 61 Eberhard Nr. 27. Skizze der Fassadenzeichnung eines Mainzer Hauses.

[135] Vgl. HStAD O 61 Eberhard Nr. 31. Skizze des Offenbacher Marktplatzes.

[136] Vgl. HStAD O 61 Eberhard Nr. 13. Abgehefteter Beitrag aus der Deutschen Apotheker-Zeitung von 1951; HStAD O 61 Eberhard Nr. 18. Brief August Eberhards an Josef Fresin in Weinheim vom 03.02.1956; sowie HStAD O 61 Eberhard Nr. 18. Brief August Eberhards an Pfarrer Hermann Knodt in Bad Nauheim vom 01.07.1956.

[137] Vgl. HStAD O 61 Eberhard Nr. 11. Brief August Eberhards an Apotheker Brück in Assenheim vom 17.01.1951; HStAD O 61 Eberhard Nr. 13. Brief August Eberhards an Apotheker Baumgartner in Gernsheim vom 11.06.1955; sowie HStAD O 61 Eberhard Nr. 13. Brief August Eberhards an Apotheker Alfred Kohtz in Fürth im Odenwald vom 11.11.1956.

Wissen zu beantworten,[138] manchmal auch unter Hinzuziehung weiterer „Sachkundiger“, so zum Beispiel des Dorflehrers[139] oder des zuständigen Pfarramts.[140]

Eberhard wählte für die Kontaktaufnahme oft ein besonderes Ereignis wie Apothekenjubiläen oder runde Geburtstage, um zunächst seine Glückwünsche auszusprechen und dann höflichst sein pharmaziehistorisches Anliegen vorzutragen.[141] Als Beispiel für Anfragen dieser Art soll folgende Einleitung eines Schreibens an den Apotheker der Adler-Apotheke in Wörrstadt aus dem Jahr 1957 dienen:

> „Aus der Apothekerzeitung ersehe ich, daß Sie übermorgen Ihren 65. Geburtstag begehen. Nehmen Sie meine herzlichsten Glückwünsche zu diesem Jubeltag, an dem Sie mit Stolz auf die langen Jahre Ihrer erfolgreichen Tätigkeit zurückblicken können. Möge es Ihnen vergönnt sein, in Gesundheit und Rüstigkeit alle Lebensprobleme auch fernerhin zu meistern!
>
> Darf ich mit meinen gut gemeinten Wünschen zugleich eine Bitte verbinden?“[142]

Er bedankte sich stets für erfolgte Rückantworten und freute sich umso mehr, wenn wertvolle Informationen darunter waren. Um sich erkenntlich zu zeigen, sandte er gerne weitere Einzelheiten zur Apothekengeschichte zurück, die er zwischenzeitlich ermitteln konnte.[143] 1956 erschien in der Rheinhessischen Landeszeitung auf Eberhards Veranlassung hin ein Beitrag zum 30-jährigen Jubiläum der Marien-Apotheke in Bodenheim, um das Werk des Apothekengründers Carl Blank zu würdigen.[144]

Um einen Überblick über alle sorgfältig zusammengetragenen Details zu den Hessischen Apotheken zu behalten, legte Eberhard einen aus zwei Teilen bestehenden

---

[138] Vgl. HStAD O 61 Eberhard Nr. 13. Brief des Apothekers Alfred Kohtz in Fürth im Odenwald an August Eberhard vom 20.11.1956.

[139] Vgl. HStAD O 61 Eberhard Nr. 12. Schreiben der Apothekerwitwe Adele Hausmann in Herbstein an August Eberhard vom 23.02.1951; sowie HStAD O 61 Eberhard Nr. 13. Brief der Apothekerin Maria Leonhardt in Rimbach an August Eberhard vom 25.11.1956.

[140] Vgl. HStAD O 61 Eberhard Nr. 13. Brief August Eberhards an Apotheker Baumgartner in Gernsheim vom 11.06.1955; sowie HStAD O 61 Eberhard Nr. 14. Brief des Apothekers Otto Münch in Ingelheim an August Eberhard vom 30.10.1951.

[141] Vgl. HStAD O 61 Eberhard Nr. 14. Brief des Apothekers Otto Münch in Ingelheim an August Eberhard vom 30.10.1951; sowie HStAD O 61 Eberhard Nr. 14. Brief August Eberhards an Apotheker Wilhelm Forschner in Wörrstadt vom 22.04.1957.

[142] HStAD O 61 Eberhard Nr. 14. Brief August Eberhards an Apotheker Wilhelm Forschner in Wörrstadt vom 22.04.1957.

[143] Vgl. HStAD O 61 Eberhard Nr. 13. Brief August Eberhards an Apotheker Baumgartner in Gernsheim vom 11.06.1955.

[144] Vgl. HStAD O 61 Eberhard Nr. 14. Brief August Eberhards an die Redaktion der Landskrone in Oppenheim vom 11.06.1956; sowie HStAD O 61 Eberhard Nr. 14. Zeitungsausschnitt aus der Rheinhessischen Landeszeitung vom 13.06.1956.
Dieser Aufsatz konnte nur noch als ausgeschnittenes Artefakt in Eberhards Nachlass gefunden werden und wird daher in seiner Bibliografie nicht genannt.

Karteikasten an, den er selbst „meinen Zettelkasten der Pillendreher“[145] nannte. Hier archivierte er übersichtlich sämtliche Eckdaten zu allen Apothekern und Apotheken.[146]

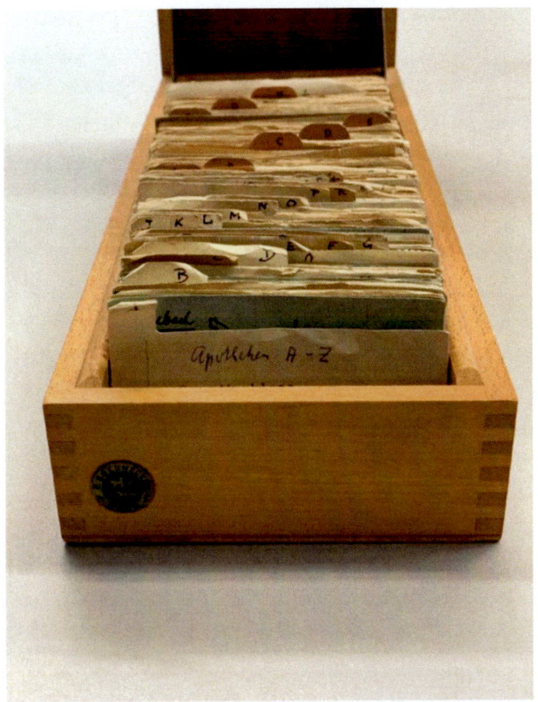

Abbildung 40: August Eberhards „Zettelkasten der Pillendreher“[147] aus seinem Nachlass im Hessischen Staatsarchiv Darmstadt.[148]

Bereits in seiner Darmstädter Zeit hatte August Eberhard nach eigenen Angaben die Absicht verfolgt, eine Veröffentlichung über die gesamten hessischen Apotheken zu erstellen.[149] Diesem Ziel kam er 1938 schon sehr nahe. In seinem Aufsatz „Aus der

[145] HStAD O 61 Eberhard Nr. 14. Schreiben August Eberhards an Rektor Heinrich Weinheimer in Kornsand vom 04.11.1957.

[146] Siehe hierzu HStAD O 61 Eberhard Nr. 15. Karteikasten Hessische Apotheken: Teil 1 A–H, Teil 2 I–Z. Der Karteikasten ist Teil des Nachlasses Eberhards und wird im Hessischen Staatsarchiv Darmstadt aufbewahrt.

[147] HStAD O 61 Eberhard Nr. 14. Schreiben August Eberhards an Rektor Heinrich Weinheimer in Kornsand vom 04.11.1957.

[148] HStAD O 61 Eberhard Nr. 15.

[149] Vgl. HStAD O 61 Eberhard Nr. 11. Brief August Eberhards an den Archivar des Schlossmuseums in Büdingen Karl Dielmann vom 18.07.1957.

Geschichte der hessischen Apotheken. Von der Not hessen-darmstädtischer Apotheker in der ‚guten alten Zeit' "[150] erklärte er, dass es auf Grundlage des gesammelten Materials seiner Vorgänger Wilhelm Uloth (1833–1895) und Georg Heyl (1866–1942) und dank der Mithilfe vieler anderer geglückt wäre, eine fast vollständige Geschichte der hessischen Apotheken des 18. und 19. Jahrhunderts zu verfassen.[151] Zu diesem Thema hatte er bereits Anfang des Jahres einen Vortrag vor der Bezirksgruppe Hessen-Darmstadt der Deutschen Pharmazeutischen Gesellschaft gehalten.[152] Ein Auszug zu den Apotheken Friedbergs folgte zwei Jahre später 1940 in den „Friedberger Geschichtsblättern".[153]

Doch die Auswirkungen des Zweiten Weltkriegs vernichteten fast alle Unterlagen und Manuskripte und damit Eberhards Basis, die hessische Apothekengeschichte zu vervollständigen. Dankenswerterweise versicherten ihm 1946 nicht nur niedergelassene Kollegen, sondern auch sein Nachfolger, Landesapotheker Walter Donat (1882–1960), ihn bei der Wiederaufnahme dieses Vorhabens zu unterstützen.[154]

Gut zehn Jahre später, 1957, musste Eberhard aber erkennen, dass eine solch große Aufgabe in Anbetracht seines Alters nicht mehr zu leisten war.[155] Dennoch gelangen ihm während seines Ruhestands, neben kleineren unveröffentlichten Aufsätzen zu einzelnen Apotheken, einige Publikationen.

Mit den Arbeiten, die Eberhard vor seiner Pensionierung angefertigt hatte, entstanden insgesamt fünf Veröffentlichungen zur hessischen Apothekengeschichte, die im Folgenden chronologisch kurz aufgeführt und zusammengefasst werden.

1. *Aus der Geschichte der hessischen Apotheken. Von der Not hessen-darmstädtischer Apotheker in der „guten alten Zeit". In: Süddeutsche Apotheker-Zeitung 78 (1938), S. 386–390.*[156]

In diesem Aufsatz formulierte August Eberhard auf vier Seiten knapp die Geschichte der hessischen Apotheken bis zum Beginn des 19. Jahrhunderts. Er beschrieb deren Entstehung zunächst entlang der großen Handelswege, um dann ab dem 16. Jahrhundert in zahlreichen größeren Orten vertreten zu sein. Vor allem aus der Zeit nach dem Dreißigjährigen Krieg erschlossen sich nähere Einzelheiten zu Apothekernamen und Apothekengründungen, die er – nach geographischen Bezirken getrennt – chronologisch auflistete.

Eberhard vertrat die Meinung, dass trotz schwieriger Zeiten – Armut, mangelnde Infrastruktur, Konkurrenz – diese „Pioniere des Apothekerberufs"[157] mit dem Schaffen einer eigenen Existenzgrundlage auch einen Dienst an der Volksgesundheit geleistet hatten.

[150] A. EBERHARD (1938/a), S. 386.
[151] Vgl. A. EBERHARD (1938/a), S. 386.
[152] Vgl. MERCK (1938), S. 176.
[153] Siehe hierzu A. EBERHARD (1940/c), S. 84–112.
[154] Vgl. HStAD O 61 Eberhard Nr. 32. Schreiben des Apothekers Wilhelm Binsack in Seligenstadt an August Eberhard vom 28.05.1946.
[155] Vgl. HStAD O 61 Eberhard Nr. 11. Brief August Eberhards an den Archivar des Schlossmuseums in Büdingen Karl Dielmann vom 18.07.1957.
[156] Siehe hierzu A. EBERHARD (1938/a), S. 386–390.
[157] A. EBERHARD (1938/a), S. 388.

Sein an Klagen und Bitten reichhaltiges Quellenmaterial demonstrierte zwar hinlänglich die Schwierigkeiten des Apothekerstandes, da aber „Schatten nur auf der dem Licht abgewandten Seite zu finden“[158] wären, zeigten zum Beispiel prachtvolle Apothekerbauten oder Apotheker in wichtigen Ämtern den Erfolg, der vielen Kollegen beschieden gewesen war.

2. *Die Apotheken in Friedberg / Hessen. In: Friedberger Geschichtsblätter 15 (1940), S. 84–112.*[159]

Der ganze Beitrag ist in Frakturschrift wiedergegeben.

Nach einer Einleitung zur günstigen Lage Friedbergs an der Handelsstraße von Frankfurt am Main in den Norden und der allgemeinen Entwicklung der Apotheke als Stätte der Arzneizubereitung, ging Eberhard u. a. auf die Erkenntnisse der Frühen Neuzeit (Buchdruck, Länderentdeckungen, wissenschaftlicher Fortschritt) ein. Der gestiegene Handel führte zu Wohlstand und einem Anstieg der Bedürfnisse. Damit wuchsen auch die Anforderungen an den Hersteller von Arzneien, sodass es besonders ab dem 16. Jahrhundert zu vielen Apothekenneugründungen kam.

Im zweiten Teil fasste Eberhard kurz die Entstehung der ersten Apotheken in Friedberg ab 1582 zusammen, die mitunter einer starken Konkurrenz durch Krämer, Hausierer und andere „Heilkundige“ ausgesetzt waren. 1624 beschloss der Stadtrat, dass es in Friedberg nur zwei Apotheken geben dürfte. Dabei blieb es bis weit ins 20. Jahrhundert hinein, abgesehen von dem kurzen Intermezzo einer dritten Apotheke in der Burg.

In Einzelabschnitten beschrieb Eberhard auch für den Laien gut verständlich und reich an Wappenabbildungen und Fotos die Geschichte der Mohren- und der Engel-Apotheke in Friedberg. Er gab detaillierte Angaben zu den einzelnen Apothekern, ihrer Herkunft und ihrem Schicksal – nicht wenige von ihnen hatten gleichzeitig das Amt des Bürgermeisters bekleidet.

Bevor er am Ende in einer Tabelle chronologisch alle Friedberger Apotheker auflistete, kam Eberhard zu dem Schluss, dass auch dort die Zeiten nicht immer einfach gewesen waren, sich aber stets „tatkräftige Männer [fanden], die das Leck gewordene Schiff wieder flott machten und in den Hafen steuerten.“[160]

3. *Geschichte der Gießener Apotheken (1–4 und Ausklang). In: Hessen in Wort und Bild. Beilage der Giessener Freien Presse (1951), Nr. 1–4, Ausklang.*[161]

Zu Beginn der Jahres 1951 erschien alle zwei Wochen mittwochs einer von fünf Abschnitten zur Apothekengeschichte Gießens. Den Auftakt machte ein kurzer Abriss zur Entstehung der ersten Apotheken in Gießen. Hier konnte Eberhard gleich zu Beginn

[158] A. EBERHARD (1938/a), S. 390.

[159] Siehe hierzu A. EBERHARD (1940/c), S. 84–112.

[160] A. EBERHARD (1940/c), S. 111.

[161] Siehe hierzu A. EBERHARD (1951), Nr. 1–4 und Ausklang.

falsch überlieferte Einzelheiten klären. Anschaulich erörterte er die Verbindung zwischen erster Apotheke und Universität.

In der folgenden Ausgabe wurden die Geschicke der Berufskollegen in der Universitätsapotheke „Zum goldenen Engel" näher beleuchtet.[162]

Während Teil drei der Serie die Geschichte der „Pelikan-Apotheke" behandelte, war die „Apotheke zum Goldenen Hirsch" als dritte alte Gießener Apotheke Gegenstand des vierten Beitrags. In gewohnt anschaulicher Art zählte Eberhard zum einen die Abfolge der einzelnen Apotheker auf, zum anderen erwähnte er die Konflikte, die sich im Laufe der Jahre zwischen den Kollegen und mit der Regierung ergeben hatten.

In einem Ausklang zog Eberhard Resümee über 250 Jahre Apothekengeschichte in Gießen. Während es über Jahrhunderte hinweg nur drei Apotheken in Gießen gegeben hatte, kam es als Folge der Gewerbefreiheit zu zahlreichen Neugründungen. Er wünschte allen Kollegen wirtschaftlichen Erfolg, mahnte jedoch, dass „für die Arzneiversorgung der leidenden Menschheit [...] immer nur der ethische Gesichtspunkt des Helfens, Förderns und Erhaltens maßgebend sein [darf]."[163]

4. *250 Jahre Mainzer Mohren-Apotheke. In: Deutsche Apotheker-Zeitung 95 (1955), S. 632–635.*[164]

Der Aufsatz, den Eberhard 1955 veröffentlichte, war von ihm schon um 1943 verfasst worden. Er hatte Teil eines Vortrags über die Geschichte der Mainzer Apotheken sein sollen, der aber wegen Luftgefahr im Krieg nicht zustande gekommen war. Das Manuskript konnte die Kriegszerstörung nur überdauern, weil der damalige Mohren-Apotheker Adolf Mann um eine Abschrift gebeten hatte. Die Unterlagen Eberhards dagegen waren 1944 verbrannt.

Zunächst schilderte Eberhard die Schwierigkeiten, das korrekte Gründungsdatum der Mohren-Apotheke zu ermitteln. Zurückrechnend konnte er dies wohl mit 1703 festlegen, da der erste Inhaber in diesem Jahr als Bürger der Stadt Mainz aufgenommen worden war und das mit einer belegten Selbständigkeit einhergehen musste.

Gut lesbar und allgemein verständlich gab er die über die Jahre erfolgten Besitzerwechsel wieder, die meist friedlich, einmal fast gewaltsam stattgefunden hatten.[165] Die Mohren-Apotheke, deren Name erstmals 1745 aktenkundig auftauchte, florierte und genoss hohes Ansehen. Davon zeugten auch prachtvolle Gefäße, die Eberhard detailliert beschrieb.

---

[162] Siehe hierzu Kapitel 9. 2.

[163] A. EBERHARD (1951), Ausklang.

[164] Siehe hierzu A. EBERHARD (1955/b), S. 632–635.

[165] Vgl. A. EBERHARD (1955/b), S. 633.
In der Mitte des 18. Jahrhunderts drang nach dem Tod des Apothekers der Provisor in das Schlafzimmer der unverheirateten Apothekertochter – und reichen Erbin – ein, nachdem er sich ordentlich Mut angetrunken hatte. Das laute Schreien der Tochter alarmierte die Magd und sowohl ihr Ruf als auch die Apotheke konnten einstweilen gerettet werden. Von dem Provisor trennte man sich daraufhin.

Die politische Situation um 1800 – Belagerung, zeitweilige Zugehörigkeit zu Frankreich – führte dazu, dass Mainz seine wirtschaftliche Bedeutung verlor. Nach schwierigen Jahren und diversen Besitzer- und Standortwechseln konnten gegen Ende des 19. Jahrhunderts die Vorfahren Adolf Manns die Mohren-Apotheke übernehmen und modernisieren. Letzterer musste zweimal die völlige Zerstörung seiner Apotheke erleben, um diese dann 1948 an alter Stelle wieder eröffnen zu können.

5. *100 Jahre Pfau-Apotheke Mainz im Familienbesitz Thurn. Mainz 1957 (zusammen mit Josefine Dworschak).*[166]

In dem kleinen Büchlein mit edlem Büttenpapiereinband und zweifarbiger Kordelbindung wurde die Geschichte der Pfau-Apotheke in Mainz anlässlich ihrer 100-jährigen Zugehörigkeit zur Familie Thurn mit reichlicher Bebilderung auf 44 Seiten beschrieben.

Eberhard zeichnete verantwortlich für den historischen Teil bis 1889. In einem knappen Vorwort skizzierte er die Entstehung der Institution Apotheke, angefangen beim priesterlichen Arzt-Apotheker, über das Regelwerk Friedrich II und frühe Apotheker-Ordnungen bis hin zur Erwähnung der ersten drei Apotheken in Mainz spätestens um 1540. Die Pfau-Apotheke entstand 1790.

Im Folgenden ging er auf die ersten Besitzer dieser Apotheke und den Beginn der Ära Thurn ein. Die Jahre ab 1889 wurden von Eberhards Mitautorin Josefine Dworschak behandelt.

August Eberhard bemühte sich stets um einen anschaulichen Schreibstil. Dabei gelang es ihm, Wiederholungen zu vermeiden. So fand er beispielsweise in seiner Abhandlung über die Apotheken Friedbergs für das Versterben einer Person innerhalb von sechs Seiten immer wieder neue Formulierungen: Er sprach von „ableben", „sterben", „im Tode nachfolgen", „das Zeitliche segnen", „die Augen schließen" und „vom Sensenmann besiegt werden".[167]

Da seine Aufsätze trotz ihres akademischen Niveaus gut verständlich waren, eigneten sie sich nicht nur für die pharmazeutische Fachpresse, sondern auch für Tageszeitungen, die einem breiteren Publikum zugänglich waren. Für seine „Geschichte der Gießener Apotheken" interessierte sich neben der „Giessener Freien Presse", deren Lokalredaktion die Beilage „Hessen in Wort und Bild" herausbrachte, auch das Konkurrenzblatt, der „Giessener Anzeiger". Letzterer hatte das Nachsehen und nach knapper Rücksprache, den Umfang der Beiträge betreffend – vier bis fünf Fortsetzungen zu ca. 150 Schreibmaschinenzeilen –, erhielt die „Giessener Freie Presse" im Dezember 1950 das Manuskript.[168] Bereits in der Januar-Ausgabe 1951 erschien der erste Beitrag der fünfteiligen Serie.[169]

[166] Siehe hierzu A. EBERHARD / J. DWORSCHAK (1957).
[167] Vgl. A. EBERHARD (1940/c), S. 94–99.
[168] Vgl. HStAD O 61 Eberhard Nr. 20. Briefwechsel zwischen August Eberhard und der „Giessener Freien Presse" vom 15.12.1950 und 22.12.1950.
[169] Vgl. A. EBERHARD (1951), Nr. 1.

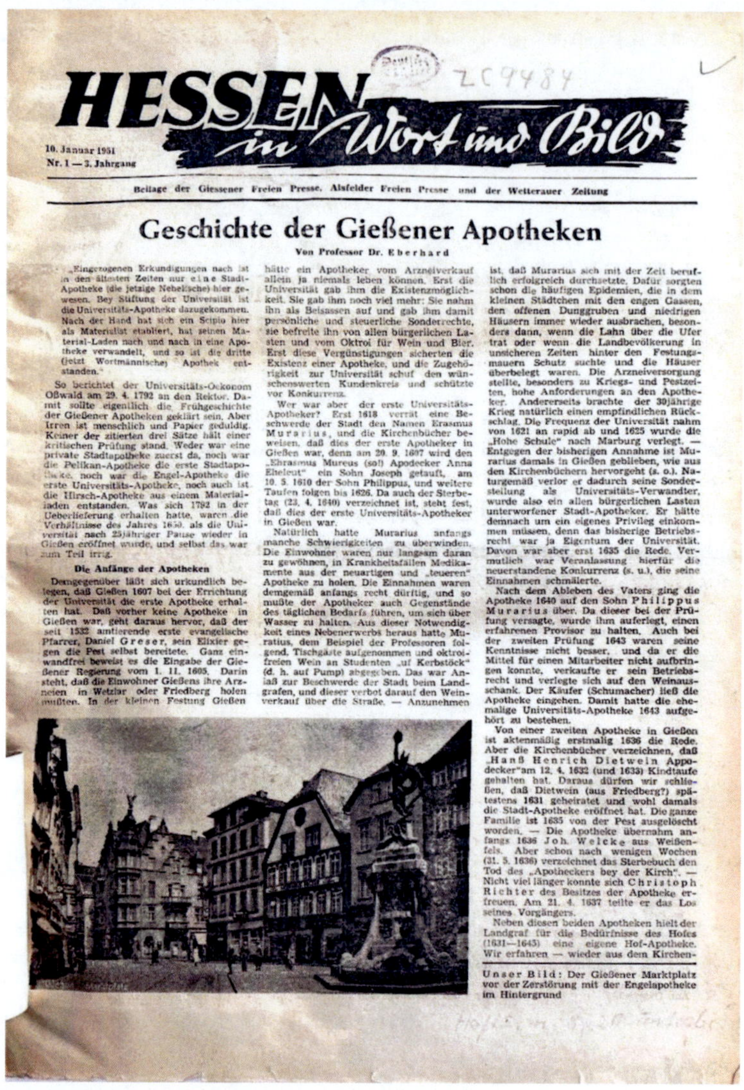

HESSEN in Wort und Bild

10. Januar 1951
Nr. 1 — 3. Jahrgang

Beilage der Giessener Freien Presse, Alsfelder Freien Presse und der Wetterauer Zeitung

Geschichte der Gießener Apotheken

Von Professor Dr. Eberhard

„Eingezogenen Erkundigungen nach ist in den ältesten Zeiten nur eine Stadt-Apotheke (die jetzige Nebel'sche) hier gewesen. Bey Stiftung der Universität ist die Universitäts-Apotheke dazugekommen. Nach der Hand hat sich ein Scipio hier als Materialist etabliert, hat seinen Material-Laden nach und nach in eine Apotheke verwandelt, und so ist die dritte (jetzt Wortmännische) Apothek entstanden."

So berichtet der Universitäts-Oekonom Oßwald am 29. 4. 1792 an den Rektor. Damit sollte eigentlich die Frühgeschichte der Gießener Apotheken geklärt sein. Aber Irren ist menschlich und Papier geduldig. Keiner der zitierten drei Sätze hält einer kritischen Prüfung stand. Weder war eine private Stadtapotheke zuerst da, noch war die Pelikan-Apotheke die erste Stadtapotheke, noch war die Engel-Apotheke die erste Universitäts-Apotheke, noch auch ist die Hirsch-Apotheke aus einem Materialladen entstanden. Was sich 1792 in der Ueberlieferung erhalten hatte, waren die Verhältnisse des Jahres 1650, als die Universität nach 25jähriger Pause wieder in Gießen eröffnet wurde, und selbst das war zum Teil irrig.

Die Anfänge der Apotheken

Demgegenüber läßt sich urkundlich belegen, daß Gießen 1607 bei der Errichtung der Universität die erste Apotheke erhalten hat. Daß vorher keine Apotheke in Gießen war, geht daraus hervor, daß der seit 1532 amtierende erste evangelische Pfarrer, Daniel Greser, sein Elixier gegen die Pest selbst bereitete. Ganz einwandfrei beweist es die Eingabe der Gießener Regierung vom 1. 11. 1605. Darin steht, daß die Einwohner Gießens ihre Arzneien in Wetzlar oder Friedberg holen mußten. In der kleinen Festung Gießen hätte ein Apotheker vom Arzneiverkauf allein ja niemals leben können. Erst die Universität gab ihm die Existenzmöglichkeit. Sie gab ihm noch viel mehr: Sie nahm ihn als Beisassen auf und gab ihm damit persönliche und steuerliche Sonderrechte, sie befreite ihn von allen bürgerlichen Lasten und vom Oktroi für Wein und Bier. Erst diese Vergünstigungen sicherten die Existenz einer Apotheke, und die Zugehörigkeit zur Universität schuf den wünschenswerten Kundenkreis und schützte vor Konkurrenz.

Wer war aber der erste Universitäts-Apotheker? Erst 1618 verrät eine Beschwerde der Stadt den Namen Erasmus Murarius, und die Kirchenbücher beweisen, daß dies der erste Apotheker in Gießen war, denn am 20. 9. 1607 wird den „Ehrasmus Mureus (so!) Apodecker Anna Eheleut" ein Sohn Joseph getauft, am 10. 5. 1610 der Sohn Philippus, und weitere Taufen folgen bis 1626. Da auch der Sterbetag (23. 4. 1640) verzeichnet ist, steht fest, daß dies der erste Universitäts-Apotheker in Gießen war.

Natürlich hatte Murarius anfangs manche Schwierigkeiten zu überwinden. Die Einwohner waren nur langsam daran zu gewöhnen, in Krankheitsfällen Medikamente aus der neuartigen und „teueren" Apotheke zu holen. Die Einnahmen waren demgemäß anfangs recht dürftig, und so mußte der Apotheker auch Gegenstände des täglichen Bedarfs führen, um sich über Wasser zu halten. Aus dieser Notwendigkeit eines Nebenerwerbs heraus hatte Muratius, dem Beispiel der Professoren folgend, Tischgäste aufgenommen und oktroifreien Wein an Studenten „uf Kerbstöck" (d. h. auf Pump) abgegeben. Das war Anlaß zur Beschwerde der Stadt beim Landgrafen, und dieser verbot darauf den Weinverkauf über die Straße. — Anzunehmen ist, daß Murarius sich mit der Zeit beruflich erfolgreich durchsetzte. Dafür sorgten schon die häufigen Epidemien, die in dem kleinen Städtchen mit den engen Gassen, den offenen Dunggruben und niedrigen Häusern immer wieder ausbrachen, besonders dann, wenn die Lahn über die Ufer trat oder wenn die Landbevölkerung in unsicheren Zeiten hinter den Festungsmauern Schutz suchte und die Häuser überbelegt waren. Die Arzneiversorgung stellte, besonders zu Kriegs- und Pestzeiten, hohe Anforderungen an den Apotheker. Andererseits brachte der 30jährige Krieg natürlich einen empfindlichen Rückschlag. Die Frequenz der Universität nahm von 1621 an rapid ab und 1625 wurde die „Hohe Schule" nach Marburg verlegt. — Entgegen der bisherigen Annahme ist Murarius damals in Gießen geblieben, wie aus den Kirchenbüchern hervorgeht (s. o.). Naturgemäß verlor er dadurch seine Sonderstellung als Universitäts-Verwandter, wurde also ein allen bürgerlichen Lasten unterworfener Stadt-Apotheker. Er hätte demnach um ein eigenes Privileg einkommen müssen, denn das bisherige Betriebsrecht war ja Eigentum der Universität. Davon war aber erst 1635 die Rede. Vermutlich war Veranlassung hierfür die neuerstandene Konkurrenz (s. u.), die seine Einnahmen schmälerte.

Nach dem Ableben des Vaters ging die Apotheke 1640 auf den Sohn Philippus Murarius über. Da dieser bei der Prüfung versagte, wurde ihm auferlegt, einen erfahrenen Provisor zu halten. Auch bei der zweiten Prüfung 1643 waren seine Kenntnisse nicht besser, und da er die Mittel für einen Mitarbeiter nicht aufbringen konnte, verkaufte er sein Betriebsrecht und verlegte sich auf den Weinausschank. Der Käufer (Schumacher) ließ die Apotheke eingehen. Damit hatte die ehemalige Universitäts-Apotheke 1643 aufgehört zu bestehen.

Von einer zweiten Apotheke in Gießen ist aktenmäßig erstmalig 1636 die Rede. Aber die Kirchenbücher verzeichnen, daß „Hanß Henrich Dietwein Appodecker" am 12. 4. 1632 (und 1633) Kindtaufe gehalten hat. Daraus dürfen wir schließen, daß Dietwein (aus Friedberg?) spätestens 1631 geheiratet und wohl damals die Stadt-Apotheke eröffnet hat. Die ganze Familie ist 1635 von der Pest ausgelöscht worden. — Die Apotheke übernahm anfangs 1636 Joh. Welcke aus Weißenfels. Aber schon nach wenigen Wochen (31. 5. 1636) verzeichnet das Sterbebuch den Tod des „Apotheckers bey der Kirch". — Nicht viel länger konnte sich Christoph Richter des Besitzes der Apotheke erfreuen. Am 21. 4. 1637 teilte er das Los seines Vorgängers.

Neben diesen beiden Apotheken hielt der Landgraf für die Bedürfnisse des Hofes (1631—1643) eine eigene Hof-Apotheke. Wir erfahren — wieder aus dem Kirchen-

Unser Bild: Der Gießener Marktplatz vor der Zerstörung mit der Engelapotheke im Hintergrund

Abbildung 41: August Eberhards Beitrag „Geschichte der Gießener Apotheken", Teil 1 in der Beilage „Hessen in Wort und Bild" der „Giessener Freien Presse", 1951.[170]

[170] A. EBERHARD (1951), Nr. 1.

Eberhard erhielt auf seine Bitte hin 30 Sonderdrucke.[171] Sicher auch mit gewissem Stolz, sandte er je ein Exemplar an das Hessische Staatsministerium[172] und an historisch bewanderte Personen, unter ihnen Hermann Gittner (1891–1963),[173] Walter Donat,[174] sowie Elisabeth Kredel (1901–1999).[175] Die Resonanz war durchweg positiv.

Nicht mehr nachweisbar war seine nach eigenen Aussagen bekundete Mitarbeit an der Geschichte der Apotheke in Lampertheim, der Engel-Apotheke in Reinheim und der Stadt-Apotheke in Seligenstadt.[176]

10.2.2.2 Studien zu Justus Liebig

Man könnte denken, dass August Eberhards Interesse an Justus Liebig (1803–1873) erst in Gießen geweckt wurde, bezog er doch mit der Wohnung über der Krankenhausapotheke eine Adresse,[177] die nur ca. zehn Gehminuten von dem ehemaligen chemisch-

---

171 Vgl. HStAD O 61 Eberhard Nr. 20. Schreiben August Eberhards an die „Giessener Freie Presse" vom 22.12.1950.

172 Vgl. HStAD O 61 Eberhard Nr. 20. Schreiben aus dem Hessischen Staatsministerium vom 29.03.1951.

173 Vgl. DApoBio (1986), Erg.bd. 1, S. 150f.
Der Apotheker Hermann Gittner war neben seiner praktischen Arbeit in der Offizin an pharmaziehistorischen Themen interessiert, besonders an der Rolle des Apothekers in der deutschen Literatur. Zusätzlich befasste er sich mit historischen Apothekerordnungen und der Waisenhauspharmazie in Halle;
sowie HStAD O 61 Eberhard Nr. 20. Schreiben Hermann Gittners an August Eberhard vom 08.12.1951.

174 Vgl. DApoBio (1986), Erg.bd. 1, S. 92f.
Walter Donat, Apotheker in Goddelau und Nachfolger Eberhards im Regierungsdienst, widmete einen großen Teil seiner Freizeit pharmaziegeschichtlichen Themen. 1912 verfasste er eine Abhandlung zu der Geschichte der Apotheken in Heidelberg, der Stadt, in der er studiert hatte;
W. DONAT (1912); sowie HStAD O 61 Eberhard Nr. 20. Schreiben Walter Donats an August Eberhard vom 25.03.1951.

175 Vgl. HStAD O 61 Eberhard Nr. 20. Brief der Studienrätin Elisabeth Kredel in Bad Nauheim an August Eberhard vom 29.03.1951; sowie C. PELZ / J. SCHEWITZ (2008), S. 81.
Elisabeth Kredel war Lehrerin in Bad Nauheim und wurde 1923 als eine der ersten Frauen in der Region zum Doktor der Philosophie promoviert. Zur Geschichte Bad Nauheims veröffentlichte sie einige Beiträge.

176 Vgl. HStAD O 61 Eberhard Nr. 19. Schreiben August Eberhards an Helmut Vester in Düsseldorf vom 17.07.1959.

177 Vgl. HHStAW 504 Nr. 11894. Mitteilung August Eberhards unter Nennung der Anschrift vom 23.12.1946.

pharmazeutischen Institut Justus Liebigs entfernt lag.[178] Doch seine Forschungen zu einem der „bedeutendsten deutschen Chemiker“[179] hatten schon viel früher eingesetzt.

Als man ihn 1931 in Darmstadt zum Referenten für das Apothekenwesen im Hessischen Ministerium des Innern ernannte, versuchte August Eberhard, sich durch ausgiebiges Aktenstudium mit den zuweilen komplizierten Betriebsrechten der hessischen Apotheken vertraut zu machen. Dabei „stolperte“ er in alten Visitationsprotokollen des Öfteren über die Unterschrift Justus Liebigs. Seine Neugier war geweckt, denn dass der große Chemiker Justus Liebig auch Apotheken überprüft hatte, war neu und in bisherigen biographischen Darstellungen nicht erwähnt worden.[180] Um die behördliche Anweisung zu finden, die Liebigs Auftrag zur Visitation der Apotheken dokumentierte, durchsuchte er die Aktenbestände auf dem Speicher des Innenministeriums – allerdings zunächst ohne Erfolg. Erst nach erneutem Durchkämmen des Dachbodens an einem Sonntag

> „fand sich, da wo die Gestelle für Hebammenwesen und Veterinärmedizin zusammenstießen, rückwärts verklemmt, ein Faszikel mit der Aufschrift ‚Medizinalwesen und Gesundheitspolizei‘. Das waren die lange gesuchten Belege für die bisher unbekannte Tätigkeit Liebigs als Apotheken-Visitator.“[181]

Eberhard fertigte daraufhin eine wortgetreue Abschrift der entsprechenden Dokumente an und überließ die Originale dem Staatsarchiv Darmstadt. Beides, seine Notizen und die Unterlagen im Archiv, wurden jedoch während des Zweiten Weltkriegs vernichtet.[182]

Zuvor gelang es ihm aber Ende Oktober 1938 auf der 6. Hauptversammlung der Gesellschaft für Geschichte der Pharmazie in München,[183] in einem Vortrag die Apothekerschaft über die bisher unbekannte Nebentätigkeit Liebigs zu unterrichten. Das Referat „Liebig als Apothekenvisitator (nach neuen Aktenfunden) und die nachfolgende Neuorganisation des Revisionswesens im ehemaligen Großherzogtum Hessen“[184] überdauerte als Beitrag in der Süddeutschen Apotheker-Zeitung die Kriegswirren[185] – für Eberhard eine glückliche Fügung, konnte er doch gleich zweimal, 1948 und 1956, den Vortrag mit

---

[178] Vgl. P. MORAW (1982), S. 150, Anhang: Abb. XI.
An dieser Stelle – Liebigstraße 12 in Gießen – befindet sich heute das Liebig-Museum.

[179] C. FRIEDRICH (2003), S. 1634.

[180] Vgl. HStAD O 61 Eberhard Nr. 33. August Eberhards Vortrag: „Justus von Liebig und die Medizinische Fakultät Giessen“, vorgetragen in der Oberhessischen Gesellschaft für Natur- und Heilkunde im September 1948, Skript.

[181] HStAD O 61 Eberhard Nr. 33. August Eberhards Vortrag: „Justus von Liebig und die Medizinische Fakultät Giessen“, vorgetragen in der Oberhessischen Gesellschaft für Natur- und Heilkunde im September 1948, Skript.

[182] Vgl. HStAD O 61 Eberhard Nr. 33. August Eberhards Vortrag: „Justus von Liebig und die Medizinische Fakultät Giessen“, vorgetragen in der Oberhessischen Gesellschaft für Natur- und Heilkunde im September 1948, Skript.

[183] Vgl. N. N. (1938), S. 863.

[184] A. EBERHARD (1938/b), S. 866.

[185] Vgl. A. EBERHARD (1938/b), S. 866–868.

ganz ähnlichem Inhalt wiederholen. Lediglich die Einleitung passte er dem jeweiligen Anlass an.

1948 war er als Redner in der Oberhessischen Gesellschaft für Natur- und Heilkunde in Gießen zu Gast. Eberhard erwähnte zum Auftakt die 700-Jahrfeier der Stadt Gießen[186] und stellte einen Bezug zu Justus Liebig her, der eben dort so nachhaltig gewirkt hatte.[187] Gustav-Adolf von Harnack (1917–2010), Kinderarzt aus Hamburg und Ur-Urenkel Liebigs, erfuhr von diesem Vortrag und bat um eine Abschrift, die Eberhard ihm mit Freude zusandte.[188]

Acht Jahre später, der genaue Anlass muss verborgen bleiben, hielt er erneut den „Liebig-Vortrag“, diesmal in Darmstadt. Er erinnerte zu Beginn seiner Ausführungen an eine ein Jahr zuvor öffentlich ausgetragene Diskussion, „wer der größere Sohn Darmstadts sei, Georg Büchner, der Revolutionär und Dichter, [...], oder der weltbekannte Chemiker Justus Liebig.“[189] Eindrucksvoll bezeichnete er Liebig ebenfalls als Revolutionär, sowohl politisch als auch wissenschaftlich. Vor allem letzteres kam seiner Meinung nach gerade in den Umständen rund um die Visitationstätigkeit Liebigs zum Ausdruck.[190]

Der sich an die jeweiligen Einleitungen anschließende Vortrag war an allen drei Terminen – 1938 in München, 1948 in Gießen und 1956 in Darmstadt – nahezu gleich und soll hier als kurze Zusammenfassung, die sich auf den bereits erwähnten Aufsatz 1938 in der Süddeutsche Apotheker-Zeitung bezieht, wiedergegeben werden:

Liebig als Apothekenvisitator (nach neuen Aktenfunden) und die nachfolgende Neuorganisation des Revisionswesens im ehemaligen Großherzogtum Hessen. In: Süddeutsche Apothekerzeitung 78 (1938), S. 866–868. [191]

Während bisher die meisten Veröffentlichungen Justus Liebigs Wirken als Chemiker zum Thema hatten, bezog sich Eberhards Vortrag auf dessen Arbeit als Apothekenvisitator, eine Aufgabe, die sich ihm erst nach einem zufälligen Aktenfund erschlossen hatte.

---

[186] Vgl. E. LEWITZKI (2020), S. 3.
Gießen fand 1248 erstmals Erwähnung als Stadt.

[187] Vgl. HStAD O 61 Eberhard Nr. 33. August Eberhards Vortrag: „Justus von Liebig und die Medizinische Fakultät Giessen“, vorgetragen in der Oberhessischen Gesellschaft für Natur- und Heilkunde im September 1948, Skript.

[188] Vgl. HStAD O 61 Eberhard Nr. 33. Korrespondenz zwischen August Eberhard und Gustav-Adolf von Harnack im Mai 1949.

[189] HStAD O 61 Eberhard Nr. 33. August Eberhards Vortrag: „Apotheken-Visitator Liebig. Eine unbekannt gebliebene Nebentätigkeit aus den Jahren 1827 bis 1831“, gehalten 1956, Skript.

[190] Vgl. HStAD O 61 Eberhard Nr. 33. August Eberhards Vortrag: „Apotheken-Visitator Liebig. Eine unbekannt gebliebene Nebentätigkeit aus den Jahren 1827 bis 1831“, gehalten 1956, Skript;
sowie StadtLexDa (2006), S. 387f.
Eberhard erwähnte in seinem Text die vorjährige Verleihung der Ehrenbürgerschaft der Stadt Darmstadt an den Bundespräsidenten Theodor Heuss (1884–1963), die 1955 stattgefunden hatte. Damit kann sein o. g. Vortrag auch ohne Datumsangabe auf das Jahr 1956 datiert werden.

[191] Siehe hierzu A. EBERHARD (1938/b), S. 866–868.

Wohl aus Geldmangel – sein chemisch-pharmazeutisches Laboratorium in Gießen musste unterhalten werden – bat Justus Liebig 1827 während eines Ferienaufenthaltes bei seiner Familie in Darmstadt das Ministerium um weitere Aufgaben. Dazu zählte allem Anschein nach neben der Analyse der Salzhausener Quellen auch die Übernahme von Apothekenvisitationen. Liebig begann damit umgehend auf seiner Rückreise in der Apotheke zu Nidda. Es entbrannte daraufhin ein heftiger Streit zwischen der Gießener Regierung bzw. dem dortigen Medizinalkolleg, dem Ministerium in Darmstadt und Justus Liebig. Bisher waren Vertreter der Medizinischen Fakultät für die Apothekenaufsicht zuständig gewesen und diese fühlten sich nun übergangen. Eberhard resümierte den hierzu in den Akten überlieferten Briefwechsel. Sämtliche Vorwürfe, die das Medizinalkolleg gegen Liebig vorbrachte, konnte dieser entweder entkräften oder das Ministerium in Darmstadt fand einen Kompromiss, der eher zu seinen Gunsten ausfiel. Dass Liebig trotzdem nach wenigen Jahren die Apothekenbesichtigungen wieder einstellte, war vor allem seinen vielfältigen Aufgaben als Wissenschaftler und Lehrer geschuldet.

Abschließend betonte Eberhard trotz der kurzen Zeitspanne die Bedeutung der Tätigkeit Liebigs auf dem Gebiet der Apothekenvisitationen. Erstmals wurden Apotheken mit chemischem Sachverstand fachmännisch geprüft, eine Leistung, die zuvor die Mediziner nicht in diesem Maße hatten erbringen können. Um dieses Niveau zu halten, verpflichtete man nach Liebig zunächst einen Arzt, der gleichzeitig auch Pharmazeut war. 1857 löste ihn ein Apotheker im Amt ab. Seitdem lag die Apothekenaufsicht nur noch in den Händen von Pharmazeuten, von 1931 bis 1945 in August Eberhards Verantwortung.[192]

Im Gegensatz zu der bisher unbekannt gebliebenen Tätigkeit Liebigs als Apothekenvisitator, war man mit dessen Verdiensten um die Agrikulturchemie vertraut.

Anlässlich des 100-jährigen Jubiläums der Veröffentlichung Justus Liebigs „Die organische Chemie in ihrer Anwendung auf Agricultur und Physiologie“[193] verfasste August Eberhard für die Süddeutsche Apotheker-Zeitung 1940 folgenden Aufsatz:

100 Jahre Agrikulturchemie – eine Großtat Liebigs. In: Süddeutsche Apotheker-Zeitung 80 (1940), S. 495–497.[194]

1940 hatten für August Eberhard Fragen rund um die Agrikultur nichts an Bedeutung verloren. Im Gegenteil: In Kriegszeiten lag immer ein besonderes Augenmerk auf der Versorgung der Bevölkerung.

Nach einigen einleitenden Sätzen zu Justus Liebigs Vita und Verdiensten gab Eberhard zu dessen Werk „Die organische Chemie in ihrer Anwendung auf Agricultur und Physiologie“ einen kurzen Überblick.

---

[192] Siehe hierzu A. EBERHARD (1938/b), S. 866–868.
[193] J. LIEBIG (1840).
[194] Siehe hierzu A. EBERHARD (1940/b), S. 495–497.

Neben wissenschaftlichen Erkenntnissen lieferte diese Lektüre seiner Meinung nach auch „einen Einblick in Liebigs Wesensart.“[195] Eberhard schätzte vor allem dessen Hang zur Wahrheitssuche, seine Bescheidenheit und die Fähigkeit, Selbstkritik zu üben.

Was sich in der Theorie und im Buchhandel als Erfolg erwies, ließ in der praktischen Anwendung auf den Feldern noch auf sich warten. Den Landwirten fehlte häufig eine chemische Vorbildung, sodass sie lieber an gewohnten Methoden festhielten. Erst als das technisch fortschrittliche England nach Liebigs Vorschlägen größere Erträge erzielte, nahm auch die deutsche Mineraldüngerindustrie an Fahrt auf.

Eberhard schloss mit der Feststellung, dass Liebigs damalige Erkenntnisse auf dem Gebiet der Agrarwissenschaft heute dazu beitrugen, durch langfristige Planung und Vorratshaltung das Auskommen des Volkes selbst in der Krise sicherstellen zu können.[196]

Als sich August Eberhard während seines Ruhestands Ende der 1950er-Jahre mit der Geschichte der Apotheke zu Heppenheim beschäftigte,[197] war Justus Liebig erneut „Gegenstand“ seiner Forschungen. Dieser hatte dort, wenn auch nur kurz, bei Apotheker Gottfried Pirsch (1792–1870) eine Apothekerlehrzeit absolviert. Über die Gründe, warum Liebig bereits nach zehn Monaten die Ausbildung abbrach, ist viel spekuliert worden.[198] Am drastischsten war die Erklärung, Liebig hätte in seiner Dachkammer mit explosiven Stoffen experimentiert und „gelegentlich dieser Versuche sei bei einer Explosion ein Stück Dach mit in die Luft und infolgedessen Justus aus der Apotheke geflogen.“[199]

August Eberhard bezweifelte diese Begründung. Er war sich sicher, dass „wenn Vater Liebig den ‚Dachschaden‘ [,] den sein Sohn verursacht haben soll, hätte bezahlen müssen, […] diese Ausgabe bestimmt in seinem vorbildlichen Kontobuch aufgeführt“[200] worden wäre.[201]

Um etwas Licht ins Dunkle zu bringen, kontaktierte Eberhard einen Nachfahren des ehemaligen Lehrherren Liebigs, Hotelbesitzer Carl Pirsch in Heidelberg. Dieser konnte wohl die vermeintliche Explosion weder dementieren noch bestätigen, wusste aber von einer Ohrfeige, die Liebig hatte einstecken müssen. Daraus, und aus Erzählungen, dass die Mutter Gottfried Pirschs mit strenger Hand den Haushalt geführt hatte und nicht selten der Lehrling zu „apothekerfremden“ Hausarbeiten abkommandiert worden war, schloss

[195] A. EBERHARD (1940/b), S. 496.

[196] Siehe hierzu A. EBERHARD (1940/b), S. 495–497.

[197] Vgl. HStAD O 61 Eberhard Nr. 24. Unterlagen zur Apotheke in Heppenheim.

[198] Vgl. C. FRIEDRICH (2003), S. 1634.

[199] J. VOLHARD (1909), S. 17.

[200] HStAD O 61 Eberhard Nr. 33. Skript Eberhards zu „Liebig und wir Apotheker“.

[201] Vgl. HStAD O 61 Eberhard Nr. 24. Brief August Eberhards an Apotheker Otto Custodis in Heppenheim vom 23.04.1953.

Eberhard, dass Liebig diese unwürdigen Tätigkeiten sattgehabt hatte und davongelaufen war.[202]

Dennoch schien die kurze Lehrzeit in Heppenheim auf Liebig einen gewissen Eindruck gemacht zu haben. Es lag nahe, dass Pirsch, der eine hervorragende Ausbildung im Pharmazeutischen Privatinstitut von Johann Bartholomäus Trommsdorff (1770–1837) erhalten hatte,[203] und daher als Lehrherr unbedingt qualifiziert war, mit Berichten Liebig schon früh dazu inspirierte, später in Gießen ein chemisch-pharmazeutisches Laboratorium zu gründen.[204]

Im Nachlass Eberhards findet sich der Beginn eines Vortrags „Liebig und wir Apotheker,"[205] den er bereits 1953 konzipiert hatte, der aber „im Drang des Alltags im Konzept steckengeblieben"[206] war und nicht wie geplant zum 150. Geburtstag Liebigs druckreif fertig wurde.[207] Dennoch sei an dieser Stelle das Zitat Liebigs wiedergegeben, das Eberhard als Beginn seiner Ausführungen wählte:

> „In dem deutschen Charakter liegt der Glaube, daß man Chemie studieren müsse, um gründlich Stiefelwüchse zu machen, es giebt [!] deshalb auch Apotheker, die sich in der Chemie und der Botanik z. B. durch anhaltendes Studium ausgebreitete Kenntnisse erworben haben, es sind dieses die sogenannten gelehrten Apotheker. Aber andere [,] welche durch genaue und pünktliche Erfüllung ihrer Pflichten ihren Mitbürgern bey weitem mehr nützen, sind viel höher zu stellen. Ich halte den Ruhm [,] ein geschickter und fleißiger Apotheker genannt zu werden, bey weitem für ehrenvoller als der [,] ein mittelmäßiger Chemiker zu seyn… (Brief Liebigs v. 20.12.1825 an Finanzrat Emmerling)."[208]

Diese Meinung Liebigs über Apotheker dürfte Eberhard vorbehaltlos geteilt haben.[209]

---

[202] Vgl. HStAD O 61 Eberhard Nr. 24. Brief August Eberhards an Apotheker Otto Custodis in Heppenheim vom 23.04.1953; HStAD O 61 Eberhard Nr. 24. Brief August Eberhards an Carl Pirsch in Heidelberg vom 19.09.1958;
sowie C. FRIEDRICH (2023/a), S. 1256.
Heute wird meist vermutet, dass der Vater Justus Liebigs womöglich das Lehrgeld nicht mehr aufbringen konnte.

[203] Vgl. C. FRIEDRICH (2003), S. 1634.

[204] Vgl. H. BETTIN / C. FRIEDRICH / W. GÖTZ (2002), S. 138–168; HStAD O 61 Eberhard Nr. 24. Brief August Eberhards an Apotheker Otto Custodis in Heppenheim vom 14.09.1958;
sowie C. FRIEDRICH (2023/a), S. 1257.
Liebig teilte 1825 dem Ministerium in Darmstadt mit, dass er nach Trommsdorffs Vorbild ein Chemisch-Pharmazeutisches Institut errichten wird. Beide, Liebig und Trommsdorff, bekundeten sich später in Briefen ihren gegenseitigen Respekt.

[205] HStAD O 61 Eberhard Nr. 33. Skript Eberhards zu „Liebig und wir Apotheker".

[206] HStAD O 61 Eberhard Nr. 24. Brief August Eberhards an Apotheker Otto Custodis in Heppenheim vom 23.04.1953.

[207] Vgl. HStAD O 61 Eberhard Nr. 33. Mitteilung August Eberhards an die Schriftleitung der Zeitschrift „Der Deutsche Apotheker" vom 24.04.1953.

[208] HStAD O 61 Eberhard Nr. 33. Skript Eberhards zu „Liebig und wir Apotheker".

[209] Vgl. HStAD O 61 Eberhard Nr. 33. Skript Eberhards zu „Liebig und wir Apotheker".

In Fachkreisen galt Eberhard inzwischen als ein Kenner des großen Chemikers Justus Liebig, sodass ihn die Schriftleitung der Deutschen Apotheker-Zeitung 1953 darum bat, das Buch „Justus von Liebig in eigenen Zeugnissen und solchen seiner Zeitgenossen“[210] von Hertha von Dechend (1915–2001) zu besprechen. Eberhard erklärte sich zu einer Rezension bereit, für die er zwar kein Honorar, aber doch ein Exemplar des Buches erhalten würde. Lediglich der Zeitrahmen, den man ihm hierfür zugestand, sollte seiner Bitte nach großzügig bemessen sein, da er mit Arbeit ausgelastet war.[211]

Auch alte Weggefährten, so sein ehemaliger Mitarbeiter in der Gießener Krankenhausapotheke und Schriftführer der Gesellschaft Liebig-Museum,[212] August Adolph (1890–1962), wandte sich 1957 mit der Bitte an Eberhard, ihm bei der Vervollständigung des Briefwechsels zwischen Justus Liebig und Dr. von Hönigsberg aus Bad Gastein[213] zu helfen.[214] Zwei Wochen später musste Eberhard ihm zu seinem Bedauern eine negative Antwort zukommen lassen. Er hatte sich zwar redlich bemüht, die fehlende Korrespondenz zu finden, allerdings ohne Erfolg. Trotzdem versprach er, weiter nach den Briefen zu forschen.[215]

10.2.2.3 Gemeindeapotheke

Ein Thema, das August Eberhard gleichermaßen als Historiker wie auch als ehemaligen Regierungsapotheker interessierte, waren die „Gemeindeapotheken“.

In einem Schreiben an Gustav Tauber (1902–1978),[216] Vorsitzender der Landesapothekerkammer Gemeinschaft Deutscher Apotheker in Hessen e. V., beteuerte August

---

210 H. v. DECHEND (1953).

211 Vgl. HStAD O 61 Eberhard Nr. 33. Briefwechsel zwischen August Eberhard und der Schriftleitung der Deutschen Apotheker-Zeitung vom 10.09.1953 und 12.09.1953.

212 Vgl. HStAD O 61 Eberhard Nr. 33. Spendenaufruf der Gesellschaft Liebig Museum.

213 Vgl. N. N. (2008).
Benedikt Hönig Edler von Hönigsberg (1813–1877) war Badearzt in Bad Gastein und verbrachte dort über 20 Jahre lang den Sommer. In seiner Zeit erlangte der Kurort Weltbekanntheit, was nicht zuletzt auch der Erforschung des Heilwassers geschuldet war, zu der Hönigsberg Justus Liebig zu Rate zog.

214 Vgl. HStAD O 61 Eberhard Nr. 33. Bitte August Adolphs an August Eberhard vom 10.02.1957.

215 Vgl. HStAD O 61 Eberhard Nr. 33. Brief August Eberhards an August Adolph vom 24.02.1957.

216 Vgl. DApoBio (1997), Erg.bd. 2, S. 320.
Nach einem Pharmaziestudium in Gießen wurde Gustav Tauber Leiter der Abrechnungsstelle des Dresdner Apotheker-Vereins. 1939, inzwischen Pharmazierat, pachtete er dort die Rosen-Apotheke. Nach dem Zweiten Weltkrieg kehrte er in die hessische Heimat zurück und gründete 1950 eine eigene Apotheke. Tauber erwarb sich große Verdienste in der Standespolitik. Ab 1956 übernahm er für zwölf Jahre das Amt des Präsidenten der Hessischen

Eberhard 1955: „Für alle Fälle möchte ich ausdrücklich betonen, daß ich nicht den Ehrgeiz habe, standespolitisch eine Rolle zu spielen.“[217] Dieser Aussage zum Trotz beschäftigten ihn dennoch die heftigen Diskussionen um ein neues Apothekengesetz, die schon seit Jahren andauerten.

Nach dem Krieg war in der Amerikanischen Besatzungszone die Niederlassungsfreiheit eingeführt worden, die nach Ansicht der meisten Apotheker nicht vorbehaltlos auf die in Deutschland vorherrschende Situation übertragen werden konnte. Der Ruf nach einer bundeseinheitlichen Regelung wurde immer lauter. 1950 übergab die im gleichen Jahr gegründete „Arbeitsgemeinschaft der Berufsvertretungen Deutscher Apotheker“ (ABDA)[218] einen Entwurf für ein Bundesgesetz über das Apothekenwesen an die Bundesregierung. Auf dieser Basis begannen die zähen Verhandlungen um ein neues Apothekengesetz,[219] die sich bis 1960 hinziehen sollten.[220]

Als 1955 im Rahmen eines von der Bundesregierung geplanten Gesetzesentwurfs der Minister Alois Zimmer (1896–1973) aus Rheinland-Pfalz dafür plädierte, an der Institution „Gemeindeapotheke“ festhalten zu wollen,[221] vermisste August Eberhard eine entsprechende Gegenwehr aus den Reihen der betroffenen Kollegen.[222]

„Gemeindeapotheke“ bezeichnete hier nicht die schon im Mittelalter bekannte Form der „Rats- oder Stadt-Apotheke“, die von den Stadtoberen verwaltet und von einem angestellten Apotheker betrieben wurde, sondern vielmehr eine Form der Kommunalapotheke, bei der die Stadt oder die Gemeinde die Betriebserlaubnis von der Regierung verliehen bekam.[223] Das Ministerium legte die Pachtbedingungen für die Gemeindeapotheke fest und wählte nach öffentlicher Bekanntgabe unter den Bewerbern einen geeigneten approbierten Apotheker aus.[224] Haus und Einrichtung hatte die Gemeinde zu stellen, für das Warenlager sorgte der Pächter.[225]

Dieses Modell war vor allem in Hessen ab 1885 zu finden und hatte folgenden Hintergrund: Bis dahin konnten alle Apothekenbetriebsrechte vererbt oder zugunsten der Hinterbliebenen verwaltet oder verpachtet werden. Daraus ergab sich, dass Apothekenbesitzer immer älter wurden bzw. jüngere Apotheker kaum eine Chance hatten, sich selbständig zu machen. Um das finanzielle Risiko bei Neugründungen zu minimieren und damit einen Anreiz zur Etablierung von Apotheken in strukturschwachen Regionen zu schaffen, wurde auf Antrag des damaligen Apothekenreferenten Wilhelm Uloth (1833–

Apothekerkammer. Außerdem war er ab 1958 Mitglied im Vorstand der ABDA, bis man ihn 1965 zum Präsidenten der Bundesapothekerkammer wählte.

[217] HStAD O 61 Eberhard Nr. 34. Brief August Eberhards an Gustav Tauber vom 07.04.1955.

[218] Siehe hierzu C. FRIEDRICH (2000).

[219] Vgl. C. FRIEDRICH / W.-D. MÜLLER-JAHNCKE (2005), S. 948f.

[220] Vgl. C. FRIEDRICH / W.-D. MÜLLER-JAHNCKE (2005), S. 953.

[221] Vgl. A. EBERHARD (1955/a), S. 175.

[222] Vgl. HStAD O 61 Eberhard Nr. 34. Brief August Eberhards an Gustav Tauber vom 07.04.1955.

[223] Siehe hierzu A. ADLUNG / G. URDANG (1935), S. 49f.

[224] Vgl. G. HEYL (1908), S. 32f.

[225] Vgl. A. EBERHARD (1955/a), S. 175.

1895) die Gemeindeapotheke eingeführt. Dadurch versprach man sich eine verbesserte Arzneimittelversorgung auf dem Land.[226]

Was ursprünglich aus sozialen Überlegungen geschaffen worden war, hatte sich inzwischen nach Eberhards Ansicht als mangelhaft herausgestellt.[227] Völlig konsterniert nahm er den bereits erwähnten Antrag Zimmers auf Beibehaltung der „Gemeindeapotheke“ zur Kenntnis.

In einem mehrseitigen Beitrag in der Deutschen Apotheker-Zeitung nannte er 1955 die zahlreichen Defizite, die die Institution „Gemeindeapotheke“ besaß. Er berief sich dabei auf seine 14-jährigen Beobachtungen, die er während seiner Zeit als Referent für das Apothekenwesen in Hessen gemacht hatte.[228] Auch die Schriftleitung der Deutschen Apotheker-Zeitung bezeichnete ihn als „beste[n] Kenner der Vor- und Nachteile der Gemeindeapotheke.“[229]

Zum Bundes-Apothekengesetz: Die Gemeinde-Apotheke – kein Ruhmesblatt. In: Deutsche Apotheker-Zeitung 95 (1955), S. 175–178.[230]

Die vorgeschlagene Neufassung des § 36 des geplanten Bundes-Apothekengesetzes, die das Bestehenbleiben der Gemeindeapotheken festlegte, veranlasste Eberhard dazu, diese Art der Apothekenbetriebserlaubnis historisch zu beleuchten und falsche Sachverhalte zu korrigieren.

Gleich zu Beginn widersprach Eberhard der Feststellung Alois Zimmers, die Gemeindeapotheken wären zum Zweck einer preiswerten Arzneimittelversorgung der Bevölkerung geschaffen worden. Er ging auf die wahren Beweggründe ein, die 1885 zur Einführung der Gemeindeapotheke geführt hatten (s. o.).

Nach einer Aufzählung der einzelnen Paragrafen des Gesetzestextes in der Fassung von 1911, zeichnete Eberhard das seiner Meinung nach wirkliche Bild der Gemeindeapotheke. Dabei sparte er nicht mit Kritik an den ursprünglichen Gesetzen und an deren Auslegung. Er empfand es als

> „Wagnis, die Konzession […] einer Gemeinde, also einer juristischen Person zu verleihen, […] die von der Apotheke nicht mehr wußte, als daß man dort Arzneien kaufen kann, die aber von den Anforderungen […] an Einrichtung und Betrieb der Apotheke […] keine Ahnung hatte.“[231]

---

[226] Vgl. A. EBERHARD (1955/a), S. 175.
[227] Vgl. U. RAUSCH (1978), S. 204.
[228] Siehe hierzu A. EBERHARD (1955/a), S. 175–178.
[229] A. EBERHARD (1955/a), S. 175.
[230] Siehe hierzu A. EBERHARD (1955/a), S. 175–178.
[231] A. EBERHARD (1955/a), S. 176.

Das ursprünglich sozial erscheinende Apothekenbetriebsmodell bezeichnete er als „Danaergeschenk“[232] und kam damit zum offensichtlich größten Manko der Gemeindeapotheke: Der Pächter hatte keinen Anspruch auf Altersversorgung oder eine Hinterbliebenenrente. Krankheit führte nicht selten zu Erwerbsunfähigkeit, starb der Apotheker, so blieb der Witwe nichts anderes übrig, als mitsamt Kindern auszuziehen. Die Gemeinde verpachtete als Konzessionsinhaberin die Apotheke neu. Private Rücklagen konnten die Gemeindeapotheker oft nicht ansparen. Der Verdienst war in der Regel gering und Entwicklungen wie Inflation oder Währungsreform hatte man bei Vertragsabschluss nicht berücksichtigt. Auch schien eine ausschließliche – meist ohnehin nur mangelhaft erbrachte – Beteiligung der Gemeinde an Haus und Einrichtung überhaupt nicht mehr zeitgemäß. Den größten Kostenfaktor stellte inzwischen aufgrund der vielen Fertigarzneimittel das Warenlager dar, für das der Apotheker Eigenverantwortung zeigen musste.

Dass die Gemeindeapotheke längst überholt war, machte Eberhard auch an der Tatsache fest, dass man sie nur noch in Hessen fand. Gerade die fehlende Altersversorgung des Apothekenleiters und seiner Familie hatte in anderen Bundesländern längst zu einer Abschaffung dieser Konzessionsform geführt.

Eberhard suchte nach dem wahren Grund für das Festhalten an der Gemeindeapotheke und warf den Städten bzw. Gemeinden vor, sie als Einnahmequelle zu missbrauchen. Inzwischen war tatsächlich die Mehrzahl dieser Apotheken in Städten angesiedelt, fünf allein in Mainz[233] (den Verstoß gegen das Mehrbesitzverbot erwähnte er nur am Rande). Rheinland-Pfalz stellte sich nach Eberhards Auffassung deshalb so vehement gegen eine Abschaffung, „weil ihre Einnahmen aus den Kommunalapotheken so hoch [waren], daß sie nach Ansicht der Städte für den Ausgleich des Haushaltplanes nicht mehr entbehrt werden“[234] konnten.

In der ursprünglichen Gesetzesfassung von 1885 hatte das Ministerium die Pachtbedingungen festgelegt. Diesen Einfluss gab die Regierung nominell 1911 auf, als lediglich ihre Zustimmung für die Absprachen zwischen Stadt und Pächter erforderlich wurde. Während ländliche Gemeinden um Fairness bemüht waren, bezichtigte Eberhard gerade die Städte, ihre Pflichten gegenüber den Gemeindeapotheken zu vernachlässigen und diese auszubeuten.

Er schloss mit einer kurzen Zusammenfassung, in der er nochmals die Unzulänglichkeiten der Gemeindeapotheke hervorhob und plädierte für deren Abschaffung und Eingliederung in eine einheitliche Apothekenregelung. Seinen Bericht empfahl er den Bundestagsabgeordneten bei ihrer Entscheidungsfindung zur Orientierung. [235]

---

[232] A. EBERHARD (1955/a), S. 176; Siehe hierzu R. WAHRIG-BURFEIND (2007), S. 197. Ein Danaergeschenk ist ein Präsent, das Unglück bringt, wie das Trojanische Pferd der Danaer (Griechen) an Troja aus dem Epos „Ilias“ von Homer.

[233] Siehe hierzu Kapitel 8. Mainz gehörte als Provinzhauptstadt Rheinhessens bis 1945 zum Volksstaat Hessen und verfügte aus dieser Zeit noch über Gemeindeapotheken.

[234] A. EBERHARD (1955/a), S. 177.

[235] Siehe hierzu A. EBERHARD (1955/a), S. 175–178.

Bereits in seiner Zeit als Regierungsapotheker hatte Eberhard den Auftrag erhalten, Gemeindeapotheken aufzulösen, die Durchführung sollte aber bis nach dem Krieg warten,[236] sodass es dazu nicht mehr kam. Auch sein damaliger Nachfolger Walter Donat (1882–1960) – inzwischen Vorsitzender der „Landesapothekerkammer Gemeinschaft Deutscher Apotheker in Hessen e. V." – konnte die Gemeindeapotheker nur auf eine bevorstehende Neuregelung des Apothekengesetzes vertrösten.[237]

Diesem für die Gemeindeapotheker immer unerträglicher werdenden Zustand nahm sich Eberhard aus voller Überzeugung in seinem Beitrag in der Deutschen Apotheker-Zeitung an, zumal die Anfragen teilweise verzweifelter Kollegen an ihn auch nach 1945 nicht abgerissen waren.[238] Um der Sache mehr Nachdruck zu verleihen, bat Eberhard im März 1955 die Schriftleitung der Deutschen Apotheker-Zeitung um 70 Sonderdrucke seines Berichts mit der Absicht, diese direkt an Abgeordnete und Stadtverwaltungen zu verschicken.[239]

Außerdem stand er in ständigem Kontakt mit einflussreichen Kollegen, die sich für die Belange der Apotheker standespolitisch einsetzten. Dazu gehörten zum Beispiel Vertreter der Interessengemeinschaft Rheinhessischer Kommunalapotheker[240] und vor allem Hans Meyer (1895–1977)[241] in seiner Funktion als Geschäftsführer der ABDA. Dieser hatte ebenfalls einen Sonderdruck erhalten und war gerne bereit, weitere Abschriften an Bundestagsabgeordnete weiterzuleiten.[242]

Die Stadt Mainz, die in Eberhards Veröffentlichung zur Gemeindeapotheke alles andere als gut wegkam, ließ nicht allzu lange auf eine entsprechende Reaktion warten.

---

[236] Vgl. HStAD O 61 Eberhard Nr. 34. Stellungnahme August Eberhards vom 20.12.1951.

[237] Vgl. HStAD O 61 Eberhard Nr. 34. Schreiben Walter Donats an August Eberhard vom 04.11.1952.

[238] Vgl. HStAD O 61 Eberhard Nr. 34. Brief Hans Müllers, Interessengemeinschaft Rheinhessischer Kommunalapotheker, an August Eberhard vom 18.12.1951; HStAD O 61 Eberhard Nr. 34. Brief Hans Capellens in Bad Nauheim an August Eberhard vom 21.12.1955; sowie HStAD O 61 Eberhard Nr. 34. Brief August Eberhards an Apotheker Welcker in Lollar vom 02.01.1956.

[239] Vgl. HStAD O 61 Eberhard Nr. 34. Bitte August Eberhards an die Schriftleitung der Deutschen Apotheker-Zeitung vom 06.03.1955.

[240] Vgl. HStAD O 61 Eberhard Nr. 34. Brief Hans Müllers, Interessengemeinschaft Rheinhessischer Kommunalapotheker, an August Eberhard vom 18.12.1951.

[241] Vgl. DApoBio (1986), Erg.bd. 1, S. 311f.; sowie C. FRIEDRICH (2000), S. 91–95.
Hans Meyer hatte nicht nur Pharmazie, sondern auch Rechts- und Staatswissenschaften studiert. Er war u. a. Mitglied in der Geschäftsführung des Deutschen Apotheker-Vereins und leitete ab 1924 die Apotheker-Zeitung in Berlin. Nach dem Krieg unternahm Meyer einen beruflichen Neuanfang als Hauptgeschäftsführer sowohl der ABDA in Frankfurt am Main als auch der Bundesapothekerkammer und des Deutschen Apotheker-Vereins.
Mit großem Fingerspitzengefühl setzte sich Meyer auf politischer Ebene für die Belange der Apotheker in Deutschland ein und bestimmte dabei maßgeblich die pharmazeutische Gesetzgebung nach dem Zweiten Weltkrieg.

[242] Vgl. HStAD O 61 Eberhard Nr. 34. Briefwechsel zwischen August Eberhard und Hans Meyer vom 18.03.1955 und 01.04.1955.

Bürgermeister Quinibert Schwahn (1896–1984)[243] kritisierte, dass Eberhards Ausführungen einseitig und falsch wären. Er betonte den sozialen Charakter, den dieses Apothekenbetriebsmodell seiner Meinung nach besaß und schob mögliche Mängel auf Probleme in den Nachkriegszeiten. Dass mehrere Konzessionen in der Hand einer Gemeinde lagen, würde nicht gegen geltendes Recht verstoßen. Er gab allerdings zu, den Pachtzins von acht bis zehn Prozent des Apothekenumsatzes als Einnahmequelle zu betrachten. Das könnte den Apothekern aber zugemutet werden, da ihr Umsatz entsprechend hoch wäre, was er mit einem kleinen Rechenexempel zu belegen versuchte. Abgesehen davon nahm sich die Stadt genau dieses Recht heraus, denn gerade der Gemeindeapotheker hatte in seinen Augen viele Vorteile. Dazu dürfte aber auf keinen Fall die Versorgung der Witwen oder Nachkommen gehören, weil – anders als bei einer „privaten Apotheke" – der Gemeindeapotheker in seinen Augen kein eigenes Vermögen investiert hätte. Schwahn sprach sich daher nicht nur für die Beibehaltung, sondern für eine Erweiterung der Kommunalkonzessionen aus.[244]

Bereits vier Wochen später entkräftete Eberhard in einer erneuten Stellungnahme sämtliche Kritikpunkte der Stadt Mainz. Er sparte dabei nicht mit Sarkasmus, mit dem er beispielsweise darauf hinwies, dass eine mangelnde Hinterbliebenenversorgung oder die Ausschöpfung einer Einnahmequelle mitnichten sozial wären. Ihm schien es „notwendig, diese Dinge noch einmal so darzulegen, daß sie auch einem Nichtfachmann verständlich"[245] wurden. Sehr eindrücklich erklärte er den Unterschied zwischen Umsatz und Verdienst und machte deutlich, wieviel Unwillen wohl die Forderung an Angestellte der Stadtverwaltung hervorrufen würde, wenn man sie auch zur Abgabe von zehn Prozent ihres Einkommens verpflichtete. Er bedauerte abschließend, dass die Stadt Mainz wenig soziales Verständnis erkennen ließe und wünschte sich für die Zukunft eine Gleichbehandlung von Gemeindeapothekern und Apothekern mit Personalkonzessionen.[246]

Obgleich in den darauffolgenden Monaten noch keine endgültige Lösung für das Problem der Gemeindeapotheken gefunden werden konnte, verbuchte die „Interessengemeinschaft der Gemeindeapotheker von Hessen und Rheinland-Pfalz" einige Teilerfolge. Den Mitgliedern war bewusst, dass sie diese nicht zuletzt auch dem Engagement August Eberhards zu verdanken hatten. Ihre Verbundenheit drückten sie kurz vor Weihnachten in einem sehr persönlichen Schreiben aus, dem sie ein Geschenk beifügten. Eberhard war zugleich überrascht und ein wenig beschämt, freute sich aber sehr über diese Anerkennung.[247] Den endgültigen Wegfall der Gemeindeapotheken, der im August 1960 mit dem

---

[243] Vgl. M. KNICHEL (1998), S. 81f.
Der Rechtsanwalt Quinibert Schwahn wurde 1945 zunächst Oberrechtsrat der Stadt Mainz, um dann 1949 zum Bürgermeister gewählt zu werden. Er gilt als Mitbegründer der CDU in Mainz.

[244] Vgl. HStAD O 61 Eberhard Nr. 34. Schreiben des Mainzer Bürgermeisters Quinibert Schwahn vom 12.07.1955.

[245] HStAD O 61 Eberhard Nr. 34. Stellungnahme August Eberhards vom 12.08.1955.

[246] Vgl. HStAD O 61 Eberhard Nr. 34. Stellungnahme August Eberhards vom 12.08.1955.

[247] Vgl. HStAD O 61 Eberhard Nr. 34. Briefwechsel zwischen August Eberhard und der „Interessengemeinschaft der Gemeindeapotheker von Hessen und Rheinland-Pfalz" vom 20.12.1955 und 23.12.1955.

neuen Gesetz über das Apothekenwesen offiziell wurde, sollte er leider nicht mehr miterleben.[248]

10.2.2.4 Weitere Themen

Es waren nicht nur größere Themenbereiche – wie zum Beispiel die Hessische Apothekengeschichte – die August Eberhard interessierten, sondern auch Randgebiete, denen er sich gelegentlich zuwandte.

Vermutlich anlässlich seiner Recherchen zu den Gießener Apothekern untersuchte Eberhard zahlreiche Akten der „Großherzoglichen Hessischen Medicinischen Facultät zu Gießen"[249]. Hier interessierten ihn vor allem Apothekerzeugnisse aus dem 17. und 18. Jahrhundert.[250] Um die häufig in Latein verfassten Texte korrekt übersetzen zu können, „frischte" er seine Lateinkenntnisse wieder auf und legte Tabellen mit den wichtigsten Vokabeln an.[251] Beim Abtippen der Zeugnisse mit der Schreibmaschine fiel ihm auf, dass häufig ein und derselbe Text für jeweils unterschiedliche Apotheker verwendet worden war, anstatt individuell auf die einzelnen Kandidaten einzugehen.[252]

Seine paläographischen Fähigkeiten musste Eberhard unter Beweis stellen, als ihm das alte Rezeptbuch für Georg Sigismund Meyer aus dem Jahr 1757 in die Hände fiel. Ebenfalls mit der Schreibmaschine, bemühte er sich, die Rezepturen für die Nachwelt lesbar festzuhalten.[253] Wo Meyer, der ganz offensichtlich Apotheker gewesen war, gewirkt hatte, konnte jedoch nicht mehr zweifelsfrei ermittelt werden.

Bereits in seiner Zeit als Klinikapotheker begann Eberhard sich für historische Heilmethoden gegen Tollwut zu interessieren. Auf der Suche nach entsprechender Literatur, wandte er sich zunächst an die Behringwerke in Marburg,[254] die u. a. erfolgreich Tollwut-Vaccine auf den Markt gebracht hatten.[255] Hier knüpfte er 1951 Kontakt zu Alexander

---

[248] Siehe hierzu BUNDESMINISTERIUM DER JUSTIZ (1960), S. 697–703.

[249] HStAD O 61 Eberhard Nr. 7. Abschriften August Eberhards von Apothekerzeugnissen aus Gießen.

[250] Vgl. HStAD O 61 Eberhard Nr. 7. Abschriften August Eberhards von Apothekerzeugnissen aus Gießen.

[251] Vgl. HStAD O 61 Eberhard Nr. 7. Tabelle lateinischer Vokabeln, handschriftlich notiert auf Schmierpapier.

[252] Vgl. HStAD O 61 Eberhard Nr. 7. Abschriften August Eberhards von Apothekerzeugnissen aus Gießen.

[253] Vgl. HStAD O 61 Eberhard Nr. 3. „Receptaculum pro Georgio Sigismuno Meyero 1757" im Original und als Transkription.

[254] Vgl. HStAD O 61 Eberhard Nr. 10. Schreiben des Mediziners Alexander von Engelhardt an August Eberhard vom 24.04.1951.

[255] Vgl. HStAD O 61 Eberhard Nr. 10. Werbebroschüre Tollwut-Vaccine Behringwerke.

Moritz Conrad Freiherr von Engelhardt[256] (1885–1960), der als wissenschaftlicher Sekretär bis 1948 bei den Behring-Werken angestellt gewesen war.[257] Inzwischen leitete er das Behring-Archiv und nahm gleichzeitig einen Lehrauftrag für Geschichte der Medizin an der Universität Marburg wahr. Von Engelhardt empfahl einschlägige Literatur und versprach, ihm diese bei Bedarf leihweise zu überlassen.[258]

Bei seinen Untersuchungen zu altertümlichen Behandlungsmethoden der Tollwut wurde Eberhard auf verschiedene – aus heutiger Sicht irrationale – Ansätze aufmerksam.[259] War die Tollwut erst einmal ausgebrochen, verlief sie nahezu immer tödlich. Daher verwunderte es nicht, dass die Menschen Hilfe und Schutz in Zaubersprüchen und magischen Ritualen gesucht hatten. Besonders die sogenannte Satorformel schien ein häufig genutztes Mittel gewesen zu sein, um der Tollwut vorzubeugen bzw. um zu versuchen, sie zu therapieren.[260] Über die genaue Bedeutung der Formel ist viel diskutiert worden, ohne zu einer verlässlichen Erklärung zu gelangen. Auch Eberhard bemühte sich um Lösungsansätze. Auf Schmierpapier versuchte er sich in immer neuen Buchstabenabfolgen und kam letztendlich doch zu dem Schluss, dass die Satorformel im Laufe der Jahrhunderte wohl beim Abschreiben immer wieder verändert worden war und so schon lange ihren ursprünglichen Sinn verloren haben musste. Das hatte aber offenbar ihrer Beliebtheit keinen Abbruch getan. Eberhards Meinung nach war es vor allem die Hoffnung auf Hilfe – und nicht das Verständnis der Methode –, die Menschen immer wieder zu solchen Mitteln hatte greifen lassen.[261] Ein prominentes Beispiel fand Eberhard 1953 in einem Beitrag über das Geburtshaus des Dr. Faust in Knittlingen. Hier hatte man in einem Balken, der zweimal von einer Feuerbrunst verschont geblieben war, einen Lederbeutel entdeckt, der ein kleines Stück Pergament mit der Satorformel enthielt.[262]

Das Thema Tollwut ließ Eberhard nie ganz los. Bis Ende der 1950er-Jahre sammelte er Zeitungsartikel, die über Tollwutfälle berichteten.[263] Eine Publikation seiner Forschungsergebnisse kam allerdings nicht mehr zustande.

---

[256] Vgl. HStAD O 61 Eberhard Nr. 10. Schreiben des Mediziners Alexander von Engelhardt an August Eberhard vom 24.04.1951.

[257] Vgl. I. AUERBACH (1979), S. 431.

[258] Vgl. HStAD O 61 Eberhard Nr. 10. Schreiben des Mediziners Alexander von Engelhardt an August Eberhard vom 24.04.1951.

[259] Vgl. HStAD O 61 Eberhard Nr. 10. Notizen August Eberhards zur Satorformel.

[260] Siehe hierzu R.-E. BADER (1987), S. 115–134.
Bei der Satorformel handelte sich um ein „magisches" Buchstabenquadrat, das als Palindrom von links nach rechts und umgekehrt, sowie von oben nach unten und umgekehrt, den gleichen Satz ergab (so wurde eine „Entzauberung" durch Rückwärtslesen unmöglich). Belege für deren Anwendung seit dem frühen Mittelalter fanden sich in ganz Europa und Nordafrika. Die Formel – meist aufgeschrieben auf Zettelchen – sollte nicht nur gegen Tollwut, sondern auch bei einer ganzen Reihe anderer Krankheiten helfen und außerdem vor Dieben und Feuer schützen.

[261] Vgl. HStAD O 61 Eberhard Nr. 10. Notizen August Eberhards zur Satorformel.

[262] Vgl. HStAD O 61 Eberhard Nr. 10. Kopie des Berichts Hans Rodens über das Geburtshaus Doktor Faust, handschriftlich von Eberhard datiert auf 1953.

[263] Vgl. HStAD O 61 Eberhard Nr. 10. Zeitungsberichte Darmstädter Echo aus den Jahren 1957 und 1958.

1957 gelang es der Justus Liebig-Universität, August Eberhard zu einem Beitrag für die Festschrift anlässlich ihrer 350-Jahrfeier zu bewegen.[264] Ähnlich wie bereits 1936 zur Feier des 100-jährigen Bestehens der Technischen Hochschule Darmstadt,[265] gab er auf knapp vier Seiten einen Abriss über die Entwicklung der Pharmazie in Gießen.[266] Dabei orientierte er sich in weiten Teilen an seinem Aufsatz zur Universitätsapotheke, der 1951 in der Beilage „Hessen in Wort und Bild“ der „Giessener Freien Presse“ erscheinen war.[267]

10.2.3 Museumsapotheke

Einige Monate, nachdem August Eberhard nach Darmstadt umgezogen war, bekam er 1955 den Auftrag, die historische Museumsapotheke im Hessischen Landesmuseum wieder aufzubauen.[268]

Bereits sein Vorgänger im Amt des Referenten für das Apothekenwesen, Georg Heyl (1866–1942), hatte es sich zur Aufgabe gemacht, alte Einrichtungsgegenstände aus hessischen Apotheken zu sammeln. Während Apothekenvisitationen war diesem kein Winkel in der Apotheke verborgen geblieben und nicht selten hatte er die Apothekenbesitzer davon überzeugen können, ihm das ein oder andere besondere Stück für die geplante Einrichtung der Museumsapotheke zu überlassen.[269]

Obwohl vieles im Zweiten Weltkrieg zerstört worden war, gab es immer noch eine große Anzahl von Standgefäßen, Einrichtungen und Gläsern, die von Eberhard zunächst inventarisiert werden mussten, um dann planmäßig im Rahmen einer historischen Schauapotheke arrangiert werden zu können. Er profitierte hier von Heyls damaliger Angewohnheit, jedes Gefäß mit dem Namen der Herkunftsapotheke zu versehen.[270]

Des Öfteren legte das äußere Erscheinungsbild eines Objektes die Vermutung nahe, dass es deutlich älter sein musste als das Gründungsdatum der „Spenderapotheke“. Dann nahm Eberhard Kontakt zu den jeweiligen Apothekern oder deren Nachkommen auf, um Genaueres über die Geschichte des Exponats zu erfahren. Er wusste, dass manchmal Apothekengründer gerne die Einrichtungsgegenstände einer alten Apotheke übernommen

---

264 Siehe hierzu A. EBERHARD (1957/a).
265 Siehe hierzu A. EBERHARD (1936).
266 Vgl. A. EBERHARD (1957/a), S. 73–77.
267 Vgl. A. EBERHARD (1951), Nr. 1.
268 Vgl. HStAD O 61 Eberhard Nr. 35. Schreiben August Eberhards an das Stadtarchiv Worms vom 29.08.1955.
269 Vgl. W. -H. HEIN (1970), S. 5.
270 Vgl. W. -H. HEIN (1970), S. 5; sowie HStAD O 61 Eberhard Nr. 13. Schreiben August Eberhards an Karl Mönch, Nachfahre des Apothekers Friedrich Mönch in Offenbach, vom 08.06.1956.

hatten.[271] Eberhard versuchte so, „die Bestände anhand der örtlichen Apothekengeschichte zum Reden zu bringen."[272] Er erledigte damit gleich zwei Dinge auf einmal: Zum einen kam er dem Wunsch der Museumsleitung um genaue Angaben zu Alter und Ort der Benutzung des Ausstellungsstücks nach – hier reichte die Herkunftsinformation oft nicht aus –,[273] zum anderen konnte er über diese Nachforschungen pharmaziegeschichtliche Einzelheiten in Erfahrung bringen. Letzteres „füllte" seinen Karteikasten mit Daten zu hessischen Apotheken und Apothekern.[274]

Eberhard übte seine Tätigkeit im Landesmuseum Darmstadt ehrenamtlich aus.[275] Anfangs noch täglich[276] traf man ihn dort spätestens ab Juni 1956 an drei Vormittagen in der Woche – montags, mittwochs und freitags – in der Regel zwischen neun und zwölf Uhr,[277] beschäftigt mit dem Ordnen, Datieren und Archivieren von ca. 600 Gegenständen.[278] Gegenüber seinem ehemaligen Mitarbeiter aus Gießen, August Adolph (1890–1962), gestand er im Vertrauen, dass „die Inventarisierung [...] recht langweilig"[279] wäre. Da man ihm aber inzwischen den pensionierten Merck-Mitarbeiter Apotheker [?] Waldeck an die Seite gestellt hatte, fühlte Eberhard sich verpflichtet, regelmäßig seinen Aufgaben im Museum nachzugehen.[280]

Trotz aller Mühen schien ihn die Arbeit an der Wiederherstellung der historischen Museumsapotheke auch mit einem gewissen Stolz zu erfüllen. Interessierte lud er gerne

---

[271] Vgl. HStAD O 61 Eberhard Nr. 11. Schreiben August Eberhards an Rudolf Roeder in Altenstadt vom 18.11.1956.

[272] HStAD O 61 Eberhard Nr. 11. Schreiben August Eberhards an den Archivar des Schlossmuseums in Büdingen Karl Dielmann vom 08.06.1957.

[273] Vgl. HStAD O 61 Eberhard Nr. 13. Schreiben August Eberhards an Karl Mönch, Nachfahre des Apothekers Friedrich Mönch in Offenbach, vom 08.06.1956.

[274] Vgl. HStAD O 61 Eberhard Nr. 13. Schreiben August Eberhards an Karl Mönch, Nachfahre des Apothekers Friedrich Mönch in Offenbach, vom 08.06.1956; HStAD O 61 Eberhard Nr. 14. Anfrage August Eberhards an Paul Schlüter in Nieder-Olm vom 19.04.1957; sowie HStAD O 61 Eberhard Nr. 14. Brief August Eberhards an die Witwe Eilers in Gau-Algesheim vom 26.07.1957.

[275] Vgl. HStAD O 61 Eberhard Nr. 13. Schreiben August Eberhards an Karl Mönch, Nachfahre des Apothekers Friedrich Mönch in Offenbach, vom 08.06.1956; sowie Brief August Eberhards an die Witwe Eilers in Gau-Algesheim vom 26.07.1957.

[276] Vgl. HStAD O 61 Eberhard Nr. 12. Schreiben August Eberhards an Apotheker Reinhold Welcker in Lollar vom 08.03.1956.

[277] Vgl. HStAD O 61 Eberhard Nr. 13. Notiz August Eberhards auf dem Schreiben Karl Mönchs, Nachfahre des Apothekers Friedrich Mönch in Offenbach, vom 28.06.1956; sowie HStAD O 61 Eberhard Nr. 18. Schreiben August Eberhards an Pfarrer Christian Müller in Erbach vom 28.10.1956.

[278] Vgl. HStAD O 61 Eberhard Nr. 33. Schreiben August Eberhards an Apotheker August Adolph in Gießen vom 24.02.1957.

[279] HStAD O 61 Eberhard Nr. 33. Schreiben August Eberhards an Apotheker August Adolph in Gießen vom 24.02.1957.

[280] Vgl. HStAD O 61 Eberhard Nr. 33. Schreiben August Eberhards an Apotheker August Adolph in Gießen vom 24.02.1957; sowie HStAD O 61 Eberhard Nr. 11. Schreiben August Eberhards an Apothekerin Reinhilde Gutmann in Büdingen vom 18.04.1957.
Der Vorname des Apothekers Waldeck konnte nicht zweifelsfrei ermittelt werden.

zu einem Besuch ein, warnte jedoch vor dem noch unfertigen Zustand.[281] Man würde „vorläufig nur eine Werkstatt mit viel Schmutz und Durcheinander vorfinden. [Aber] das gehört[e] ja wohl nun einmal zur Museumsromantik.“[282]

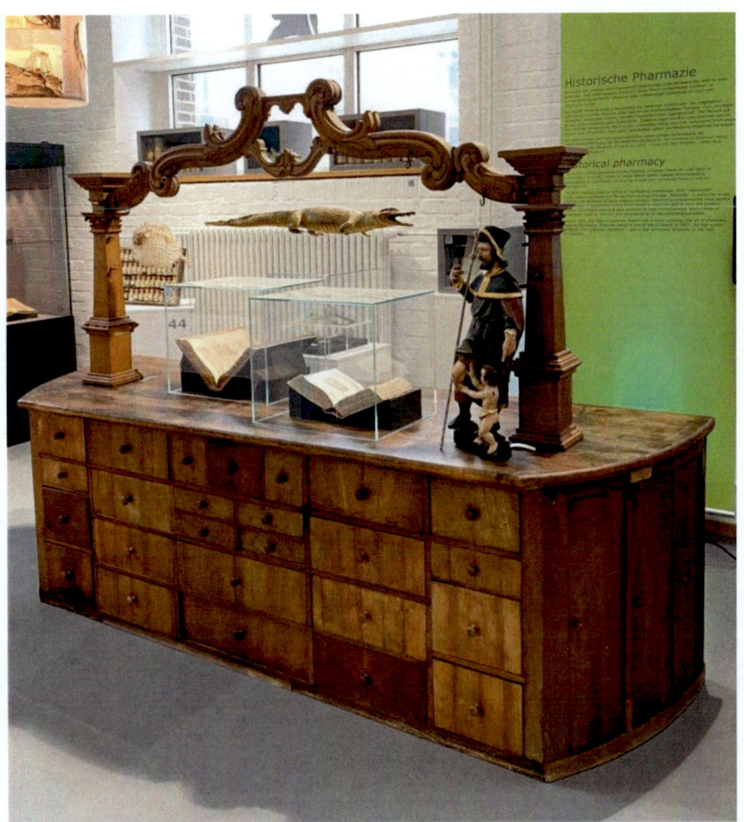

Abbildung 42: Möbel aus der historischen Museumsapotheke, hier: Rezepturtisch der Engel-Apotheke in Darmstadt und Aufsatz aus der Alsfelder Rathaus-Apotheke.

(Ausgestellt als Dauerleihgabe des Hessischen Landesmuseums Darmstadt an das Forschungszentrum „Corporate History“ der Firma Merck in Darmstadt.)
2023 mit freundlicher Fotogenehmigung durch das Hessische Landesmuseum Darmstadt.[283]

---

[281] Vgl. HStAD O 61 Eberhard Nr. 26. Schreiben August Eberhards an Franziska Spieß, Nachfahrin des Apothekers Paul Spieß in Mainz, vom 05.05.1957.

[282] HStAD O 61 Eberhard Nr. 26. Schreiben August Eberhards an Franziska Spieß, Nachfahrin des Apothekers Paul Spieß in Mainz, vom 05.05.1957.

[283] Privatarchiv Christina Linzbach. Aufnahme vom 17.04.2023.

1957 verfasste Eberhard für die Zeitschrift „Lebendiges Darmstadt" einen Aufsatz, in dem er kurz über die neu einzurichtende historische Museumsapotheke informierte:

Aus dem Hessischen Landesmuseum: Die historische Apotheke. In: Lebendiges Darmstadt (1957), Heft 13/14. [284]

Die Renovierungsarbeiten im Hessischen Landesmuseum ermöglichten den Wiederaufbau der historischen Museumsapotheke im Sockelgeschoss des Gebäudes. Eberhard setzte damit die Arbeiten fort, die sein Vorgänger Georg Heyl vor dem Krieg begonnen hatte. Diesem war es gelungen, zahlreiche Gefäße und Gerätschaften während seiner Tätigkeit als Regierungsapotheker zusammenzutragen. Eberhard oblag nun unter anderem die Inventarisierung der von Heyl sorgfältig beschrifteten Exponate.

Er betonte, dass sich zwar auch in der Vergangenheit nie viele Besucher in die entlegen untergebrachte Museumsapotheke verirrt hatten, es aber dennoch wünschenswert wäre, wenn den Ausstellungsstücken in Zukunft etwas mehr Raum zugestanden werden könnte. Dass die Apothekengefäße in engem Zusammenhang mit der Geschichte der hessischen Apotheken standen, lag für Eberhard auf der Hand. Abschließend erläuterte er beispielhaft an einem Odenwälder Apothekenglas aus dem 18. Jahrhundert seine Vorgehensweise bei dessen pharmaziehistorischer Einordnung.[285]

Inzwischen hatte er sich mit den Details der Apothekengefäße so vertraut gemacht, dass im gleichen Jahr von ihm ein Beitrag über Mainzer Apothekengefäße erschien. Hierzu hatte ihn eine Anfrage der Schriftleitung der Mainzer Zeitschrift veranlasst.[286]

Mainzer Apothekengefäße im Hessischen Landesmuseum zu Darmstadt. In: Mainzer Zeitschrift 52 (1957), S. 57–61, Tafel 12 mit sieben Schwarz-Weiß-Abbildungen. [287]

Den fünfseitigen Aufsatz ergänzte eine Bildtafel mit sieben Schwarz-Weiß-Abbildungen.

Zu Eberhards Bedauern existierte kein Bildmaterial von dem Inneren der älteren Mainzer Apotheken, lediglich Gläser und Fayencen waren erhalten geblieben und konnten einen ungefähren Eindruck vermitteln, wie die jeweilige Offizin wohl ausgesehen haben mag. Hier musste allerdings bedacht werden, dass nur die schönsten Stücke die Zeiten überdauert hatten und somit eine Auswahl darstellten.

Während viele Museen die Exponate in der Regel nur einer zeitlichen Epoche und einer geografischen Region zuordnen konnten, gelang in Darmstadt meist die Bestimmung der Herkunftsapotheke, da Georg Heyl entsprechende Angaben gemacht hatte.

Eberhard beschrieb im Folgenden sehr detailliert einzelne Standgefäße und gab vor allem die Farben der verschiedenen Motive an, damit der Leser, dem nur Schwarz-Weiß-

---

[284] Siehe hierzu A. EBERHARD (1957/b).

[285] Siehe hierzu A. EBERHARD (1957/b).

[286] Vgl. HStAD O 61 Eberhard Nr. 25. Schreiben August Eberhards an die Schriftleitung der Mainzer Zeitschrift in Mainz vom 15.05.1957.

[287] Siehe hierzu A. EBERHARD (1957/c), S. 57.

Abbildungen auf einer gesonderten Seite in der Heftmitte zur Verfügung standen, sich ein Bild machen konnte. Er bemerkte, dass wohl einige Gefäße nur zu Dekorationszwecken gedient hatten. Ein größeres Theriakbehältnis wäre beispielsweise unter dem Gewicht der pastenartigen Darreichung zerbrochen.

Im 19. Jahrhundert lösten Porzellangefäße[288] allmählich die Fayencen ab, weil sie zwar dünner, aber dennoch deutlich stabiler waren.

Als besonders prachtvoll empfand Eberhard die Gläser mit Emailmalerei,[289] die ein eindeutiges Zeichen für Wohlstand darstellten und häufig zum Beispiel in fürstlichen Hofapotheken vorgekommen waren. Die Stilepoche[290] der jeweiligen Standgefäße verrieten Eberhard Einzelheiten der Apothekenhistorie, zum Beispiel das vermutliche Gründungsdatum oder einen Eigentümerwechsel. Zu solchen Anlässen hatte man gerne die Einrichtung erneuert. Waren Gefäße älter als die Herkunftsoffizin, so handelte es sich um eine gebraucht erworbene Apothekenausstattung.

Die Beschäftigung mit erlesenen Apothekengefäßen im Hessischen Landesmuseum sollte nicht nur eine Ausstellung schöner Dinge ermöglichen, sondern auch „dem redlich sich Bemühenden“[291] einen Einblick in die Apothekengeschichte Hessens geben.[292]

---

[288] Siehe hierzu C. FRIEDRICH (2013/b), S. 22–28; sowie E. HUWER (2015), S. 180f.
Nachdem der Apothekergeselle Johann Friedrich Böttger (1682–1719) zu Beginn des 18. Jahrhunderts die Rezeptur zur Herstellung von Porzellan in Deutschland entwickelt hatte, dauerte es noch fast ein Jahrhundert, bis dieses besondere Material die Fayencen in großem Maße ersetzte. Letztere hatten hierzulande noch um 1770 ihren Höhepunkt gehabt. Mit dem Voranschreiten der Industrialisierung eroberten spätestens ab 1900 immer mehr maschinell gefertigte Porzellanstandgefäße die Apotheke.

[289] Vgl. E. HUWER (2015), S. 162–164.
Bei der für die zweite Hälfte des 18. Jahrhunderts typischen Emailmalerei wurden Metalloxidfarben auf das fertig gebrannte Glas aufgetragen und in einem nochmaligen Brennverfahren aufgeschmolzen. Im Gegensatz dazu stand die Kaltmalerei, bei der man die Gefäße ohne erneute Hitzeeinwirkung mit Lacken auf Öl-Harzbasis beschriftete und verzierte;
sowie W. -H. HEIN (1972), S. 5–7.
Glas bot als Material zur Aufbewahrung und Abgabe von Arzneimitteln mehrere Vorteile: Dieser Werkstoff war indifferent gegenüber vielen Substanzen und seine Durchsichtigkeit gewährte stets eine Kontrolle des Füllstands. Gebräuchlich waren Gefäße kleineren Volumens. Meist besaßen Apotheken Arzneigläser aus Glashütten, die in der Nähe lagen. Dadurch erübrigten sich lange und teure Transportwege des empfindlichen Materials. In Hessen fand man zahlreiche Glashütten im Spessart, im Reinhardswald sowie in Laubach im Vogelsberg.

[290] Vgl. E. HUWER (2015), S. 167f.
Die üppige bunte Gestaltung der Gefäße zur Zeit des Rokoko wurde gegen Ende des 18. Jahrhunderts durch eine deutlich ruhigere und vor allem sehr symmetrische Bemalung abgelöst. Der Klassizismus hielt auch in der Apothekenoffizin Einzug. In der Biedermeierzeit ab ca. 1820 waren einerseits schlicht beschaffene Gläser gefragt, andererseits fanden romantische Blumenmotive Verwendung.

[291] A. EBERHARD (1957/c), S. 60.

[292] Siehe hierzu A. EBERHARD (1957/c), S. 57–61.

Obwohl sich Eberhard über die Aufnahme seines Beitrags in die Mainzer Zeitschrift freute und auch dankend die ihm zugesandten Sonderdrucke entgegennahm, konnte er einen gewissen Unmut nicht verleugnen. Er vermisste die Abbildung des großen Theriak-Gefäßes, die ihm noch vor Drucklegung zugesichert worden war.[293] Da dieses Gefäß von besonders außergewöhnlicher Form war, hing „der zugehörige Text in der Luft“[294]. Er hatte genau diese Aufnahme interessierten Pharmazieforschern angekündigt und stellte daher enttäuscht fest: „Quae cum ita sint, muß ich wortbrüchig werden, und darum ist es mir leid.“[295]

Ende 1958 erinnerte sich August Eberhard an das zwei Jahre zuvor gemachte Angebot seines Kollegen und ehemaligen Schülers August Erdelmeier, dem Hessischen Landesmuseum einen besonders prachtvoll vergoldeten Waagenhalter im Empire-Stil zu überlassen.[296] An solch einem Aufsatz waren früher nicht nur die Waagen befestigt gewesen, er hatte auch als Halterung für die Beleuchtung gedient. Dank seiner meist sehr kunstvollen Ausgestaltung wurde der Waagenhalter oft zum Blickfang innerhalb der Apotheke.[297]

Apotheker Erdelmeier hielt Wort und gab das mit Schlangen[298] verzierte Exponat in die Obhut Eberhards. Dieser konnte damit im Museum derart Eindruck machen, dass für das neue Rechnungsjahr weitere Mittel bewilligt wurden. So gelang ihm die Beauftragung eines Schreiners, der sich der vielen Schäden an Möbeln und Geräten der Museumsapotheke annahm.[299]

---

[293] Vgl. HStAD O 61 Eberhard Nr. 25. Schreiben August Eberhards an die Schriftleitung der Mainzer Zeitschrift in Mainz vom 04.05.1958.

[294] HStAD O 61 Eberhard Nr. 25. Schreiben August Eberhards an die Schriftleitung der Mainzer Zeitschrift in Mainz vom 04.05.1958.

[295] HStAD O 61 Eberhard Nr. 25. Schreiben August Eberhards an die Schriftleitung der Mainzer Zeitschrift in Mainz vom 04.05.1958;
sowie M. FUHRMANN (2011), S. 122f.
„Quae cum ita sint“ ist ein Zitat aus der „Vierten Catilinarischen Rede“ von Marcus Tullius Cicero und heißt übersetzt „Da es so steht“ oder „unter diesen Umständen“.

[296] Vgl. HStAD O 61 Eberhard Nr. 14. Anfrage August Eberhards an Apotheker August Erdelmeier in Gau-Odernheim vom 06.12.1958.

[297] Vgl. F. FERCHL (1950), S. 7–9.

[298] Vgl. R. SCHMITZ (1998), S. 97 und S. 123.
Die Schlange kann als Symbol für Heilkraft betrachtet werden. Man findet sie häufig auf Abbildungen von Hygieia, der Göttin der Gesundheit, und ihrem Vater Asklepios, dem Gott des Heilens.

[299] Vgl. HStAD O 61 Eberhard Nr. 14. Schreiben August Eberhards an Apotheker August Erdelmeier in Gau-Odernheim vom 09.01.1959.

Ebenfalls zu seiner Freude versprach das Apothekenmuseum in Heidelberg,[300] verloren gegangene Exponate für die Materialkammer und das Laboratorium im Austausch gegen Dubletten aus Darmstadt zu ergänzen.[301]

Obgleich August Eberhard bereits seit 1955 mit einer baldigen Eröffnung der historischen Museumsapotheke im Souterrain[302] des Landesmuseums rechnete, wurde dieses Vorhaben immer wieder verschoben.[303] Bei der Beseitigung von Kriegsschäden hatten andere Bereiche des Museums Vorrang, wie zum Beispiel die Gemäldegalerie.[304]

Tatsächlich sollte es noch bis ins Jahr 1968 dauern, bis die Offizin der Museumsapotheke endlich Teil der Ausstellung wurde.[305]

---

[300] Siehe hierzu S. BUSECK (1997), S. 38–40, S. 44–46, S. 83–98, S. 99–109 und S. 115–117; E. HUWER (2015), S. 7–14; sowie E. HUWER (2020), S. 81–133.
Das Deutsche Apotheken-Museum wurde 1937 als Stiftung gegründet und bezog ein Jahr später Räumlichkeiten in München. Die aus vielen Sachspenden bestehende Sammlung wuchs und machte bald die Suche nach einer geräumigeren Unterkunft erforderlich. Noch bevor der geplante Umzug nach Frankfurt am Main stattfinden konnte, brach der Zweite Weltkrieg aus. Das Museum musste schließen, die Exponate wurden aus Angst vor Kriegsschäden größtenteils an sicheren Orten ausgelagert. So überstand das meiste diese schwere Zeit und bildete ab 1946 den Grundstock für eine Neueröffnung in der Fürstbischöflichen Residenz zu Bamberg. Doch auch dieser Standort erwies sich nicht als optimal – die schlecht beheizbaren Räume waren feucht und außerdem nur nach Voranmeldung zu besichtigen –, sodass man gut zehn Jahre später den Umzug nach Heidelberg veranlasste. Seit 1957 befindet sich dort das Deutsche Apothekenmuseum im Ottheinrichsbau des Heidelberger Schlosses und gehört zu den bestbesuchten Museen in Deutschland.

[301] Vgl. HStAD O 61 Eberhard Nr. 14. Schreiben August Eberhards an Apotheker August Erdelmeier in Gau-Odernheim vom 09.01.1959;
sowie E. HUWER (2020), S. 113.
Inzwischen werden Dubletten vor allem aus Platzgründen nur in Ausnahmefällen angenommen, zum Beispiel wenn sie im Gegensatz zum vorhandenen Exponat vollständig erhalten sind, einen besonderen Bezug zu einer herausragenden Persönlichkeit darstellen oder Teil eines komplett überlassenen Nachlasses sind.

[302] Vgl. HStAD O 61 Eberhard Nr. 26. Schreiben August Eberhards an Franziska Spieß, Nachfahrin des Apothekers Paul Spieß in Mainz, vom 05.05.1957.

[303] Vgl. HStAD O 61 Eberhard Nr. 35. Schreiben August Eberhards an das Stadtarchiv Worms vom 29.08.1955; sowie HStAD O 61 Eberhard Nr. 13. Schreiben August Eberhards an Karl Mönch, Nachfahre des Apothekers Friedrich Mönch in Offenbach, vom 08.06.1956.

[304] Vgl. HStAD O 61 Eberhard Nr. 26. Schreiben August Eberhards an Franziska Spieß, Nachfahrin des Apothekers Paul Spieß in Mainz, vom 05.05.1957.

[305] Vgl. W. -H. HEIN (1970), S. 5;
sowie Persönliche Mitteilung Wolfgang Gluebers vom 23.01.2023.
Die Museumsapotheke wurde bei der Sanierung des Hessischen Landesmuseums in der Zeit von 2008 bis 2014 aufgelöst. Der Bestand ist größtenteils unzugänglich im Magazin eingelagert. Einige Stücke sind als Dauerleihgabe an anderer Stelle ausgestellt, so zum Beispiel der Rezepturtisch der Darmstädter Engel-Apotheke und der Rezepturtischaufsatz der Alsfelder Rathaus-Apotheke im Forschungszentrum „Corporate History“ der Firma Merck in Darmstadt.

10.3 Die letzten Jahre

Neben seinen pharmaziehistorischen Studien, die August Eberhard ab 1954 in Darmstadt mit Nachdruck verfolgte – man fand ihn unter der Woche entweder im Hessischen Staatsarchiv, in der Bibliothek oder im Landesmuseum[306] –, genoss er die Zeit in der Nähe seiner Familie und Freunde. Seine Frau und er freuten sich, Gäste in ihrer Wohnung begrüßen zu können.[307] Ab und zu verbrachten die Enkelkinder Zeit bei den Großeltern und durften sogar im Lehnstuhl Eberhards auf der Schreibmaschine „herumtippen".[308] Gelegentlich gab der Großvater dabei Nachhilfe in Latein[309] oder Unterricht in perspektivischem Zeichnen.[310]

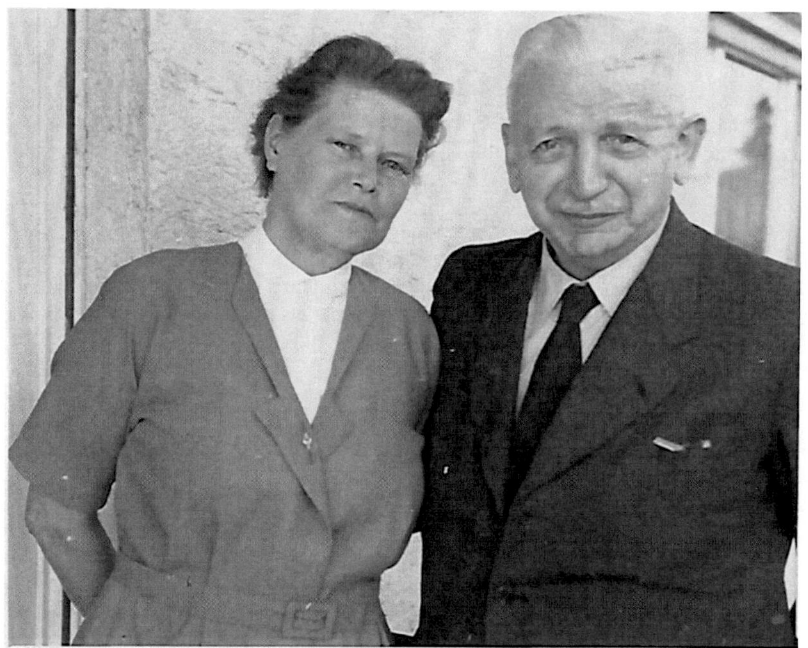

Abbildung 43: August Eberhard und seine Frau Grete, um 1955.[311]

[306] Vgl. HStAD O 61 Eberhard Nr. 18. Schreiben August Eberhards an Pfarrer Christian Müller in Erbach vom 28.10.1956.

[307] Vgl. HStAD O 61 Eberhard Nr. 18. Schreiben August Eberhards an Pfarrer Christian Müller in Erbach vom 26.08.1956.

[308] Vgl. HStAD O 61 Eberhard Nr. 34. Schreibversuch Heidemargit Kopfs auf der Schreibmaschine, undatiert.

[309] Vgl. HStAD O 61 Eberhard Nr. 18. Schreiben August Eberhards an Pfarrer Christian Müller in Erbach vom 26.08.1956.

[310] Vgl. Persönliche Mitteilung Ernst-Eberhard Kopfs vom 27.02.2020.

[311] Privatarchiv Ernst-Eberhard Kopf.

Eberhard stand regelmäßig in Kontakt mit befreundeten Apothekern, die ihn bei seinen Forschungen mit Informationen aus ihrer Apotheke unterstützten und ihm bisweilen anboten, ihn zu wissenschaftlichen Vorträgen mit dem Auto mitzunehmen.[312]

Auch Pharmaziehistoriker fanden sich in seiner Korrespondenz, so zum Beispiel Helmut Vester (1913–2001),[313] der ihm mehrere Fragebögen für sein Archiv zusandte.[314] Mit Vester verband August Eberhard einige Gemeinsamkeiten. Beide hatten sich autodidaktisch ein großes pharmaziehistorisches Wissen angeeignet – Vester bereits in jungen Jahren.[315] Als der Zweite Weltkrieg ihr Hab und Gut zerstörte, ließen sie sich davon nicht entmutigen. Es gelang die Rekonstruktion der Unterlagen und der Wiederaufbau der Apotheken (bei Vester privat, bei Eberhard die Krankenhausapotheke).[316] Ihnen war gleichermaßen eine strukturierte Vorgehensweise eigen. Vester verwandte eine besondere Systematik mit eigenem Katalog,[317] um seine Kenntnisse und Sammelobjekte im Zusammenhang zu erfassen, während Eberhard Karteikästen und Registermappen bevorzugte und alles genau beschriftete.[318]

Im Unterschied zu seinem hessischen Kollegen, hatte sich Vester allerdings geschäftstüchtig mit der eigenen Apotheke, einem Buchantiquariat und einer historischen Werbeberatung ein wirtschaftliches Fundament geschaffen, auf dem seine pharmaziehistorischen Untersuchungen fußten.[319] Eberhard klagte dagegen insbesondere bei der Museumsarbeit und bei Nachforschungen in Archiven immer wieder über Geldsorgen.[320] Dennoch zeichnete beide ein unermüdlicher Arbeitseifer bis ins hohe Alter aus.[321]

---

312 Vgl. HStAD O 61 Eberhard Nr. 16. Brief des Apothekers Eugen Burkardt in Bensheim an August Eberhard vom 09.02.1959.

313 Vgl. DApoBio (2021), Erg.bd. 3, S. 594f.
Helmut Vester betrieb neben seiner Apotheke in Düsseldorf nicht nur einen Arzneimittelgroßhandel, sondern auch ein pharmaziehistorisches Archiv, das er als „Vesters Archiv" 1957 patentieren ließ;
sowie F. LEIMKUGEL (2016), S. 71–85.
Vester begeisterte sich für alles, was mit Pharmaziegeschichte zu tun hatte. Er verfolgte das Ziel, seine umfangreiche Sammlung wissenschaftlich Interessierten zur Verfügung zu stellen. 1949 kam er in den Besitz des Nachlasses eines Leipziger Apothekers, der rund 2000 Fragebögen – ausgefüllt von deutschen Apothekern – enthielt. Auf dieser Basis entwickelte er eigene Fragebogenaktionen zur Erforschung der Geschichte der deutschen Apotheken und schrieb sämtliche Kollegen im Bundesgebiet an.

314 Vgl. HStAD O 61 Eberhard Nr. 20. Fragebogen „Vesters Archiv" zur Erforschung der Geschichte der deutschen Apotheken, Juli 1947; sowie HStAD O 61 Eberhard Nr. 1. Fragebogen „Vesters Archiv" für die Geschichte des deutschen Apothekenwesens, November 1957.

315 Vgl. F. LEIMKUGEL (2016), S. 73f.

316 Vgl. Kapitel 9. 3. 1; sowie F. LEIMKUGEL (2016), S. 75.

317 Vgl. F. LEIMKUGEL (2016), S. 79.

318 Vgl. Kapitel 10. 2. 2. 1.

319 Vgl. F. LEIMKUGEL (2016), S. 81.

320 Vgl. HHStAW 504 Nr. 11894. Schreiben an den Hessischen Minister für Erziehung und Volksbildung in Wiesbaden vom 09.07.1956; sowie HStAD O 61 Eberhard Nr. 14. Schreiben August Eberhards an Apotheker August Erdelmeier in Gau-Odernheim vom 09.01.1959.

321 Vgl. F. LEIMKUGEL (2016), S. 85.

1958 sandte Rudolf Schmitz (1918–1992) neben freundlichen Grüßen auch einen Sonderdruck seiner in Marburg im Juli 1957 gehaltenen Antrittsvorlesung an August Eberhard.[322] Darüber dürfte dieser sich besonders gefreut haben, hatte er doch noch wenige Monate zuvor gegenüber einer Apothekenbesitzerin aus Mainz bemerkt, dass wohl in Zukunft Rudolf Schmitz für lokale historische Studien zuständig sein würde.[323] In Anbetracht seines fortgeschrittenen Alters war August Eberhard sicher froh gewesen, sein „historische[s] Steckenpferd“[324] in besten Händen zu wissen. Womöglich hatte er den Werdegang Schmitz‘, der zu den renommiertesten Pharmaziehistorikern des 20. Jahrhunderts gehört,[325] vorausgeahnt. Viele Jahre später sollte dieser August Eberhard als den „beste[n] Kenner der südhessischen Medizinalgeschichte“[326] bezeichnen.

Obwohl sich für August Eberhard zurück in Darmstadt zunächst alles günstig fügte – eine Wohnung im Wunschstadtteil,[327] viele soziale Kontakte und interessante wissenschaftliche Aufgaben –, warfen doch insbesondere zwei Umstände, die er kaum bzw. gar nicht beeinflussen konnte, einen Schatten auf seine letzten Lebensjahre: Seine langwierigen Bemühungen um seine Emeritierung und seine immer schlechter werdende Gesundheit.

10.3.1 Emeritierung

Noch vor dem Ende seiner Tätigkeit als Oberapotheker in Gießen stellte August Eberhard im Spätsommer 1953 beim Hessischen Minister für Erziehung und Volksbildung den Antrag „um Wiedereinsetzung in [seine] früheren Rechte als planmässiger [!] Hochschullehrer und um Zahlung der vollen Bezüge des a. o. Professors und anschliessend [!] um Emeritierung.“[328] Das Kultusministerium nahm seinen Wunsch zur Kenntnis,[329] konnte jedoch vorerst nur Ruhegehaltsbezüge bewilligen,[330] die sich zwar an seinem

---

[322] Vgl. Kapitel 10. 1; HStAD O 61 Eberhard Nr. 33. Sonderdruck der Antrittsvorlesung Rudolf Schmitz, übersandt am 26.05.1958; sowie R. SCHMITZ (1958), S. 219–226.

[323] Vgl. HStAD O 61 Eberhard Nr. 26. Brief August Eberhards an Apothekenbesitzerin Franziska Spieß in Mainz vom 22.2.1958.

[324] HStAD O 61 Eberhard Nr. 11. Brief August Eberhards an Apotheker Roeder in Altenstadt vom 18.11.1956.

[325] Siehe hierzu A. LÖHNERT (2021).

[326] R. SCHMITZ in U. RAUSCH (1978). Vorwort.

[327] Vgl. Persönliche Mitteilung Ernst-Eberhard Kopfs vom 02.02.2023.

[328] HHStAW 504 Nr. 11894. Schreiben an den Hessischen Minister für Erziehung und Volksbildung in Wiesbaden vom 07.08.1953.

[329] Vgl. HHStAW 504 Nr. 11894. Schreiben des Referenten für die Hessischen Universitäten und Hochschulen im Kultusministerium in Wiesbaden Edwin Zerbe vom 21.01.1954.

[330] Vgl. HHStAW 504 Nr. 11894. Schreiben des Hessischen Ministeriums für Erziehung und Volksbildung in Wiesbaden vom 18.02.1954.

früheren Gehalt als außerordentlicher Professor orientierten, aber nur 75% der eigentlichen Emeritenbezüge darstellten.[331]

Eberhards Angelegenheiten fielen eigentlich unter die Bestimmungen des Gesetzes zu Artikel 131 GG.[332] Dieses im Mai 1951 verabschiedete Gesetz regelte die Rechtsverhältnisse der Personen, die vor dem Ende des Zweiten Weltkrieges in das Beamtenverhältnis berufen worden waren, diesen Status aber unter anderem durch Entnazifizierungsmaßnahmen verloren hatten und seitdem auf Wiederverwendung oder Versorgung warteten.[333]

Mit dem 1954 erfolgten Eintritt in den Ruhestand und der Bitte um Umwandlung in eine Emeritierung, begann ein ständiges Hin und Her von Anträgen, Unterstützungen und Ablehnungen. Die Technische Hochschule Darmstadt, namentlich die Fakultät für Chemie, befürwortete Eberhards Anliegen und setzte sich für ihn mehrfach beim Hessischen Ministerium ein[334] – bis auf Weiteres aber ohne Erfolg.[335]

Als Eberhard im Oktober 1955 das 68. Lebensjahr vollendet hatte, berief sich die Fakultät für Chemie an der TH Darmstadt in seinem Sinn auf das Beispiel neun anderer Hochschullehrer, die aufgrund eines Kabinettsbeschlusses vom 02. November 1954 seinerzeit auch ab diesem Alter emeritiert worden waren.[336] Das Ministerium lehnte den erneuten Antrag allerdings mit der Begründung ab, dass diese Hochschullehrer zum Zeitpunkt des Kabinettsbeschluss bereits das 68. Lebensjahr vollendet hatten und dies bei Eberhard damals nicht der Fall gewesen war.[337]

Eberhard war nicht bereit, die für ihn sehr unbefriedigende Situation hinzunehmen. Knapp ein Jahr später, im Juli 1956 schilderte er dem Ministerium zum wiederholten Mal seine Lage und begründete die Notwendigkeit der Emeritierung auch mit den verantwortungsvollen Aufgaben, denen er nach wie vor nachging, wie zum Beispiel die kostspielige Recherche zur hessischen Apothekengeschichte oder der Wiederaufbau der Museumsapotheke im Landesmuseum Darmstadt.[338] Wieder konnte er sich der Unterstützung seiner ehemaligen Fakultät in Darmstadt gewiss sein,[339] aber erneut wurde sein Gesuch

[331] Vgl. HHStAW 504 Nr. 11894. Schreiben an den Hessischen Minister für Erziehung und Volksbildung in Wiesbaden vom 03.09.1954.

[332] Vgl. I. SCHMIDT (2015), S. 222.

[333] Vgl. HESSISCHES KULTUSMINISTERIUM (2020), S. 256f.; sowie I. SCHMIDT (2015), S. 213.

[334] Vgl. HHStAW 504 Nr. 11894. Schreiben des Dekan der Fakultät für Chemie der Technischen Hochschule Darmstadt vom 13.11.1954 und 04.10.1955; sowie I. SCHMIDT (2015), S. 234.

[335] Vgl. HHStAW 504 Nr. 11894. Antwortschreiben des Hessischen Ministeriums für Erziehung und Volksbildung in Wiesbaden vom 18.01.1955 und 23.12.1955.

[336] Vgl. HHStAW 504 Nr. 11894. Schreiben des Dekan der Fakultät für Chemie der Technischen Hochschule Darmstadt vom 04.10.1955.

[337] Vgl. HHStAW 504 Nr. 11894. Antwortschreiben des Hessischen Ministeriums für Erziehung und Volksbildung in Wiesbaden vom 23.12.1955.

[338] Vgl. HHStAW 504 Nr. 11894. Schreiben an das Hessische Ministerium für Erziehung und Volksbildung in Wiesbaden vom 09.07.1956.

[339] Vgl. HHStAW 504 Nr. 11894. Schreiben des Dekan der Fakultät für Chemie der Technischen Hochschule Darmstadt vom 10.07.1956.

negativ entschieden.[340] Von einem persönlichen Vorsprechen Eberhards bat das Ministerium Abstand zu nehmen.[341]

Wie ein Wunder muss es August Eberhard im Juni 1958 vorgekommen sein, als ihn während eines Kuraufenthalts in Bad Salzhausen[342] nach beinahe fünf Jahren die Nachricht ereilte, dass der Minister für Erziehung und Volksbildung ihm im Namen des Landes Hessen „die Rechtsstellung eines entpflichteten Hochschullehrers"[343] zuerkannt hatte. Nun tauchte sein Name wieder im Personal- und Vorlesungsverzeichnis der TH Darmstadt auf und man lud ihn zu Fakultätssitzungen ein.[344]

10.3.2 Krankheit und Tod

Als August Eberhard Anfang 1952 als Oberapotheker der Klinikapotheke in Gießen einen Lehrauftrag für Arzneiherstellung, -bewertung und -nomenklatur erhielt,[345] freute sich seine Familie sehr für ihn, da dies für ihn nach Jahren der Zurücksetzung eine gewisse Bestätigung bedeutete. Dennoch erwähnte seine Tochter Doris hierzu in einem Tagebucheintrag: „Wie er es allerdings gesundheitlich durchhalten will, ist uns noch ein Rätsel."[346] Er litt schon seit einigen Jahren an einem irreversiblen Herzmuskelschaden, der bisweilen Bettruhe verlangte[347] und in Gießen dazu geführt hatte, dass das Personal in der Apotheke aufgestockt worden war.[348] Inwieweit der leidenschaftliche Zigarrenraucher daraufhin seinen Tabakkonsum einschränkte,[349] bleibt verborgen.

In Darmstadt widmete Eberhard sich – wie bereits beschrieben – ab 1954 ungeachtet körperlicher Beschwerden seinen neuen pharmaziehistorischen Aufgaben. 1955 berichtete er einem Kollegen von seinem Vorhaben, eine hessische Apothekengeschichte

---

340 Vgl. HHStAW 504 Nr. 11894. Antwortschreiben des Hessischen Ministeriums für Erziehung und Volksbildung in Wiesbaden vom 27.07.1956.

341 Vgl. HHStAW 504 Nr. 11894. Schreiben des Hessischen Ministeriums für Erziehung und Volksbildung in Wiesbaden vom 04.09.1956.

342 Vgl. UniA DA 103 Nr. 144 / 10. Schreiben des Rektors der TH Darmstadt vom 26.06.1958.

343 UniA DA 103 Nr. 144 / 10. Urkunde zur Emeritierung vom 12.06.1958.

344 Vgl. I. SCHMIDT (2015), S. 222 und S. 235.

345 Vgl. HHStAW 504 Nr. 11894. Lehrauftrag für Arzneiherstellung, -bewertung und -nomenklatur vom 23.01.1952.

346 Persönliche Mitteilung Ernst-Eberhard Kopfs vom 02.02.2023. Zitat des Tagebucheintrags der Tochter August Eberhards, Doris Kopf, vom 15.02.1952.

347 Vgl. HHStAW 504 Nr. 11894. Untersuchungsbefund der Medizinischen Poliklinik Gießen vom 09.09.1953.

348 Vgl. HHStAW 504 Nr. 11894. Handschriftliche Notiz vom 23.09.1953.

349 Vgl. Persönliche Mitteilung Ernst-Eberhard Kopfs vom 27.02.2020. In Darmstadt empfing Eberhard gerne Besucher in seinem „Raucher-Kabinett".

verfassen zu wollen.[350] Er bemerkte allerdings abschließend: „Ob ich so lange durchhalte, weiß ich nicht. Es ist eine mühsame [...] Arbeit, aber gerade darum reizt die Aufgabe.“[351]

Um sich zu erholen, verbrachte August Eberhard über Pfingsten 1957 einen mehrwöchigen Kuraufenthalt in Bad Wiessee am Tegernsee.[352] Sicher hoffte er, dort nicht nur seine Herzprobleme, sondern auch asthmatische Beschwerden lindern zu können.[353]

Spätestens im Herbst 1957 erlitt er einen ersten Schlaganfall, der ihn zu Bettruhe zwang und es ihm unmöglich machte, Einladungen zu wissenschaftlichen Vorträgen zu folgen. Er rechnete bis zum nächsten Frühjahr mit einer Gehbehinderung.[354] Eine erfreuliche Unterbrechung in dieser Zeit des Liegens bedeutete für ihn unter anderem eine Lektüre über Georg Christoph Lichtenberg (1742–1799), der ebenfalls Naturwissenschaftler gewesen war und dessen Geburtsort Ober-Ramstadt ganz in der Nähe Darmstadts lag.[355]

Trotz körperlicher Einschränkungen war sein Geist so rege wie eh und je. Als er gemeinsam mit seiner Frau im darauffolgenden Sommer einige Zeit im Kurort Bad Salzhausen verbrachte,[356] traf er dort Amtsgerichtsdirektor Wilhelm Jöckel (1875–1959),[357] der als Mitglied im Oberhessischen Geschichtsverein[358] großes Interesse an Eberhards historischen Forschungen zeigte. Beide tauschten sich angeregt über Justus Liebig aus,[359] der seinerzeit die Bad Salzhausener Quellen untersucht hatte.[360]

Pflichtbewusst versuchte Eberhard noch 1959 dem Auftrag, die historische Apotheke im Landesmuseum Darmstadt wieder aufzubauen, nachzukommen, war sich aber wohl bewusst, dass ihm nicht mehr allzu viel Zeit bleiben würde. In einem Brief an

---

350 Vgl. HStAD O 61 Eberhard Nr. 13. Brief August Eberhards an Apotheker Dr. Eduard Feldhofen in Lampertheim vom 18.03.1955.

351 HStAD O 61 Eberhard Nr. 13. Brief August Eberhards an Apotheker Dr. Eduard Feldhofen in Lampertheim vom 18.03.1955.

352 Vgl. HStAD O 61 Eberhard Nr. 25. Schreiben August Eberhards an die Schriftleitung der Mainzer Zeitschrift in Mainz vom 15.05.1957; sowie HStAD O 61 Eberhard Nr. 13. Brief der Apothekerin Maria Leonhardt in Rimbach an August Eberhard vom 19.05.1957, nachgesendet an August Eberhard, Landhaus Ertle, Freihhausstraße 22, Bad Wiessee.

353 Vgl. HStAD O 61 Eberhard Nr. 18. Brief August Eberhards an Conphilister Christian Müller in Erbach vom 28.10.1956.

354 Vgl. HStAD O 61 Eberhard Nr. 14. Schreiben August Eberhards an Rektor Heinrich Weinheimer in Kornsand vom 28.10.1957.

355 Vgl. HStAD O 61 Eberhard Nr. 4. Mitteilung August Eberhards an Herrn Saeng vom 07.10.1957; sowie StadtLex DA, S. 556f.

356 Vgl. HStAD O 61 Eberhard Nr. 33. Briefwechsel zwischen August Eberhard und Wilhelm Jöckel vom 14.08.1958, 16.08.1958, 06.10.1958 und 07.10.1958.

357 Vgl. K. GLÖCKNER (1959). Todesanzeige; sowie HStAD H 3 Giessen Nr. 90187. Meldeblatt für die polizeiliche Registrierung 1946.

358 Vgl. K. GLÖCKNER (1959). Todesanzeige.

359 Vgl. HStAD O 61 Eberhard Nr. 33. Briefwechsel zwischen August Eberhard und Wilhelm Jöckel vom 14.08.1958, 16.08.1958, 06.10.1958 und 07.10.1958.

360 Vgl. A. EBERHARD (1938/b), S. 866.

Apothekerin Eva Heinisch in Nidda schrieb er: „Da ich aber betagt bin und nicht weiß, wann ich abberufen werde, [...] möchte ich Sie [um Unterstützung] bitten.“[361]

Leider blieb es nicht bei dem einen Schlaganfall. Die zunehmenden Lähmungserscheinungen fesselten Eberhard im Laufe des Jahres immer mehr ans Bett. Trotz der Pflege seiner Frau,[362] der vielen Genesungswünsche[363] und seines „eisernen Willen[s]“[364] war das Unvermeidbare nicht mehr aufzuhalten: Am Sonntag, den 7. Februar 1960 verstarb August Eberhard abends gegen 20.30 Uhr im Kreis seiner Familie.[365]

10.4 Diskussion

Erstmals ist es uns gelungen, die letzten Jahre August Eberhards während seines Ruhestands zu beleuchten. Wir konnten die Gründe aufzeigen, die zu seinem Entschluss geführt hatten, den Lebensabend im südhessischen Darmstadt zu verbringen. Neben der Nähe zu seiner Familie hatte er sich dort ganz offensichtlich während seiner Zeit als Hochschulprofessor wohl gefühlt. Er bezeichnete die Gegend als Wahlheimat und bevorzugte eine Wohnung in dem schon früher von ihm bewohnten Paulusviertel.[366]

Es konnte gezeigt werden, dass Eberhards Ruhestand nicht von Müßiggang geprägt war, sondern dass er im Gegenteil zahlreichen Aufgaben nachging. Endlich war er in der Lage, Zeit für pharmaziegeschichtliche Untersuchungen aufzubringen, einem Hobby, mit dem er sich schon zuvor einige Male beschäftigt hatte.

Die sorgfältige Analyse seines Nachlasses[367] im Staatsarchiv Darmstadt – der, wie wir bestätigen können, aus zahlreichen Abschriften, Zetteln und notierten Erinnerungen besteht[368] –, bot einen Einblick in Eberhards Korrespondenzen und in die Themen, die ihn interessiert hatten.

Die Untersuchung seiner Briefe und Manuskripte ermöglichten uns, die Motive für sein Interesse an bestimmten pharmaziegeschichtlichen Themen aufzuzeigen und seine

---

361 HStAD O 61 Eberhard Nr. 12. Brief August Eberhards an Apothekerin Eva Heinisch in Nidda vom 20.01.1959.

362 Vgl. Persönliche Mitteilung Ernst-Eberhard Kopfs vom 27.02.2020.

363 Vgl. HStAD O 61 Eberhard Nr. 3. Brief Franz Schirmers in Goslar an August Eberhard vom 04.05.1959; sowie HStAD O 61 Eberhard Nr. 14. Brief der Apothekerin Emilia Breitwieser in Osthofen an August Eberhard vom 14.06.1959.

364 HStAD O 61 Eberhard Nr. 14. Brief der Apothekerin Emilia Breitwieser in Osthofen an August Eberhard vom 14.06.1959.

365 Vgl. Privatarchiv Ernst-Eberhard Kopf. Tagebucheintrag Doris Kopf, 08.02.1960.

366 Siehe hierzu Kapitel 7. 7; sowie HHStAW 504 Nr. 11894. Schreiben August Eberhards vom 19.09.1954.

367 Siehe hierzu HStAD O 61 Eberhard.

368 Vgl. U. RAUSCH (1978), S. 6; sowie C. BILLIG (1994), S. 2.

Herangehensweise näher zu betrachten. Dies ist bisher in sämtlichen Arbeiten unberücksichtigt geblieben, die das Wirken August Eberhards erwähnten.[369] Zwar wurde durchaus auf seine Verdienste für die Pharmaziegeschichte verwiesen, allerdings eher beiläufig, ohne ins Detail zugehen. Lediglich ein Nachruf im Darmstädter Tagblatt[370] und Ute Rausch[371] benennen einige seiner pharmaziehistorischen Aufsätze. Letztere war sich jedoch mit Christine Billig[372] einig, dass der Nachlass Eberhards für ihre Forschungen „nicht sehr ergiebig"[373] bzw. „wenig ergiebig"[374] wäre. Im Gegensatz dazu gaben uns seine überlieferten Unterlagen Gelegenheit, Einblicke in die letzte Phase seines Lebens zu erhalten und so seine Biografie zu vervollständigen.

Obgleich er sich im Laufe der Jahre einigen pharmaziegeschichtlichen Sachgebieten zuwandte, lag doch sein Interessensschwerpunkt eindeutig auf der Geschichte der hessischen Apotheken.[375] Wir konnten die Vorteile des großen Netzwerks an Apothekern aufzeigen, das sich Eberhard im Laufe seiner Tätigkeit als Regierungsapotheker aufgebaut hatte. Der Verlust all seiner Unterlagen im Zweiten Weltkrieg[376] war mit Sicherheit ein schwerer Schlag für August Eberhard, und trotzdem schaffte er es, einen großen Teil seiner Dokumente zu rekonstruieren. Unserer Ansicht nach ging er dabei – der Methodik eines Naturwissenschaftlers entsprechend – sehr strukturiert vor, indem er nach einer ausführlichen Literaturrecherche seine Forschungsergebnisse ordentlich in Mappen sortierte und sogar Karteikästen anlegte.[377] Die Veröffentlichungen zur Geschichte der Friedberger und der Gießener Apotheken stellten auf dem Gebiet der lokalen Pharmaziehistorie die Krönung seiner Arbeit dar.[378]

Dass Justus Liebig als Apothekenvisitator tätig gewesen war, ist inzwischen zwar bekannt, dürfte aber vielen nicht allzu präsent sein. Hier konnten wir die spannende Suche Eberhards nach Dokumenten auf dem Dachboden des Ministeriums in Darmstadt nachzeichnen, und so diese Nebentätigkeit Liebigs wieder etwas mehr ins Bewusstsein rufen.[379]

Eine Entlohnung Eberhards für pharmaziegeschichtliche Beiträge ließ sich nicht nachweisen. Vermutlich hatte es eine solche in finanzieller Hinsicht nicht gegeben. Lediglich

---

369 Siehe hierzu C. BILLIG (1994); DApoBio (1986), Erg.bd. 1, S. 98; U. FISCHER-MAUCH (1995); U. RAUSCH (1978); sowie R. SCHMITZ (1969).

370 Vgl. UniA DA 103 Nr. 144 / 10. Personalakte August Eberhards. Kopie des Nachrufs im „Darmstädter Tagblatt" vom 11.02.1960.

371 Vgl. U. RAUSCH (1978), S. 548.

372 Vgl. C. BILLIG (1994), S. 2.

373 U. RAUSCH (1978), S. 6.

374 C. BILLIG (1994), S. 2.

375 Siehe hierzu Kapitel 10. 2. 2.

376 Vgl. HStAD O 61 Eberhard Nr. 1. Brief August Eberhards an August Jegel in Nürnberg vom 21.10.1956; sowie UniA DA 103 Nr. 144 / 10. Schreiben an den Hessischen Innenminister vom 07.08.1953.

377 Siehe hierzu Kapitel 10. 2. 2.

378 Siehe hierzu A. EBERHARD (1940/c), S. 84–112; sowie A. EBERHARD (1951), Nr. 1–4 und Ausklang.

379 Siehe hierzu Kapitel 10. 2. 2. 2.

Anerkennung und Dankbarkeit waren ihm entgegengebracht worden. Trotzdem maß Eberhard seiner Arbeit einen gewissen Wert bei, sodass er selbstbewusst Vorträge vor Fachpublikum anbot, beispielsweise auch, um seinen Mitgliedsbeitrag in der Gesellschaft Liebig-Museum anzupassen.[380]

Neu und für Eberhard ungewöhnlich war sein standespolitischer Einsatz im Kampf für die Abschaffung der Institution „Gemeindeapotheke".[381] Sein Beitrag stellte für ihn nur einen Exkurs dar,[382] keinesfalls lässt er sich vergleichen mit der Arbeit standespolitisch hauptamtlich agierender Apotheker, wie zum Beispiel Heinrich Salzmann (1859–1945).[383] Wir konnten jedoch zeigen, dass Eberhard sich aufgrund seiner langjährigen Tätigkeit als Referent für das Apothekenwesen den hessischen Apothekern besonders verbunden fühlte, und seine Kompetenz gerne für ihre Belange einsetzte,[384] ohne persönlich einen Nutzen daraus zu ziehen. Im Gegenteil, wie seine Korrespondenz mit der Stadt Mainz zeigt, scheute er auch keine Konflikte, die gleichzeitig Kritik an seiner Person bedeuteten.[385] Unsere Untersuchung lässt daher den Schluss zu, dass Eberhard selbstlos handelte und allenfalls seinem Gerechtigkeitssinn nachgab. Dabei bewies er in jedem Fall Hartnäckigkeit und bisweilen ein „dickes Fell".

Im Laufe der Jahre entwickelte er eine gewisse Professionalität auf dem Gebiet der Pharmaziegeschichte. Auf lokaler Ebene genoss er diesbezüglich einen guten Ruf, sodass man ihn um pharmaziehistorischen Rat fragte[386] und ihm sogar den Wiederaufbau der historischen Museumsapotheke im Hessischen Landesmuseum in Darmstadt anvertraute.[387]

Dennoch kann August Eberhard nicht in einem Atemzug mit Hermann Schelenz (1848–1922), Georg Urdang (1882–1960) oder Rudolf Schmitz (1918–1992) genannt werden. Sicherlich verbanden ihn auch Gemeinsamkeiten mit diesen großen Pharmaziehistorikern. Wir konnten bestätigen, dass beispielsweise seine Arbeitsweise der von Hermann Schelenz stark ähnelte. Beide hielten nichts von Untätigkeit und betrieben leidenschaftlich pharmaziegeschichtliche Forschungen.[388] Sie recherchierten in Bibliotheken,

---

[380] Vgl. HStAD O 61 Eberhard Nr. 33. Schreiben August Eberhards an Fritz Merck, Gesellschaft Liebig-Museum Gießen, vom 09.02.1951.

[381] Siehe hierzu Kapitel 10. 2. 2. 3.

[382] Vgl. HStAD O 61 Eberhard Nr. 34. Brief August Eberhards an Gustav Tauber vom 07.04.1955.

[383] Siehe hierzu K. GREBE (2014).
Heinrich Salzmann hat sich als Vorstandsvorsitzender des Deutschen Apotheker-Verbandes politisch sehr aktiv für die gesellschaftliche, wissenschaftliche und wirtschaftliche Position der Pharmazeuten eingesetzt.

[384] Siehe hierzu A. EBERHARD (1955/a), S. 175–178.

[385] Vgl. HStAD O 61 Eberhard Nr. 34. Schreiben des Mainzer Bürgermeisters Quinibert Schwahn vom 12.07.1955; sowie HStAD O 61 Eberhard Nr. 34. Stellungnahme August Eberhards vom 12.08.1955.

[386] Siehe hierzu Kapitel 10. 2. 1.

[387] Vgl. HStAD O 61 Eberhard Nr. 35. Schreiben August Eberhards an das Stadtarchiv Worms vom 29.08.1955.

[388] Vgl. T. FUXIUS (2002), S. 42 und S. 46; sowie HStAD O 61 Eberhard Nr. 11. Brief August Eberhards an Apotheker Roeder in Altenstadt vom 18.11.1956.

studierten die Tagespresse und einschlägige Fachliteratur und verfassten eigene Aufsätze[389] – Schelenz natürlich in viel größerem Umfang als Eberhard. In wissenschaftlichen Vereinigungen lud man sie gerne zu Vorträgen ein. Dabei pflegten sie den Kontakt zu anderen Forschern und schätzten sicher den Erfahrungsaustausch.[390] Ebenso wie Eberhard musste auch Schelenz schwierige Zeiten erleben, die ihn beispielsweise zur Annahme von Tätigkeiten zwangen, die eigentlich unter seinem Niveau lagen.[391]

Bei der Betrachtung des pharmaziegeschichtlichen Wirkens Eberhards konnten wir allerdings einen großen Unterschied zu Schelenz feststellen: Während Eberhards Tätigkeiten nicht in Frage gestellt wurden, ja sogar vielfach Beachtung fanden, war die Pharmaziegeschichte zu Schelenz‘ Zeiten noch nicht etabliert gewesen. Bei Kritik hatte dieser nicht nur seine Person, sondern auch das Fach verteidigen müssen,[392] ein Umstand, der viel Energie und Zeit gekostet haben musste.

Eberhard profitierte dagegen gut dreißig Jahre später von den Arbeiten weiterer namhafter Pharmaziehistoriker wie zum Beispiel Georg Urdang, einem ebenfalls sehr vielseitig agierenden Apotheker, den man im Laufe seines bewegten Lebens nicht nur in der Offizin und als Lehrer antraf. Besonders in seiner Funktion als langjähriger Redakteur der Pharmazeutischen Zeitung und als Mitbegründer der Gesellschaft für Geschichte der Pharmazie trug er entscheidend dazu bei, dass sich die Pharmaziegeschichte innerhalb der pharmazeutischen Zweigdisziplinen emanzipierte.[393] Diese Entwicklung gipfelte in der Berufung Rudolf Schmitz‘ auf den ersten Lehrstuhl für Geschichte der Pharmazie in Marburg.[394]

Dass August Eberhard seinen Tätigkeiten als pharmazeutisch-chemischer Wissenschaftler, Hochschullehrer, Regierungs- und Klinikapotheker auch noch die des Pharmaziehistorikers hinzufügte, konnten wir erstmalig deutlich herausarbeiten.

Hätte er sich allerdings der Pharmaziegeschichte in einer früheren Lebensphase widmen können oder wären seine Unterlagen nicht im Zweiten Weltkrieg vernichtet worden, könnten spätere Pharmaziehistoriker womöglich auf einen noch reicheren und vor allem gut dokumentierten Erfahrungsschatz Eberhards zurückgreifen. So müssen wir uns mit den Publikationen zufriedengeben, die die Kriegszeiten überdauerten bzw. die August Eberhard während seines Ruhestands noch hatte verfassen können.

---

389 Vgl. T. FUXIUS (2002), S. 46 und S. 52f.; sowie Kapitel 10. 2. 2.

390 Vgl. T. FUXIUS (2002), S. 49f. und S. 75f.; sowie Kapitel 10. 2. 2. 2.

391 Vgl. T. FUXIUS (2002), S. 55.
Als in der Inflationszeit das Vermögen Schelenz‘ an Wert verlor, musste er eine Stelle in einer Parfümerie-Fabrik annehmen, um seinen Lebensunterhalt zu verdienen;
sowie HHStAW 504 Nr. 11894. Schreiben an den Hessischen Minister für Erziehung und Volksbildung in Wiesbaden vom 03.09.1954.
Obwohl August Eberhard die Aufgaben eines Krankenhausapothekers gewissenhaft erledigte, machte er nie einen Hehl daraus, dass er die Hochschullehrertätigkeit auf das Schmerzlichste vermisste.

392 Vgl. T. FUXIUS (2002), S. 73.

393 Siehe hierzu A. LUDWIG (2009).

394 Vgl. A. LUDWIG (2009), S. 231.

11 Gesamtdiskussion

Der Name August Eberhards wurde in der bisherigen Literatur – wenn überhaupt – nur am Rande erwähnt. Das wird diesem ausgesprochen vielseitigen Apotheker jedoch nicht gerecht.

Rudolf Schmitz umreißt in seinem Werk „Die deutschen Pharmazeutisch-Chemischen Hochschulinstitute" bei der Betrachtung der Technischen Hochschule Darmstadt kurz die Vita Eberhards, ohne dabei aber ins Detail zu gehen.[1] Etwas ausführlicher, allerdings dennoch lücken- und zum Teil sogar fehlerhaft, gibt Holm-Dietmar Schwarz im Ergänzungsband der „Deutschen Apotheker-Biographie" Eberhards Lebensweg wieder.[2] Unsere Forschungen ergaben, dass dieser das Abitur nicht in Marburg, sondern in Weilburg bestanden hatte.[3] Außerdem war seine Habilitationsschrift zwar in Marburg begonnen worden, deren Abschluss erreichte er allerdings erst 1919 nach seinem Wechsel an die TH Darmstadt.[4]

Wohl in Ermangelung anderer Quellen bezieht sich Gunter Drum in seiner Dissertation zur „Geschichte der Deutschen Pharmazeutischen Gesellschaft (1890–1986)" bei der Biografie Eberhards vor allem auf den oben genannten Beitrag in der „Deutschen Apotheker-Biographie".[5] Eberhard war nicht nur Mitglied in der DPhG gewesen, sondern zeitweise auch Vorsitzender der Bezirksgruppe Hessen. Daneben erwähnt Drum August Eberhard in erster Linie nur im Zusammenhang mit der Chronik, die dieser anlässlich des 50-jährigen Jubiläums der DPhG verfasst hatte,[6] ohne jedoch näher auf seine zahlreichen pharmazeutischen Aufgaben oder gar Persönliches einzugehen.

In gleicher Weise beschränkt sich Michaela Kollmann-Hess bei der Untersuchung der „Erste[n] Marburger Schule (1884–1928)" fast nur auf August Eberhards geglückte Ephedrin-Synthese als Schüler Ernst Schmidts (1845–1921).[7] Hier geht sie zwar bezüglich der chemischen Reaktionsabläufe durchaus ins Detail, bezweifelt allerdings, ob Eberhard tatsächlich synthetisches Ephedrin hergestellt hatte.[8] Wir konnten hingegen eindeutig nachweisen, dass die Firma E. Merck in Darmstadt ab 1926 Ephedrin nach Eberhards Methode herstellte und unter dem Handelsnamen Ephetonin® auf den Markt brachte.[9]

---

[1] Vgl. R. Schmitz (1969), S. 91.

[2] Vgl. DApoBio (1986), Erg.bd. 1, S. 98.

[3] Vgl. HHStAW 429 / 7 Nr. 769. Reifeprüfung.

[4] Vgl. UniA DA 103 Nr. 144 / 9. Erteilung der venia legendi durch den Rektor Friedrich Dingeldey am 22.12.1919.

[5] Vgl. G. Drum (1990), S. 124.

[6] Vgl. G. Drum (1990), S. 66 und S. 123f.

[7] Vgl. M. Kollmann-Hess (1988), S. 134 und S. 143f.

[8] Vgl. M. Kollmann-Hess (1988), S. 143f.

[9] Vgl. H. Emde (1930), S. 92; MA-Darmstadt F 03 / 30h. Jahresbericht des Wissenschaftlichen Laboratoriums (Bericht Amadeus Dützmann) für das Jahr 1926, S. 31; sowie MA-Darmstadt F 03 / 30h. Jahresbericht des Wissenschaftlichen Laboratoriums (Bericht Otto Zima) für das Jahr 1926, S. 293f.

Damit ist aus unserer Sicht der Beweis erbracht, dass Eberhards Synthesevorschlag zum gewünschten Produkt geführt hatte. Biografische Details, die außerhalb der Hochschulzeit Eberhards liegen, werden bei Kollmann-Hess nicht genannt.

Die Zeit der Technischen Hochschule Darmstadt im Nationalsozialismus untersucht Melanie Hanel in ihrer Dissertation.[10] August Eberhard findet darin aber kaum Erwähnung, lediglich seine Zugehörigkeiten zur NSDAP und zeitweilig zur SA werden angegeben.[11] Im Gegensatz dazu gelang es uns, die Beweggründe Eberhards zu analysieren, die zu seinem Eintritt in die NSDAP geführt hatten. Die Untersuchung verschiedener Einzelheiten – Aussagen von Zeitzeugen,[12] Eberhards Entscheidungen als Regierungsapotheker sowie seine 1945 persönlich verfasste Stellungnahme[13] – legt den gleichen Schluss nahe, zu dem auch das Spruchkammerverfahren 1946 gelangte: August Eberhard war Mitläufer gewesen,[14] der sich, anstatt sich gegen das NS-Regime zu stellen, anpasste, um seiner Arbeit und der damit verbundenen Verantwortung gerecht zu werden. Dass er dabei dennoch bereit war, ein gewisses Maß an persönlichem Risiko einzugehen, zeigte sein Entschluss als Referent für das hessische Apothekenwesen, zwei Pharmazeuten mit jüdischen Wurzeln in das Amt des Apothekenleiters einzusetzen.[15] Solche und andere persönliche Einzelheiten bleiben auch in Isabel Schmidts Dissertation, die die Zeit der Technischen Hochschule Darmstadt nach dem Nationalsozialismus behandelt,[16] unerwähnt. Sie führt lediglich August Eberhards Entlassung aus dem Hochschuldienst bei Kriegsende sowie seine späte Würdigung als Emeritus 1958 an.[17]

August Eberhard als Hochschulprofessor in Darmstadt wird demnach sowohl bei Hanel als auch bei Schmidt nur vor dem Hintergrund des Nationalsozialismus betrachtet. Seine Aufgaben als Hochschullehrer für Pharmazie, die schwierigen Arbeitsbedingungen, unter denen das Extraordinariat für Pharmazeutische Chemie litt, oder gar Einzelheiten zu Vorlesungen, zu Praktika oder zu Studierenden fehlen gänzlich und konnten in unserer Arbeit erstmalig näher beleuchtet werden.[18]

Die parallel zu seiner Zeit als Hochschullehrer ausgeübte Tätigkeit als Regierungsapotheker wird ebenfalls in der Literatur nur stichpunktartig umrissen. Die Durchsicht zahlreicher Akten im Hessischen Staatsarchiv Darmstadt und das Auffinden einiger Visitationsprotokolle aus hessischen Apotheken ermöglichten uns, die Vorgehensweise Eberhards als Apothekenreferent darzustellen. Wir konnten nachweisen, dass auf der

---

[10] Siehe hierzu M. HANEL (2014).

[11] Vgl. M. HANEL (2014), S. 212.

[12] Vgl. HHStAW 504 Nr. 11894. Julius Kraffert gegenüber dem Ermittlungsbeamten der Polizei. Abschrift vom 06.07.1945.

[13] Vgl. UniA DA 103 Nr. 144 / 10. Schreiben August Eberhards an den Regierungspräsidenten in Hessen vom 15.12.1945.

[14] Vgl. HHStAW 504 Nr. 11894. Abschrift des Urteils der Spruchkammer Gießen Stadt über August Eberhard vom 04.09.1946.

[15] Vgl. UniA DA 103 Nr. 144 / 10. Schreiben August Eberhards an den Regierungspräsidenten in Hessen vom 15.12.1945.

[16] Siehe hierzu I. SCHMIDT (2015).

[17] Vgl. I. SCHMIDT (2015), S. 64, S. 179, S. 214, S. 222, S. 234f. und S. 322.

[18] Siehe hierzu Kapitel 7. 5.

einen Seite die amtlichen Verpflichtungen Eberhards eine große Arbeitsbelastung bedeuteten und zugleich seine akademische Laufbahn behinderten, andererseits aber seine Verbundenheit zu den hessischen Apothekern stark förderten. Vor allem letzteres kam ihm in seinen späteren Jahren als Pharmaziehistoriker sehr entgegen und mag mitunter „Initialmotivation" gewesen sein, sich näher mit der hessischen Apothekengeschichte zu befassen.

Nicht nur Eberhards Tätigkeiten als Regierungsapotheker blieben bis zu unserer Studie unerforscht, auch über seine Zeit als Krankenhausapotheker finden sich keine genauen Angaben in der Literatur. Zwar beschreibt Holger Latsch in seiner Dissertation „Bundesverband Deutscher Krankenhausapotheker (ADKA) e. V."[19] eindrücklich die Entwicklung der Krankenhausapotheken – auch Axel Helmstädter hat hierzu diverse Aufsätze verfasst[20] –, allerdings bleibt August Eberhard dabei völlig unberücksichtigt.

Zum ersten Mal gelang die Rekonstruktion der Phase des Wiederaufbaus der Krankenhausapotheke des Klinikums Gießen nach dem Zweiten Weltkrieg, die dank August Eberhard binnen kürzester Zeit wieder einsatzfähig war. Obgleich diese Tätigkeit für ihn beruflich einen Rückschritt bedeutete, kam er ihr dennoch mit dem ihm eigenen Pflichtbewusstsein und Einsatz nach.[21]

Dem chronologischen Aufbau der vorliegenden Arbeit und damit dem Lebensweg Eberhards folgend, enden die Betrachtungen zu Eberhards Leben und Wirken mit seinem Ruhestand in Darmstadt. In diesem letzten Abschnitt seines Lebens, in dem er sich zunehmend als Pharmaziehistoriker betätigte, ließ der bisherige Forschungsstand ebenfalls nähere Details vermissen. Die Arbeiten von Ute Rausch,[22] Christine Billig[23] und Ute Fischer-Mauch,[24] die sich alle mit pharmaziehistorischen Themen zu Hessen beschäftigen, gehen hierauf kaum ein. Alle drei betonen vor allem die schwierige Quellenlage, da vieles im Zweiten Weltkrieg zerstört worden ist.[25] Rausch und Billig bemerken, dass die Bemühungen Eberhards, nach dem Krieg eine Hessische Apothekengeschichte zu erstellen, mit seinem Tod 1960 leider ein vorzeitiges Ende fanden.[26] Beide verweisen zwar auf einige seiner pharmaziehistorischen Arbeiten im Literaturverzeichnis,[27] gehen aber nicht näher auf seine eigentlichen Themenschwerpunkte ein. Nur Ute Rausch bezeichnet Eberhard

---

[19] Siehe hierzu H. LATSCH (2009).

[20] Vgl. A. HELMSTÄDTER (1995/a), S. 1475–1486; sowie A. HELMSTÄDTER (1995/b), S. 217–219.

[21] Siehe hierzu Kapitel 9. 3.

[22] Siehe hierzu U. RAUSCH (1978). Das Medizinal- und Apothekenwesen der Landgrafschaft Hessen-Darmstadt und des Großherzogtums Hessen unter besonderer Berücksichtigung der Provinz Starkenburg.

[23] Siehe hierzu C. BILLIG (1994). Pharmazie und Pharmaziestudium an der Universität Gießen.

[24] Siehe hierzu U. FISCHER-MAUCH (1995). Zum Verhältnis Apotheker / Arzt in Hessen.

[25] Vgl. U. RAUSCH (1978), S. 6; C. BILLIG (1994), S. 2; sowie U. FISCHER-MAUCH (1995), S. 2.

[26] Vgl. U. RAUSCH (1978), S. 6; sowie C. BILLIG (1994), S. 1f.

[27] Vgl. U. RAUSCH (1978), S. 548; sowie C. BILLIG (1994), S. 283.

als „Gegner der Institution der Gemeindeapotheke“[28] und bezieht sich dabei auf seinen diesbezüglichen Beitrag in der Deutschen Apotheker-Zeitung 1955.[29]

Uns gelang es auch hier anhand seines Nachlasses[30] und seiner Publikationen, ein möglichst vollständiges Bild seiner pharmaziehistorischen Arbeitsgebiete zu zeichnen.[31] Im Gegensatz zu Christine Billig, die den Nachlass Eberhards für ihre „Arbeit als wenig ergiebig“[32] benennt, erwiesen sich diese Akten im Hessischen Staatsarchiv Darmstadt für uns als aufschlussreich, um Einblicke in das letzte Lebenskapitel Eberhards zu erhalten.

Es muss festgestellt werden, dass August Eberhard von wenigen zwar erwähnt wird, allerdings immer nur in Hinblick auf ein Teilgebiet seines Lebens. Erst mit dieser Dissertation liegt eine ausführliche Biografie vor, die im Zusammenhang zeigt, wie August Eberhard im Laufe seines Lebens in nahezu allen pharmazeutischen Bereichen tätig war: Er arbeitete zunächst als Wissenschaftler und Hochschullehrer auf dem Gebiet der Pharmazeutischen Chemie, trug anschließend Verantwortung als Regierungsapotheker, wirkte zwischenzeitlich erst als Offizin-, dann als Krankenhausapotheker, um schließlich im Fach Pharmaziegeschichte zu forschen.

Der Lebensweg Eberhards hebt sich damit deutlich von dem anderer Apotheker und Pharmazeutischer Hochschullehrer ab, die meist nur auf einem oder wenigen Gebieten der Pharmazie Verdienste erworben hatten. Somit unterscheidet sich auch die vorliegende Arbeit von den bisher erstellten Biografien von Apothekern des 20. Jahrhunderts,[33] da sie sich bei der Betrachtung der Person nicht nur auf einen begrenzten pharmazeutischen Aufgabenbereich beschränkt.

Nils Klämbt untersucht beispielsweise das Leben und Werk des Pharmazeuten und Hochschullehrers Hans Paul Kaufmann (1889–1971),[34] der sich, anders als August Eberhard, mit kriegsrelevanten Forschungen auf dem Gebiet der Fettforschung unentbehrlich gemacht hatte[35] und bereits 1933 in die NSDAP eingetreten war.[36] Die Etablierung eines eigenständigen, für die nationalsozialistische Regierung wichtigen Forschungsgebietes, ermöglichte Kaufmann 1943 / 44 die Gründung eines eigenen Instituts – das Reichsinstitut für Fettforschung.[37] Im Gegensatz zu Eberhard erhielt Kaufmann für seine Arbeit hohe finanzielle Zuwendungen von der Deutschen Forschungsgemeinschaft (DFG).[38] Außerdem verfügte er über zahlreiche Arzneimittelpatente, die erheblich zu seinem Einkommen beitrugen.[39] Eine derartige Patentanmeldung für die von Eberhard entwickelte Ephedrin-

---

[28] U. RAUSCH (1978), S. 204.
[29] Siehe hierzu A. Eberhard (1955/a); sowie U. RAUSCH (1978), S. 204.
[30] Siehe hierzu HStAD O 61 Eberhard.
[31] Siehe hierzu Kapitel 10. 2.
[32] C. BILLIG (1994), S. 2.
[33] Siehe hierzu S. BOMAN-DEGEN (2015); T. FUXIUS (2002); K. GREBE (2014); G. JOST (2007); N. KLÄMBT (2013); A. LÖHNERT (2021); A. LUDWIG (2009); sowie T. RÖTZ (2012).
[34] Siehe hierzu N. KLÄMBT (2013).
[35] Vgl. N. KLÄMBT (2013), S. 156 und S. 344.
[36] Vgl. N. KLÄMBT (2013), S. 128f.
[37] Siehe hierzu N. KLÄMBT (2013), S. 164–173.
[38] Vgl. N. KLÄMBT (2013), S. 153–157.
[39] Vgl. N. KLÄMBT (2013), S. 228, 231 und S. 345.

Synthese konnte nicht nachgewiesen werden. Auch nach dem Krieg kamen Kaufmann seine Erfolge auf dem Gebiet der Fettforschung zugute. Das Entnazifizierungsverfahren wurde in Münster, das zur britischen Besatzungszone gehörte, ganz pragmatisch zu seinen Gunsten entschieden. Kaufmanns – aus heutiger Sicht – überraschende Einstufung als „Entlasteter" in die Kategorie V ersparte ihm eine Strafe und führte zu seiner Bestätigung im Amt eines Hochschullehrers.[40] August Eberhard dagegen unterstand in Gießen zum einen der amerikanischen Besatzungsmacht, die die gesetzlichen Richtlinien strenger auslegte,[41] zum anderen konnte er keine derart wichtigen Forschungserfolge wie Kaufmann aufweisen. Daher hatte das Entnazifizierungsverfahren für ihn andere Konsequenzen und nur der Beharrlichkeit der Klinik- und der Universitätsleitung Gießen war es zu verdanken, dass er seine Stelle in der Krankenhausapotheke behielt. Eine Hochschulkarriere war allerdings nicht mehr möglich.[42]

Ebenfalls als Pharmazeutischer Hochschullehrer wirkte Alfred Partheil (1861–1909), dessen Biografie von Gudrun Jost untersucht wird.[43] Partheil – wie August Eberhard ein Schüler Ernst Schmidts (1845–1921)[44] – zählte zu den eher weniger bekannten pharmazeutischen Wissenschaftlern, die zwar für die Pharmazie nicht wirklich wegweisend waren, aber dennoch vor allem die Lehre pflichtbewusst aufrecht hielten. Dazu gehörte auch die Herausgabe eines Lehrbuchs, das erstmals die Physikalische Chemie berücksichtigte.[45] Alfred Partheil wurde zum außerordentlichen Professor für Pharmazeutische Chemie in Marburg, dann in Bonn und schließlich in Königsberg berufen.[46] Diese Stelle als Extraordinarius stellt gleichfalls eine Parallele zu August Eberhard dar, der vergeblich auf ein Ordinariat gehofft hatte. Ob Partheil diesbezüglich noch Karriere gemacht oder andere pharmazeutische Aufgaben übernommen hätte, muss aufgrund seines frühen Todes mit nur 47 Jahren offenbleiben.

Obgleich sich August Eberhard auf keinen Fall als offizieller Vertreter der Standespolitik verstand, fühlte er sich verpflichtet, zum Thema „Gemeindeapotheke" Stellung zu beziehen. Damit wagte er sich kurz auf das standespolitische Parkett, ohne dieses jedoch zu seinen Hauptinteressen zu machen. Anders als Heinrich Salzmann (1859–1945), dessen Lebensweg Karin Grebe in ihrer Arbeit analysiert.[47] Salzmann hatte sich in seiner Funktion als Vorsitzender des Deutschen Apotheker-Vereins über 30 Jahre lang für die Belange der Apotheker in Deutschland eingesetzt[48] und als deren „unabhängiges Sprachrohr und demokratisch legitimierter Vertreter"[49] fungiert. Auch wenn Eberhards Wirken nicht mit der Tätigkeit Salzmanns gleichzusetzen ist, kann doch zweifelsfrei festgestellt

---

40 Vgl. N. KLÄMBT (2013), S. 200f. und S. 341f.
41 Vgl. N. KLÄMBT (2013), S. 342.
42 Siehe hierzu Kapitel 9. 3. 3.
43 Siehe hierzu G. JOST (2007).
44 Vgl. R. SCHMITZ (1969), S. 255.
45 F. KRAFFT in G. JOST (2007). Geleitwort.
46 Vgl. DApoBio (1978), Bd. 2, S. 480f.
47 Siehe hierzu K. GREBE (2014).
48 Vgl. K. GREBE (2009), S. 76.
49 K. GREBE (2009), S. 76.

werden, dass seine Bemühungen, die Situation der Gemeindeapotheker zu verbessern, durchaus von Erfolg gekrönt war und sicherlich auch mit dazu beigetragen haben mag, diese Form der Apothekenkonzession ab dem neuen Gesetz über das Apothekenwesen 1960 zu streichen.[50]

Im Laufe der letzten Jahre sind vergleichsweise viele Dissertationen zu Biografien von Pharmaziehistorikern verfasst worden. Dazu gehören die Arbeiten von Till Fuxius über Hermann Schelenz (1848–1922),[51] von Andrea Ludwig über Georg Urdang (1882–1960),[52] von Thomas Rötz über Georg Edmund Dann (1898–1979)[53] und jüngst von Ariane Löhnert über Rudolf Schmitz (1918–1992).[54] Alle vier genannten Pharmaziehistoriker verbindet das professionelle Niveau, auf dem sie die Pharmaziegeschichte vertreten hatten. Dazu kann August Eberhard zwar nicht gezählt werden, allerdings konnten wir zeigen, dass er sich vor allem auf regionaler Ebene mit pharmaziehistorischen Themen einen Namen gemacht hatte und sein Fachwissen sehr geschätzt wurde. Nicht zuletzt der Auftrag, die Historische Apotheke im Hessischen Landesmuseum Darmstadt wieder einzurichten, zeugte von seiner pharmaziegeschichtlichen Fachkompetenz.[55] Hierbei darf nicht außer Acht gelassen werden, dass Eberhard sich erst in späten Jahren mit der Pharmaziegeschichte intensiv beschäftigen konnte, während die genannten „großen" Pharmaziehistoriker schon früh ihren Fokus darauflegten.[56] Einmal mehr wird deutlich, dass August Eberhard seinem während seines Lebens schon breiten Spektrum an pharmazeutischen Aufgabenfeldern mit der Pharmaziegeschichte ein weiteres hinzufügte.

Einzig in der Dissertation von Stefanie Boman-Degen wird mit Walther Zimmermann (1890–1945) ein Pharmazeut vorgestellt, der auch über einen längeren Zeitraum auf verschiedenen pharmazeutischen Gebieten gewirkt[57] und dabei zahlreiche Publikationen[58] verfasst hatte. Er war zwar in erster Linie Krankenhausapotheker gewesen, hatte sich aber außerdem intensiv mit pharmaziehistorischen, botanischen und volkskundlichen Themen beschäftigt und damit ebenfalls – genau wie Eberhard – eine gewisse Vielseitigkeit bewiesen.[59] Allerdings scheint sich die Motivation der beiden Apotheker, sich mit

[50] Siehe hierzu Kapitel 10. 2. 2. 3.

[51] Siehe hierzu T. FUXIUS (2002).

[52] Siehe hierzu A. LUDWIG (2009).

[53] Siehe hierzu T. RÖTZ (2012).

[54] Siehe hierzu A. LÖHNERT (2021).

[55] Siehe hierzu Kapitel 10. 2. 3.

[56] Vgl. T. FUXIUS (2002), S. 38; A. LÖHNERT (2021), S. 24, 29 und S. 78; A. LUDWIG (2009), S. 11; sowie T. RÖTZ (2012), S. 56.
Schelenz, Urdang und Dann befassten sich bereits in ihren Zwanzigern mit pharmaziehistorischen Themen, während Schmitz – auch noch vergleichsweise früh – mit 37 Jahren einen Lehrauftrag für Geschichte der Pharmazie in Marburg annahm. Den Grundstein für sein historisches Interesse hatte wohl sein geschichtlich sehr gebildeter Vater während seiner Kindheit gelegt.

[57] Siehe hierzu S. BOMAN-DEGEN (2015).

[58] Vgl. S. BOMAN-DEGEN (2015), S. 301f.; Kapitel 13. 1.
Während aus Zimmermanns Feder wohl an die 800 Veröffentlichungen stammten, können wir für August Eberhard mit 25 Beiträgen nur einen Bruchteil davon verzeichnen.

[59] Siehe hierzu S. BOMAN-DEGEN (2015).

unterschiedlichen pharmazeutischen Themen auseinanderzusetzen, merklich voneinander unterschieden haben. Schon in Boman-Degens gewähltem Titel „Walther Zimmermann (1890–1945). Für Apothekerstand und Staat."[60] wird deutlich, wie Zimmermann in der Verbesserung des Apothekerstands und gleichzeitig des Staates den Antrieb für sein Engagement sah. Dass er wohl mit „Staat" die Volksgesundheit im Sinn gehabt hatte, kann nicht über seine Entwicklung zum aktiven Nationalsozialisten hinwegtäuschen,[61] die schon „fast an Verblendung grenzte".[62] Eine solch fanatische Einstellung ließ sich bei Eberhard nicht feststellen, auch verfolgte er mit seinen Entscheidungen kein politisches Ziel. Er hatte vielmehr stets das Wohl und die Weiterentwicklung seines eigenen Berufstandes vor Augen. Dies wurde vor allem in seinem Einsatz für die pharmazeutische Ausbildung in Darmstadt, in seiner Tätigkeit als Regierungsapotheker und in seinem Bemühen, die Krankenhausapotheke in Gießen wieder aufzubauen, deutlich.[63] Obwohl Eberhard nicht jede seiner Aufgaben proaktiv ergriffen hatte, sondern ihm mitunter wegen äußerer Umstände nichts anderes übrigblieb,[64] werden seine Verdienste als Pharmazeut dadurch nicht geschmälert.

August Eberhard hat sich im Laufe seiner über 40-jährigen Tätigkeit als Apotheker den verschiedensten Bereichen der Pharmazie mit der ihm eigenen Gewissenhaftigkeit und einem teilweise bedingungslosen Einsatz gewidmet. Seine Vita beweist demnach, wie vielseitig das Fach Pharmazie ist.

---

[60] S. BOMAN-DEGEN (2015).

[61] Vgl. S. BOMAN-DEGEN (2015), S. 296–299.

[62] S. BOMAN-DEGEN (2015), S. 299.

[63] Siehe hierzu Kapitel 7, Kapitel 8 und Kapitel 9.

[64] Siehe hierzu Kapitel 8. 2 und Kapitel 9. 3.

12 Zusammenfassung

Die vorliegende Studie zu Leben und Wirken August Hugo Eberhards (1887–1960) leistet einen Beitrag zur Biografik und Geschichte der Pharmazie des 20. Jahrhunderts. Anhand zahlreicher Quellen aus siebzehn Archiven, verschiedenen Museen und persönlichen Mitteilungen konnte die Biografie dieses Apothekers verfasst werden.

Die Analyse der verschiedenen Lebensstationen Eberhards erfolgte chronologisch. Dabei wird insbesondere seine Diversität deutlich, die ihn auf dem Gebiet der Pharmazie auszeichnete.

August Eberhard entschied sich wohl aus wirtschaftlichen Gründen für eine pharmazeutische Laufbahn, obwohl er ursprünglich Chemie hatte studieren wollen. Unterstützung erfuhr Eberhard durch seinen Lehrer und Doktorvater Ernst Albert Schmidt (1845–1921). Mit Schmidt gelang ihm erstmalig die Synthese des Ephedrins.

Obgleich renommierte Vertreter der pharmazeutischen Wissenschaft August Eberhard Anerkennung für seine Verdienste auf dem Gebiet der Alkaloidforschung zollten, blieb der breite Ruhm aus. Zwar konnte zweifelsfrei nachgewiesen werden, dass die Firma E. Merck aus Darmstadt ab 1926 Ephedrin nach Eberhards Methode synthetisch herstellte, eine Umsatzbeteiligung für Eberhard ließ sich aber nicht feststellen.

1919 wechselte Eberhard an die Technische Hochschule Darmstadt, um dort zunächst seine Habilitationsarbeit zu beenden und dann einen Ruf auf das Extraordinariat für Pharmazeutische Chemie anzunehmen. Hier widmete er sich ganz den Aufgaben eines Hochschullehrers, allerdings waren die Arbeitsverhältnisse nicht einfach. Angegliedert an das Chemische Institut, verfügte Eberhard weder über die notwendigen Räumlichkeiten noch über ausreichende finanzielle Mittel, sodass er selbst viele Lehrveranstaltungen übernehmen musste. Außerdem wurde er 1931 zum Referenten für pharmazeutische Angelegenheiten in Hessen ernannt und zeichnete damit verantwortlich für die ordnungsgemäßen Abläufe in über 150 Apotheken. Die überlieferten Visitationsprotokolle aus drei hessischen Apotheken boten die Möglichkeit, Eberhards Vorgehensweise und Schwerpunkte bei der Begehung der Apotheken darzustellen. Neben den apothekenrechtlichen Aufgaben war er als Hochschullehrer damit ausgelastet, die akademische Ausbildung seiner Studierenden zu organisieren, wobei er auch private Mittel in Materialien und apparative Ausstattung steckte. Für pharmazeutisch-chemische Forschung und Publikationen blieb dabei keine Zeit.

Die Durchsicht der Kassenbücher ermöglichte es, 153 Pharmaziestudierende aus den Jahren 1920 bis 1938 zu identifizieren. Weitere Nachforschungen ergaben interessante Details zum Frauenanteil, zur geografischen Herkunft der Studierenden und in einigen Fällen zu deren weiterem Werdegang.

Obwohl Eberhard trotz schwieriger Bedingungen versuchte, den Lehrplan an die gestiegenen Anforderungen der neuen Prüfungsordnung von 1934 anzupassen, musste auch in Darmstadt 1938 die Pharmazie schließen. Eberhard verblieb zwar an der Hochschule, hielt aber nur noch wenige Vorlesungen für Chemiestudierende.

1945 wurde August Eberhard wegen seiner Mitgliedschaft in der NSDAP aus dem Hochschuldienst entlassen. Nach einigen Wochen erhielt er das Angebot, die Krankenhausapotheke am Klinikum Gießen zu leiten.

Zunächst überwachte er die Rückführung der Apotheke nach Gießen, die während des Krieges ausgelagert worden war. Allen Widrigkeiten zum Trotz gelang es ihm innerhalb kurzer Zeit, die Gießener Krankenhausapotheke wieder voll betriebsfähig zu machen. Wenig später stufte die Spruchkammer Gießen August Eberhard im Entnazifizierungsverfahren als Mitläufer ein und verurteilte ihn zu einer Geldstrafe. 1950 erhielt er sogar den Beamtenstatus zurück.

1954 schließlich trat er in den Ruhestand und zog wieder nach Darmstadt. Hier widmete er sich der Pharmaziegeschichte. Er war bemüht, eine Hessische Apothekengeschichte neu zu erstellen – ein Unterfangen, das sich sehr schwierig gestaltete, da sämtliche Unterlagen während des Krieges ein Raub der Flammen geworden waren. Ihm glückte dennoch die Veröffentlichung von Beiträgen zur Geschichte der Friedberger und der Gießener Apotheken. Auch seine Untersuchungen zu Justus Liebig (1803–1873) fanden vielfach Beachtung.

Als man August Eberhard bat, die historische Museumsapotheke im Hessischen Landesmuseum Darmstadt wieder aufzubauen, nahm er den Auftrag gerne an. Allerdings sollte er die Eröffnung der Apothekenräumlichkeiten im Sockelgeschoss des Museums 1968 nicht mehr erleben.

Die als Referent für das Apothekenwesen erlangte Kompetenz in pharmazierechtlichen Sachverhalten führte auch im Ruhestand dazu, dass ihn immer wieder diesbezügliche Fragen erreichten. Er bemühte sich um Klärung des jeweiligen Problems oder gab Empfehlungen zur weiteren Vorgehensweise. Als das Schicksal der „Gemeindeapotheker" erneut diskutiert wurde, äußerte er sich öffentlich und trug so wohl maßgeblich zum späteren Wegfall der „Gemeindeapotheke" als Betriebsform bei.

Insgesamt umfasst das wissenschaftliche Werk August Eberhards drei Monografien, zwei Beiträge in Sammelbänden, 20 Aufsätze in Zeitschriften bzw. Tageszeitungen und acht Vorträge. Während 14 seiner Publikationen und Vorträge pharmazeutisch-chemisch sind, beschäftigen sich 19 mit pharmazie-historischen Themen.

Das Leben und Wirken August Eberhards, der im Februar 1960 in Darmstadt verstarb, verdeutlicht seine Anpassungsfähigkeit, die er als pharmazeutischer Wissenschaftler, als Hochschullehrer, als Regierungs- und Klinikapotheker sowie als Pharmaziehistoriker bewiesen hatte. Gleichzeitig ist seine Biografie beispielhaft für das breite Spektrum der Pharmazie.

13 Anlagenteil

13.1 Publikationen August Eberhards

13.1.1 Monografien

1. Ueber Ephedrin und verwandte Verbindungen. Diss. phil. Marburg 1914.
2. Ueber die Synthese des inaktiven Ephedrins bzw. Pseudoephedrins. Habilitationsschrift zur Erlangung der venia legendi für pharmazeutische Chemie. Berlin 1920.
3. EBERHARD, August / Josefine DWORSCHAK: 100 Jahre Pfau-Apotheke Mainz im Familienbesitz Thurn. Mainz 1957.

13.1.2 Aufsätze in Sammelbänden

1. Gruppe der Alkalimetalle / Gruppe der alkalischen Erdmetalle. In: Schmidt, Ernst: Lehrbuch der Pharmazeutischen Chemie. Herausgegeben von Friedrich von Bruchhausen und Karl W[ilhelm] Rosenmund. Siebente neubearbeitete Auflage, Braunschweig 1933, S. 538–695, 824–886.
2. Die Pharmazie. In: Justus Liebig-Hochschule (Hrsg.): Ludwigs-Universität Justus Liebig-Hochschule 1607–1957. Festschrift zur 350-Jahrfeier. Gießen 1957/a, S. 73–77.

13.1.3 Aufsätze in Zeitschriften und Tageszeitungen

1. Ueber das Ephedrin und verwandte Verbindungen. In: Archiv der Pharmazie 253 (1915), S. 62–91.
2. Ueber das Zink-Platinchlorid. In: Archiv der Pharmazie 255 (1917/a), S. 65–72.
3. Ueber das Amido-äthyl-phenyl-carbinol. In: Archiv der Pharmazie 255 (1917/b), S. 140–150.
4. Ueber die Bestimmung des metallischen Eisens im Ferrum reductum. In: Archiv der Pharmazie 255 (1917/c), S. 357–381.
5. Berichtigung. In: Archiv der Pharmazie 255 (1917/d), S. 553.
6. Ueber die Synthese des inaktiven Ephedrins bez. Pseudoephedrins. In: Archiv der Pharmazie 258 (1920/a), S. 97–129.
7. Untersuchungen aus dem Ephedringebiet. In: Pharmazeutische Zeitung 77 (1932/a), S. 1020f.

8. Zur Nomenklatur unserer Arzneimittel. Vortrag, gehalten am 28. September 1932 in der Abteilung 6 der Versammlung deutscher Naturforscher und Ärzte in Mainz. In: Pharmazeutische Zeitung 77 (1932/b), S. 1045–1047.
9. 100 Jahre Technische Hochschule Darmstadt. In: Süddeutsche Apotheker-Zeitung 76 (1936), S. 398–400.
10. Aus der Geschichte der hessischen Apotheken. Von der Not hessen-darmstädtischer Apotheker in der „guten alten Zeit“. In: Süddeutsche Apotheker-Zeitung 78 (1938/a), S. 386–390.
11. Liebig als Apothekenvisitator (nach neuen Aktenfunden) und die nachfolgende Neuorganisation des Revisionswesens im ehemaligen Großherzogtum Hessen. In: Süddeutsche Apotheker-Zeitung 78 (1938/b), S. 866–868.
12. Erinnerungen an Emil von Behring. In: Süddeutsche Apotheker-Zeitung 80 (1940/a), S. 472.
13. 100 Jahre Agrikulturchemie – eine Großtat Liebigs. In: Süddeutsche Apotheker-Zeitung 80 (1940/b), S. 495–497.
14. Die Apotheken in Friedberg / Hessen. In: Friedberger Geschichtsblätter 15 (1940/c), S. 84–112.
15. 50 Jahre Deutsche Pharmazeutische Gesellschaft 1890–1940. In: Mitteilungen der Deutschen Pharmazeutischen Gesellschaft 18 (1941), S. 57–86.
16. Geschichte der Gießener Apotheken. In: Hessen in Wort und Bild. Beilage der Giessener Freien Presse (1951), Nr. 1–4, Ausklang.
17. Zum Bundesgesetz: Die Gemeinde-Apotheke – kein Ruhmesblatt. In: Deutsche Apotheker-Zeitung 95 (1955/a), S. 175–178.
18. 250 Jahre Mainzer Mohren-Apotheke. In: Deutsche Apotheker-Zeitung 95 (1955/b), S. 632–635.
19. Aus dem Hessischen Landesmuseum: Die historische Apotheke. In: Lebendiges Darmstadt (1957/b), Heft 13/14.
20. Mainzer Apothekengefäße im Hessischen Landesmuseum zu Darmstadt. In: Mainzer Zeitschrift 52 (1957/c), S. 57–61, Tafel 12 mit sieben Schwarz-Weiß-Abbildungen.

13.2 Vorträge August Eberhards

1928

Kondensationsversuche mit Aminosäurechloriden.

Vortrag, gehalten auf der 90. Versammlung Deutscher Naturforscher und Ärzte in Hamburg.

1932

Untersuchungen aus dem Ephedringebiet.

Vortrag, gehalten auf der 92. Versammlung Deutscher Naturforscher und Ärzte in Wiesbaden und Mainz.

Zur Nomenklatur unserer Arzneimittel.

Vortrag, gehalten auf der 92. Versammlung Deutscher Naturforscher und Ärzte in Wiesbaden und Mainz.

1938

Aus der Geschichte Hessischer Apotheken.

Vortrag, gehalten in der Bezirksgruppe Hessen-Darmstadt der Deutschen Pharmazeutischen Gesellschaft am 26.01.1938.

Liebig als Apothekenvisitator (nach neuen Aktenfunden) und die nachfolgende Neuorganisation des Revisionswesens im ehemaligen Großherzogtum Hessen.

Vortrag, gehalten Ende Oktober 1938 auf der 6. Hauptversammlung der Gesellschaft für Geschichte der Pharmazie in München.

1940

Die historische Apothekenforschung in Hessen.

Vortrag, gehalten auf der Hauptversammlung der Deutschen Pharmazeutischen Gesellschaft in Berlin aus Anlass ihres 50-jährigen Bestehens.

1948

Justus von Liebig und die Medizinische Fakultät Giessen.

Vortrag, gehalten im September 1948 vor der Oberhessischen Gesellschaft für Natur- und Heilkunde in Gießen.

1956

Apotheken-Visitator Liebig. Eine unbekannt gebliebene Nebentätigkeit aus den Jahren 1827 bis 1831.

Vortrag, gehalten 1956 in Darmstadt.

Unveröffentlicht

250 Jahre Mainzer Mohren-Apotheke. 1943. Siehe hierzu A. EBERHARD (1955/b).

Liebig und wir Apotheker. 1953.

14 Verzeichnisse

14.1 Abkürzungsverzeichnis

Abb.	Abbildung
ABDA	Arbeitsgemeinschaft der Berufsvertretungen Deutscher Apotheker
a. o. Professor	außerordentlicher Professor
Bearb.	Bearbeiter(in)
CDU	Christlich Demokratische Union Deutschlands
DAZ	Deutsche Apotheker-Zeitung
DFG	Deutsche Forschungsgemeinschaft
Diss.	Dissertation
DPhG	Deutsche Pharmazeutische Gesellschaft
Dr.	Doktor
engl.	englisch
entspr.	entspricht / entsprechend
f.	[und die unmittelbar] folgende [Seite]
GDNÄ	Gesellschaft Deutscher Naturforscher und Ärzte
GG	Grundgesetz
GÜG	Grundstoffüberwachungsgesetz
Hrsg.	Herausgeber(in)
i. R.	im Ruhestand
Kgl.	Königlich
lat.	lateinisch
N. F.	Neue Folge
NS	Nationalsozialismus
NSDAP	Nationalsozialistische Deutsche Arbeiterpartei
NSDoB	Nationalsozialistischer Deutscher Dozentenbund
NSDStB	Nationalsozialistischer Deutscher Studentenbund
NSLB	Nationalsozialistischer Lehrerbund
PZ	Pharmazeutische Zeitung
rac.	racemisch
RM	Reichsmark
SA	Sturmabteilung

s. o.	siehe oben
SoSe	Sommersemester
Tab.	Tabelle
TH	Technische Hochschule
TOA	Allgemeine Tarifordnung für Gefolgschaftsmitglieder im öffentlichen Dienst
u. Ä.	und Ähnliches
u. a.	unter anderem
V. D	Venereal Disease (engl. Geschlechtskrankheit)
WiSe	Wintersemester
[…]	Auslassung
[!]	Fehler im Originaldokument

14.2 Abbildungsverzeichnis

14.3 Tabellenverzeichnis

14.4 Quellen- und Literaturverzeichnis

14.4.1 Siglenverzeichnis

ADB	Allgemeine Deutsche Biographie. Herausgegeben durch die Historische Commission bei der königlichen Akademie der Wissenschaften. 45 Bde. 12 Nachträge. München / Leipzig 1875–1912.
DAB 5	Deutsches Arzneibuch, 5. Ausgabe. Berlin 1910.
DAB 6	Deutsches Arzneibuch, 6. Ausgabe. Berlin 1926.
DApoBio	Deutsche Apotheker-Biographie.
	Herausgegeben von Wolfgang-Hagen Hein und Holm-Dietmar Schwarz. 2 Bde. und 2 Ergänzungsbde. Stuttgart 1975, 1978, 1986 und 1997 (Veröffentlichungen der Internationalen Gesellschaft für Geschichte der Pharmazie e. V., N. F.; 43, 46, 55 und 60).
	Herausgegeben von Christoph Friedrich u. a. Ergänzungsband III in 2 Teilen. Stuttgart 2021 (Veröffentlichungen der Deutschen Gesellschaft für Geschichte der Pharmazie e. V.; 17 und 18).
DAZ	Deutsche Apotheker Zeitung
DUDEN	Duden. Deutsches Universalwörterbuch. Herausgegeben von der Dudenredaktion. 9., vollständig überarbeitete und erweiterte Auflage, Berlin 2019.
HLGL	Hessisches Landesamt für geschichtliche Landeskunde
MRSiB	Marburger Sippenbuch
NDB	Neue Deutsche Biographie. Herausgegeben durch die Historische Kommission bei der Bayerischen Akademie der Wissenschaften: 27 Bde. Berlin 1953–2020.
PersLudUni	Personal-Bestand der Großherzoglich Hessischen Ludewigs-Universität Giessen. Gießen 1885–1919.
PZ	Pharmazeutische Zeitung
StadtLexDa	Stadtlexikon Darmstadt. Herausgegeben vom Historischen Verein für Hessen im Auftrag des Magistrats der Wissenschaftsstadt Darmstadt. Stuttgart 2006.

14.4.2 Ungedruckte Quellen

Bundesarchiv Berlin (BArch)

R 86 / 4952	Auslegung der Prüfungsordnung für Apotheker durch den Reichsgesundheitsrat 1912.
R 86 / 4953	Akte zur Prüfungsordnung für Apotheker.
R 4901 / 13261	Hochschullehrerkartei.

Hessisches Hauptstaatsarchiv Wiesbaden (HHStAW)

429 / 7 Nr. 769	Königliches Gymnasium zu Weilburg, Reifeprüfung, Ostern 1907.
429 / 7 Nr. 866	Antrag auf Zulassung zur Reifeprüfung, Januar 1907 und Befreiung von der mündlichen Prüfung.
504 Nr. 11894	Fallakte August Eberhard 1945–1960.
520 / 16 Nr. 1102	Akten der Spruchkammer Gießen-Stadt.
520 / 16 Nr. 11606	Fallakte Arthur Prybill.
921 Nr. 562	Heiratsurkunde Albert Sartorius und Emilie geb. Habicht.

Hessisches Staatsarchiv Darmstadt (HStAD)

G 15 Büdingen Nr. P 7	Verwaltung der Apotheke in: Büdingen (Band 1).
G 15 Büdingen Nr. P 21	Verwaltung der Apotheke in: Altenstadt.
G 15 Büdingen Nr. P 158	Allgemeine Bestimmungen über den Betrieb von Apotheken.
G 15 Dieburg Nr. P 233	Apothekenwesen.
G 15 Friedberg Nr. P 172	Apotheken in den einzelnen Gemeinden: Rockenberg.
G 15 Schotten Nr. P 28	Mitteilung des Hessischen Innenministeriums August 1931.
G 35 E Nr. 6412	Fallakte des Apothekers Armin Hoffmann (Pharmaziestudent 1937 / 38).

H 1 Nr. 9221	Fallakte Walter Donat.
H 3 Darmstadt Nr. 520	Meldeblatt für die polizeiliche Registrierung und die Ausstellung einer deutschen Kennkarte 1946. Apotheker Karl Bechthold (Pharmaziestudent 1937 / 38).
H 3 Darmstadt Nr. 1994	Meldeblatt für die polizeiliche Registrierung und die Ausstellung einer deutschen Kennkarte 1946. Chemiker Amadeus Dützmann.
H 3 Darmstadt Nr. 10761	Meldeblatt für die polizeiliche Registrierung und die Ausstellung einer deutschen Kennkarte 1946. Apotheker Wilhelm Stutz (Pharmaziestudent 1923 / 24).
H 3 Darmstadt Nr. 17253	Meldeblatt für die polizeiliche Registrierung und die Ausstellung einer deutschen Kennkarte 1946. Apotheker Wilhelm Daum (Pharmaziestudent 1927).
H 3 Darmstadt Nr. 25966	Meldeblatt für die polizeiliche Registrierung und die Ausstellung einer deutschen Kennkarte 1949. Apotheker Franz Hinkel (Pharmaziestudent 1937 / 38).
H 3 Darmstadt Nr. 48608	Meldeblatt für die polizeiliche Registrierung und die Ausstellung einer deutschen Kennkarte 1946. Apotheker Heinrich Weicker (Pharmaziestudent 1931 / 32).
H 3 Darmstadt Nr. 55262	Meldeblatt für die polizeiliche Registrierung und die Ausstellung einer deutschen Kennkarte 1949. Apotheker Hans Hees (Pharmaziestudent 1933 / 34).
H 3 Darmstadt Nr. 66219	Meldeblatt für die polizeiliche Registrierung und die Ausstellung einer deutschen Kennkarte 1950. Apotheker Hans Häusser (Pharmaziestudent 1935 / 36).
H 3 Darmstadt Nr. 71341	Meldeblatt für die polizeiliche Registrierung und die Ausstellung einer deutschen Kennkarte 1946. Apotheker Georg Keil (Pharmaziestudent 1923 / 24).
H 3 Darmstadt Nr. 71608	Meldeblatt für die polizeiliche Registrierung und die Ausstellung einer deutschen Kennkarte 1950. Apotheker Karl Kohlbacher (Pharmaziestudent 1935 / 36).

H 3 Giessen Nr. 82739	Meldeblatt für die polizeiliche Registrierung und die Ausstellung einer deutschen Kennkarte 1946. August Eberhard.
H 3 Giessen Nr. 82740	Meldeblatt für die polizeiliche Registrierung und die Ausstellung einer deutschen Kennkarte 1946. Margarete Eberhard.
H 3 Giessen Nr. 90187	Meldeblatt für die polizeiliche Registrierung und die Ausstellung einer deutschen Kennkarte 1946. Wilhelm Jöckel.
H 3 Lauterbach Nr. 37478	Fallakte des Apothekers Paul Wucherpfennig (Pharmaziestudent 1935 / 36).
N 1 Nr. 177	Personalfragebogen Apotheker Wilhelm Augustin (Pharmaziestudent 1933 / 34).
O 61 Eberhard, Nr. 1	Personalia / Korrespondenz.
O 61 Eberhard, Nr. 2	Apothekennamen, Apothekerfamilien.
O 61 Eberhard, Nr. 3	Notizen / Nachrichten.
O 61 Eberhard, Nr. 4	Apothekerinnen.
O 61 Eberhard, Nr. 5	Akten Universitätsarchiv Gießen.
O 61 Eberhard, Nr. 6	Medizinalordnungen.
O 61 Eberhard, Nr. 7	Apothekerzeugnisse der Medizinischen Fakultät Gießen.
O 61 Eberhard, Nr. 8	Geschichte der Chemie.
O 61 Eberhard, Nr. 9	Betäubungsmittel.
O 61 Eberhard, Nr. 10	Hessische Medizinalgeschichte 15. bis 18. Jahrhundert.
O 61 Eberhard, Nr. 11	Apotheken in Oberhessen A bis Gi.
O 61 Eberhard, Nr. 12	Apotheken in Oberhessen Gr bis Z.
O 61 Eberhard, Nr. 13	Apotheken in Starkenburg
O 61 Eberhard, Nr. 14	Apotheken in Rheinhessen.
O 61 Eberhard, Nr. 15	Kartei Hessische Apotheken.
O 61 Eberhard, Nr. 16	Apotheke zu Bensheim.
O 61 Eberhard, Nr. 17	Apotheken zu Darmstadt.
O 61 Eberhard, Nr. 18	Apotheken zu Erbach und Michelstadt.
O 61 Eberhard, Nr. 19	Apotheken zu Gießen (1).
O 61 Eberhard, Nr. 20	Apotheken zu Gießen (2).
O 61 Eberhard, Nr. 21	Engel-Apotheke zu Gießen.
O 61 Eberhard, Nr. 22	Hirsch-Apotheke zu Gießen.
O 61 Eberhard, Nr. 23	Pelikan-Apotheke zu Gießen.
O 61 Eberhard, Nr. 24	Apotheke zu Heppenheim.

O 61 Eberhard, Nr. 25	Apotheken zu Mainz.
O 61 Eberhard, Nr. 26	Adler-Apotheke zu Mainz.
O 61 Eberhard, Nr. 27	Apotheke auf dem Brand zu Mainz.
O 61 Eberhard, Nr. 28	Mohren-Apotheke zu Mainz.
O 61 Eberhard, Nr. 29	Apotheke an der Münz – zur Kachel –, spätere Löwen-Apotheke zu Mainz.
O 61 Eberhard, Nr. 30	Schwan-Apotheke zu Mainz.
O 61 Eberhard, Nr. 31	Apotheken zu Offenbach.
O 61 Eberhard, Nr. 32	Apotheken in Seligenstadt.
O 61 Eberhard, Nr. 33	Justus Liebig als Apotheker.
O 61 Eberhard, Nr. 34	Gemeindeapotheken in Hessen.
O 61 Eberhard, Nr. 35	Apotheken zu Worms.
O 61 Eberhard, Nr. 36 – 42	Deutsche Apotheker-Zeitung vereinigt mit der Süddeutschen Apotheker-Zeitung 1954 bis 1960.
S 1 Nr. Nachweis 1	Fallakte Walter Donat.

Hessisches Staatsarchiv Marburg (HStAM)

153 / 9 Nr. 1016	Abgangszeugnis, Königliches Gymnasium zu Marburg.
166 Nr. 1440	Visitationsbericht und Lehrplan der Vorschule Marburg
275 Nr. 5660	Testament Eheleute Eberhard 1887.
901 Nr. 95	Heiratsurkunde Ludwig Speth und Auguste geb. Reiber.
901 Nr. 439	Sterbeurkunde Hermann Welcker.
905 Nr. 330	Heiratsurkunde Otto Haupt und Pauline geb. Buchheim.
905 Nr. 391	Sterbeurkunde Eugen Goldmann.
913 Nr. 7538	Heiratsurkunde Conrad Johann Heinrich Christian Emil Alfred Scriba und Caroline geb. Hassencamp.
913 Nr. 7539	Heiratsurkunde Heinrich Adolph Eberhard und Sophie Philippine Luise geb. Hassencamp.
915 Nr. 5568	Geburtsurkunde Hugo August Eberhard.
915 Nr. 5562	Geburtsurkunde Sophie Martha Karoline Eberhard.

915 Nr. 5565	Sterbeurkunde Hulda Amalie Eberhard.
915 Nr. 5570	Geburtsurkunde Georg Fritz Eberhard.
915 Nr. 5629	Heiratsurkunde Ludwig Heinrich Ernst Haas und Hulda Amalie geb. Eberhard.
915 Nr. 5659	Sterbeurkunde Heinrich Benjamin Eberhard.
915 Nr. 5695	Sterbeurkunde Hugo Adolf Eberhard.
915 Nr. 5696	Sterbeurkunde Heinrich Adolph Eberhard.
917 Nr. 745	Heiratsurkunde Hermann Welcker und Anna Bertha geb. Linsack
917 Nr. 1010	Geburtsurkunde Anita Auguste Welcker.
922 Nr. 850	Heiratsurkunde Ludwig Heinrich Ernst Haas und Sophie Martha Karoline geb. Eberhard.
922 Nr. 916	Sterbeurkunde Luise Eberhard geb. Hassencamp.
924 Nr. 564	Heiratsurkunde Georg Fritz Eberhard und Wilhelmine Helene geb. Werner.
Slg 15 Nr. 182 / 6	Stundenplan
Karten P II 18036	Ansicht und Grundriss des Pharmazeutisch-Chemischen Instituts, 1902.

Marburger Sippenbuch (MRSiB)

Band 9, S. 114, Eintrag 12 560	Vermerk zu Dietrich Eberhard.

Merck-Archiv Darmstadt (MA-Darmstadt)

F 01 / 44	Kunden-Resonanz.
F 03 / 30c	Jahresbericht der Pharmakologischen Abteilung für das Jahr 1926.
F 03 / 30g	Jahresbericht des Wissenschaftlichen Laboratoriums (Gesamtbericht) für das Jahr 1926.
F 03 / 30h	Jahresbericht des Wissenschaftlichen Laboratoriums (Bericht Amadeus Dützmann) für das Jahr 1926.

F 03 / 31d	Propaganda-Abteilung 1927.
F 03 / 31e	Jahresbericht der Wissenschaftlichen Abteilung Betrieb Xa für das Jahr 1927.
F 06 / 03	Tätigkeitsberichte von Jubilaren.
R 10 / 549 a	Gratifikationen, Erfinderverträge u. Ä.
W 38/ 200 (a)	Werbung.

Persönliche Mitteilungen:

BAUER-TISCHLEDER, Marianne: Telefonat am 13.12.2021. Schwiegertochter des Apothekers Hermann Tischleder.

BILFINGER-TRIMBORN, Johanna: Telefonat am 13.12.2021. Tochter des Apothekers Karl Bilfinger.

BREITWIESER, Silvia Klara: Telefonat am 21.12.2021. Tochter des Apothekers Wilhelm Breitwieser.

BREITWIESER-HERZIG, Helga: Telefonat am 21.12.2021. Tochter des Apothekers Wilhelm Breitwieser.

DERVENICH, Bertram: E-Mail vom 11.08.2021. Sohn des Apothekers Kurt Dervenich.

ESSER, Hans: Telefonat am 18.07.2022. Sohn der Vorexaminierten Edda Esser.

FELDHOFEN-HEIDER, Christine: Telefonat am 17.12.2021. Enkelin des Apothekers Eduard Feldhofen.

GLOCK, Katja: E-Mail vom 18.01.2022. Historikerin im Merck-Archiv.

GLUEBER, Wolfgang: E-Mail vom 23.01.2023. Leitung Abteilung Kunst- und Kulturgeschichte, Sammlungsleitung Kunsthandwerk, Hessisches Landesmuseum Darmstadt.

GÖDDEL, Björn: Telefonat am 08.07.2021. Leiter der Tiger-Apotheke in Herschweiler-Pettersheim (ehemalige Hirsch-Apotheke, gegründet von Kurt Endres).

HEMMERICH, Manfred: Brief vom 23.07.2021 mit einer Kopie des Studienbuchs seines Vaters Heinrich Hemmerich aus der TH Darmstadt.

KOPF, Ernst-Eberhard: E-Mail vom 27.02.2020. Enkel von August Eberhard.

KOPF, Ernst-Eberhard: E-Mail vom 28.02.2020. Enkel von August Eberhard.

KOPF, Ernst-Eberhard: E-Mail vom 10.03.2020. Enkel von August Eberhard.

KOPF, Ernst-Eberhard: E-Mail vom 19.10.2021. Enkel von August Eberhard.

KOPF, Ernst-Eberhard: E-Mail vom 02.02.2023. Enkel von August Eberhard.

MANGOLD, Klaus: E-Mail vom 11.03.2021. Mitglied des Vereins für Heimatgeschichte Ober-Ramstadt.

MEISEMANN, Hans: E-Mail vom 27.07.2021. Bekannt mit dem Apotheker Wilhelm Jansohn.

MOLLENKOPF, Klaus: E-Mail vom 09.07.2021 und 07.12.2021. Sohn des Apothekers Karl Mollenkopf.

OKANO, Haruko Kunigunde: E-Mail vom 17.04.2021. Professorin für Religionswissenschaft.

OKOCHI, Tomoko: E-Mail vom 12.09.2021. Übersetzerin Deutsch-Japanisch.

PAULY-RICHTER, Irmtraud: E-Mail vom 15.07.2021. Verwandte des Apothekers Josef Pauly.

PREUHS, Marina: E-Mail vom 17.07.2021. Tochter des Apothekers Robert Weller.

SCHMITT, Dorothea: Telefonat am 23.10.2021. Tochter des Apothekers Richard Schmitt.

TENNER, Christian: Telefonat am 06.12.2021. Sohn des Apothekers Alfons Tenner.

WEINEDEL-LIEBAU, Ralf: E-Mail vom 20.12.2021 und 27.12.2021. Enkel des Apothekers Friedrich Weinedel-Liebau.

Privatarchiv Apotheke am Marktplatz Ortenberg

Visitationsprotokoll vom 13.09.1932.

Visitationsprotokoll vom 10.10.1938.

Privatarchiv Burg-Apotheke Windecken

Chronik der Apotheke Windecken (1957).

700 Jahre Stadt Windecken. Stadtbild (1988), S. 1.

Privatarchiv Ernst-Eberhard Kopf (Enkel August Eberhards)

Tagebucheintrag Doris Kopf, 10.12.1938.	Gästeliste der Hochzeit von Gottwald Kopf mit Doris geb. Eberhard; Hochzeit in der Pauluskirche zu Darmstadt.
Tagebucheintrag Doris Kopf, 08.02.1960.	Todesanzeige August Eberhard.

Privatarchiv Philipps-Apotheke Marburg

Werbeanzeige in Festschrift S. 6.

Privatarchiv Sprudel-Apotheke Bad Nauheim

Mitteilung des Reichsstatthalters in Hessen – Landesregierung vom 12.10.1938.
Visitationsprotokoll vom 18.10.1932.
Visitationsprotokoll vom 06.10.1938.
Visitationsprotokoll vom 20.07.1944.

Stadtarchiv Darmstadt (StadtA DA): Tagebuch Fritz Limmer

06.07.1919	Spaziergang im Park Rosenhöhe Darmstadt.
19.01.1921	Einladung bei Familie Eberhard.
29.04.1933	Entlassung einiger TH-Angehöriger.
30.05.1933	TH Darmstadt geschlossen.
31.05.1933	SA-Wache vor TH Darmstadt.

Stadtarchiv Hannover (StadtA H)

3. NL. 518 Nr.: 514	Otto Eichelberg, Aufstellung der Werke.

Stadtarchiv Marburg (StadtA MR)

1, 495	Industrie und Handel in Marburg.
3C, 7799	Gebäude Reitgasse 13, 14, 15 („Trauben-Apotheke wird abgerissen“. In: Oberhessische Presse vom 20.8.1965; Korrespondenz zwischen Albert Sartorius und der Polizei-Verwaltung).
B 1 K, 303	Geschichte des Marburger Wingolf.

B 1 K, 1450	Adressbuch der Stadt Marburg 1881.
B 1 K, 1451	Adressbuch der Stadt Marburg 1884.
B 1 K, 1453	Adressbuch der Stadt Marburg 1889.
B 1 K, 1465	Adressbuch der Stadt Marburg 1905.
B 1 K, 1474	Adressbuch der Stadt Marburg 1914.
B 1 K, 1475	Adressbuch der Stadt Marburg 1915.

Stadtarchiv Worms (StadtA WO)

01/02 Nr. 054	Heiratsurkunde August Eugen Wagner und Anita Auguste Welcker.
202 Nr. 216	Dokumente zur Geschichte der Löwen-Apotheke (Worms-) Pfeddersheim.

Universitätsarchiv Darmstadt (UniA DA)

101 Nr. 67	Kassenbuch Wintersemester 1920 / 21.
101 Nr. 72	Kassenbuch Wintersemester 1923 / 24.
101 Nr. 76	Kassenbuch Wintersemester 1925 / 26.
101 Nr. 78	Kassenbuch Sommersemester 1927.
101 Nr. 80	Kassenbuch Sommersemester 1929.
101 Nr. 81	Kassenbuch Wintersemester 1931 / 32.
101 Nr. 87	Kassenbuch Wintersemester 1935 / 36.
101 Nr. 90	Kassenbuch Wintersemester 1937 / 38.
102 Nr. 3496	Studiennachweis Karl Hartmann (Pharmaziestudent 1933 / 34).
103 Nr. 144 / 9	Personalakte Dr. August Eberhard, Bd. I.
103 Nr. 144 / 10	Personalakte Dr. August Eberhard, Bd. II.
201 Nr. 136	Fallakte August Eberhard.
201 Nr. 161 / 162	Ehrenpromotionen der Fakultät Chemie.
201 Nr. 171	Sitzungsprotokolle der Fakultät Chemie.
201 Nr. 349	Dissertation Hans Krug.

Universitätsarchiv Gießen (UniA GI)

ZUV PrA Nr. 2306	Allgemeine Personalangelegenheiten der Klinikapotheke 1931; 1933–1945.
ZUV PrA Nr. 2307	Klinikapotheke – Allgemeines 1932–1945.
ZUV PrA Nr. 2309	Dienstauftrag an Prof. Dr. August Eberhard, 1945–1946.
ZUV PrA Nr. 2310	Band 2: Apothekerin Annemarie Soltau 1942–1953.
ZUV PrA Nr. 2313	Apothekenassistentinnen 1944–1945.
ZUV PrA Nr. 2316	Apothekerpraktikant Karl Fink, ab 1946.
Personalabteilung, 1. Lieferung, Karton 7	August Eberhard 1945–1956; Lehrauftrag über Pharmazie.
Berufungsakten, 2. Lieferung, Karton 2	August Eberhard.

Universitätsarchiv Marburg (UniA MR)

305a Nr. 8208	Geschäftsführung der Königlichen Universität Marburg.
305a Nr. 8339	Mitteilung des Königlichen Kurators 1912.
305a Nr. 8458	Studentenverbindung Wingolf.
305m 1 Nr. 50	Verzeichnis der Studierenden 1909.
305m 3 Nr. 57	Personalverzeichnis SS 1912.
305m 3 Nr. 58	Personalverzeichnis WS 1912 / 1913.
305r 17 Nr. 1	Pharmazeutische Prüfungskommission: Rechnungen von 1901–1926/27.
305r 17 Nr. 5	Pharnazeutische Staatsprüfung: Beläge [!] zur Rechnung 1911 / 12.
307 Nr. 252	Promotionsakte 1914.
312 / 6 Nr. 4	Vorlesungsverzeichnis 1909–1910.
312 / 6 Nr. 5	Vorlesungsverzeichnis 1910–1914.
312 / 6 Nr. 7	Vorlesungsverzeichnis 1921–1925.
312 / 6 Nr. 8	Vorlesungsverzeichnis 1925–1930.
312 / 6 Nr. 9	Vorlesungsverzeichnis 1930–1933.
312 / 6 Nr. 10	Vorlesungsverzeichnis 1933–1936.
312 / 6 Nr. 11	Vorlesungsverzeichnis 1936–1940.

14.4.3 Gedruckte Quellen und Literatur

ABENDROTH, Wolfgang: Das Unpolitische als Wesensmerkmal der deutschen Universität. In: Freie Universität Berlin (Hrsg.): Universitätstage 1966. Nationalsozialismus und die Deutsche Universität. Berlin 1966, S. 189–208.

ADLUNG, Alfred / Georg URDANG: Grundriss der Geschichte der deutschen Pharmazie. Berlin 1935.

AHRENS, Gerhard: Zur Geschichte der Charité-Apotheke. In: Pharmazeutische Zeitung 107 (1962), S. 995–1003.

ALLGEMEINER STUDENTENAUSSCHUSS (Hrsg.): Die Darmstädter Studentenzeitung. Technische Hochschule Darmstadt. Sommersemester 1956. Darmstadt 1956.

ALY, Friedrich: Jahresbericht des Königl[ichen] Gymnasium Philippinum zu Marburg für das Schuljahr 1904/05. Marburg 1905.

ANSCHÜTZ, Richard: August Kekulé. Band 1: Leben und Wirken. 2 Bde. Berlin 1929.

ANSELMINO, O[tto] / Ernst GILG: Kommentar zum Deutschen Arzneibuch. 6. Ausgabe 1926. 2 Bde. Berlin 1928.

AUERBACH, Inge: Catalogus professorum academiae Marburgensis. Bd. 2. Von 1911 bis 1971. Marburg 1979 (Veröffentlichungen der Historischen Kommission für Hessen; 15).

BADER, Richard-Ernst: Sator arepo: Magie in der Volksmedizin. In: Medizinhistorisches Journal 22 (1987), S. 115–134.

BAUER, Wolf: Ausgewählte Aspekte zur Apothekenbetriebsordnung. Diss. rer. nat Marburg 1990.

BECKER, Helmut: Zur Geschichte der Krankenhausapotheke im Königreich Bayern. Münster 1977 (Studien zur Geschichte des Krankenhauswesens; 11).

BEISSWANGER, Gabriele u. a.: Der lange Weg zum Apothekerinnenberuf. Frauen in der Pharmazie. In: Pharmazeutische Zeitung 145 (2000), S. 11–17.

– : Frauen in der Pharmazie. Die Geschichte eines Frauenberufes. Stuttgart 2001.

BENEDUM, Jost: 375 Jahre Medizin in Giessen. Eine Bild- und Textdokumentation. Katalog zur Ausstellung anlässlich der 375-Jahrfeier im Institut für Anatomie und Zytobiologie vom 11.5. – 30.6.1982. Gießen 1982.

BERENDES, Julius: Das Apothekenwesen. Seine Entstehung und geschichtliche Entwicklung bis zum XX. Jahrhundert. Stuttgart 1907.

BETTIN, Hartmut / Christoph FRIEDRICH / Wolfgang GÖTZ: Der Briefwechsel von Johann Bartholomäus Trommsdorff (1770–1837). In: Acta Historica Leopoldina 18, Lieferung 6: Klauer–Liebig. Halle 2002.

BEYERLEIN, Berthold: Die Entwicklung der Pharmazie zur Hochschuldisziplin (1750–1875). Ein Beitrag zur Universitäts- und Sozialgeschichte. Stuttgart 1991 (Quellen und Studien zur Geschichte der Pharmazie; 59); ursprünglich Diss. rer. nat. Marburg 1990.

– : Die Entwicklung des pharmazeutischen Universitätsstudiums im 19. Jahrhundert. In: Friedrich, Christoph / Wolf-Dieter Müller-Jahncke (Hrsg.): Apotheker und Universität. Die Vorträge der Pharmaziehistorischen Biennale in Leipzig vom 12. bis 14. Mai 2000. Stuttgart 2002 (Veröffentlichungen zur Pharmaziegeschichte; 2), S. 15–29.

BEYRICH, Thorsten: Die Entwicklung der Pharmazie an der Universität Greifswald nach 1945 – von marginaler Position zu zentraler Evolution. In: Friedrich, Christoph (Hrsg.): Pharmazie in Greifswald. Vorträge des Pharmaziehistorischen Vorsymposiums der DPhG-Jahrestagung am 11. Oktober 2012 in Greifswald. Marburg 2013 (Stätten pharmazeutischer Praxis, Lehre und Forschung; 12), S. 31–56.

BIECHELE, Max / Richard BRIEGER: Anleitung zur Erkennung und Prüfung der Arzneimittel des Deutschen Arzneibuches zugleich ein Leitfaden für Apothekenrevisoren. Berlin / Heidelberg 1929.

BILLIG, Christine: Pharmazie und Pharmaziestudium an der Universität Gießen. Stuttgart 1994 (Quellen und Studien zur Geschichte der Pharmazie; 67); ursprünglich Diss. rer. nat. Marburg 1992.

BING, Rudolf: Als künstlerischer Betriebsleiter am Landestheater. In: Deppert, Fritz (Hrsg.): Darmstädter Geschichte(n). Darmstadt 1980, S. 329–334.

BINGSOHN, Wilhelm: Die Stadt Gießen und der Bau des Klinikviertels. In: Enke, Ulrike (Hrsg.): Die Medizinische Fakultät der Universität Gießen: Institutionen, Akteure und Ereignisse von der Gründung 1607 bis ins 20. Jahrhundert. Stuttgart 2007 (Die Medizinische Fakultät der Universität Gießen 1607 bis 2007; 1), S. 219–234.

BÖHME, Horst: 100 Jahre Pharmazeutisch-Chemisches Institut der Universität Marburg / Lahn. In: Deutsche Apotheker-Zeitung 91 (1951), S. 281–287.

BOEHNCKE, Heiner / Hans SARKOWICZ: Die Geschichte Hessens. Von den Neandertalern bis Ende 2020. Wiesbaden 2021.

BÖRNE, Ludwig: Das Staatspapier des Herzens. Fragmente und Aphorismen. Köln 1987.

BÖTTGER, H[ermann Julius]: Die Preußischen Apothekengesetze mit Einschluß der reichsgesetzlichen Bestimmungen über den Betrieb des Apothekergewerbes. Berlin 1910.

BOHNSTEDT, Rudolf Maximilian: Die Dermatologische Klinik. In: Justus Liebig-Hochschule (Hrsg.): Ludwigs-Universität Justus Liebig-Hochschule 1607–1957. Festschrift zur 350-Jahrfeier. Gießen 1957, S. 67f.

BOISITS, Barbara: Bing, (Sir) Rudolf Franz Joseph. In: Oesterreichisches Musiklexikon online. Wien, Österreichische Akademie der Wissenschaften, 18.02.2002, letzter Zugriff 12.01.2022, URL: https://www.musiklexikon.ac.at/ml/musik_B/Bing_Rudolf.xml

BOMAN-DEGEN, Stefanie: Walther Zimmermann (1890–1945). Für Apothekerstand und Staat. Bio-Ergografie eines zu Unrecht vergessenen Apothekers. Stuttgart 2015

(Quellen und Studien zur Geschichte der Pharmazie; 104); ursprünglich Diss. rer. nat. Marburg 2014.

BORCHARDT, Albert: Die Entwicklung der Pflanzenanalyse zur Zeit Hermbstaedts. Braunschweig 1974 (Veröffentlichungen aus dem Pharmaziegeschichtlichen Seminar der Technischen Universität Braunschweig; 13); ursprünglich Diss. rer. nat Braunschweig 1974.

BOSSE, Julius Robert: Vorschriften über Einrichtung und Betrieb der Apotheken, Zweig- (Filial-) Apotheken, Krankenhausapotheken (Dispensieranstalten) und ärztlichen Hausapotheken. In: Beilage zur Pharmazeutischen Zeitung 39 (1894), S. 19–21.

BRAUN, Peter: Die Apotheke im Krankenhaus. Ein Beitrag zur Sozialgeschichte des Krankenhauses und zur Berufssoziologie des Apothekers. Konstanz 2000 (Konstanzer Schriften zur Sozialwissenschaft; 55); ursprünglich Diss. Konstanz 2000.

BREIL, Angelika: Studien zur Rhetorik der Nationalsozialisten. Fallstudien zu den Reden von Joseph Goebbels. Diss. phil. Bochum 2006.

BREITMAIER, Eberhard: Alkaloide. Betäubungsmittel, Halluzinogene und andere Wirkstoffe, Leitstrukturen aus der Natur. Wiesbaden 2008.

BREITWIESER, Kurt: Über das Vorkommen und die Bestimmung der Kieselsäure in Lebensmitteln aufgrund stufenphotometrischer Messungen. Diss. phil. Frankfurt am Main 1935.

BROCKE, Bernhard vom: Marburg im Kaiserreich 1866–1918. Geschichte und Gesellschaft, Parteien und Wahlen einer Universitätsstadt im wirtschaftlichen und sozialen Wandel der industriellen Revolution. In: Dettmering, Erhart / Rudolf Grenz (Hrsg.): Marburger Geschichte. Rückblick auf die Stadtgeschichte in Einzelbeiträgen. Marburg 1980, S. 367–540.

BRUCHHAUSEN, Friedrich von / Wolfgang SCHNEIDER: Ernst Schmidt (1845–1921) / Pharmazeut. In: Schnack, Ingeborg (Hrsg.): Lebensbilder aus Kurhessen und Waldeck 1830–1930, Bd. 5. Marburg 1955, S. 340–352.

BUCHENAU, Georg: Jahresbericht über das Kgl. Gymnasium zu Marburg erstattet von dem Direktor des Gymnasiums Dr. Georg Buchenau. Marburg 1897.

– : Jahresbericht über das Kgl. Gymnasium zu Marburg erstattet von dem Direktor des Gymnasiums Dr. Georg Buchenau. Marburg 1899.

– : Jahresbericht über das Kgl. Gymnasium zu Marburg erstattet von dem Direktor des Gymnasiums Dr. Georg Buchenau. Marburg 1900.

BÜRO DES GROSSHERZOGLICHEN POLIZEIAMTS: Adressbuch der Haupt- und Residenzstadt Darmstadt einschließlich der mit Darmstadt seit dem 1. April 1888 vereinigten vormaligen Gemeinde Bessungen für 1916. Darmstadt 1916.

BÜRO DES HESSISCHEN POLIZEIAMTS: Adreßbuch der Landeshauptstadt Darmstadt einschließlich der mit Darmstadt seit dem 1. April 1888 vereinigten vormaligen Gemeinde Bessungen 1921. Darmstadt 1921.

BUNDESMINISTERIUM DER JUSTIZ (Hrsg.): Verordnung über die Unterstellung weiterer Stoffe unter die Bestimmungen des Opiumgesetzes. Vom 16. Juni 1953. In: Bundesgesetzblatt Teil I Nr. 28 (1953), S. 402–404.

–: Gesetz über das Apothekenwesen. Vom 20. August 1960. In: Bundesgesetzblatt Teil I Nr. 47 (1960), S. 697–703.

BURHOP, Carsten u. a.: Merck. Von der Apotheke zum Weltkonzern. München 2018.

BUSECK, Sabine: Die historische Apotheke. Das Deutsche Apotheken-Museum und andere pharmazeutische Sammlungen im deutschen Sprachgebiet. Frankfurt am Main / Eschborn 1997.

CAESAR, Karl: Karl Schäfer. In: Krieger, Albert / Karl Obser (Hrsg.): Badische Biographien, VI. Teil 1901–1910. Heidelberg 1935.

CALLIESS, F. W.: Ueber einige Abkömmlinge des Propiophenons. In: Archiv der Pharmazie 250 (1912), S. 141–154.

CASSEBAUM, Heinz: Carl Wilhelm Scheele. Leipzig 1982 (Biographien hervorragender Naturwissenschaftler, Techniker und Mediziner; 58).

CHEN, K[o] K[uei] / C[hung] H[si] KAO: Ephedrine und Pseudoephedrine, their isolation, constitution, isomerism, properties, derivatives and synthesis. In: The Journal of the American Pharmaceutical Association 15 (1926), S. 625–639.

CHEN, K[o] K[uei] / Carl F[rederic] SCHMIDT: Ephedrine and Related Substances. London / Baltimore 1930 (Medicine Monographs; 17), S. 6.

DANN, Georg Edmund: Die deutsche pharmazeutische Geschichtsschreibung. Anregungen und Hoffnungen. In: Pharmazeutische Zeitung 81 (1936), S. 603f.

–: Martin Heinrich Klaproth (1743–1817), ein deutscher Apotheker und Chemiker, sein Weg und seine Leistung. Berlin 1958; ursprünglich Diss. rer. nat. Paris 1957.

DECHEND, Hertha von: Justus von Liebig in eigenen Zeugnissen und solchen seiner Zeitgenossen. Weinheim / Bergstraße 1953.

DEICHSEL, Eckehard u. a.: Die Stadt Marburg Gesamtdokumentation. II. Bürgerhäuser der Altstadt: Katalog, Studien zur baulichen Entwicklung Marburgs im 19. Jahrhundert. Marburg 1981 (Veröffentlichung des Forschungsinstituts für Kunstgeschichte der Philipps-Universität Marburg; 2), S. 205f.

DEPPERT, Fritz (Hrsg.): Darmstädter Geschichte(n). Darmstadt 1980.

DETTMERING, Erhart: Kleine Marburger Stadtgeschichte. Regensburg 2007.

DEUTSCHE APOTHEKERSCHAFT (Hrsg.): Handbuch der Deutschen Apothekerschaft für 1939. 28. Jahrgang. Berlin 1939.

–: Handbuch der Deutschen Apothekerschaft für 1940. 29. Jahrgang. Berlin 1940.

DEUTSCHE BUNDESBANK: Kaufkraftvergleiche historischer Geldbeträge.

Frankfurt am Main, Deutsche Bundebank, Januar 2020, letzter Zugriff 02.12.2020, URL: https://www.bundesbank.de/de/statistiken/konjunktur-und-preise/erzeuger-und-verbraucherpreise/kaufkraftvergleiche-historischer-geldbetraege-775308

DINÇKAL, Noyan / Detlev MARES: Selbstmobilisierung und Forschungsnetzwerke. Überlegungen zur Geschichte der Technischen Hochschulen im „Dritten Reich". In: Dinçkal, Noyan / Christof Dipper / Detlev Mares (Hrsg.): Selbstmobilisierung der Wissenschaft. Technische Hochschulen im „Dritten Reich". Darmstadt 2010, S. 9–21.

DINGELDEY, Friedrich: Bericht [...] über das Studienjahr 1919 / 20. In: Technische Hochschule Darmstadt (Hrsg.): Feierliche Übergabe des Rektorates am 27. Oktober 1920. Darmstadt 1920, S. 1–7.

DONAT, Walter: Die Geschichte der Heidelberger Apotheken. Heidelberg 1912.

DRESSEN, Willi: Luftschutz. In: Benz, Wolfgang / Hermann Graml / Hermann Weiß (Hrsg.): Enzyklopädie des Nationalsozialismus. 3. Auflage, Stuttgart 1997, S. 575.

DRUM, Gunter: Geschichte der Deutschen Pharmazeutischen Gesellschaft (1890–1986). Stuttgart 1990 (Quellen und Studien zur Geschichte der Pharmazie; 60); ursprünglich Diss. rer. nat. Marburg 1987.

DUMITRIU, Helene: Die wissenschaftliche Entwicklung der Alkaloid-Chemie am Beispiel der Firma Merck in den Jahren 1886–1920. Diss. rer. nat. Heidelberg 1993.

EBERHARD, August: Ueber Ephedrin und verwandte Verbindungen. Diss. phil. Marburg 1914.

– : Ueber das Ephedrin und verwandte Verbindungen. In: Archiv der Pharmazie 253 (1915), S. 62–91.

– (a): Ueber das Zink-Platinchlorid. In: Archiv der Pharmazie 255 (1917/a), S. 65–72.

– (b): Ueber das Amido-äthyl-phenyl-carbinol. In: Archiv der Pharmazie 255 (1917/b), S. 140–150.

– (c): Ueber die Bestimmung des metallischen Eisens im Ferrum reductum. In: Archiv der Pharmazie 255 (1917/c), S. 357–381.

– (d): Berichtigung. In: Archiv der Pharmazie 255 (1917/d), S. 553.

– (a): Ueber die Synthese des inaktiven Ephedrins bez. Pseudoephedrins. In: Archiv der Pharmazie 258 (1920/a), S. 97–129.

– (b): Ueber die Synthese des inaktiven Ephedrins bzw. Pseudoephedrins. Habilitationsschrift zur Erlangung der venia legendi für pharmazeutische Chemie. Berlin 1920/b.

– (a): Untersuchungen aus dem Ephedringebiet. In: Pharmazeutische Zeitung 77 (1932/a), S. 1020f.

– (b): Zur Nomenklatur unserer Arzneimittel. Vortrag, gehalten am 28. September 1932 in der Abteilung 6 der Versammlung deutscher Naturforscher und Ärzte in Mainz. In: Pharmazeutische Zeitung 77 (1932/b), S. 1045–1047.

– : Gruppe der Alkalimetalle / Gruppe der alkalischen Erdmetalle. In: Schmidt, Ernst: Lehrbuch der Pharmazeutischen Chemie. Herausgegeben von Friedrich von Bruchhausen und Karl W[ilhelm] Rosenmund. Siebente neubearbeitete Auflage, Braunschweig 1933, S. 538–695, 824–886.

– : 100 Jahre Technische Hochschule Darmstadt. In: Süddeutsche Apotheker-Zeitung 76 (1936), S. 398–400.

– (a): Aus der Geschichte der hessischen Apotheken. Von der Not hessen-darmstädtischer Apotheker in der „guten alten Zeit". In: Süddeutsche Apotheker-Zeitung 78 (1938/a), S. 386–390.

– (b): Liebig als Apothekenvisitator (nach neuen Aktenfunden) und die nachfolgende Neuorganisation des Revisionswesens im ehemaligen Großherzogtum Hessen. In: Süddeutsche Apotheker-Zeitung 78 (1938/b), S. 866–868.

– (a): Erinnerungen an Emil von Behring. In: Süddeutsche Apotheker-Zeitung 80 (1940/a), S. 472.

– (b): 100 Jahre Agrikulturchemie – eine Großtat Liebigs. In: Süddeutsche Apotheker-Zeitung 80 (1940/b), S. 495–497.

– (c): Die Apotheken in Friedberg / Hessen. In: Friedberger Geschichtsblätter 15 (1940/c), S. 84–112.

– : 50 Jahre Deutsche Pharmazeutische Gesellschaft 1890–1940. In: Mitteilungen der Deutschen Pharmazeutischen Gesellschaft 18 (1941), S. 57–86.

– : Geschichte der Gießener Apotheken. In: Hessen in Wort und Bild. Beilage der Giessener Freien Presse (1951), Nr. 1–4, Ausklang.

– (a): Zum Bundesgesetz: Die Gemeinde-Apotheke – kein Ruhmesblatt. In: Deutsche Apotheker-Zeitung 95 (1955/a), S. 175–178.

– (b): 250 Jahre Mainzer Mohren-Apotheke. In: Deutsche Apotheker-Zeitung 95 (1955/b), S. 632–635.

– (a): Die Pharmazie. In: Justus Liebig-Hochschule (Hrsg.): Ludwigs-Universität Justus Liebig-Hochschule 1607–1957. Festschrift zur 350-Jahrfeier. Gießen 1957/a, S. 73–77.

– (b): Aus dem Hessischen Landesmuseum: Die historische Apotheke. In: Lebendiges Darmstadt (1957/b), Heft 13/14.

– (c): Mainzer Apothekengefäße im Hessischen Landesmuseum zu Darmstadt. In: Mainzer Zeitschrift 52 (1957/c), S. 57–61, Tafel 12 mit sieben Schwarz-Weiß-Abbildungen.

EBERHARD, August / Josefine DWORSCHAK: 100 Jahre Pfau-Apotheke Mainz im Familienbesitz Thurn. Mainz 1957.

EICHHOLTZ, Dietrich: Vierjahresplan. In: Benz, Wolfgang / Hermann Graml / Hermann Weiß (Hrsg.): Enzyklopädie des Nationalsozialismus. 3. Auflage, Stuttgart 1997, S. 782f.

EIDEBENZ, Emil: Studien über Ephedrin (Schwefelverbindungen). Darmstadt 1934.

EISENBERG, Carl: Aus dem vorigen Jahrhundert. In: Danneberg, Albrecht (Hrsg.): Gymnasium Philippinum 1527–1977. Festschrift zur 450-Jahrfeier. Marburg 1977, S. 165–176.

EMDE, Hermann: Ephedrin. Zusammenfassende Übersicht nach einem Vortrage, gehalten am 15. November 1929 in der Deutschen Pharmazeutischen Gesellschaft zu Berlin. In: Archiv der Pharmazie 268 (1930), S. 83–103.

ENGELS, Peter: Darmstadt. Kleine Stadtgeschichte. Regensburg 2019.

FALBE, Jürgen / Manfred REGITZ (Hrsg.): Römpp Lexikon Chemie. 6 Bde. Völlig überarbeitete zehnte Auflage, Stuttgart 1997.

FEND, Helmut: Geschichte des Bildungswesens. Der Sonderweg im europäischen Kulturraum. Wiesbaden 2006.

FERCHL, Fritz: Chemisch-Pharmazeutisches Bio- und Bibliographikon. 2 Bde. Mittenwald 1937.

– : Schmiedeeiserne Rezepturtischaufsätze. In: Zur Geschichte der Pharmazie 2 (1950), Heft 1, S. 7–14.

FIEK, H[anns Reinhard]: Die neue Prüfungsordnung. In: Pharmazeutische Zeitung 79 (1934), S. 1279–1282.

FINGER, Hermann / Ernst SÖLLINGER: Die Leibesübungen an der Technischen Hochschule Darmstadt. In: Schlink, Wilhelm (Hrsg.): Die Technische Hochschule Darmstadt 1836 bis 1936. Ein Bild ihres Werdens und Wirkens. Darmstadt 1936, S. 224–239.

FISCHER, Annelore: Rosenmund, Karl Wilhelm. In: Pötsch, Winfried / Annelore Fischer / Wolfgang Müller: Lexikon bedeutender Chemiker. Leipzig 1988, S. 370.

FISCHER, [Philipp]: Die Entwicklung des chemischen Laboratoriums der Krankenhausapotheke Nürnberg. In: Pharmazeutische Zeitung 71 (1926), S. 487–489.

– : Klinisch-chemische Untersuchungen in Krankenhausapotheken. In: Pharmazeutische Zeitung 73 (1928), S. 620f.

FISCHER-MAUCH, Ute: Zum Verhältnis Apotheker / Arzt in Hessen. Bemühungen in Gießen um eine Novellierung der rechtlichen Grundlagen (um 1700). Stuttgart 1995 (Quellen und Studien zur Geschichte der Pharmazie; 69); ursprünglich Diss. rer. nat. Marburg 1993.

FRANZ, Eckhart G[ötz]: Vom Biedermeier in die Katastrophe des Feuersturms. In: Battenberg, Friedrich u. a.: Darmstadts Geschichte. Fürstenresidenz und Bürgerstadt im Wandel der Jahrhunderte. Darmstadt 1984, S. 289–482.

FRIEDRICH, Christoph: Universitätsapotheken und Universitätsapotheker in der Geschichte. In: Die Pharmazie 43 (1988), S. 428–431.

– : Die Hochschulpharmazie an der Wende vom 19. zum 20. Jahrhundert: Strukturwandel in der pharmazeutischen Wissenschaft. In: Archiv der Pharmazie 324 (1991), S. 1013–1038.

– : Der Einfluß von Apothekern auf die Disziplingenese von Pharmazie und Chemie. In: Die Pharmazie 47 (1992), S. 541–546.

– : Die Apotheke von innen gesehen. Apothekerautobiographien aus zwei Jahrhunderten. Frankfurt am Main / Eschborn 1995.

– : Die Geschichte der ABDA von 1950 bis 2000. Eschborn 2000.

– : Wissenschaftliche Schulen und die Marburger Pharmazie. In: Pharmazeutische Zeitung 146 (2001), S. 2410–2418.

– : Pharmazie und Pharmaziestudium an der Universität Halle bis zum Jahre 1938. In: Remane, Horst / Peter Nuhn (Hrsg.): Pharmazie in Halle (Saale). Historische und aktuelle Aspekte. Berlin 2002 (Stätten pharmazeutischer Praxis, Lehre und Forschung; 1), S. 15–32.

– : Hermann Thoms. Idealer Lehrer, voller Ideen. In: Pharmazeutische Zeitung 150 (2005), S. 4412–4414.

– : Schmidt, Ernst Albert. In: NDB, Bd. 23, Schinzel–Schwarz. Berlin 2007, S. 183f.

– : Pharmazeutische Versorgung von Krankenhäusern im Spiegel der Zeit. In: Deutsche Apotheker-Zeitung 148 (2008), S. 3194–3198.

– (a): Sertürner, Friedrich Wilhelm. In: NDB, Bd. 24, Schwarz–Stader. Berlin 2010/a, S. 271–273.

– (b): Friedrich Stolz. Industrieapotheker und Arzneimittelforscher. In: Pharmazeutische Zeitung 155 (2010/b), S. 3938–3942.

– (a): Zur Entwicklung des Pharmaziestudiums an der Universität Greifswald vor 1945. In: Friedrich, Christoph (Hrsg.): Pharmazie in Greifswald. Vorträge des Pharmaziehistorischen Vorsymposiums der DPhG-Jahrestagung am 11. Oktober 2012 in Greifswald. Marburg 2013/a (Stätten pharmazeutischer Praxis, Lehre und Forschung; 12), S. 9–30.

– (b): Forscher, Künstler, Unternehmer. Apothekerkarrieren aus vier Jahrhunderten. Eschborn 2013/b.

– : Martin Heinrich Klaproth. Apotheker und genialer Chemiker. In: Pharmazeutische Zeitung 161 (2016), S. 3962f.

– : Wie wir Apotheker wurden. Erinnerungen aus drei Jahrhunderten. Eschborn 2018.

– : Ernst A. Schmidt zum 100. Todestag. Der Vater der Pharmazeutischen Chemie starb am 5. Juli 2021. In: Deutsche Apotheker-Zeitung 161 (2021), S. 2392–2394.

– (a): 200 Jahre Archiv der Pharmazie. In: Pharmakon 10 (2022/a), S. 64–67.

– (b): Ein langer Weg. Wie das erste Deutsche Arzneibuch entstand und welche Pharmakopöen zuvor galten. In: Deutsche Apotheker-Zeitung 162 (2022/b), S. 1916–1918.

– (c): Von Hessen in die Welt – Die Marburger „Professoren-Fabrik“ der Pharmazie. In: Aumüller, Gerhard / Andreas Hedwig (Hrsg.): Regionale Medizingeschichte. Konzepte – Ergebnisse – Perspektiven. Marburg 2022/c (Veröffentlichungen der Historischen Kommission für Hessen; 92), S. 301–318.

– (a): Mehr als ein Chemiker. Die Bedeutung Justus [von] Liebigs für die Pharmazie. In: Deutsche Apotheker-Zeitung 163 (2023/a), S. 1256–1260.

– (b): Die Hochschulpharmazie in Leipzig zwischen 1933 und 1945. In: Schippan, Michael (Hrsg.): „Leib-Seele-Problematik“, Medizin, Physiologie, Pharmazie und schöne Literatur in der Neuzeit. Ingrid Kästner zum 80. Geburtstag. Düren 2023/b (Europäische Wissenschaftsbeziehungen; 22), S. 301–317.

FRIEDRICH, Christoph / Cornelia DALLMANN: Carl Mannich (1877–1947) und die Pharmazie. In: Pharmazeutische Zeitung 136 (1991), S. 691–701.

FRIEDRICH, Christoph / Axel-Steffen HONIG: Wissenschaftliche Schulen in der Pharmazie. Heinrich Wilhelm Ferdinand Wackenroder (1798–1854) und sein Schülerkreis. In: Die Pharmazie 48 (1993), S. 457–463.

FRIEDRICH, Christoph / Gerhard KLEBE: 150 Jahre Pharmazie in Marburg. Von der traditionellen Arzneistoffsynthese zu den modernen Biowissenschaften. In: Marburger UniJournal 10 (2001), S. 46–49.

FRIEDRICH, Christoph / Ariane LÖHNERT / Wolf-Dieter MÜLLER-JAHNCKE: Rudolf Schmitz. Pharmaziehistoriker aus Leidenschaft. In: Pharmazeutische Zeitung 163 (2018), S. 434–436.

FRIEDRICH, Christoph / Gabriele MELZER: Wissenschaftliche Schulen in der Pharmazie. Ernst A. Schmidt (1845–1921) und sein Schülerkreis. In: Die Pharmazie 43 (1988), S. 642–647.

FRIEDRICH, Christoph / Wolf-Dieter MÜLLER-JAHNCKE (Hrsg.): Apotheker und Universität. Die Vorträge der Pharmaziehistorischen Biennale in Leipzig vom 12. bis 14. Mai 2000 und der Gedenkveranstaltung „Wiegleb 2000“ […] in Bad Langensalza. Stuttgart 2002 (Veröffentlichungen zur Pharmaziegeschichte; 2).

FRIEDRICH, Christoph / Wolf-Dieter MÜLLER-JAHNCKE: Von der Frühen Neuzeit bis zur Gegenwart. Eschborn 2005 (Geschichte der Pharmazie / R. Schmitz; 2).

FRIEDRICH, Christoph / Wolf-Dieter MÜLLER-JAHNCKE: Höchstens „unter Aufsicht“. In: Deutsche Apotheker-Zeitung 162 (2022), S. 1224–1228.

FRIEDRICH, Ch[ristoph] / H[ans]-J[oachim] SEIDLEIN: Beiträge zur Geschichte der Pharmazeutischen Wissenschaft. 11. Mitteilung: Die Bedeutung Johannes (Hans) Valentins für die Entwicklung der Pharmazeutischen Wissenschaft. In: Die Pharmazie 39 (1984), S. 262–269.

FRIEDRICH, Ch[ristoph] / H[ans]-J[oachim] SEIDLEIN / H[erbert] LANGER: Beiträge zur Geschichte der Pharmazeutischen Wissenschaft. 18. Mitteilung: Zur Entwicklung der Pharmazie an der Universität Greifswald zwischen 1903 und 1968. Teil 3: Die Entwicklung der materiell-technischen Bedingungen. In: Die Pharmazie 41 (1986), S. 730–732.

FUCHS, Karl Ludwig: Fuchs Apotheken. Niederbayern. Langquaid, Fuchs Apotheken, Juni 2021, letzter Zugriff 11.12.2021, URL: https://www.fuchs-apotheken.de/

FÜLBERTH, Georg: Marburg 1866–1918. In: Verlag Arbeiterbewegung und Gesellschaftswissenschaft GmbH (Hrsg.): Marburg. Eine illustrierte Stadtgeschichte. Wirtschaft und Kultur […] aus 850 Jahren. Mit einem Rundgang durch die Stadt. Marburg 1985, S. 104–112.

FUHRMANN, Manfred (Hrsg.): Marcus Tullius Cicero. Die Catilinarischen Reden. 4. aktualisierte Auflage. Berlin 2011.

FUNAYAMA, Shinji / Geoffrey A[lan] CORDELL: Alkaloids. A Treasury of Poisons and Medicines. Amsterdam usw. 2015.

FUXIUS, TILL: Hermann Schelenz. Ein Pionier der Pharmaziegeschichte. Stuttgart 2002 (Heidelberger Schriften zur Pharmazie- und Naturwissenschaftsgeschichte; 19); ursprünglich Diss. rer. nat. Heidelberg 2000.

GADAMER, Johannes: Ernst Schmidt und das Archiv der Pharmazie. In: Archiv der Pharmazie 260 (1922), S. 1–8.

GAUVERLAG-NS-SCHLESIEN (Hrsg.): Heimatkalender Kreis Lüben. 1. Jahrgang 1942. Liegnitz 1942.

GEISSLER, Hartmut: Der jüdische Lehrer Ludwig (Louis) Langstädter. Ingelheimer Epochen. Ingelheim, Historischer Verein Ingelheim e. V., 21. Oktober 2020, letzter Zugriff 18.12.2021, URL: http://www.ingelheimer-geschichte.de/index.php?id=648

GEORGE, Christan: Sonnenwendfeiern im ‚Dritten Reich'. Speyer, Bildungsserver Rheinland-Pfalz des Pädagogischen Landesinstituts Rheinland-Pfalz, August 2009, letzter Zugriff 02.05.2022, URL: https://geschichte.bildung-rp.de/entwicklung/archivpaedagogik/archivalien/sonnenwendfeier-im-dritten-reich.html

GERZ, Yvonne: Die Situation der Medizinischen Fakultät Marburg in der Nachkriegszeit: 1945–1950. Marburg, Universitätsbibliothek Marburg, 2008, letzter Zugriff 09.11.2022, URL: http://archiv.ub.uni-marburg.de/diss/z2008/0255/pdf/dyg.pdf

GESELLSCHAFT DEUTSCHER CHEMIKER E. V.: Über uns, unsere Leitbilder und unsere Geschichte. Frankfurt / Main, Gesellschaft Deutscher Chemiker e. V., November 2011, letzter Zugriff 17.01.2021, URL: https://www.gdch.de/gdch/ueber-uns.html

GILG, E[rnst] / P[aul] N[orbert] SCHÜRHOFF: Die ephedrinhaltigen Stammpflanzen der „Ma-Huang"-Droge. In: Archiv der Pharmazie 268 (1930), S. 233–249.

GIMBEL, John: Marburg nach dem Zusammenbruch des NS-Regimes. In: Dettmering, Erhart / Rudolf Grenz (Hrsg.): Marburger Geschichte. Rückblick auf die Stadtgeschichte in Einzelbeiträgen. Marburg 1980, S. 655–676.

GLEICHE, Günther: Die Apotheke im Allgemeinen Krankenhaus St. Georg, Hamburg 1823–1973. Stuttgart 1998 (Quellen und Studien zur Geschichte der Pharmazie; 75).

GLÖCKNER, Karl (Hrsg.): Mitteilungen des Oberhessischen Geschichtsvereins. N. F.; 43. Giessen 1959.

GÖRING, [Hermann]: Dritte Verordnung zur Sicherstellung des Kräftebedarfs für Aufgaben von besonderer staatspolitischer Bedeutung (Notdienstverordnung). In: Deutsche Apotheker-Zeitung 78 (1938), S. 1280f.

GÖTZ, Wolfgang: Zu Leben und Werk von Johann Bartholomäus Trommsdorff (1770–1837). Darstellung anhand bisher unveröffentlichten Archivmaterials. Würzburg 1977; ursprünglich Diss. rer. nat. Marburg 1976.

GRAEPEL, Peter Hartwig: Die Arzneiversorgung in Deutschlands Notjahr 1946 im Spiegel der Süddeutschen Apotheker-Zeitung. In: Meyer, Klaus / Wolf-Dieter Müller-Jahncke (Hrsg.): Apotheke und die Arzneiversorgung in Notzeiten. Pharmaziegeschichtliche Tagungsberichte. Stuttgart 1999, S. 89–103.

GREBE, Karin: Heinrich Salzmann zum 150. Geburtstag. In: Deutsche Apotheker-Zeitung 149 (2009), S. 76.

– : Heinrich Salzmann (1859–1945), Leben und Leistung eines pharmazeutischen Standespolitikers. Diss. rer. nat. Marburg 2014.

GRÜTTNER, Michael: Studenten im Dritten Reich. Paderborn usw. 1995.

GRÜTTNER, Michael / Sven KINAS: Die Vertreibung von Wissenschaftlern aus den deutschen Universitäten 1933–1945. In: Vierteljahrshefte für Zeitgeschichte 55 (2007), S. 123–186.

GÜNTHER, Norbert: Die Anpassung der Beamtenbesoldung an die allgemeinen wirtschaftlichen und finanziellen Verhältnisse. Berlin 1987 (Schriften zum Öffentlichen Recht; 517).

GUMBEL, Frank: Blick auf historisches und neues Foto der Heinrichstraße zeigt, wie Nutzungen sich wandeln. In: Echo-online, Lokales, Bürstadt. Darmstadt, Echo Zeitungen GmbH, 20. Januar 2018, letzter Zugriff 18.12.2021, URL: https://www.echo-online.de/lokales/bergstrasse/buerstadt/blick-auf-historisches-und-neues-foto-der-heinrichstrasse-zeigt-wie-nutzungen-sich-wandeln_18464891

HAARS, Maximilian / Christoph FRIEDRICH: Julius Berendes. Ein Vater der Pharmaziegeschichte. In: Pharmazeutische Zeitung 159 (2014), S. 2164–2166.

HÄFLIGER, Josef Anton: Pharmakohistorisches Biographikon. In: Tschirch, Alexander: Handbuch der Pharmakognosie. Leipzig 1932, S. 1008–1151.

HANEL, Melanie: Normalität unter Ausnahmebedingungen. Die TH Darmstadt im Nationalsozialismus. Darmstadt 2014; ursprünglich Diss. Darmstadt 2013.

HARTIG, Christine: Der Einfluss der universitären Strukturen. In: Müller-Benedict, Volker (Hrsg.): Der Prozess der fachlichen Differenzierung an Hochschulen. Die Entwicklung am Beispiel von Chemie, Pharmazie und Biologie 1890–2000. Wiesbaden 2014, S. 21–86.

HARTIG, Christine u. a.: Was beeinflusst die Entstehung und Verfestigung einer universitären Fachrichtung? Die Entwicklung der Pharmazie an deutschen Universitäten von 1880 bis 1970. In: Berichte zur Wissenschaftsgeschichte 36 (2013), S. 7–28.

HATTENHAUER, Hans: Geschichte des Beamtentums. In: Wiese, Walter (Hrsg.): Handbuch des Öffentlichen Dienstes. Bd. 1. Köln usw. 1980.

HEDRICH-TRIMBORN, Lisa: Zur Entwicklung der pharmazeutischen Zweigdisziplin Pharmazeutische Technologie bis 1980. Stuttgart 2018 (Quellen und Studien zur Geschichte der Pharmazie; 115); ursprünglich Diss. rer. nat. Marburg 2018.

HEIBER, Helmut (Hrsg.): Goebbels Reden 1932–1945. Düsseldorf 1971 / 1972.

HEIDEBROEK, Enno: Bericht […] über das Studienjahr 1923 / 24. In: Technische Hochschule Darmstadt (Hrsg.): Rektoratsübergabe am 21. Oktober 1924. Darmstadt 1925, S. 3–8.

HEILMANN, Arnt: Chemie. In: ECKART, Wolfgang U[we] / Volker SELLIN / Eike WOLGAST (Hrsg.): Die Universität Heidelberg im Nationalsozialismus. Heidelberg 2006, S. 1151–1173.

HEIN, Wolfgang-Hagen: Öffentliche und private pharmaziegeschichtliche Sammlungen in Deutschland. 15. Die historische Apotheke im Hessischen Landesmuseum in Darmstadt. In: Beiträge zur Geschichte der Pharmazie 22 (1970), S. 5.

–: Emailmalereigläser aus deutschen Apotheken. Frankfurt a. M. 1972 (Monographien zur pharmazeutischen Kulturgeschichte; 1).

HELLMUTH, Herta: Wackenroders Berufung zum Apothekeninspektor in Sachsen-Altenburg im Jahre 1850. In: Pharmazeutische Praxis 40 (1985), S. 110–112.

HELSEY, Édouard: Darmstadt 1919. Reisebrief vom 12. März 1919 in „Le Journal“, Paris. In: Deppert, Fritz (Hrsg.): Darmstädter Geschichte(n). Darmstadt 1980, S. 309f.

HELMSTÄDTER, Axel: 500 Jahre Arzneimittelversorgung in Hospital und Krankenhaus. In: Pharmazeutische Zeitung 140 (1995/a), S. 1475–1486.

– (b): Aufgaben deutscher Krankenhausapotheker des 19. Jahrhunderts im Spiegel ihrer Dienstanweisungen. In: Die Pharmazie 50 (1995/b), S. 217–219.

HELMSTÄDTER, Axel / Jutta HERMANN / Evemarie WOLF: Leitfaden der Pharmaziegeschichte. 2., überarbeitete Auflage, Eschborn 2001.

HERRLITZ, Hans-Georg u. a.: Deutsche Schulgeschichte von 1800 bis zur Gegenwart. Eine Einführung. Weinheim / München 2005.

HERZOG, Georg: Zur Geschichte der Akademie für Medizinische Forschung und Fortbildung (Medizinische Fakultät). In: Justus Liebig-Hochschule (Hrsg.): Ludwigs-Universität Justus Liebig-Hochschule 1607–1957. Festschrift zur 350-Jahrfeier. Gießen 1957, S. 31.

–: Die ärztliche Fortbildung. In: Justus Liebig-Hochschule (Hrsg.): Ludwigs-Universität Justus Liebig-Hochschule 1607–1957. Festschrift zur 350-Jahrfeier. Gießen 1957, S. 90–92.

HESSISCHE FAMILIENGESCHICHTLICHE VEREINIGUNG e. V.: Vereinsgeschichte. Darmstadt, Hessische familiengeschichtliche Vereinigung e. V., September 2020, letzter Zugriff 18.01.2022, URL: https://www.hfv-ev.de/wir-ueber-uns/vereinsgeschichte/

HESSISCHER MINISTER DES INNERN (Hrsg.): Staats-Anzeiger für das Land Hessen. Wiesbaden 1955.

HESSISCHES KULTUSMINISTERIUM (Hrsg.): Verfassung des Landes Hessen und Grundgesetz für die Bundesrepublik Deutschland. 73. überarbeitete Auflage, Wiesbaden 2020.

HESSISCHES STATISTISCHES LANDESAMT (Hrsg.): Hessen im Wandel der letzten hundert Jahre. 1860–1960. Wiesbaden 1960.

HEYL, Georg: Ueber das Vorkommen von Alkaloiden und Saponinen in Cacteen. In: Archiv der Pharmazie 239 (1901), S. 451–473.

– : Ueber die Alkaloide von Dicentra formosa (Andr.) D. C. In: Archiv der Pharmazie 241 (1903), S. 313–320.

– : Das hessische Apothekenwesen. Darmstadt 1908.

HEYMANN, Dieter: Harriet und Hermine. Eine Lebensgeschichte im 20. Jahrhundert. Norderstedt 2016.

HICKEL, Erika: Die Arzneimittel in der Geschichte. Trost und Täuschung – Heil und Handelsware. Nordhausen 2008 (Edition Lewicki-Büttner; 4).

HINTZE, Otto: Der Beamtenstand. Unveränderter fotomechanischer Nachdruck aus: Vorträge der Gehe-Stiftung zu Dresden Band III. Leipzig. S. 93–170. Darmstadt 1963.

HLGL (Hessisches Landesamt für geschichtliche Landeskunde): Marburg, Landkreis Marburg-Biedenkopf, in: Historisches Ortslexikon. Marburg, 18.11.2019, letzter Zugriff 28.04.2020, URL: www.lagis-hessen.de/de/subjects/idrec/sn/ol/id/9223

HOLZ, Ellen: Tauchfahrt in die Familiengeschichte. Evelyn Schneider. Oberursel, Projekt Jüdisches Leben in Frankfurt am Main. Spurensuche – Begegnung – Erinnerung e. V., März 2017, letzter Zugriff 13.01.2022, URL: http://www.juedisches-leben-frankfurt.de/de/home/biographien-und-begegnungen/biographien-s/evelyn-schneider.html

HORSTMANN, Rolf Dieter: Zur Geschichte der Apothekenvisitationen von den Anfängen bis zum Ende des Zweiten Weltkrieges in Deutschland unter besonderer Berücksichtigung der Rheinprovinz. Stuttgart 2017 (Quellen und Studien zur Geschichte der Pharmazie; 111); ursprünglich Diss. rer. nat. Marburg 2016.

HUNGERLAND, Heinz: Die Kinderklinik. In: Justus Liebig-Hochschule (Hrsg.): Ludwigs-Universität Justus Liebig-Hochschule 1607–1957. Festschrift zur 350-Jahrfeier. Gießen 1957, S. 60–63.

HUWER, Elisabeth: Das Deutsche Apotheken-Museum. Schätze aus zwei Jahrtausenden Kultur- und Pharmaziegeschichte. 3. überarbeitete Auflage, Regensburg 2015.

– : Das Deutsche Apotheken-Museum im Heidelberger Schloss. In: Friedrich, Christoph (Hrsg.): Pharmazie in Heidelberg. Vorträge des Pharmaziehistorischen Vorsymposiums der DPhG-Jahrestagung am 1. September 2019 in Heidelberg. Marburg 2020 (Stätten pharmazeutischer Praxis, Lehre und Forschung; 19), S. 81–133.

ISHIDA, Mitsuo: Hormone Hunters: The Discovery of Adrenaline. Kyoto, Kyoto University, 5. Sept. 2018, letzter Zugriff 07.09.2021, URL: https://doi.org/10.14989/234214

IWATA, Makoto: Kinnosuke Miura (1864–1950). In: Journal of Neurology 9 (2000), S. 725f.

JETTER, Dieter: Grundzüge der Krankenhausgeschichte (1800–1900). Darmstadt 1977 (Grundzüge; 33).

JOST, Gudrun: Alfred Partheil (1861–1909) – ein Pharmazeutischer Chemiker aus der zweiten Reihe. Stuttgart 2007 (Quellen und Studien zur Geschichte der Pharmazie; 84); ursprünglich Diss. rer. nat. Marburg 2005.

JUDEL, Günther Klaus: Geschichte des Liebig-Laboratoriums. Gießen, Justus Liebig-Gesellschaft zu Gießen e. V., Dezember 2016, letzter Zugriff 15.02.2023, URL: https://www.liebig-museum.de/geschichte/

JUSTUS LIEBIG-HOCHSCHULE GIESSEN: Personal- und Vorlesungsverzeichnis Sommersemester 1952. Gießen 1952.

KAAL, Markus Christian: Stadt-Apotheke Kirtorf. Geschichte der Stadt-Apotheke Kirtorf. Kirtorf, Stadt-Apotheke Kirtorf, Juli 2018, letzter Zugriff 12.12.2021, URL: https://www.apokirtorf.de/de/unsere-apotheke/geschichte-der-stadt-apotheke-kirtorf

KAHLER, Waldemar: Das Apothekenwesen. Berlin 1937 (Handbücherei für den öffentlichen Gesundheitsdienst; 5).

KAISER, Hans: Die Krankenhausapotheke. In: Braun, H. u. a. (Hrsg.): Sondereinrichtungen im Krankenhaus. Berlin / Heidelberg 1930 (Handbücherei für das Gesamte Krankenhauswesen; 3), S. 150–166.

K[AISER], H[ans]: Karlsruhe. Oberapotheker a. D. Prof. Artur Hoger 75 Jahre alt. In: Pharmazeutische Zeitung 86 (1950), S. 368f.

KAMMER, Emil: Bericht […] über das Studienjahr 1927 / 28. In: Technische Hochschule Darmstadt (Hrsg.): Rektoratsübergabe der Technischen Hochschule Darmstadt am 25. Oktober 1928. Darmstadt 1928, S. 3–12.

KAMMER, Hilde / Elisabet BARTSCH: Lexikon Nationalsozialismus. Begriffe, Organisationen und Institutionen. Reinbek bei Hamburg 1999.

KELLER, Oskar: Zum 75. Geburtstage von Ernst Schmidt. In: Pharmazeutische Zeitung 65 (1920), S. 505f.

KESSELMEIER, Manfred Rudolf: Friedrich Wilhelm Adam Sertürner (1783–1841), Apotheker und Forscher. Stuttgart 2008 (Quellen und Studien zur Geschichte der Pharmazie; 89); ursprünglich Diss. rer. nat. Marburg 2007.

KINTZEL, Birger: Zur Geschichte der Hochschulpharmazie im nationalsozialistischen Deutschland dargestellt an ausgewählten pharmazeutischen Ausbildungseinrichtungen Mittel- und Ostdeutschlands. Diss. rer. nat. Greifswald 1993.

KLÄMBT, Nils: Hans Paul Kaufmann (1889–1971) – Leben und Werk. Stuttgart 2013 (Quellen und Studien zur Geschichte der Pharmazie; 97); ursprünglich Diss. rer. nat. Marburg 2012.

KLEE, Ernst: Das Personenlexikon zum Dritten Reich. Wer war was vor und nach 1945. 5. Auflage, Frankfurt am Main 2003; genehmigte Lizenzausgabe Hamburg 2016.

KLEINERT, Hubert: Die NS-Vergangenheit ehemaliger politischer Funktionsträger im Landkreis Marburg-Biedenkopf. Bericht an den Kreisausschuss / Kreistag Marburg-Biedenkopf. Marburg-Biedenkopf, Kreisverwaltung Landkreis Marburg-Biedenkopf, 2014, letzter Zugriff 09.11.2022, URL: https://www.marburg-biedenkopf.de/Hubert_Kleinert-_Studie_zur_NS-Vergangenheit_ehem._politischer_Funktions....pdf

KLEMPERER, Georg / Eugen ROST: Im Deutschen Reich auf den Arzneimittelverkehr bezügliche gesetzliche und andere Bestimmungen. In: Klemperer, Georg / Eugen Rost:

Handbuch der allgemeinen und speziellen Arzneiverordnungslehre für Ärzte. Berlin / Heidelberg 1929, S. 745–824.

KLENKE, Nicole: Zum Alltag der Apothekergehilfen vom 18. bis Anfang des 20. Jahrhunderts. Stuttgart 2009 (Quellen und Studien zur Geschichte der Pharmazie; 92); ursprünglich Diss. rer. nat. Marburg 2009.

KNABE, Joachim: Friedrich von Bruchhausen zum Gedächtnis. In: Pharmazie in unserer Zeit 6 (1977), S. 1–7.

KNICHEL, Martina: Die Gesellschaft für Mittelrheinische Kirchengeschichte. Geschichte ihres 50jährigen Bestehens. Mainz 1998 (Quellen und Abhandlungen zur Mittelrheinischen Kirchengeschichte; 85).

KNIPPING, Franz: Bericht [...] über das Studienjahr 1926 / 27. In: Technische Hochschule Darmstadt (Hrsg.): Rektoratsübergabe der Technischen Hochschule Darmstadt am 26. Oktober 1927. Darmstadt 1927, S. 3–9.

KOCH, Heinrich P.: Warum heißt unser Fach „Pharmazie"? In: Deutsche Apotheker-Zeitung 134 (1994), S. 4057–4074.

KÖHLER, Horst (u. a.): Gesetz zur Neuregelung des Grundstoffüberwachungsrechts vom 11. März 2008. In: Bundesministerium der Justiz (Hrsg.): Bundesgesetzblatt Jahrgang 2008 Teil I Nr. 9. Köln 2008, S. 306–312.

KOLLING, Hubert: Rathmann, Fritz Kurt (1871–1945). In: Kolling, Hubert (Hrsg.): Biographisches Lexikon zur Pflegegeschichte. „Who is who in nursing history". Bd. 9. Hungen 2020, S. 154–157.

KOLLMANN-HESS, Michaela: Die „Erste Marburger Schule" (1884–1928). Zur wissenschaftlichen Leistung von Ernst Schmidt, Johannes Gadamer und ihren Schülern am Pharmazeutisch-Chemischen Institut der Universität Marburg. Stuttgart 1988 (Quellen und Studien zur Geschichte der Pharmazie; 48); ursprünglich Diss. rer. nat. Marburg 1987.

KOO, Hea-Kyoung: Adler-Apotheke, Sonneberg. Wir über uns. Sonneberg, Adler-Apotheke, September 2009, letzter Zugriff 11.12.2021, URL: http://adler-apotheke-sonneberg.de/Wirueberuns/705,181,0,0,1.html

KRAFFT, Fritz: Geleitwort. Zu: Gudrun Jost: Alfred Partheil (1861–1909), ein Pharmazeutischer Chemiker aus der zweiten Reihe. Stuttgart 2007, S. V–VI.

KRUSE, Ulrich: Die Pharmazie im Rahmen der Gesellschaft Deutscher Naturforscher und Ärzte. 1822–1938. Stuttgart 2001 (Schriftenreihe zur Geschichte der Versammlungen Deutscher Naturforscher und Ärzte; 8); ursprünglich Diss. Marburg 2000.

KÜNKELE, Waltraut: Zur Entwicklungsgeschichte der Pflanzenchemie. Beginn der chemischen Pflanzenanalyse unter besonderer Berücksichtigung der Forschung an der Akademie der Wissenschaften in Paris vom Ende des 17. bis Mitte des 18. Jahrhunderts. Diss. rer. nat. Marburg 1971.

KUNTZE, [?]: Zur Geschichte des Pharmazeutisch-Chemischen Instituts Marburg. In: Apotheker-Zeitung 42 (1927), S. 383–385.

LADENBURG, A[lbert] / C. OELSCHLÄGEL: Ueber das „Pseudo-Ephedrin". In: Berichte der deutschen chemischen Gesellschaft 22 (1889), S. 1823.

LADSTÄTTER, Otto / Sepp LINHART: China und Japan. Die Kulturen Ostasiens. Wien / Heidelberg 1983.

LANDESGESCHICHTLICHES INFORMATIONSSYSTEM HESSEN: Prof. Dr. med Julius Karl Scriba. Hessische Biografie. Marburg, Hessisches Landesamt für geschichtliche Landeskunde, 15. April 2021, letzter Zugriff 28.01.2022, URL: https://www.lagis-hessen.de/de/subjects/rsrec/sn/bio/register/person/entry/kamiya%252C+yasu

LATSCH, Holger: Bundesverband Deutscher Krankenhausapotheker (ADKA) e.V. Entstehung und Entwicklung eines Berufsverbandes. Stuttgart 2009 (Quellen und Studien zur Geschichte der Pharmazie; 90); ursprünglich Diss. rer. nat. Marburg 2008.

LAVES, E[rnst]: Die Aufgaben der Krankenhausapotheker. In: Pharmazeutische Zeitung 47 (1902), S. 831f.

LEIMKUGEL, Frank: Wege jüdischer Apotheker. Die Geschichte deutscher und österreichisch-ungarischer Pharmazeuten. Frankfurt am Main 1991; ursprünglich Diss. rer. nat. Heidelberg 1990.

–: Helmut Vester (1913–2001): ein Düsseldorfer Apotheker, Sammler und Archivar. In: Friedrich, Christoph (Hrsg.): Pharmazie in Düsseldorf. Vorträge des Pharmaziehistorischen Vorsymposiums der DPhG-Jahrestagung am 22. September 2015 in Düsseldorf. Marburg 2016 (Stätten pharmazeutischer Praxis, Lehre und Forschung; 15), S. 71–85.

LEIMKUGEL, Frank / Wolf-Dieter MÜLLER-JAHNCKE: Vertriebene Pharmazie. Wissenstransfer durch deutsche und österreichisch-ungarische Apotheker nach 1933. Stuttgart 1999 (Veröffentlichungen der Internationalen Gesellschaft für Geschichte der Pharmazie e. V., N. F.; 61).

LEWITZKI, Erwin: Geschichte der Stadt Gießen in Jahreszahlen, Stichworten und Ereignissen. Gießen 2020.

LICHTE, Karl: Deutschsprachige Pharmaziegeschichtsschreibung vom 18. bis 20. Jahrhundert. Diss. rer. nat. Marburg 1992.

LIEBIG, Justus: Anleitung zur Analyse organischer Körper. Braunschweig 1837.

–: Die organische Chemie in ihrer Anwendung auf Agricultur und Physiologie. Braunschweig 1840.

LIND, Carsten: Gießener Apotheken. Frühneuzeitliches Apothekenwesen im Spannungsfeld von Stadt, Universität und landesherrlichen Behörden. Gießen 1998 (Studia Giessensia; 8).

LINK, Arnulf: Johann Rudolph Glauber 1604–1670. Leben und Werk. Diss. rer. nat. Heidelberg 1993.

LINNE, Karsten: Deutschland jenseits des Äquators? Die NS-Kolonialplanungen für Afrika. Berlin 2008 (Schlaglichter der Kolonialgeschichte; 9).

LIST, P[aul] H[einz] / L[udwig] HÖRHAMMER (Hrsg.): Hagers Handbuch der Pharmazeutischen Praxis. Für Apotheker, Arzneimittelhersteller, Ärzte und Medizinalbeamte. Bd. 4. Vollständige (vierte) Neuausgabe, Berlin / Heidelberg / New York 1973.

LOCHBÜHLER, Michael Thomas: Zur Geschichte des Apothekenwesens in Marburg von den Anfängen bis zum Jahre 1866. Marburg 1987 (Marburger Stadtschriften zur Geschichte und Kultur; 23); ursprünglich Diss. rer. nat. Marburg 1986.

LÖHNERT, Ariane Maria: Rudolf Schmitz (1918–1992) und seine wissenschaftliche Schule in Marburg. Stuttgart 2021 (Quellen und Studien zur Geschichte der Pharmazie; 127); ursprünglich Diss. rer. nat. Marburg 2021.

LONGERICH, Peter: Die braunen Bataillone. Geschichte der SA. München 1989.

LOOHS, Alexa: Orden und Ehrenzeichen. In: Benz, Wolfgang / Hermann Graml / Hermann Weiß (Hrsg.): Enzyklopädie des Nationalsozialismus. 3. Auflage, Stuttgart 1997, S. 626f.

LUDWIG, Andrea: Georg Urdang (1882–1960) – Ein Pharmaziehistoriker als Mittler zwischen „alter" und „neuer" Welt. Stuttgart 2009 (Quellen und Studien zur Geschichte der Pharmazie; 91); ursprünglich Diss. rer. nat. Marburg 2009.

MAIER, Helmut: Chemiker im „Dritten Reich". Die Deutsche Chemische Gesellschaft und der Verein Deutscher Chemiker im NS-Herrschaftsapparat. Weinheim 2015.

MARQUARDT, Anette: Die arzneimittelhistorische Sammlung Schneider in Braunschweig. Geschichte, Systematik und Dokumentation. Stuttgart 2022 (Braunschweiger Veröffentlichungen zur Geschichte der Pharmazie und der Naturwissenschaften; 60); ursprünglich Diss. Braunschweig 2021.

MEINEL, Christoph: Die Chemie an der Universität Marburg seit Beginn des 19. Jahrhunderts. Marburg 1978. (Academia Marburgensis herausgegeben von der Philipps-Universität Marburg; 3); ursprünglich Diss. rer. nat. Marburg 1977.

MELZER, Gabriele: Zum wissenschaftlichen Werk des Hochschullehrers Ernst Albert Schmidt (1845–1921). Diplomarbeit Greifswald 1985.

MENTRUP, Ludger: Die Apotheke in der Inflation 1914–1923. Stuttgart 1988 (Quellen und Studien zur Geschichte der Pharmazie; 50); ursprünglich Diss. rer. nat. Marburg 1987.

MERCK, [?]: Aus der Geschichte Hessischer Apotheken. Von Prof. Eberhard. In: Pharmazeutische Post 71 (1938), S. 176.

MERCK, E.: E. Merck's Jahresbericht. Über Neuerungen auf den Gebieten der Pharmakotherapie und Pharmazie. Darmstadt 1928.

MILLER, Emerson R.: Ueber das Ephedrin. In: Archiv der Pharmazie 240 (1902), S. 481–498.

MINISTERIUM DES INNERN (Hrsg.): Das Gesundheitswesen des preußischen Staates im Jahre 1933. In: Veröffentlichungen aus dem Gebiete der Medizinalverwaltung 45 (1935).

–: Das Gesundheitswesen des preußischen Staates im Jahre 1934. In: Veröffentlichungen aus dem Gebiete der Medizinalverwaltung 46 (1936).

MINISTERIUM FÜR VOLKSWOHLFAHRT (Hrsg.): Das Gesundheitswesen des preußischen Staates im Jahre 1930. In: Veröffentlichungen aus dem Gebiete der Medizinalverwaltung 37 (1932), S. 137–146.

MIURA, Kinnosuke: Vorläufige Mitteilung über Ephedrin, ein neues Mydriaticum. In: Berliner Klinische Wochenschrift 24 (1887), S. 707.

MOISEL, Gerhard: Siegerländer Geschlechterbuch. Achter Band. In: Deutsches Geschlechterbuch. Genealogisches Handbuch Bürgerlicher Familien. Bd. 208. Limburg 1998.

MOLL, Friedrich / Peter HEILMANN: Die Entwicklung der Pharmazie an der Mainzer Universität nach 1945. In: Dilg, Peter (Hrsg.): Pharmazie in Mainz. Historische und aktuelle Aspekte. Berlin 2006 (Stätten pharmazeutischer Praxis, Lehre und Forschung; 5), S. 48–55.

MORAW, Peter: Kleine Geschichte der Universität Gießen 1607–1982. Gießen 1982.

MÜLLER, Hermann Alexander / Hans Wolfgang SINGER (Hrsg.): Allgemeines Künstler-Lexikon. Leben und Werke der berühmtesten bildenden Künstler. 6 Bde. Frankfurt am Main 1895–1922.

MÜLLER, Wolfgang (a): Emde, Hermann. In: Pötsch, Winfried / Annelore Fischer / Wolfgang Müller: Lexikon bedeutender Chemiker. Leipzig 1988/a, S. 134.

– (b): Hofmann, August Wilhelm von. In: Pötsch, Winfried / Annelore Fischer / Wolfgang Müller: Lexikon bedeutender Chemiker. Leipzig 1988/b, S. 207f.

– (c): Ladenburg, Albert. In: Pötsch, Winfried / Annelore Fischer / Wolfgang Müller: Lexikon bedeutender Chemiker. Leipzig 1988/c, S. 255f.

MÜLLER-JAHNCKE, Wolf-Dieter / Christoph FRIEDRICH / Ulrich MEYER: Arzneimittelgeschichte. Stuttgart 2005.

MÜLLER-JAHNCKE, Wolf-Dieter / Christoph FRIEDRICH: Johannes Hartmann, Iatrochemiker im europäischen Kontext. In: Pharmazeutische Zeitung 154 (2009), S. 4946–4951.

MUTSCHLER, Ernst: Arzneimittelwirkungen. Lehrbuch der Pharmakologie und Toxikologie. Stuttgart 1996.

MUTSCHLER, Ernst / Christoph FRIEDRICH: Leuchttürme. Erfolgreiche Arzneimittelforscher im 20. Jahrhundert. Stuttgart 2020.

NAGAI, Nagayoshi: In: Yakugaku Zasshi 120 (1892), S. 109–114.

NAUERT, Achim: Geschichte der Hirsch-Apotheke in Birkenfeld. Birkenfeld, Hirsch-Apotheke, 2001, letzter Zugriff 16.12.2021, URL: https://hirsch-apotheke-birkenfeld.de/index.php/geschichte-der-hirsch-apotheke/

NIPPERDEY, Thomas: Deutsche Geschichte 1800–1866. Bürgerwelt und starker Staat. München 1983.

N. N.: Ephedrin. In: Pharmazeutische Zeitung 32 (1887), S. 700.

– : Die preussische Apothekenbetriebsordnung vom 16. Dezember 1893. In: Pharmazeutische Zeitung 39 (1894), S. 600.

– : Prüfungsordnung für Apotheker. In: Pharmazeutische Zeitung 49 (1904), S. 433–435.

– : Ernst Schmidt – 25 Jahre in Marburg. In: Apotheker-Zeitung 24 (1909), S. 559f.

– : Ehrung Ernst Schmidts. In: Apotheker-Zeitung 30 (1915), S. 529f.

– : Wirtschaftsbeihilfe für Reichsbeamte. In: Volksstimme 33 (1922), Beilage.

– : Adreßbuch der Stadt Darmstadt. Amtliche Ausgabe 1929. Darmstadt 1929.

– : Die Notwendigkeit der Verlängerung des pharmazeutischen Hochschulstudiums. In: Pharmazeutische Zeitung 75 (1930), S. 279–281.

– (a): Personalnachrichten. In: Pharmazeutische Zeitung 76 (1931/a), S. 948.

– (b): Tagesgeschichte. Hessen. In: Pharmazeutische Zeitung 76 (1931/b), S. 1005f.

– (c): Die gesetzlichen Bestimmungen über den Verkehr mit Betäubungsmitteln. Nach dem Stande vom 1. Januar 1931. Für Apotheker, Ärzte, Handel und Industrie. Berlin 1931/c.

– : 92. Versammlung Deutscher Naturforscher und Ärzte vom 25. Bis 29. September 1932 in Wiesbaden und Mainz. In: Pharmazeutische Zeitung 77 (1932), S. 1018–1022.

– : Amtliches Adressbuch der Stadt Darmstadt. Amtliche Ausgabe 1933. Darmstadt 1933.

– : Prüfungsordnung für Apotheker. In: Pharmazeutische Zeitung 79 (1934), S. 1285–1289.

– : Adreßbuch der Stadt und des Kreises Gießen mit Stadtplan und in 6 Abschnitten nach eigenen Aufnahmen bearbeitet 1937. Gießen 1937.

– : 6. Hauptversammlung der Gesellschaft für Geschichte der Pharmazie und Einweihung des Deutschen Apothekenmuseums in München, 28. bis 30. Okt.1938. Eröffnungsfeier des Deutschen Apothekenmuseums. In: Süddeutsche Apotheker-Zeitung 78 (1938), S. 863–865.

– : Deutsche Pharmazeutische Gesellschaft, Hauptversammlung. In: Deutsche Apotheker-Zeitung 80 (1940), S. 761f.

– : Professor Dr. August Eberhard, Darmstadt †. In: Deutsche Apotheker-Zeitung 100 (1960), S. 202.

– : Botanische Rarität im Vintschgau: Ephedra – das Meerträubel. In: Deutsche Apotheker-Zeitung 141 (2001), S. 84.

– : Einladung zum Vortrag von Dr. Ulrike Kammerhofer-Aggermann. Badearzt zwischen Wien und Gastein. Salzburg, Universität Salzburg Zentrum für Jüdische Kulturgeschichte, 2008, letzter Zugriff 06.03.2023, URL: https://www.plus.ac.at/wp-content/uploads/2021/02/1289264.pdf

– : Charlotte Feigel. Älteste Ettlingerin ist mit 110 Jahren verstorben. In: Badische neueste Nachrichten, 21. April 2020, letzter Zugriff 17.12.2021, URL: https://bnn.de/karlsruhe/ettlingen/alteste-ettlingerin-ist-mit-110-jahren-verstorben

OBERLIK, Gerhard: Dokumente zur Geschichte des Pädagogiums und nachherigen Gymnasiums. In: Danneberg, Albrecht (Hrsg.): Gymnasium Philippinum 1527–1977. Festschrift zur 450-Jahrfeier. Marburg 1977, S. 109–164.

OBERPOSTDIREKTION FRANKFURT (MAIN) (Hrsg.): Amtliches Fernsprechbuch für den Bezirk der Oberpostdirektion Frankfurt (Main). Teil Hessen-Süd. Frankfurt am Main 1951.

OEHLER-KLEIN, Sigrid: Das Institut für Erb- und Rassenpflege an der Universität Giessen. Auf- und Ausbau der Rassenhygiene unter Heinrich Wilhelm Kranz. In: Oehler-Klein, Sigrid (Hrsg.): Die Medizinische Fakultät der Universität Gießen im Nationalsozialismus und in der Nachkriegszeit: Personen und Institutionen, Umbrüche und Kontinuitäten. Stuttgart 2007 (Die Medizinische Fakultät der Universität Gießen 1607 bis 2007; 2), S. 223–246.

PASCHKE, Robert: Studentenhistorisches Lexikon. Köln 1999 (Gemeinschaft für deutsche Studentengeschichte e. V.; 9).

PAULUS, Siegmund: Jahresbericht über das Königliche Gymnasium zu Weilburg. Ostern 1907. Weilburg 1907.

PELZ, Christina / Jaqueline SCHEWITZ: Berühmte und vergessene Hessinnen. Marburg, Gleichberechtigungsreferat der Universitätsstadt Marburg, 2008, letzter Zugriff 28.02.2023, URL: https://www.google.com/url?sa=t&rct=j&q=&esrc=s&source=web&cd=&cad=rja&uact=8&ved=2ahUKEwiVotSm0Lf9AhUn9rsIHQrpBqIQFnoECAwQAQ&url=https%3A%2F%2Fdocplayer.org%2F21707714-Beruehmte-und-vergessene-hessinnen.html&usg=AOvVaw0iRFo_1rI9RjtUsZi5S8SV

PETERS, Hermann: Aus pharmazeutischer Vorzeit in Bild und Wort. Berlin 1886.

PETERSEN, Waldemar: Bericht [...] über das Studienjahr 1922 / 23. In: Technische Hochschule Darmstadt (Hrsg.): Feierliche Übergabe des Rektorates am 23. Oktober 1923. Darmstadt 1923, S. 1–4.

PETSCHENIG, Michael (Bearb.): Stowassers Lateinisch=Deutsches Schul= und Handwörterbuch. Wien 1938.

PHILLIPPE, Adrien / Hermann LUDWIG: Geschichte der Apotheker. Aus dem Französischen übersetzt und mit einer Zusammenstellung der Förderer der Pharmacie alter und neuer Zeit vermehrt von Dr. Hermann Ludwig. 2. Auflage, Wiesbaden 1966.

PHILIPPS-UNIVERSITÄT MARBURG (Hrsg.): Marburger Professorenkatalog online. Marburg, Philipps-Universität Marburg, 2019 / 2020, letzter Zugriff 20.02.2020, URL: https://www.uni-marburg.de/uniarchiv/pkat/

–: Die Geburt zweier Wissenschaften. 400 Jahre Chemie und Pharmazie in Marburg. Marburg, Philipps-Universität Marburg, 16. Februar 2009, letzter Zugriff 05.11.2020, URL: https://www.pressebox.de/inaktiv/philipps-universitaet-marburg/Die-Geburt-zweier-Wissenschaften/boxid/239356

PÖTSCH, Winfried (a): Liebig, Justus Freiherr von. In: Pötsch, Winfried / Annelore Fischer / Wolfgang Müller: Lexikon bedeutender Chemiker. Leipzig 1988/a, S. 272f.

– (b): Erlenmeyer, Emil. In: Pötsch, Winfried / Annelore Fischer / Wolfgang Müller: Lexikon bedeutender Chemiker. Leipzig 1988/b, S. 139f.

– (c): Kekulé von Stradonitz, August. In: Pötsch, Winfried / Annelore Fischer / Wolfgang Müller: Lexikon bedeutender Chemiker. Leipzig 1988/c, S. 231f.

– (d): Nagai, Nagayoshi. In: Pötsch, Winfried / Annelore Fischer / Wolfgang Müller: Lexikon bedeutender Chemiker. Leipzig 1988/d, S. 316.

– (e): Grignard, François Auguste Victor. In: Pötsch, Winfried / Annelore Fischer / Wolfgang Müller: Lexikon bedeutender Chemiker. Leipzig 1988/e, S. 178f.

– (f): Staedel, Wilhelm. In: Pötsch, Winfried / Annelore Fischer / Wolfgang Müller: Lexikon bedeutender Chemiker. Leipzig 1988/f, S. 404.

POHL, Ursula: Hochschulpharmazie in der NS-Zeit. In: Friedrich, Christoph / Wolf-Dieter Müller-Jahncke (Hrsg.): Apotheker und Universität. Die Vorträge der Pharmaziehistorischen Biennale in Leipzig vom 12. bis 14. Mai 2000 und der Gedenkveranstaltung „Wiegleb 2000“ […] in Bad Langensalza. Stuttgart 2002 (Veröffentlichungen zur Pharmaziegeschichte; 2), S. 55–66.

PRIESNER, Claus: Liebig, Justus Freiherr von. In: NDB, Bd. 14, Laverrenz – Locher-Freuler. Berlin 1985, S. 497–501.

PÜTTEN, Jan Nils van der: Ausgezeichnete Pionierin. Ottilie Bock – die erste Assistentin an der TH / TU Darmstadt. Darmstadt, Technische Universität Darmstadt, 2019, letzter Zugriff 24.06.2021, URL: https://www.tu-darmstadt.de/universitaet/aktuelles_meldungen/archiv_2/2019/2019quartal3/neuesausdertueinzelansichtbreitespalte_236416.de.jsp

PÜTZER, Friedrich: Bericht […] über das Studienjahr 1918 / 19. In: Technische Hochschule Darmstadt (Hrsg.): Feierliche Übergabe des Rektorats am 18. Oktober 1919. Darmstadt 1919, S. 3–18.

RAMDOHR, Paul: Geschichte der Darmstädter Apotheken. Darmstadt o. J; Nachdruck Darmstadt 1970.

RANKENBURG, Heinz: Die Apothekerausbildung im Spiegel der deutschen Prüfungs- und Approbationsordnungen von 1875–1989. Frankfurt am Main 1996 (Pharmazeutische Forschungen; 1); ursprünglich Diss. rer. nat. Marburg 1993.

RATHMANN, Fritz Kurt: Erfahrungen bei der Revision der Apotheken. In: Veröffentlichungen aus dem Gebiete des Volksgesundheitsdienstes 47 (1937), S. 3–40.

RAUH, Walter: Die Augenklinik. In: Justus Liebig-Hochschule (Hrsg.): Ludwigs-Universität Justus Liebig-Hochschule 1607–1957. Festschrift zur 350-Jahrfeier. Gießen 1957, S. 66f.

RAUSCH, Ute: Das Medizinal- und Apothekenwesen der Landgrafschaft Hessen-Darmstadt und des Großherzogtums Hessen unter besonderer Berücksichtigung der Provinz Starkenburg. Darmstadt / Marburg 1978 (Quellen und Forschungen zur hessischen Geschichte; 33).

RECKER, Marie-Luise: NS-Volkswohlfahrt (NSV). In: Benz, Wolfgang / Hermann Graml / Hermann Weiß (Hrsg.): Enzyklopädie des Nationalsozialismus. 3. Auflage, Stuttgart 1997, S. 619.

REHMANN, Wilhelm: Chronik der Ludwigs-Universität Gießen 1907–1945 und der Justus Liebig-Hochschule Gießen 1946–1957. In: Justus Liebig-Hochschule (Hrsg.): Ludwigs-Universität Justus Liebig-Hochschule 1607–1957. Festschrift zur 350-Jahrfeier. Gießen 1957, S. 447–543.

REHN, Evelyn / Jochen ESSER: Apotheke-Esser. Historie. Rödermark, Apotheke Esser OHG, Januar 2017, letzter Zugriff 18.07.2022, URL: https://www.apotheke-esser.de/ueber-uns/historie

REICHARDT, Christian / Dorothea SCHULZ / Michael MARSCH: Kurze Übersicht über die Entwicklung des Fachs Chemie an der Universität Marburg von 1609 bis zur Gegenwart. 9. Auflage, Marburg 2020.

REICHSMINISTERIUM DES INNERN (Hrsg.): Reichsgesetzblatt Teil I. Gesetz über die Entpflichtung und Versetzung von Hochschullehrern aus Anlaß des Neuaufbaus des deutschen Hochschulwesens. Vom 21. Januar 1935. Berlin 1935, S. 23f.

–: Reichsgesetzblatt Teil I. Gesetz über die besonderen Rechtsverhältnisse der beamteten Lehrer an den wissenschaftlichen Hochschulen. Vom 9. April 1938. Berlin 1938, S. 377.

REICHSMINISTERIUM FÜR WISSENSCHAFT, ERZIEHUNG UND VOLKSBILDUNG UND DER UNTERRICHTSVERWALTUNGEN DER LÄNDER (Hrsg.): Deutsche Wissenschaft Erziehung und Volksbildung. Amtsblatt des Reichsministeriums für Wissenschaft, Erziehung und Volksbildung und der Unterrichtsverwaltungen der Länder. Studium der Pharmazie. 4. Jahrgang, Berlin 1938, S. 107f.

REICHSVERBAND DER ADRESSBUCHVERLEGER (Hrsg.): Einwohnerbuch (Adreßbuch) für Stadt und Kreis Worms 1933. Worms 1933, S. 75.

REULEAUX, Erich: Bericht [...] über das Studienjahr 1931 / 32. In: Technische Hochschule Darmstadt (Hrsg.): Rektoratsübergabe am 28. Oktober 1932. Darmstadt 1932, S. 3–10.

RHEIN, Annette: Zur Bedeutung der Pharmazeuten Albert Hilger (1839–1905) und Theodor Paul (1862–1928) als Lebensmittelchemiker. Diss. rer. nat. Marburg 1988.

RÖMPP, Hermann: Chemie Lexikon. 4 Bde. Völlig neu bearbeitete sechste Auflage, fortgeführt und erweitert von Erhard Ühlein, Stuttgart 1966.

RÖTZ, Thomas: Georg Edmund Dann (1898–1979) – Leben und Werk eines Pharmaziehistorikers im 20. Jahrhundert. Stuttgart 2012 (Quellen und Studien zur Geschichte der Pharmazie; 96); ursprünglich Diss. rer. nat. Marburg 2012.

RONGE, Grete: Kekulé, August. In: NDB, Bd. 11, Kafka–Kleinfercher. Berlin 1977, S. 414–424.

RUMPF-LEHMANN, Barbara: Aus der Geschichte des Apothekenwesens in Marburg. In: Dilg, Peter (Hrsg.): Pharmazie in Marburg. Historische und aktuelle Aspekte. Marburg 2007 (Stätten pharmazeutischer Praxis, Lehre und Forschung; 6), S. 9–27.

SALZMANN, H[einrich]: Julius Berendes. In: Apotheker-Zeitung 22 (1907), S. 225f.

SCHÄFER, Hans-Jürgen: Frühmoderne Stadterweiterung. Zur Baugeschichte des Biegenviertels. In: Günther, Lutz Philipp / Martin Klehm (Hrsg.): Der Marburger Nachtwächterbote. Das Biegenviertel. Marburg 2019, S. 45–55.

SCHANBACHER, Ansgar: Menschen und Ideen. Die Gesellschaft Deutscher Naturforscher und Ärzte 1822–2016. Göttingen 2016.

SCHARF, Daniela: Kino „Traumstern". Das provinzielle Kino mit 97-jähriger Geschichte. Studienarbeit. München 2017; ursprünglich Hausarbeit im Rahmen des Seminars: „Filmgeschichte" Lyon 2017.

SCHAUDER, Wilhelm: Zur Geschichte der Veterinärmedizin an der Universität und Justus Liebig-Hochschule Gießen. In: Justus Liebig-Hochschule (Hrsg.): Ludwigs-Universität Justus Liebig-Hochschule 1607–1957. Festschrift zur 350-Jahrfeier. Gießen 1957, S. 96–173.

SCHELENZ, Hermann: Geschichte der Pharmazie. Unveränderter reprografischer Nachdruck der Ausgabe Berlin 1904. Unveränderter Nachdruck Hildesheim 1965.

SCHIERHORN, Daniela: Der Streit um die Beschäftigung von Apothekenhelferinnen in der Offizin zwischen 1914 und 1945. In: Friedrich, Christoph / Wolf-Dieter Müller-Jahncke (Hrsg.): Apotheke und Publikum. Die Vorträge der Pharmaziehistorischen Biennale in Karlsruhe vom 26. bis 28. April 2002. Stuttgart 2003 (Veröffentlichungen zur Pharmaziegeschichte; 3), S. 161–173.

– : Von der Apothekenhelferin zur pharmazeutisch-kaufmännischen Angestellten (PKA) – Zur historischen Entwicklung eines typischen Frauenberufes unter besonderer Berücksichtigung der ehemaligen DDR. Diss. rer. nat. Marburg 2004.

SCHLICK, Caroline: Apotheken im totalitären Staat, Apothekenalltag in Deutschland von 1937 bis 1945. Stuttgart 2008 (Quellen und Studien zur Geschichte der Pharmazie; 85); ursprünglich Diss. rer. nat. Marburg 2008.

SCHLICKUM, Oscar: Die wissenschaftliche Ausbildung des Apothekerlehrlings und seine Vorbereitung zum Gehilfenexamen. 3. Auflage, Leipzig 1884.

SCHLINK, Wilhelm: Entwicklung und Gestaltung der Technischen Hochschulen mit besonderer Berücksichtigung Darmstadts. In: Schlink, Wilhelm (Hrsg.): Die Technische Hochschule Darmstadt 1836 bis 1936. Ein Bild ihres Werdens und Wirkens. Darmstadt 1936, S. 9–34.

SCHMIDT, Ernst: Ueber Ephedrin und Pseudoephedrin. In: Archiv der Pharmazie 247 (1909), S. 141–149.

– : Lehrbuch der Pharmazeutischen Chemie. Herausgegeben von Friedrich von Bruchhausen und Karl W[ilhelm] Rosenmund. Siebente neubearbeitete Auflage, Braunschweig 1933.

SCHMIDT, Isabel: Nach dem Nationalsozialismus. Die TH Darmstadt zwischen Vergangenheitspolitik und Zukunftsmanagement (1945–1960). Darmstadt 2015; ursprünglich Diss. Darmstadt 2014.

SCHMIDT, Julius: Die Alkaloidchemie in den Jahren 1900–1904. Stuttgart 1904.

SCHMIDT, Klaus: Darmstädter Bürgerbuch. Darmstadt 1984.

SCHMITT, Monika: Sprudel Apotheke. Traditionsunternehmen seit 1838. Bad Nauheim, Sprudel Apotheke, Juni 2021, letzter Zugriff 06.07.2022, URL.: https://sprudelapotheke.de/traditionsunternehmen-seit-1838/

SCHMITZ, Rudolf: Die moderne Bedeutung der Pharmaziegeschichte. Antrittsvorlesung, gehalten am 20. Juli 1957 im pharm.-chemischen Institut der Universität Marburg. In: Archiv der Pharmazie 291 (1958), S. 219–226.

– : Die Deutschen Pharmazeutisch-Chemischen Hochschulinstitute. Ihre Entstehung und Entwicklung in Vergangenheit und Gegenwart. Ingelheim am Rhein 1969.

– : Die deutsche Krankenhauspharmazie im 19. und 20. Jahrhundert. Anfänge und Ausblick. In: Pharmazeutische Zeitung 123 (1978), S. 792–797.

– : Von den Anfängen bis zum Ausgang des Mittelalters. Eschborn 1998 (Geschichte der Pharmazie / R. Schmitz; 1).

SCHNEIDER, Wolfgang: Aus 200 Jahren Braunschweiger Hochschulgeschichte. In: Schneider, Wolfgang (Hrsg.): Die Technische Hochschule Braunschweig. Berlin-West / Basel 1963, S. 7–61.

– : Geschichte der pharmazeutischen Chemie. Weinheim 1972.

– : Lexikon zur Arzneimittelgeschichte. Sachwörterbuch zur Geschichte der pharmazeutischen Botanik, Chemie, Mineralogie, Pharmakologie, Zoologie. Pflanzliche Drogen. Sachwörterbuch zur Geschichte der pharmazeutischen Botanik. Teil 2, D–O. Bd. 5 / 2. Frankfurt am Main 1974, S. 53f.

SCHÖPF, Clemens: Das Institut für Organische Chemie. In: Schlink, Wilhelm (Hrsg.): Die Technische Hochschule Darmstadt 1836 bis 1936. Ein Bild ihres Werdens und Wirkens. Darmstadt 1936, S. 173–176.

SCHRAMM, Gottfried: Zur Entwicklungsgeschichte der Krankenhauspharmazie unter besonderer Berücksichtigung der Hygiene. In: Gesnerus 44 (1987), S. 281–290.

SCHRÖDER, Gerald: Die Wiederbelebung der Phytotherapie im Zusammenhang mit den Reformbestrebungen der NS-Pharmazie. In: Hickel, Erika / Gerald Schröder (Hrsg.): Neue Beiträge zur Arzneimittelgeschichte. Festschrift für Wolfgang Schneider zum 70. Geburtstag. Stuttgart 1982 (Veröffentlichungen der Internationalen Gesellschaft für Geschichte der Pharmazie e. V., N. F.; 51), S. 111–128.

– : NS-Pharmazie. Gleichschaltung des deutschen Apothekenwesens im Dritten Reich. Stuttgart 1988.

SCHUCHARD, Jutta: Das alte Gymnasium Philippinum. Ein bedeutendes Bauwerk der Neogotik. In: Pickerodt-Uthleb, Erdmute Johanna: Zukunft braucht Erfahrung. Eine Festschrift. 475 Jahre Gymnasium Philippinum. Marburg 2002, S. 183–190.

SCHÜTT, Hans-Werner: Zum Berufsbild des Chemikers im Wilhelminischen Zeitalter. In: Schmauderer, Eberhard (Hrsg.): Der Chemiker im Wandel der Zeiten. Skizzen zur geschichtlichen Entwicklung des Berufsbildes. Weinheim 1973, S. 285–309.

SCHULEMANN, Werner: Die Ziele alkaloidchemischer Forschung und ihre Bedeutung für das praktische Leben. In: Archiv der Pharmazie 265 (1927), S. 332–336.

SCHULTZE, Walther: Prof. Dr. August Eberhard. Nachruf. In: Nachrichtenblatt für die Mitglieder der Wilinaburgia, Verein ehemaliger Angehöriger des Gymnasiums zu Weilburg e.V. 93 (1960), S. 4.

SCHWALD, Martina: Historie der Apotheke. Heidelberg, Universitätsklinikum Heidelberg, November 2010, letzter Zugriff 17.11.2022, URL: https://www.klinikum.uni-heidelberg.de/organisation/zentrale-einrichtungen/apotheke/ueber-uns/historie-der-apotheke

SCHWARZ, Holm-Dietmar: Wöhler, Lothar. In: Friedrich, Christoph u. a. (Hrsg.): Deutsche Apotheker-Biographie. Ergänzungsband 3. Teil 2, M–Z. Stuttgart 2021 (Veröffentlichungen der Deutschen Gesellschaft für Geschichte der Pharmazie e.V., 18), S. 640f.

SCHWIND, Fred: Zur Verfassungs- und Sozialgeschichte Marburgs im späten Mittelalter. In: Dettmering, Erhart / Rudolf Grenz (Hrsg.): Marburger Geschichte. Rückblick auf die Stadtgeschichte in Einzelbeiträgen. Marburg 1980, S. 167–200.

SCHWING, Heinrich: Geschichte des Gymnasiums Philippinum zu Weilburg 1890–1950. Weilburg 1974.

SCRIBA, Eduard: Genealogisch-biographische Übersicht der Familie Scriba. Darmstadt 1824, S. 51.

SEIDEL, Ina: Drei Städte meiner Jugend. Stuttgart 1960.

SHIPLEY, Gerhard Paul / Kelly KINDSCHER: Evidence for the Paleoethnobotany of the Neanderthal: A Review of the Literature. London, Hindawi Publishing Corporation Scientifica, 29. September 2016, letzter Zugriff 01.04.2021, URL: https://downloads.hindawi.com/journals/scientifica/2016/8927654.pdf

SKIBBE, Conrad: Die Lehrapotheke wird Tatsache! In: Pharmazeutische Zeitung 79 (1934), S. 397.

SOLECKI, Ralph Stefan: Shanidar IV, a Neanderthal Flower Burial in Northern Iraq. In: Science 190 (1975), S. 880f.

SOMMER, Jeffrey D.: The Shanidar IV 'Flower Burial': a Reevaluation of Neanderthal Burial Ritual. In: Cambridge Archaeological Journal 9 (1999), S. 127–129.

SPÄTH, Ernst / Rudolf GÖHRING: Die Synthesen des Ephedrins, des Pseudoephedrins, ihrer optischen Antipoden und Razemkörper. In: Monatsheft für Chemie 41 (1920), S. 319–338.

SPANGENBERG, Anja: Kleines Darmstadt-ABC. 3. Auflage, Husum 2009.

SPRINGER, Margarete: Johann Andreas Buchner. Sein Leben und Werk. Ein Beitrag zur Entwicklung der deutschen Hochschulpharmazie im 19. Jahrhundert. Diss. rer. nat. Marburg 1978.

STAEDEL, Wilhelm: Das Chemische Institut. In: Technische Hochschule Darmstadt (Hrsg.): Die dem pharmazeutischen Studium dienenden Institute an der Großh. Technischen Hochschule zu Darmstadt. Darmstadt 1908, S. 5–11.

STAIGER, Christiane / Christoph FRIEDRICH: „… eine weitergehende Ausbildung als die üblich pharmazeutische." In: Krankenhauspharmazie 23 (2002), S. 231–238.

STATISTISCHES REICHSAMT (Hrsg.): Statistisches Jahrbuch für das Deutsche Reich. Berlin 1925.

STECHER, Eberhard: Pharmazeutische Technik. Beiträge zu ihrer Entwicklung als pharmazeutische Disziplin (vom ausgehenden 18. bis in die Mitte des 19. Jahrhunderts). Diss. rer. nat. Marburg 1972.

STEFFENS, Robert: Von der Berufsgruppe zur Binnenprofession – die Krankenhausapotheker: Überlegungen zu einem Modell eines Professionalisierungsprozesses innerhalb der Pharmazie. In: Medizin, Gesellschaft und Geschichte 14 (1995), S. 63–82.

STEGEMANN, Victor: Aly, Gottfried Friedrich. In: NDB, Bd. 1, Aachen–Behaim. Berlin 1953, S. 235f.

STICH, C[onrad]: Die heutigen Aufgaben der deutschen Krankenhausapotheker. In: Pharmazeutische Zeitung 47 (1902), S. 781.

STRUCKMANN, Wilko: Alte Deister Apoptheke. Gesund in Springe. Geschichte. Springe, Alte Deister Apotheke, Dezember 2017, letzter Zugriff 12.12.2021, URL: https://www.gesund-in-springe.de/website/seite/geschichte-169/

STUDT, Conrad von: Preussen. Verfügung des Ministers der Medizinalangelegenheiten, betreffend den Erlass einer Apothekenbetriebsordnung nebst Anweisung für die amtliche Besichtigung der Apotheken. Vom 18. Februar 1902. Apothekenbetriebsordnung. In: Pharmazeutische Zeitung 47 (1902), S. 193–195.

– : Anweisung für die amtliche Besichtigung der Apotheken. In: Studt, Conrad von: Die Preussische Apothekenbetriebsordnung und die Anweisung für die amtliche Besichtigung der Apotheken. Vom 18. Februar 1902. Zweite, unter Berücksichtigung der bis zum 1. April 1905 ergangenen Ergänzungen und Entscheidungen berichtigte Auflage. Berlin / Heidelberg 1905, S. 29–48.

SUDERMANN, Hermann: Das Bilderbuch meiner Jugend. Stuttgart / Berlin 1922.

TECHNISCHE HOCHSCHULE CAROLO-WILHELMINA ZU BRAUNSCHWEIG: Personal- und Vorlesungsverzeichnis für das Sommersemester 1944 und Wintersemester 1944 / 45. Braunschweig 1944.

TECHNISCHE HOCHSCHULE DARMSTADT: Habilitationsordnung der Großherzoglichen Technischen Hochschule Darmstadt. Darmstadt 1910.

– : Lehrpläne bzw. Personal- und Vorlesungsverzeichnisse für die Studienjahre 1919 bis 1945. Darmstadt 1919–1945.

THOMAS, Ulrike: Die Pharmazie im Spannungsfeld der Neuorientierung: Philipp Lorenz Geiger (1785–1836). Leben, Werk und Wirken – eine Biographie. Stuttgart 1985 (Quellen und Studien zur Geschichte der Pharmazie; 36); ursprünglich Diss. rer. nat. Marburg 1985.

THUM, August: Bericht [...] über das Studienjahr 1932 / 33. In: Technische Hochschule Darmstadt (Hrsg.): Rektoratsübergabe am 24. November 1933. Darmstadt 1933, S. 3–13.

TIPPNER, Anja / Christopher F. LAFERL (Hrsg.): Texte zur Theorie der Biographie und Autobiographie. Stuttgart 2016.

TROMMSDORFF, Johann Bartholomäus: Reglement eines Apothekers für seine Gehülfen. In: Journal der Pharmacie 9 (1801), S. 3–16.

UNCKEL, Bernhard: Vom Pädagogium der Reformation zum Gymnasium der Gegenwart. Vierhundertfünfzig Jahre Gymnasium Philippinum. In: Danneberg, Albrecht (Hrsg.): Gymnasium Philippinum 1527–1977. Festschrift zur 450-Jahrfeier. Marburg 1977, S. 33–108.

– : Die Entwicklung des Schulwesens der Stadt Marburg seit der Reformation. In: Dettmering, Erhart / Rudolf Grenz (Hrsg.): Marburger Geschichte. Rückblick auf die Stadtgeschichte in Einzelbeiträgen. Marburg 1980, S. 237–275.

UNSCHULD, Paul U[lrich]: Li Shizhen. In: Gerabek, Werner E[rwin] u. a. (Hrsg.): Enzyklopädie Medizingeschichte. Berlin 2005, S. 849.

URDANG, Georg: Die Pharmazeutische Geschichtsschreibung in Deutschland. In: Pharmazeutische Zeitung 69 (1924), S. 999–1001.

VIEFHAUS, Marianne: „...zusammen [...] können [wir] alles erreichen – selbst den ‚langen Ludwig' auf den Kopf stellen". Studenten und Politik an der THD zwischen 1918 und 1933. In: Dipper, Christof (Hrsg.): Hessen in der Geschichte. Festschrift für Eckhart G. Franz zum 65. Geburtstag. Darmstadt 1996, S. 556–575.

VÖLTER, Hans: Die deutsche Beamtenbesoldung. München / Leipzig 1932 (Sonderdruck aus Schriften des Vereins für Sozialpolitik; 184 / I).

VOLHARD, Jakob: Justus von Liebig. Erster Band. Leipzig 1909.

VONDUNG, Klaus: Magie und Manipulation. Ideologischer Kult und politische Religion des Nationalsozialismus. Göttingen 1971.

WACKENRODER, Heinrich Wilhelm Ferdinand: Protokoll-Netze zum Gebrauch bei Apotheken-Visitationen für Medicinalbehörden, Apothekenrevisoren, Physiker und Apotheker. Jena 1836.

WAHRIG, Bettina: Pharmazie an der Carolo-Wilhelmina Braunschweig: Stationen aus ihrer Entwicklung im 19. und 20. Jahrhundert. In: Dilg, Peter (Hrsg.): Pharmazie in Braunschweig. Historische und aktuelle Aspekte. Marburg 2011 (Stätten pharmazeutischer Praxis, Lehre und Forschung; 10), S. 23–55.

WAHRIG-BURFEIND, Renate: Fremdwörterlexikon. 2. Auflage, Gütersloh / München 2007.

WALBE, Heinrich: Bericht [...] über das Studienjahr 1920 / 21. In: Technische Hochschule Darmstadt (Hrsg.): Feierliche Übergabe des Rektorates am 25. Oktober 1921. Darmstadt 1921, S. 1–8.

WALTHER, Alwin: Die Ernst Ludwigs-Hochschulgesellschaft. In: Schlink, Wilhelm (Hrsg.): Die Technische Hochschule Darmstadt 1836 bis 1936. Ein Bild ihres Werdens und Wirkens. Darmstadt 1936, S. 240–247.

WALZ, Annemarie: 100 Jahre Apotheke in Betzingen. Villingen-Schwenningen 2001.

WANKMÜLLER, Armin: Die Apothekenvisitationen im Herzogtum Württemberg von 1480 bis 1600. In: Beiträge zur Württembergischen Apothekengeschichte 2 (1954), S. 81–85.

WEHLER, Hans-Ulrich: Deutsche Gesellschaftsgeschichte. Zweiter Band. Von der Reformära bis zur industriellen und politischen „Deutschen Doppelrevolution“ 1815–1845 / 49. München 1987; Erste, durchgesehene Auflage der broschierten Studienausgabe, München 2008.

–: Deutsche Gesellschaftsgeschichte. Vierter Band. Vom Beginn des Ersten Weltkriegs bis zur Gründung der beiden deutschen Staaten 1914–1949. München 2003; Erste, durchgesehene Auflage der broschierten Studienausgabe, München 2008.

WEINGARTEN, Joe: Staatliche Wirtschaftsaufsicht in Deutschland: Die Entstehung der Apothekenaufsicht Preußens und Nord-Rhein-Westfalens von ihrer Gründung bis zur Gegenwart. Opladen 1989 (Beiträge zur sozialwissenschaftlichen Forschung; 106).

WERNER, Karen: Bombardierung: Als das Gießener Klinikum aus Land zog. Gießen, Gießener Allgemeine, 24.12.2019, letzter Zugriff 24.11.2022, URL: https://www.giessener-allgemeine.de/giessen/giessener-klinikum-aufs-land-13365610.html

WETTMANN, Andrea: Heimatfront Universität. Preußische Hochschulpolitik und die Universität Marburg im Ersten Weltkrieg. Köln 2000 (Abhandlungen zum Studenten- und Hochschulwesen; 9); ursprünglich Diss. phil. Marburg 1999.

WILINABURGIA: Mitglieder-Verzeichnis der Wilinaburgia. Verein ehemaliger Angehöriger des Gymnasiums zu Weilburg. Weilburg 1929.

WINTERSTEIN, Ernst / Georg TRIER: Die Alkaloide. Eine Monographie der natürlichen Basen. Berlin 1910.

WITTEKIND-APOTHEKE: Eva Heidemann, Bünde, zum 80. Geburtstag. In: Deutsche Apotheker-Zeitung 153 (2013), S. 122.

WOBBE, Willy: Neue Arzneimittel. In: Archiv der Pharmazie 264 (1926), S. 764–767.

WÖHLER, Lothar: Bericht [...] über das Studienjahr 1929 / 30. In: Technische Hochschule Darmstadt (Hrsg.): Rektoratsübernahme der Technischen Hochschule Darmstadt am 01. November 1930. Darmstadt 1930, S. 3–12.

–: Bericht [...] über das Studienjahr 1930 / 31. In: Technische Hochschule Darmstadt (Hrsg.): Rektoratsübergabe am 29. Oktober 1931. Darmstadt 1931, S. 3–11.

WOLF, Christa / Marianne VIEFHAUS: Verzeichnis der Hochschullehrer der TH Darmstadt. Höhere Gewerbeschule - Technische Schule - Polytechnische Schule - Technische Hochschule. Teil 1: Kurzbiographien 1836–1945. Darmstadt 1977 (Darmstädter Archivschriften; 3).

WOLF, Evemarie: Über die Anfänge der Pharmaziegeschichtsschreibung. Von Johannes Ruellius (1529) bis David Peter Hermann Schmidt (1835). Stuttgart 1996 (Quellen und Studien zur Geschichte der Pharmazie; 72); ursprünglich Diss. Marburg 1965.

WOLLMANN, H[ans] / C[hristoph] FRIEDRICH: Zur Biographie des Hochschullehrers Professor Dr. Franz Lehmann. In: Die Pharmazie 36 (1981), S. 139–146.

WYLEGALLA, Reinhard: Mörser und Waagen. In: Deutsche Apotheker-Zeitung 151 (2011), S. 76.

ZEKERT, Otto: Deutsche Apotheker. Eine historische Betrachtung über den deutschen Apotheker in Wissenschaft und Kunst. Berlin-Wien 1942.

ZIMMER, Werner u. a. (Hrsg.): 400 Jahre Darmstädter Martinsviertel. Geschichte und Leben eines Stadtteils 1590–1990. Darmstadt 1989.

ZIMMERMANN, Hartmut: Simon Rudolph Brandes (1795–1842), ein bedeutender Apotheker des 19. Jahrhunderts. Stuttgart 1985 (Quellen und Studien zur Geschichte der Pharmazie; 26); ursprünglich Diss. rer. nat. Marburg 1984.

ZUMMERSCH, Maren: Heinrich Hörlein (1882–1954): Wissenschaftler, Manager und Netzwerker in der Pharmazeutischen Industrie. Eine pharmaziehistorische Analyse. Stuttgart 2019 (Quellen und Studien zur Geschichte der Pharmazie; 118); ursprünglich Diss. rer. nat. Marburg 201

15 Register

15.1 Personenregister

Quellen und Studien zur Geschichte der Pharmazie

Begründet von Prof. Dr. Rudolf Schmitz †, herausgegeben von Prof. Dr. Fritz Krafft i. R. und Prof. Dr. Christoph Friedrich. Die Bände 1–9 erschienen im Govi-Verlag, Frankfurt, die Bände 10–16 im jal-Verlag, Würzburg; diese Bände sind sämtlich vergriffen. Ab Nr. 17 erscheint die Reihe in Kommission beim Deutschen Apotheker Verlag bzw. (ab 1991) bei der Wissenschaftlichen Verlagsgesellschaft Stuttgart. Bände ohne Preisangabe sind verlagsseitig vergriffen, ab Band 26 sind einzelne jedoch noch über das Institut für Geschichte der Pharmazie, Roter Graben 10, 35032 Marburg, zu beziehen.

1. Rudolf Schmitz: Das Apothekenwesen von Stadt- und Kurtrier. 1960.
2. Hans Dadder: Das Apothekenwesen von Stadt und Erzstift Mainz. 1961.
3. Egon Philipp: Das Medizinal- und Apothekenrecht in Nürnberg. 1962.
4. Sieglinde Lefrère: Die Entwicklung des Saarländischen Apothekenwesens von den Anfängen bis zu der im Wiener Kongreß getroffenen Regelung (1815). 1963.
5. Tjiang Beng Jap: Über indonesische Volksheilkunde an Hand der Pharmacopoeia Indica des Hermann Nikolaus Grim(m) (1684). 1965.
6. Günther Tollmann: Die Entwicklung des Apothekenwesens in den Territorien des späteren Herzogtums Nassau von den Anfängen bis zur Einverleibung Nassaus durch Preußen (1866). 1965.
7. Rudolf Schmitz/Sieglinde Lefrère: Geschichte der Hamburger Apotheken 1818–1965 nach C. A. Jungclaussen. 1966.
8. Karl-Heinz Bartels: Drogenhandel und apothekenrechtliche Beziehungen zwischen Venedig und Nürnberg. 1966.
9. Heinz Gossmann: Das Collegium pharmaceuticum Norimbergense und sein Einfluß auf das nürnbergische Medizinalwesen. 1966.
10. Helmut P. Conradi: Apothekengläser im Wandel der Zeit. 1973.
11. Heinz Zimmermann: Arzneimittelwerbung in Deutschland zu Beginn des 16. bis Ende des 18. Jahrhunderts. 1974.
12. Elmar Ernst: Das „industrielle“ Geheimmittel und seine Werbung. 1975.
13. Ursula Schmitz: Hans Minners ‚Thesaurus medicaminum‘. 1974.
14. Adelheid Overhamm: Zur Geschichte der Digitalis unter besonderer Berücksichtigung ihrer äußerlichen Anwendung. 1976.
15. Sian Nio Tan: Zur Geschichte der Pharmazie in Niederländisch-Indien (Indonesien) 1602–1945. 1976.
16. Wolfgang Götz: Zu Leben und Werk von Johann Bartholomäus Trommsdorff (1770–1837). Darstellung anhand bisher unveröffentlichten Archivmaterials. 1977.
17. Iris Renner: Zur Entwicklungsgeschichte der Pharmakognosie als selbständiges Hochschulfach an der Ludwig-Maximilians-Universität Ingolstadt-Landshut-München. 1982.
18. Cornelia D. Sonntag: Zur Geschichte der Apothekenprivilegien im Gebiet des Herzogtums Kleve vom Vertrag zu Xanthen (1614) bis zur Errichtung der Rheinprovinz (1822). 1982.
19. Franz-Josef Kuhlen: Zur Geschichte der Schmerz-, Schlaf- und Betäubungsmittel in Mittelalter und früher Neuzeit. 1983. *(vergriffen)*
20. Ulrich Grass: Zu Leben und Werk von Jakob Reinbold Spielmann (1722–1783). 1983.
21. Renate Smollich: Der Bisamapfel in Kunst und Wissenschaft. 1983.
22. Jochen Keidel: Johann Heinrich Dierbach (1788–1845). Ein Beitrag zu Leben und Werk des Heidelberger Hochschullehrers. 1983.
23. Wolfgang Hömberg: Der norddeutsche Bronzemörser im Zeitalter von Gotik und Renaissance. 1983.
24. Mikulas Simon: Die soziale Stellung der Apotheker in der Zürcher Stadtgesellschaft in Mittelalter und früher Neuzeit. 1983.
25. Arndt Fleischer: Patentgesetzgebung und chemisch-pharmazeutische Industrie im deutschen Kaiserreich (1871–1918). 1984.
26. Hartmut Zimmermann: Simon Rudolph Brandes (1795–1842), ein bedeutender Apotheker des 19. Jahrhunderts.1985.
27. Michael Krafft: Die anthroposophische Heilmittellehre und ihre geistesgeschichtliche Beziehung zu Heilmittelkonzepten des 19. Jahrhunderts. 1984.

28. Wolfgang Engels: Zur Geschichte des Verstaatlichungsgedankens im deutschen Apothekenwesen unter besonderer Berücksichtigung der preußischen Verhältnisse und des Krankenkassenwesens im 19. Jahrhundert. 1984.
29. Cornelia Kohlhaas-Christ: Zur Geschichte des Apothekenwesens in Hamburg von den Anfängen bis zum Erlaß der Medizinalordnung von 1818. 1985.
30. Hans-Heino Ingendoh: Zur Geschichte des Apothekenwesens auf dem Gebiet des Herzogtums Berg von den Anfängen bis zur Einführung der Personalkonzession im Jahre 1894. 1985.
31. Marion Wühr: Die Apotheke im ehemaligen Oberen Erzstift Köln. 1985.
32. Thomas Haug: Friedrich August Flückiger (1828–1894). Leben und Werk. 1985.
33. Jürgen Müller: Die Konstitutionserforschung der Alkaloide. Die Pyridin-Piperidin-Gruppe. 1985.
34. Christine Schwarz: Genossenschaftliche Selbsthilfe von Apothekern am Beispiel der Stada. 1985.
35. Bettina Haupt: Deutschsprachige Chemielehrbücher 1775–1850. 1987.
36. Ulrike Thomas: Die Pharmazie im Spannungsfeld der Neuorientierung: Philipp Lorenz Geiger (1785–1836). Leben, Werk und Wirken – eine Biographie. 1985.
37. Marianne Engeser: Der „Liber Servitoris“ des Abulkasis (936–1013). Übersetzung, Kommentar und Nachdruck der Textfassung von 1471. 1986.
38. Kristin Landgraf-Brunner: Die Auseinandersetzungen zwischen Apothekern und den gesetzlichen Krankenkassen von Beginn der gesetzlichen Krankenversicherung an. 1986.
40. Ingrid Klimaschewski-Bock: Die „Distinctio sexta“ des Antidotarium Mesue in der Druckfassung Venedig 1561 (Sirupe und Robub). Übersetzung, Kommentar und Nachdruck der Textfassung von 1561. 1987.
41. Margit Kreutel: Die Opiumsucht. 1988.
42. Benno Kreutzer: Zur Geschichte der einheimischen Orchideen unter besonderer Berücksichtigung ihrer pharmazeutisch-medizinischen Anwendung. 1988.
43. Ute Stapel: Arzneimittelgesetze 1961 und 1976. 1988.
44. Joachim Schmitt-Fiebig: Einflüsse und Leistungen deutscher Pharmazeuten, Naturwissenschaftler und Ärzte seit dem 18. Jahrhundert in Chile. 1988.
45. Susanne Wüllrich: Die Geschichte der HAGEDA als standeseigener Großhandel der Apotheker. 1987.
46. Achim Keller: Die Abortiva in der Römischen Kaiserzeit. 1988.
47. Peter Jaroschinsky: Burkhard Reber (1848–1926). Ein Vorläufer der schweizerischen Pharmaziegeschichte. 1988.
48. Michaela Kollmann-Hess: Die „Erste Marburger Schule“ (1884–1928). Zur wissenschaftlichen Leistung von Ernst Schmidt, Johannes Gadamer und ihren Schülern am Pharmazeutisch-Chemischen Institut der Universität Marburg. 1988.
49. Brigitte Schwamm: Atropa Belladonna. Eine antike Heilpflanze im modernen Arzneischatz. Historische Betrachtung aus botanischer, chemischer, toxikologischer, pharmakologischer und medizinischer Sicht unter besonderer Berücksichtigung des synthetischen Atropins. 1988.
50. Ludger Mentrup: Die Apotheke in der Inflation, 1914–1923. 1988.
51. Gabriele Huhle-Kreutzer: Die Entwicklung arzneilicher Produktionsstätten aus Apothekenlaboratorien – dargestellt an ausgewählten Beispielen. 1989.
52. Silvana Schumacher: Entwicklungstendenzen der multidisziplinären deutschsprachigen pharmazeutischen Lehrbuchliteratur im Vorfeld der Hochschulpharmazie (1725–1875). 1988.
53. Rainer Bens: Einige „Aussteiger aus der Pharmazie“. 1989.
54. Thomas Junker: Darwinismus und Botanik. Rezeption, Kritik und theoretische Alternativen im Deutschland des 19. Jahrhunderts. 1989.
55. Dietrich Redeker: Zur Entwicklungsgeschichte der Tuberkulostatika und Antituberkulotika. 1990. € 24,–
56. Ursula Lill: Die pharmazeutisch-industrielle Werbung in der ersten Hälfte des 20. Jahrhunderts. 1990. € 44,50
57. Christine Ahlheim: Pharmazie im Spiegel ihrer Presse: Die Apothekenreform von 1871 bis 1894. 1990. € 29,–
58. Ulrike Heuken: Der achte, neunte und zehnte Abschnitt des Antidotarium Mesue in der Druckfassung Venedig 1561 (Trochisci, Pulver, Suffus, Pillen). 1990.
59. Berthold Beyerlein: Die Entwicklung der Pharmazie zur Hochschuldisziplin. Ein Beitrag zur Universitäts- und Sozialgeschichte. 1991. € 29,–
60. Gunter Drum: Geschichte der Deutschen Pharmazeutischen Gesellschaft (1890–1986). 1990. € 29,50

61. Klaus Burkert: Die Deutsche „Pharmazeutische Interessengemeinschaft“ (1906–1918). Ein Beitrag zur Firmenpolitik der Pharmazeutisch-Chemischen Industrie bis zum Ende des Ersten Weltkrieges. 1990. € 21,–
62. Klaus Biewer: Albertus Magnus, De vegetabilibus Buch VI, Traktat 2. Lateinisch-deutsch. Übersetzung und Kommentar. 1992.
63. Peter Laupheimer: Phlogiston oder Sauerstoff: Die Pharmazeutische Chemie in Deutschland zur Zeit des Übergangs von der Phlogiston- zur Oxidationstheorie. 1992. € 29,–
64. Annette Diekmann: Klassifikation – System – ‚scala naturae‘. Das Ordnen der Objekte in Naturwissenschaft und Pharmazie zwischen 1700 und 1850. 1992.
65. Sabine Ernst: Lise Meitner an Otto Hahn. Briefe aus den Jahren 1912 bis 1924. Edition und Kommentierung. 1992. € 22,50
66. Holger Goetzendorff: Von der Selbsthilfe zur Selbstverwaltung. Entstehungsgeschichte der Apothekerkammer Nordrhein (1945–1953). 1992. € 38,–
67. Christine Billig: Pharmazie und Pharmaziestudium an der Universität Gießen. 1994. € 25,–
68. Bernhard Müller: Militärpharmazie in Deutschland bis 1945. 1993.
69. Ute Fischer-Mauch: Zum Verhältnis Apotheker / Arzt in Hessen. Bemühungen in Gießen um eine Novellierung der rechtlichen Grundlagen (um 1700). 1995. € 17,50
70. Martine Strobel: Asthma bronchiale. Die Geschichte seiner medikamentösen Therapie bis zum Beginn des 20. Jahrhunderts. 1994. € 25,–
71. Sieglinde Lieberknecht: Die ‚Canones‘ des Pseudo-Mesue: Eine mittelalterliche Purgantien-Lehre. Übersetzung und Kommentar. Im Anhang die Versio antiqua in der Druckfassung von 1561. 1995. € 25,–
72. Evemarie Wolf: Über die Anfänge der Pharmaziegeschichtsschreibung von Johannes Ruellius (1529) bis David Peter Hermann Schmidt (1835). 1996. € 14,–
73. Eva-Maria Henig: 200 Jahre Pockenimpfstoff in Deutschland. 1997. € 25,–
74. Annette Josephs: Der Kampf gegen die Unfruchtbarkeit. Zeugungstheorien und therapeutische Maßnahmen von den Anfängen bis zur Mitte des 17. Jahrhunderts. 1998. € 29,–
75. Günther Gleiche: Die Apotheke im Allgemeinen Krankenhaus St. Georg, Hamburg, 1823–1973. Eine Chronik vor dem Hintergrund des stadtgeschichtlichen, medizinischen und naturwissenschaftlichen Geschehens. Hrsg. von Fritz Krafft. 1998. € 39,–
76. Fritz Krafft: „Die Arznei kommt vom Herrn, und der Apotheker bereitet sie“ – Biblische Rechtfertigung der Apothekerkunst im Protestantismus: Apotheken-Auslucht in Lemgo und Pharmako-Theologie. 1999. € 19,50
77. Clemens Stoll: Die Apotheken am bayerischen Untermain. Eine pharmaziehistorische Dokumentation vom Beginn der Neuzeit bis zum Ende der Personalkonzession 1949. Hrsg. von Ulrich Stoll. 2000. € 29,–
78. Sabine Anagnostou: Jesuiten in Spanisch-Amerika als Übermittler von heilkundlichem Wissen. 2000
79. Carsten Gerd Dirks: Militärpharmazie in Deutschland nach 1945. Bundeswehr und Nationale Volksarmee im Vergleich. 2001. € 29,–
80. Katja Schmiederer (Hrsg.): Hamburg – Mainz – Marburg: Stationen eines Wissenschaftshistorikers. Festakt anläßlich der Pensionierung von Prof. Dr. Fritz Krafft. 2002. € 16,–
81. Fritz Krafft: Christus ruft in die Himmelsapotheke. Die Verbildlichung des Heilandsrufs durch Christus als Apotheker. Mit Beiträgen von Christa Habrich und Woty Gollwitzer-Voll. 2002. € 34,–
82. Antje Mannetstätter: Diethelm Lavater II (1781–1846). Ein Zürcher Arzt-Apotheker im Spiegel seiner Korrespondenz. 2004. € 28,–
83. Christine Stock: Robert Wilhelm Bunsens Korrespondenz vor dem Antritt der Heidelberger Professur (1852) – Kritische Edition. 2007. € 49,–
84. Gudrun Jost: Alfred Partheil (1861–1909) – ein Pharmazeutischer Chemiker aus der zweiten Reihe. 2007. € 26,–
85. Caroline Schlick: Apotheken im totalitären Staat – Apothekenalltag in Deutschland von 1937 bis 1945. 2008. € 45,–
86. Ansgar Schockmann: Der preußische Apothekerrat (1896–1921). Entwicklung des Beirats und sein Einfluss auf das Apotheken- und Arzneimittelwesen. 2008. € 34,–
87. Katja Schmiederer: Das Dictionnaire de Chymie von Pierre Joseph Macquer (1718–1784). Die Originale und Übersetzungen als Spiegelbild der Entwicklung der Chemie und Pharmazie im letzten Drittel des 18. Jahrhunderts. 2008. € 27,–

88. Achim Klosa: Johann Christian Wiegleb (1732–1800). Eine Ergobiographie der Aufklärung. 2006. € 34,–
89. Manfred Rudolf Kesselmeier: Friedrich Wilhelm Adam Sertürner (1783–1841) – Apotheker und Forscher. 2008. € 25,–
90. Holger Latsch: Bundesverband Deutscher Krankenhausapotheker (ADKA) e. V. – Entstehung und Entwicklung eines Berufsverbandes. 2008. € 39,–
91. Andrea Ludwig: Georg Urdang (1882–1960) – ein Pharmaziehistoriker als Mittler zwischen ‚alter' und ‚neuer' Welt. 2009. € 32,–
92. Nicole Klenke: Zum Alltag der Apothekergehilfen vom 18. bis Anfang des 19. Jahrhunderts 2009.
93. Florian Karl Öxler: Vom tragbaren Labor zum Chemiebaukasten. Zur Geschichte des Chemieexperimentierkastens unter besonderer Berücksichtigung des deutschsprachigen Raums. 2010.
94. Heike Gypser: Apparative Hochpotenzherstellung in der Homöopathie in den Vereinigten Staaten von Amerika im Zeitraum von 1860–1920. 2011. € 21,95
95. Sabine Anagnostou/Florike Egmond/Christoph Friedrich (Hrsg.): A Passion for Plants. Materia medica and botany in scientific networks from the 16th to 18th centuries. 2011. € 19,95
96. Thomas Rötz: Georg Edmund Dann (1898–1979): Leben und Werk eines Pharmaziehistorikers im 20. Jahrhundert. 2012. € 24,95
97. Nils Klämbt: Hans Paul Kaufmann (1889–1971) – Leben und Werk. 2013. € 38,–
98. Irene R. Lauterbach: Friedrich Christian Fikentscher (1799–1864). Ein früher Chemiefabrikant. Unter Berücksichtigung seiner Briefe aus 1823, 1824 und 1830. 2013. € 21,50
99. Tammo Funke: Das Apothekenwesen in der Bundesrepublik Deutschland von 1945 bis 1961 am Beispiel der Länder Niedersachsen und Bremen. 2013. € 24,95
100. Johannes Müller: Pflanzen zur Wundbehandlung der mittelalterlichen arabischen Heilkunde in der europäischen Tradition. 2013.
101. Andreas Martin Mendel: Die Arzneimitteltherapie im Hohen Hospital Haina zwischen 1732 und 1800. 2013. € 24,95
102. Ute Jutta Götz: Im Wettlauf gegen das Wechselfieber. Zur Geschichte der synthetischen Antimalariamittel. 2014. € 24,95
103. Frederik Vongehr: Geschichte der deutschen Marinepharmazie. 1871–1945. Die pharmazeutische Versorgung der Kaiserlichen Marine, der Reichsmarine und der Kriegsmarine. 2014. € 48,50
104. Stefanie Boman-Degen: Walther Zimmermann (1890–1945). Für Apothekerstand und Staat. Bio-Ergografie eines zu Unrecht vergessenen Apothekers. 2015. € 34,95
105. Karl Günther Zehnpfenning: Pharmazie und Hochschulstrukturen. Zur Etablierung des Pharmaziestudiums an der Université Impériale und der Humboldtschen Universität. 2015. € 26,80
106. Christiane Engel: Die Apothekengeschichte Nürnbergs im 19. und 20. Jahrhundert bis zur Niederlassungsfreiheit. 2016. € 29,90
107. Stefan Drosse: Der Bad Kreuznacher Apotheker Karl Aschoff (1867–1945) und sein Einfluss auf die Kurortmedizin. 2016. € 34,90
108. Ariane Retzar: Erfassung und Bewertung von unerwünschten Arzneimittelnebenwirkungen. Ein Beitrag zur Arzneimittelsicherheit in der DDR. 2016. € 34,90
109. Nicole Schuster: Gegen Fieber ist ein Kraut gewachsen. Traditionellen pflanzlichen Fiebermitteln auf der Spur. 2017. € 24,90
110. Karl Conrath: Lexika der Pharmazie. Zur pharmazeutischen Wissenskompilatorik des 19. Jahrhunderts als Spiegelbild eines Wandels von der ‚techne' zur ‚scientia'. Eine buchhistorische, bibliographische und metalexikographische Analyse. 2017. € 34,95
111. Rolf Dieter Horstmann: Zur Geschichte der Apothekenvisitationen von den Anfängen bis zum Ende des Zweiten Weltkrieges in Deutschland unter besonderer Berücksichtigung der Rheinprovinz. 2017. € 29,95
112. Marina Bisping: Dinkel und Weizen. Zwei traditionelle Heilpflanzen. 2017. € 29,95
113. André Schön: Vom Pfeilgift zur Arznei. Untersuchungen von Arzneidrogen und Giften aus den ehemaligen deutschen Kolonien West- und Südwestafrikas, vornehmlich an Berliner Instituten (1884–1918). Ein Beitrag zur Kolonialpharmazie. 2017. € 34,95
114. Oliver Haupt: Dopingmittel. Geschichte, Nachweise, Entwicklungen unter besonderer Berücksichtigung der DDR. 2017. € 24,95
115. Lisa Hedrich-Trimborn: Zur Entwicklung der pharmazeutischen Zweigdisziplin Pharmazeutische Technologie bis 1980. 2018. € 24,95

116. Maximilian Haars: Die allgemeinen Wirkungspotenziale der einfachen Arzneimittel bei Galen. Oreibasios, Collectiones medicae XV. Einleitung, Übersetzung, pharmazeutischer Kommentar. 2018. € 38,00
117. Andreas Möckel: Steroide hinter dem Eisernen Vorhang. Zur Entstehung und Entwicklung des VEB Jenapharm unter besonderer Berücksichtigung der Steroidforschung bis Ende der 1960er-Jahre. 2018. € 29,00
118. Maren Zummersch: Heinrich Hörlein (1882–1954): Wissenschaftler, Manager und Netzwerker in der Pharmazeutischen Industrie. Eine pharmaziehistorische Analyse. 2018. € 32,00
119. Katja Moosmann: Tierische Drogen im 18. Jahrhundert im Spiegel offizineller und nichtoffizineller Literatur und ihre Bedeutung in der Gegenwart. 2019. € 24,95
120. Ilse Denninger: Das Apothekenwesen in Baden von 1945 bis 1960. 2019. € 29,90
121. Lucia Wolf-Krowatz: Der gerechte Arzneimittelpreis? Zur Geschichte der Arzneitaxen im 18. und 19. Jahrhundert am Beispiel Preußens. 2019. € 29,90
122. Maresca Köster: Ernst Urban (1874–1958). Apotheker, Redakteur und Kämpfer für die Neugestaltung des Apothekenwesens. 2019. € 29,90
123. Kerstin Grothusheitkamp: Pflanzen in der Krebstherapie des 18. bis 20. Jahrhunderts unter Berücksichtigung ihres Einsatzes in der Homöopathie. 2019. € 27,95
124. Sara Ruppen: Brauer und Apotheker – eine seltsame Personalunion. Ein Beitrag zur pharmazeutischen Geschichte des Bieres. 2020. € 37,50
125. Christian Redmann: Apotheker in Film und Fernsehen. Ein Beitrag zum medialen Fremdbild des Berufs. 2020. € 24,95
126. Uwe Stiftel: Wirtschaftsgeschichte des Apothekenwesens in der Bundesrepublik Deutschland von 1958 bis 1988 unter besonderer Berücksichtigung ordnungspolitischer Gesichtspunkte. 2021. € 29,–
127. Ariane Maria Löhnert: Der Pharmaziehistoriker Rudolf Schmitz (1918–1992) und seine wissenschaftliche Schule in Marburg. 2021. € 24,95
128. Amalie-Sophia Sakkas: Promotionen von Apothekern von der zweiten Hälfte des 18. Jahrhunderts bis zum Beginn des Deutschen Reiches. Ein Beitrag zur Wissenschaftsgenese der Pharmazie. 2021. € 38,50
129. Karoline Guba: Vom Feinwaschmittel zum Koronartherapeutikum. Die Pharma-Sparte des VEB Deutsches Hydrierwerk Rodleben. Entwicklung, Herstellung und Vertrieb von Arzneimitteln sowie Pharmazeutischen Hilfsstoffen. 2022. € 29,90
130. Marie-Krystin Borchers: Die Arzneimitteltherapie von Frauen im Hohen Hospital Merxhausen zwischen 1720 und 1800. 2023. € 34,90
131. Patrick Sutter: Der Arzneischatz von Dr. med. Cäsar Adolph Blösch (1804–1863). 2024. € 24,90
132. Christina Linzbach: August Eberhard (1887–1960) – Entdecker der Ephedrin-Synthese. Pharmazeutischer Hochschullehrer, Regierungs- und Krankenhausapotheker, Pharmaziehistoriker. 2024. € 29,95